实用麻醉技术与临床进展

主编　杨永锋　鲁　鸿　王大亮　张　斌
韩　琪　邱翠苹　张玉梅

黑龙江科学技术出版社
HEILONGJIANG SCIENCE AND TECHNOLOGY PRESS

图书在版编目(CIP)数据

实用麻醉技术与临床进展 / 杨永锋等主编. -- 哈尔滨：黑龙江科学技术出版社，2024. 7. --ISBN 978-7-5719-2492-8

Ⅰ. R614

中国国家版本馆CIP数据核字20245TOP11号

实用麻醉技术与临床进展

SHIYONG MAZUI JISHU YU LINCHUANG JINZHAN

主　　编　杨永锋　鲁　鸿　王大亮　张　斌　韩　琪　邱翠苹　张玉梅
责任编辑　包金丹
封面设计　宗　宁
出　　版　黑龙江科学技术出版社
地址：哈尔滨市南岗区公安街70-2号　邮编：150007
电话：（0451）53642106　传真：（0451）53642143
网址：www.lkcbs.cn
发　　行　全国新华书店
印　　刷　黑龙江龙江传媒有限责任公司
开　　本　787 mm×1092 mm　1/16
印　　张　23.75
字　　数　598千字
版　　次　2024年7月第1版
印　　次　2024年7月第1次印刷
书　　号　ISBN 978-7-5719-2492-8
定　　价　198.00元

编委会

◎主　编

杨永锋　鲁　鸿　王大亮　张　斌

韩　琪　邱翠苹　张玉梅

◎副主编

陈祖棋　冯　轲　陈亚军　王　冰

杨　希　李小琴　刘　岚

◎编　委（按姓氏笔画排序）

王　冰（滕州市中医医院）

王大亮（济南市槐荫人民医院）

冯　轲（绵阳市中心医院）

刘　岚（石家庄市第二医院）

李小琴（江山市人民医院）

杨　希（四川大学华西医院）

杨永锋（济宁市第一人民医院）

邱翠苹（济南市济阳区中医医院）

张　松（新郑佳人医院）

张　斌（潍坊市人民医院）

张玉梅（青岛西海岸新区区立医院）

陈亚军（平度市第三人民医院）

陈祖棋（成都医学院第二附属医院•核工业四一六医院）

韩　琪（潍坊市人民医院）

鲁　鸿（绵阳市中心医院）

前言 FOREWORD

麻醉学是手术治疗的重要组成部分，也是现代医学中发展快速的学科之一。随着现代医学基础理论的进步和科技的发展，麻醉方式、麻醉药物注入技术、麻醉监测技术等麻醉学技术得到很大的进步，各类新型麻醉技术、麻醉药物及相关器械等随之不断涌现。新科学、新理论和新技术的不断发展，要求麻醉科相关医务人员必须不断地学习和丰富相关理论知识，掌握最新的技术方法，以便创造良好的手术条件，帮助患者减轻手术中的痛苦。鉴于此，为适应现代麻醉专业发展的需求，我们特组织一批知识渊博、专业造诣精深的麻醉学临床从业人员，结合近年来临床麻醉专业领域内的最新进展，编写了这本《实用麻醉技术与临床进展》。

本书内容丰富，首先简要介绍了临床麻醉的常用方法与常用监测技术、休克与烧伤患者的麻醉；然后详细介绍了临床科室常见疾病手术麻醉的相关内容，涉及五官科、两腺科、神经科等；最后介绍了手术室护理的相关内容。针对书中所述疾病，重点阐述了各类疾病手术的麻醉前评估、麻醉准备、麻醉方法、麻醉管理和麻醉监测等内容。本书逻辑清晰、资料新颖、言简意赅，集科学性、先进性和实用性于一体，具有较高的临床指导价值，可作为各级医院临床麻醉科医师的学习参考用书。

由于现代医学麻醉学的发展日新月盛，其进展还有待于各位学者的共同开拓和探讨，加之编者的编写时间紧张、篇幅有限，疏漏之处在所难免。若本书存在欠妥之处，恳请广大学者指正，使之日臻完善，在此不胜感激。

《实用麻醉技术与临床进展》编委会

2024 年 4 月

目 录 CONTENTS

第一章

临床麻醉的常用方法

第一节　喉罩和气管内插管

喉罩操作简单，可迅速建立人工气道（紧急通气），置管成功率高（未训练 87%，总成功率 99.81%），因其具有安全、微创、舒适、基本避免咽喉及气管黏膜损伤、心血管反应小和通气有效及管理方便等许多优点，现已广泛应用于临床麻醉。

气管内插管术是借助各种器械将特制的气管导管经口腔或鼻腔插入患者气管或支气管内以维持气道开放的方法，可用于全身麻醉、心肺复苏、新生儿窒息、各种原因引起的气道塌陷或梗阻，以及各种需要机械通气治疗的患者，是麻醉医师必须掌握的一项基本操作技术。气管内插管不仅为围术期呼吸管理提供安全保障，而且可为危重患者的生命救治创造有利条件。

一、喉罩

（一）适应证和禁忌证

1.适应证

（1）常规用于各科手术：尤其适用于体表手术（如乳房手术），最好手术时间在 2 小时左右。也可用于内腔镜手术（如腹腔镜胆囊手术、宫腔镜和膀胱镜手术等）。要求如下：①维持气道通畅；②可进行正压通气；③不影响外科手术野；④防止口腔内容物的误吸；⑤防止胃内容物反流、误吸。

（2）处理困难气道：麻醉患者发生气管插管困难占 1%～3%，插管失败率为 0.05%～0.20%。“无法插管、无法通气”的情况非常少（大约 0.01%的患者出现此情况），但一旦发生将会酿成悲剧。在处理困难气道中，喉罩起了很重要的作用。

（3）需要进行气道保护而不能行气管插管的患者：如颈椎不稳定全麻患者及危重患者等。

（4）苏醒期和术后早期应用：①早期拔管后辅助呼吸，使苏醒更为平稳；②协助纤维支气管镜检查；③术后的短期呼吸支持；④呼吸抑制急救。

2.禁忌证

（1）绝对禁忌证。①未禁食及胃排空延迟患者。②有反流和误吸危险：如食管裂孔疝、妊娠、肠梗阻、急腹症、胸腔损伤、严重外伤患者和有胃内容物反流史者。③气管受压和气管软化患者麻醉后可能发生呼吸道梗阻。④肥胖、口咽病变及 COPD。⑤张口度小，喉罩不能通过者。

(2)相对禁忌证。①肺顺应性低或气道阻力高的患者：如急性支气管痉挛，肺水肿或肺纤维化，胸腔损伤，重度或病态肥胖；此类患者通常正压通气(2.2～3.0 kPa)，常发生通气罩和声门周围漏气和麻醉气体进入胃内。②咽喉部病变：咽喉部脓肿、血肿、水肿、组织损伤和肿瘤的患者。喉部病变可能导致上呼吸道梗阻。③出血性体质的患者：出血对主气道造成的危害与气管插管并无很大区别，因为两者的操作过程均可能使患者引起大量出血。④呼吸道不易接近或某些特殊体位：如采用俯卧、侧卧和需麻醉医师远离手术台时。因喉罩移位或脱出及呕吐和反流时，不能立即进行气管插管和其他处理。⑤喉罩放置如果影响到手术区域或者是手术可能影响喉罩功能，如耳鼻喉科、颈部以及口腔科手术等。

(二)使用喉罩前准备和麻醉诱导方法

1.使用喉罩前准备

(1)询问病史：与喉罩应用有关的病史。①禁食时间、抑制胃动力药物的应用；②有无疼痛及疼痛的程度；③手术部位、手术体位和手术时间等；④气道异常是否影响喉罩插入和通气。

(2)喉罩选择和准备。型号选择：目前喉罩选择以体重作为参考(表 1-1)。

表 1-1　喉罩型号选择

型号	适用对象	标准注气量(mL)
1	<5 kg 婴儿	4
1.5	5～10 kg 婴幼儿	7
2	10～20 kg 幼儿	10
2.5	20～30 kg 儿童	14
3	30 kg 体型小成人	20
4	50～70 kg 的成人	30
5	70 kg 以上的体型大成人	40
6	100 kg 以上成人	50

(3)使用前检测：①检查通气管的弯曲度，将通气管弯曲到 180°时不应有打折梗阻，但弯曲不应超过 180°，避免对喉罩的损伤。②用手指轻轻地检查通气罩腹侧及栏栅，确保完好。③用注射器将通气罩内气体完全抽尽，使通气罩壁变扁平，相互贴紧。然后再慢慢注入气体，检查活瓣功能是否完好和充气管、充气小囊是否漏气。④将通气罩充气高出最大允许量的 50%气体，并保持其过度充气状态，观察通气罩是否有漏气现象，喉罩的形态是否正常和喉罩壁是否均匀。⑤润滑剂主要涂于通气罩的背侧。

2.麻醉诱导方法

(1)面罩给氧：有效的面罩给氧为吸入 10 L/min 的新鲜气流量，自主呼吸3 分钟(有肺部疾病的需要更长时间)；或 6 次达到肺活量的深呼吸；使呼气末氧浓度达到 90%～95%。

(2)表面麻醉和喉上神经阻滞(必要时实施)：①口咽喉部应用表面麻醉能够减少置管时的反应。诱导前实施表面麻醉一般通过喷雾或漱口。表面麻醉可以改善喉罩置管条件。②喉上神经阻滞对清醒患者有预防喉罩置入时咳嗽和喉痉挛。

(3)麻醉诱导。①丙泊酚：成人静脉注射剂量为 1.5～2.0 mg/kg，小儿为 3～4 mg/kg。但应根据患者的情况来调整。丙泊酚的靶控输注浓度成人为 3～5 μg/mL。②七氟烷：喉罩七氟烷的吸入最低肺泡有效浓度分别为 1.7%，联合使用 N_2O 时，吸入浓度应减低。③氯胺酮：2～3 mg/kg，合用咪达唑仑 0.05 mg/kg 或依托咪酯 0.3 mg/kg。使用肌松药能够提供更好的置管条件。④肌松药：如不保留自主呼吸可用肌松药，同时使喉罩更易置入并正确到位。常用肌松药少于气管插管的剂量，一般为 1 倍 ED_{95} 的剂量即可满足要求。⑤麻醉深度：临床标志下颌松弛，反应丧失，BIS≤50。

(三)喉罩置入技术

1.喉罩置管步骤

见图 1-1。

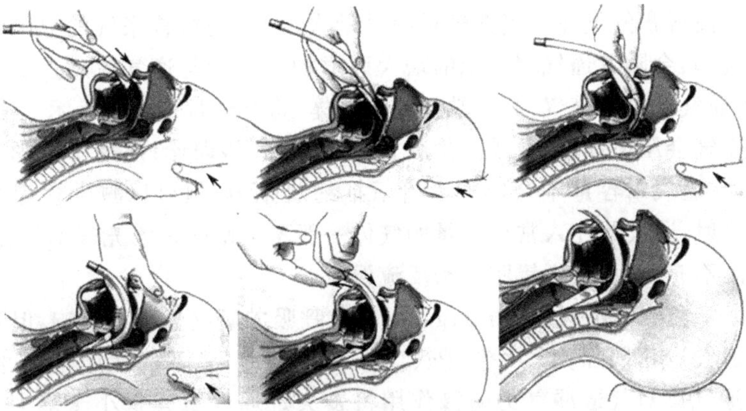

图 1-1　喉罩置管步骤

(1)用非操作手托患者后枕部，颈部屈向胸部，伸展头部，示指向前，拇指向后，拿住通气管与罩的结合处，执笔式握住喉罩，腕关节和指关节部分屈曲，采取写字时的手势，这样能够更灵活地控制喉罩的运动。

(2)用手指将口唇分开，以免牙齿阻挡喉罩进入。将通气罩贴向硬腭，在进一步置入口咽部时，必须托住枕部伸展头部。影响置管的因素包括患者牙齿的位置、张口度、舌的位置和大小、硬腭的形状以及喉罩气囊的大小。从口腔正中将涂了润滑剂的气囊放入口中并紧贴硬腭。通气罩的末端抵在门牙后沿着硬腭的弧度置管；或笔直将整个通气罩插入口中，再调整入位。小心防止气囊在口中发生皱褶。在进一步推送喉罩时，必须检查口唇是否卡在导管和牙齿之间。

(3)当患者的头、颈和通气罩的位置正确后，把喉罩沿着硬腭和咽部的弧度向前推进。用中指抵住腭部，轻施压力，并轻轻转动调整位置。当喉罩无法再向前推进时，抽出手指，并给通气罩注气，为了防止移动喉罩，应握住通气管末端，直到手指退出口腔。

喉罩置入过程：①没有口腔后壁的阻力；②通气罩可顺利地滑入咽喉近端；③感受到咽喉部远端特征性的阻力，通常喉罩置入的解剖位置是正确的。来自口腔后部的阻力通常提示通气罩远端有折叠(多数情况)或置入鼻咽部(很少发生)。如阻力来自咽喉近端，有可能是舌或会厌入口发生阻塞。如果没有特征性的阻力出现，可能喉罩没有插到足够的深度。

如果通气罩置入正确，在通气罩充气时，导管可以从口中向外伸出 1 cm。如果通气罩是部分充气或在置入前已充气，这一现象不明显。

2.通气罩充气和喉罩固定

(1)通气罩充气。①充气“恰当密闭容量”是指通气罩充气后能保持呼吸道和胃肠道密闭所需要的最小的气体容量。给通气罩充气后再放气时出现口咽部轻微漏气后再充气，至漏气正好消失得到呼吸道密闭且可进行正压通气。一般成人 3 号喉罩充气 15～20 mL，最多 35 mL，4 号喉罩为 22～30 mL，最多60 mL。胃肠道的适当密闭容量为最大推荐容量的 22%。少充气或过度充气都会引起临床问题。②过度充气：过度充气牵涉对呼吸道和消化道的密闭效果；增加咽喉部的发病率；干扰部分外科视野；扭曲局部解剖；降低食管括约肌张力；激活气道防御反射。

(2)密闭效果。①呼吸道的密闭效果：最有效的呼吸道密闭容量是最大推荐容量的 1/3 或 2/3。当充气量超过这一范围时，会少量增加封闭效果，但有时却会产生减小。如果通气罩持续充气超过最大推荐容量时，最终会从咽部溢出。②消化道的封闭效果：最有效的消化道密闭是给予比呼吸道密闭更高容积的气体。当充气量超过最大推荐量时，胃胀气的风险性增高。③咽痛和吞咽困难的发病率：会随着通气罩容积的增大而增加。可能与通气罩压迫黏膜有关。④干扰外科手术野：如果通气罩过度充气，其近端接近扁桃体，将会干扰扁桃体手术。⑤局部解剖变异：如果通气罩过度充气会压迫颈静脉；颈内静脉置管困难；外科误诊；病理解剖学上的移位。⑥减少食管括约肌张力：通气罩容量不会影响食管下括约肌张力，但可以减少食管上括约肌的收缩性。⑦气道防御反射，通气罩注入常用容量的气体一般不会影响。⑧充气不足：通气罩充气不足可能使气道的密闭不充分；易发生胃胀气和反流误吸。

当通气罩压力降到 2.9 kPa(22 mmHg)时，自主呼吸的潮气量没有影响，但完全放气后将会减少潮气量。当通气罩密闭压力＜1.0 kPa(10 cmH_2O)时，将不能使用正压通气。＜1.5 kPa (15 cmH_2O)时，通气罩对气道漏气的防御作用将丧失。通气罩容量小于最大推荐容量的 1/4 时，就不能封闭食管上括约肌。通气罩应该充气至最大推荐容量2/3，然后调整至恰当密闭容量。通气罩充气量不应该超过最大充气容量，也不应该小于最大推荐容量 1/4。

通气罩内压：N_2O 容易扩散进入硅酮材料制成喉罩的通气罩中，引起麻醉维持期间通气罩压力逐渐升高。体外试验时发现，将通气罩暴露在含 66% N_2O 的氧中仅 5 分钟，通气罩压上升超过 220%。100 例使用普通型喉罩的患者吸入 66% N_2O，手术结束时，通气罩压从最初的 6.0 kPa(45 mmHg)上升到 13.3 kPa(100 mmHg)。因此 N_2O 麻醉期间必须间歇抽出部分通气罩内气体，避免使用 N_2O，防止通气罩内压升高。降低术后喉痛等并发症的发生率。

(3)防咬装置。理想的防咬装置如下：①防止导管闭合和牙齿损伤；②便于放置和取出；③对患者没有刺激和损伤；④不影响喉罩的位置和功能。最常用的是圆柱形纱布。将其放在臼齿之间的合适位置，露出足够的长度用于带子或胶布固定。最新生产的喉罩，通气管在适当位置质较硬可防咬。

(4)喉罩固定：一次性喉罩和气道食管双通型喉罩都相似。理想的固定应很好地满足患者和外科手术的要求。高强度的粘胶带也应用于麻醉医师不能接近头颈或是侧卧位和俯卧位的手术。胶带应该有 2～3 cm 宽，一端粘于上颌骨上然后绕住导管和防咬装置的下方伸出在撕断前固定于另一侧的上颌骨。导管的近端应固定于离颏前下方 5 cm 处。再用一条胶布对称地压喉罩通气管，并固定在两侧的下颌。重要的是不能完全包裹导管，应留出一部分导管用于观察液体反流情况。

(四)喉罩通气管理

1.自主呼吸优缺点

(1)优点：①对喉罩密闭压的要求较低；②吸入麻醉时能自主调节麻醉深度；③胃内充气的危险性下降。

(2)缺点:①有效气体交换的效果不足;②不能使用肌松药;③阿片类等药物使用的剂量受限制;④长时间手术易发生呼吸疲劳。在气道通畅的情况下与面罩自主呼吸的做功相似,但低氧发生率低于面罩通气。

2.正压通气优缺点

(1)优点:①保证气体交换;②允许使用肌松药和大剂量阿片类药物;③避免呼吸肌疲劳。

(2)缺点:①口咽部漏气,影响通气效果;②食管漏气,胃胀气。气道食管双管型喉罩提高喉罩的通气效果,气道内压不宜超过 2.0 kPa(20 cmH_2O)。

3.长期使用喉罩

一般认为喉罩使用时间不宜超过 2 小时。随麻醉时间延长而误吸率升高。但长时间采用喉罩麻醉也有一定优点:①有利于保留自主呼吸,呼吸做功减少;②患者对喉罩耐受好,允许不用肌松药实施正压辅助通气;③不干扰气道纤毛活动,减少术后肺部感染。有报道认为喉罩麻醉 2～4 小时是安全的,4～8 小时仍属安全的,大于 8 小时有待研究。大于 22 小时可能引起咽喉部损伤。但长时间喉罩通气应采用气道食管双管型喉罩并插入胃管,定时吸引,以减小胃内容量。喉罩通气罩内压不可太高。插管型喉罩不适宜长时间麻醉。

4.拔除喉罩

清醒拔喉罩的气道梗阻发生率低。但屏气、咳嗽、喉痉挛、低氧血症和咬合的发生率较高。深麻醉下拔喉罩可以避免气道反射性活动对喉部的刺激,减少误吸。儿童在深麻醉下拔喉罩的咳嗽和低氧血症发生率较低。清醒拔喉罩引起反流的发生率较低。对于成人和大于 6 岁的儿童,首选清醒拔喉罩,小于 6 岁的儿童两者兼可。当面罩通气困难、咽喉部有血污染、无牙患者清醒拔管可能更为合适。喉罩位置不好或有上呼吸道感染者适宜深麻醉下拔喉罩。

(五)并发症

1.反流误吸

普通型喉罩不能有效防止胃内容物误吸。应用喉罩患者的胃内容物反流发生率可高达 33%,但具有临床意义的误吸发生率仅为 1/220 000～1/9 000。有报道 2 000 例普通型喉罩应用于腹腔镜手术麻醉,并发误吸 3 例,但无不良后果。气道食管双管型喉罩可预防反流误吸的发生。对误吸风险较大的人群,使用喉罩应慎重。

2.喉罩移位

喉部受压、拖拉喉罩导管、通气罩充气过度等原因均可能导致喉罩移位,表现为喉罩向外突出和气道不通畅。处理可将喉罩推回原位或者拔出后重新插入。如果胃管尚在位,气道食管双管喉罩很容易重新恢复到正常位置。

3.气道梗阻

气道梗阻原因为喉罩位置不当通气罩折叠、会厌下垂部分遮盖、声门通气罩充气过度,也可由通气罩旋转、通气导管扭折、异物、喉痉挛和声门闭合等引起。喉罩通气导管被咬、扭曲、异物可能引起通气导管阻塞。扁桃体手术时常发生开口器压迫喉罩通气导管导致阻塞。螺纹钢丝加固的可曲型喉罩和气道食管双管型喉罩较少发生导管阻塞。如不能解除应立即拔出喉罩后重新置入。

4.通气罩周围漏气

通气罩周围漏气可造成通气不足,发生率为 8%～20%,多由通气罩型号、位置或充气量不合适所致。头颈部移动或通气罩内充气减少使通气罩密闭性下降。临床表现为无气道压升高的情况下出现明显漏气。喉罩应用于肺顺应性降低或气道阻力增高的患者时，由于平台压的增高，会引起漏气造成通气不足，当气道峰压>3.0 kPa（30 cmH_2O）时不适合使用喉罩。按原因分别处理，将头颈部恢复至原始位置，通气罩加注气体，调整喉罩位置，拔出喉罩后重新插入。

5.胃胀气

正压通气时气道内压力超过下咽部的密闭压，气体经食管进入胃引起胃胀气，发生率<3%。反复吞咽活动也可能引起胃胀气。气道食管双管型喉罩发生气道部分阻塞时也可能引起胃胀气。处理包括调整喉罩位置，降低吸气峰压，改用自主呼吸，以防止胃胀气加剧。反复吞咽活动者可加深麻醉深度。必要时在喉罩置入后插入胃管行胃肠减压，插胃管失败者应改用气道食管双管型喉罩或气管内插管。

6.气道损伤

咽痛、声音嘶哑和吞咽困难等可由于插入时损伤和黏膜肌肉的持续受压，与操作的熟练程度、喉罩大小、通气罩注入空气的多少有关[囊内压不高于6.0 kPa（60 cmH_2O）]。对张口度过小（<2.5 cm）的患者、有声门上部或下咽部的损伤、扁桃体重度肥大以及明显的喉或气管的偏移等咽喉部病变患者都不宜选用。

二、气管插管术

（一）适应证和禁忌证

1.适应证

（1）绝对适应证：用于不采用气管内插管就无法保证患者安全的手术或抢救过程中保证气道通畅和控制通气的患者，主要有以下几种。①全麻颅内手术；②胸腔和心血管手术；③俯卧或坐位等特殊体位的全麻手术；④可能影响呼吸道通畅的手术（如头面部和颈部全麻大手术）；⑤有呕吐误吸危险的患者（如饱胃、肠梗阻）；⑥术中需施行特殊处理的患者（如低温麻醉、控制性降压等）；⑦术中需使用肌松药的全麻手术；⑧严重肥胖患者全麻手术；⑨急诊科抢救患者（如心搏骤停、颅脑损伤、复合伤、呼吸功能衰竭、心血管意外患者）。

（2）相对适应证：取决于麻醉医师的技术经验和设备条件，为方便麻醉管理提高安全而选用（如时间长于2小时的任何全麻手术，头面部和颈部全麻中、小手术等）。

2.禁忌证

（1）绝对禁忌证：有些情况除紧急抢救外，不能行气管内插管，否则可能引起危及生命的后果，如喉头水肿、急性喉炎、喉头黏膜下血肿等。

（2）相对禁忌证：严重气管畸形或移位者，应慎重气管内插管，避免插管失败时反复操作造成喉头和气管损伤；凝血功能障碍并有出血倾向者，插管创伤可能诱发上呼吸道出血或血肿，造成急性气道梗阻而危及生命；胸主动脉瘤压迫气管者，可能因插管反应导致动脉瘤破裂者，如需插管，动作需轻柔、熟练，避免呛咳、挣扎造成意外；鼻道不通畅、鼻咽部纤维血管瘤、鼻息肉或有反复鼻出血者，禁用经鼻气管内插管；对插管基本知识和技能未掌握者，设备不完善也不能盲目施行气管内插管。

（二）气管内插管术的分类

根据插管途径分类、插管前的麻醉方法分类和是否显露声门分类等三种分类法（表1-2）。

表 1-2 气管插管的分类

分类	方法
根据插管途径	经口腔插管法
	经口明视气管内插管法
	经鼻腔插管法
	经鼻明视气管内插管法
	经气管造口插管法
根据插管前的麻醉方法	诱导插管法
	慢诱导气管内插管法
	快速诱导气管内插管法
	清醒插管法
	清醒经口或鼻明视插管法
	半清插醒管法
	镇静半清醒明视插管法
根据是否显露声门	明视插管法
	直接喉镜明视插管法
	纤维光导喉镜引导插管法
	盲探插管法
	经鼻盲探气管内插管法
	经口手指探触引导插管法
	经气管逆行细导管引导插管法

其中临床常规的插管方法是经口明视气管内插管法，其他方法应该按照手术途径需要和患者情况酌情选用。

(三)气管内插管的途径

1.经口腔插管法

经口腔插管法是借助喉镜在直视下显露声门后，将气管导管经口腔插入气管内的方法，是临床最常用的气管内插管法，可以在全麻肌松药作用下实施操作，也可以在镇静状态下或清醒气管内表面麻醉下完成。

(1)导管的选择：插管前必须准备好合适型号的气管导管，需常规准备预计型号的导管以及大一号和小一号的导管各一根，在喉镜下直视声门大小，再最后选定内径最适合的导管用于插管；小儿如使用不带气囊的导管，在 2.0～2.5 kPa(20～25 cmH_2O)气道压力下不出现漏气，可以认为是恰当内径的导管，如果在气道压力<1.0 kPa(10 cmH_2O)时即出现漏气，提示需要更换较大一号的导管。

(2)插管时的头位：插管前安置适当的头位，以使口腔、咽和喉三轴线重叠成一条轴线。经典的头位称为“嗅物位”：头垫高 10 cm，肩部贴于手术台面，这样可使颈椎呈伸直位，颈部肌肉松弛，门齿与声门之间的距离缩短，咽轴线与喉轴线重叠成一线；在此基础上再后伸寰枕关节，利用喉镜将舌根上提，即可使口腔与咽轴线、喉轴线三条轴线重叠成一线而显露声门。

(3)置入喉镜的方法：喉镜片有直型与弯型两种，两种喉镜的操作法略有不同。最常用的是弯型喉镜，具体操作者站在患者头端，患者头位置于相当于操作者剑突水平。将右手拇指深入患者口腔内的下臼齿部位，握住下颌向前推并向上提起下颌，尽可能使患者张开口腔，同时拨开口唇；左手握住喉镜镜柄靠近镜片的位置，将喉镜片轻轻地从患者口腔右侧进入，用镜片的凸缘将舌推向左侧，避免碰到嘴唇、牙齿和牙龈，对于有松动牙齿的患者应当使用一些保护牙齿的措施（如套上护牙套或垫好纱布）；喉镜显露声门必须逐步深入，连续观察口腔结构，首先看到腭垂，继续深入可看到会厌的游离边缘，继而为双侧杓状软骨突的间隙，最后把弯曲的镜片头端置入会厌谷（舌与会厌之间的空间），上提喉镜，即可看到声门裂；在颈部轻压环状软骨或甲状软骨可以更好地显露声门。需要注意：应使用“上提”喉镜的力量来达到显露声门的目的，切忌以上门齿作为喉镜片的着力点，用“撬”的力量去显露声门，易造成门齿脱落损伤。直型喉镜片操作方法不同于弯型喉镜片之处在于：看到会厌边缘后，继续推进喉镜，将镜片远端置于会厌的喉面之下，然后上提喉镜，用镜片挑起会厌的方式显露声门。

(4)气管导管插入方法：右手握毛笔的手势持气管导管，从口腔右侧进入，导管斜口端对准声门裂，在直视下将导管插入声门裂；如果患者自主呼吸尚未消失或有所恢复，应在患者吸气末（声带外展使声门裂达最大时）顺势将导管送入声门；如果使用导管芯，在导管斜口进入声门 1 cm 时，要及时抽出导管芯。

(5)气管导管插入的深度：成人气管导管前端的位置应该相当于气管的中段位，在气管隆嵴之上 4～5 cm 处。一般导管套囊进入声门下即可。但导管的位置容易受头位的影响，颈过伸位时可向咽喉方向移动约 1.9 cm，颈过屈位时可向隆突方向移动，颈侧转时也可向咽喉方向移动约 0.7 cm。一般导管插入气管内的深度以导管顶端至切牙的长度计算，成年男性为 23 cm，成年女性为 21～22 cm，经鼻插管的深度以导管顶端至鼻孔的长度计算，成人按照经口插管的长度加 3 cm。导管过深会插入支气管内，过浅套囊从喉头脱出或卡在喉头上造成损伤。小儿气管长度随年龄而变化，导管更容易受头位的影响。尽管小儿插管深度可根据年龄用公式计算（经口插管深度：12＋年龄/2；经鼻插管深度：15＋年龄/2），但是最可靠的方法是听诊双侧肺以及喉头的呼吸音以确定导管的合适位置。具体做法：一边听诊双侧肺呼吸音，一边往外退气管导管，直到恰好双侧呼吸音对称，再听诊喉头有无漏气声，如果只听到一侧肺呼吸音表明导管插入过深（支气管内插管），如果喉头有漏气声提示导管有脱出声门的可能。

(6)套囊充气与导管固定：一般成人均选择有套囊的导管，小儿可能使用无套囊导管。恰当的导管内径非常重要，如导管过粗，可能损伤喉或气管，导致术后声嘶、喉或气管狭窄等并发症；如导管过细，套囊充气不足或无套囊则出现严重漏气，套囊内注入大量气体则形成高压套囊而造成气管壁压迫影响毛细血管血流灌注；过细的导管还会增加气管导管阻力，从而增加呼吸做功。导管插入气管后，退出喉镜，充气导管的套囊，确定导管在气管内后，将导管固定在嘴角边，并立即加深麻醉。必须注意的是：插管后一定要仔细听诊双侧呼吸音，观察呼气末 CO_2 波形，警惕导管误插入食管或导管插入过深或过浅，固定导管后还要再次检查导管深度、有无扭曲或受压，必要时可以使用纤维支气管镜确认导管位置。

(7)确诊导管在气道内的方法：可以采用手控通气，通过呼吸囊挤压气体入气管导管，同时观察胸廓活动和听诊，必须达到三个指标都正常。①观察胸廓起伏活动，双侧应均匀一致；②听诊腋窝下和剑突上的肺呼吸音，双侧应完全一致；③观察呼气末二氧化碳数值和波形，应该显示正常的数值和波形。

2.经鼻腔插管法

气管导管经鼻腔插入气管内，适用于某些特殊情况：颈椎不稳定、颌面骨折、颈部异常、颞下颌关节病变、口咽感染或口底肿物、拟行口腔或颌面手术需要不受妨碍的术野时；需长期留置气管导管时；也常用于处理困难气道时实施盲探或纤支镜引导下的经鼻插管。经鼻腔插管操作较经口腔插管的难度大，创伤也较大，可引起鼻腔或鼻咽部黏膜损伤和鼻出血；有明视经鼻腔插管法和盲探经鼻腔插管法两种方法；其中明视经鼻腔插管法可借助插管喉镜在直视下暴露声门，也可使用纤支镜明视下插管。

(1)插管前准备：气管插管前应准备好插管用具，包括喉镜、插管钳、气管导管、固定胶布、滴鼻用 1%麻黄碱溶液；插管前检查患者鼻孔通畅程度，先对通气相对更通畅的一侧鼻腔行局麻药鼻腔内表面麻醉并滴入几滴 1%麻黄碱液体，使鼻腔黏膜麻醉和血管收缩；选择比口腔插管小 0.5～1.0 mm 的导管，导管前端涂以滑润油。

(2)明视经鼻腔喉镜下插管法：如果只是因为外科手术区域问题决定经鼻插管，可常规麻醉诱导，使用插管喉镜在直视下暴露声门行经鼻气管内插管，基本方法(包括插管时头位、置入喉镜)与明视经口腔插管法相同，只是置入导管的方式不同于经口腔插管法。具体操作步骤如下：①麻醉诱导面罩通气后，按照导管沿下鼻道推进的操作手法将导管经鼻腔插入，即将导管与面部作垂直的方向插入鼻孔，沿鼻底部出鼻后孔至咽腔，过鼻后孔时会有一个突破感，切忌将导管向头顶方向推进；②当导管进入口咽部后开始用喉镜显露声门，方法与经口腔插管相同；③用左手持喉镜显露声门后，右手继续推进导管入声门，如导管达会厌上方不能直接推进声门，可用插管钳夹持导管前端将导管送入声门，由助手协助推动导管会更方便导管置入，一般成人导管插入气管内的深度为 4～5 cm；④插管后导管位置的检查同经口腔插管法，然后将导管固定在患者的鼻面部。

(3)盲探经鼻腔插管法：适用于张口度小，无法置入喉镜的患者。基本方法：①采用清醒插管或半清醒插管，尽可能保留较大通气量的自主呼吸。②依靠导管内的呼吸气流声音判断导管斜口端与声门之间的位置和距离；导管口越是正对声门，气流声音越响；越偏离声门，声音越轻或全无。此时术者一边用左手调整患者头位并触诊患者颈前区的皮肤以了解导管前端的位置；一边用右手调整导管前端的位置，同时用耳倾听气流声响，当调整至声响最强的部位时，缓缓推进导管入声门。③推进导管过程中如遇阻挡，同时呼吸气流声中断，提示导管前端已触及梨状窝，或误入食管，或进入舌根会厌间隙，有时还可在颈前区皮肤感触到导管端，此时应稍退出导管并调整头位后再试插。

(4)明视经鼻腔纤支镜下插管法：由于鼻咽部弧度使纤支镜插入角度自然朝向声门，因而比经口插管容易。具体步骤：①通过纤支镜的工作通道或用硬膜外导管经纤支镜工作通道对咽喉和气管内实施表面麻醉，或使用喷雾器和滴管行咽喉声门上表面麻醉同时经环甲膜穿刺行气管内表面麻醉。②可酌情给予吸入 2%～5%七氟烷，或微泵输注丙泊酚 150～250 μg/(kg·min)，复合瑞芬太尼0.05～0.15 μg/(kg·min)，或右美托咪定 1 μg/kg 静脉滴注 10 分钟。③将适当型号的气管导管套在纤支镜上，先将纤支镜经鼻腔沿下鼻道推进至声门，可参照鼻翼至耳垂的距离，相当于鼻孔至咽后腔的距离来估计推进程度，调整纤支镜角度，边调整边推进，始终将声门置于镜下视野的正中，直至纤支镜进入气管可见到气管软骨环，并推进见到气管隆嵴处，沿纤支镜将气管导管推入气管；4.9 mm 以上口径的纤支镜一般不会发生镜干进入气管而导管无法推进的情况，但小口径纤支镜送导管时必须小心。④将气管导管推进入气管后，退出纤支镜，连接麻醉机呼吸回路，导管位置的检查同经口腔插管法，然后将导管固定在患者的鼻面部。

(5)经鼻腔插管的禁忌证：经鼻插管与经口插管不同，容易造成鼻腔或鼻咽部黏膜损伤出血，鼻腔内细菌入血可能导致菌血症，有脑脊液漏者容易导致颅内感染，颅底有薄弱部位者可能发生导管插入颅内的危险，因此经鼻插管禁用于颅底骨折、脑脊液漏、正在使用抗凝药、有出血倾向、鼻腔闭锁、鼻骨骨折、菌血症倾向（如心脏置换或瓣膜病可能并发细菌性心内膜炎）等患者。

3.经气管造口插管法

经气管造口插管法有择期气管造口插管、紧急气管造口插管和术中气管切开插管三种情况：①择期气管造口术后，一般均已放置气管套管，有塑料和金属两种，金属套管选择比经口腔气管内插管的气管导管大0.5 mm，以减少通气时漏气，多数塑料套管的内径与气管导管的内径一致，外径略粗一些，插管时应将气管导管替换为气管套管；②紧急气管造口插管时气管导管必须及时经气管造口插入，或由经口腔气管内插管换成经气管造口插管；③术中气管切开插管，必须将气管导管从经口腔或鼻腔气管内插管换成经气管切开口插管。

(1)择期气管造口术后的插管步骤：①吸干净喉咽部和气管内分泌物，纯氧充分通气，给予镇静剂和气管内表面麻醉有利于减轻患者痛苦。②静脉或吸入麻醉诱导，如果使用的是不带套囊的气管套管，可将一根较细的气管导管插入气管套管内同时用较大的氧流量行控制通气；如果使用的是带套囊的气管套管，则将麻醉机呼吸回路直接连接套管即可行控制通气。③达足够麻醉深度和肌肉松弛程度后，拔出气管套管，经气管造口处插入适当型号的气管导管。

(2)紧急气管造口术的插管步骤：①一些严重呼吸困难患者需在经口腔气管内插管后行气管造口术；在插管失败的情况下，喉罩通气可以作为一种紧急的通气手段；在插管极度困难和喉罩置入困难的情况下，使用面罩通气完成气管造口术也是一种选择。②在患者肩下放置一个垫肩，头后仰充分暴露颈部手术区，气管造口一般位于第二和第三气管软骨环之间，气管造口步骤见外科气管切开术。③气管壁切开后，由手术医师将一根无菌气管导管经气管壁切口插入气管内。

(3)术中气管切开插管：一般已行气管内插管，手术医师切开气管壁时，麻醉医师应将气管导管缓慢向外拉，但切不能将导管完全拔出，而应使导管的末端恰好位于气管造口的上缘，由手术医师将另一根无菌气管导管经气管切开口插入气管后，麻醉医师方可将经口气管导管完全拔出。

(4)注意事项：①经气管造口插入气管导管后，必须听诊证实通气时两肺呼吸音对称，并通过$PETCO_2$监测确认气管导管进入气管内。②从气管造口到气管隆嵴的长度较从前切牙到气管隆嵴的长度短得多，气管导管容易插入过深，手术操作也可能将导管推入一侧支气管内，因此术中必须反复检查双肺呼吸音、连续监测 $PETCO_2$ 和气道阻力，如气道阻力明显增大提示单侧肺通气或导管扭曲、受压、阻塞等。③对于近期行气管造口术（一周之内）的患者，经气管造口插管时应警惕造口周围组织塌陷的危险，必须在有经验的外科医师在场并准备好所有手术器械条件下进行经造口气管内插管，同时麻醉医师也应做好经口气管内插管的准备。④最紧急的意外是无法把气管导管及时插入气管造口、误插入皮下组织或纵隔内，导致通气障碍和严重低氧血症，处理方法是：已有气管内插管者，不要把气管导管过早地完全拔出，一旦在经气管造口插入气管导管过程中发生障碍，仍然可以将导管向前推进超越气管造口处而维持正常通气；无气管内插管者，可暂时将小号的气管导管经气管造口插入气管内维持通气，待危机解除后再换成正常型号的气管导管，或紧急经口腔气管内插管。

(四)气管内插管的麻醉方法

在全麻达到一定深度后进行气管内插管操作，使用这种插管方法的患者比较舒服，心血管应激反应轻，但需要操作者拥有熟练的插管技术并具备呼吸管理技能。

1.插管前准备

麻醉前必须对患者气道进行全面评估以明确是否可以安全地接受麻醉状态下的插管；诱导前应强调常规应用面罩施行纯氧吸入“去氮”操作至少 3 分钟，以提高体内氧的储备量和肺内氧浓度，纠正潜在的低氧血症，缓冲插管“无通气期”的缺氧，延长插管期呼吸停止的时限，提高插管的安全性；对于麻醉前评估存在“困难气道”危险因素的患者，严禁采用快速诱导插管，一旦失去对气道的控制，可能导致灾难性后果。

2.诱导药物的选择

麻醉诱导方案大多数采取联合用药，以使患者达到能耐受插管的状态，并尽可能减轻药物或插管引起的心血管反应。一般首选快速起效的静脉麻醉药实施快速诱导插管法，最常用的有丙泊酚或依托咪酯，复合麻醉性镇痛药（芬太尼或瑞芬太尼）、咪达唑仑、氯胺酮等。预计有困难气道需保留自主呼吸下插管的患者常选择慢诱导插管法，可以使用吸入麻醉药诱导，过去主张使用低浓度吸入麻醉，然后每呼吸 3～4 次增加一定浓度，直到麻醉深度满足静脉置管或呼吸道处理的需要；但随着吸入麻醉药七氟烷的临床应用，上述方法已被逐渐代替，目前主张使用高氧流量（8 L/min 以上）、高浓度（8%吸入浓度）的七氟烷经面罩吸入诱导，此法尤其适用于小儿。对于不合作的成人或小儿可在麻醉诱导前肌内注射氯胺酮或口服由黏膜吸收的芬太尼或咪达唑仑镇静。

3.肌松药的使用

尽管麻醉插管可以在静脉或吸入麻醉下完成，但因为没有足够肌肉松弛程度的插管较困难且有诱发气道痉挛的危险，因此大多数麻醉医师都使用肌松药以提供更好的插管条件。去极化肌松药氯琥珀胆碱，由于其不良反应较多现已很少使用，近年来常规使用中短效非去极化肌松药进行气管内插管，其中罗库溴铵起效快，2 倍 ED_{95} 的剂量 60～90 秒完成气管内插管操作，尤其是特异性拮抗药布瑞亭的问世，使得罗库溴铵用于气管内插管更得到青睐，但环糊精价格昂贵，很难常规广泛使用。对于麻醉前评估存在潜在的困难气道者，除非有禁忌证（如高钾血症）存在，否则仍然使用氯琥珀胆碱。

4.插管期间的气道管理

在麻醉诱导期间保证患者气道通畅至关重要，从静脉麻醉或吸入麻醉诱导开始直至置入喉镜实施插管操作之前均应该持续有效地面罩通气，如发生面罩通气困难，应立即使用声门上气道工具（如口咽或鼻咽通气道、喉罩等）维持气道通畅，只有在确保能够维持面罩通气时才能使用肌松药。麻醉医师必须严格掌握插管操作的时机。对于饱胃或存在误吸风险的患者，可不遵守这一规则而施行快速序贯诱导法，即注入静脉麻醉药、麻醉性镇痛药和琥珀胆碱后不等待肌束颤动消失就直接插管。

5.插管期间循环功能监测

由于麻醉药对于循环功能有明显抑制作用，因此整个麻醉诱导期都要严密观察生命指征。休克、心肺功能不全或大出血患者应避免使用对循环抑制作用强的丙泊酚诱导，可选择对循环抑制作用较弱的依托咪酯，尽可能避免发生低血压。

6.清醒插管法

(1)适应证和禁忌证如下。

患者在清醒状态下，使用咽喉气管内表面麻醉施行气管内插管操作。适应证：①存在全麻诱导期胃内容物反流误吸危险者(如消化道梗阻、急诊创伤或临产妇等饱胃患者);②口腔或咽腔有炎症水肿;③气道梗阻(如咯血、大量脓痰、颈部肿块压迫气管等);④存在全麻诱导期面罩通气困难危险因素者;⑤存在各种可能导致插管困难的危险因素或既往有困难气管内插管史的患者;⑥老年、休克等血流动力学不稳定、麻醉风险极大者。

禁忌证:小儿(新生儿例外),高度紧张或神志不清或估计无法合作者,局麻药过敏者,频发支气管哮喘者。

(2)插管前准备:插管前要对患者做好适当的解释,重点说明采用清醒插管的必要性及需配合的事项,尽量争取患者的理解合作。使用适当的麻醉前用药,可以不用镇静剂或麻醉性镇痛剂,但应该使用抗胆碱能药物如阿托品或东莨菪碱以减少呼吸道分泌物,有利于提供清醒插管时清晰的视野。为减轻气管导管进入气道时的呛咳、憋气等反应,插管前必须进行完善的上呼吸道黏膜表面麻醉,主要方法有咽喉及声门上黏膜表面麻醉、气管内黏膜表面麻醉,也可行喉上神经阻滞,但随着各种新型气道工具的问世,这种方法目前已很少用。

(3)气道表面麻醉:全面完善的咽喉气管黏膜表面麻醉是保证清醒插管成功的关键,最常用的局麻药是2%～4%利多卡因或1%丁卡因,但必须控制使用量以免局麻药吸收过快造成中毒反应,成人2%利多卡因总量不应超过4 mL,1%丁卡因总量不超过6 mL,小儿一般使用2%利多卡因总量不超过4 mg/kg。

(4)清醒插管技术:清醒插管经口或经鼻选择取决于鼻腔或口腔的条件、操作者的经验及可使用的设备条件。主要包括直接喉镜下经口腔气管内插管、间接喉镜指引下经口腔气管内插管、经口腔盲探气管内插管、经鼻腔盲探气管内插管、逆行气管内插管、光导纤维支气管镜引导插管等。

(五)气管导管拔管术

全麻手术结束后需要恢复患者自主呼吸,拔出气管导管。正确的拔管必须严格掌握拔管的指征和时机,谨慎操作,以避免可能发生的拔管后窒息意外事故。关于拔管的时机,有两种观点,一种认为应该在肌松药作用消除并且患者有满意的自主呼吸频率和潮气量后,在较深的麻醉状态下拔管;而另一种观点认为应当在患者接近完全清醒时拔管。持清醒前拔管观点的人认为,清醒拔管不良反应大且易发生喉痉挛,而清醒前拔管的好处是可以减少导管刺激引起的咳嗽,从而减少喉、气管损伤,并有较少的不良反应。但是插管时通气满意并不意味着肌肉有足够力量维持气道通畅,如果患者存在面罩通气困难、插管困难、误吸风险或外科手术可能导致的气道水肿等情况,深麻醉下拔管可能造成拔管后对气道失去控制的状态,而且在患者拔管后的清醒过程中,也可能会发生喉痉挛和咳嗽。事实上,喉痉挛最容易发生的是深麻醉和清醒之间的浅麻醉状态下,现代麻醉技术已经完全能做到在足够的镇痛、镇静状态下的清醒,因而越来越多的人倾向于清醒拔管的时机。

1.全麻后拔管指征

手术结束停止麻醉后,满足下列条件时方可以安全拔管:①患者神志恢复,有指令性动作,循环功能稳定;②自主呼吸恢复,呼吸频率达14～20次/分,吸空气时,SpO_2>95%;③肌松药残余作用消失,呼吸运动正常,两侧呼吸音对称,胸、腹式呼吸运动平稳;④必要时测定潮气量、$PETCO_2$、动脉血气分析等,吸入空气10分钟后,PaO_2和$PaCO_2$在正常范围内或接近术前水平。

2.拔管操作时注意事项

采用无菌吸引管行气管内吸引,每次吸引前后都应该吸氧,尽可能减少刺激,避免发生持续呛咳和发绀，拔出导管前先将套囊放气，并在导管内插入输氧管，以利于肺充氧。传统的拔管操作是先将吸引管留置在气管导管前端之外，然后边吸引边缓慢拔管，现已不用，因为此举对预防误吸无效，且可能擦伤声带、诱发喉痉挛等；在小儿更会降低肺泡内氧浓度，因此小儿应该由助手行正压通气几次然后拔管。当导管拔出遇到困难时不能硬拔，应该仔细分析原因，常见的原因有套囊未放气、患者将导管咬住，甚至在颌面口腔手术中可能发生缝线误将导管缝牢等。拔出气管导管后应继续面罩吸氧，并再次吸引口、鼻、咽腔分泌物。拔管后即刻可能出现呛咳或喉痉挛，在拔管前 1～2 分钟静脉注射利多卡因 50～100 mg，有助于减轻呛咳和喉痉挛但可能会延长苏醒时间；一旦发生喉痉挛，应在保证通气的基础上吸氧并加深麻醉，多数患者能够迅速解除喉痉挛，如无效可予以小剂量琥珀胆碱(1～2 mg/kg)静脉注射快速解除喉痉挛。饱胃患者必须完全清醒，头低位偏向一侧拔管。

3.延迟拔管指征

指征：①术前有明显呼吸功能障碍，或手术和麻醉对呼吸功能有明显影响者；②手术时间过长或手术创伤严重者；③术前或术中循环功能不稳定者；④苏醒延迟，难以保证呼吸道通畅者；⑤老年情况较差的手术患者。

(王大亮)

第二节 局部麻醉

一、表面麻醉

将渗透作用强的局麻药与局部黏膜接触，使其透过黏膜而阻滞浅表神经末梢所产生的无痛状态，称为表面麻醉。

表面麻醉使用的局麻药，难以到达上皮下的痛觉感受器，仅能解除黏膜产生的不适，因此，表面麻醉只有对刺激来源于上皮组织时才有效果。黏膜细胞的指状突起与邻近细胞交错形成功能性表面，局麻药容易经黏膜吸收，皮肤细胞排列较密，外层角化，吸收缓慢而且吸收量少，故表面麻醉只能在黏膜上进行。但一种复合表面麻醉配方 EMLA(eutectic mixture of local anesthetics)为 5%利多卡因和 5%丙胺卡因盐基混合剂，皮肤穿透力较强，可用于皮肤表面，可以减轻经皮肤静脉穿刺和置管的疼痛，也可用于植皮，但镇痛完善需 45～60 分钟。

(一)表面麻醉药

目前应用于表面麻醉的局麻药分两类：羟基化合物和胺类。

临床上应用的羟基化合物类表面麻醉药是芳香族和酯类环族醇，为苯甲醇、苯酚、间苯二酚和薄荷醇等，制成洗剂、含漱液、乳剂、软膏和铵剂，与其他药物配伍用于皮肤病、口腔、肛管等治疗。

本节讨论的胺类表面麻醉药分为酯类和酰胺类。酯类中有可卡因、盐酸己卡因、苯佐卡因、对氨基苯甲酸酯和高水溶性的丁卡因。酰胺类包括地布卡因和利多卡因。另外，尚有既不含酯亦不含酰胺的达克罗宁和盐酸普莫卡因，达克罗宁为安全的可溶性表面麻醉药，刺激性很强，注射后可引起组织坏死，只能作表面麻醉用。

混合制剂 TAC(tetracaine adrenaline cocaine)可通过划伤皮肤而发挥作用，由 0.5%丁卡因，

11.8%可卡因，加入含1∶200 000肾上腺素组成，在美国广泛用于儿童皮肤划伤须缝合时表面麻醉，成人最大使用安全剂量为3～4 mL/kg，儿童为0.05 mL/kg。TAC不能透过完整皮肤，但能迅速被黏膜吸收而出现毒性反应。为避免毒性反应及成瘾性，人们开始研究不含可卡因的替代表面麻醉剂，发现丁卡因-去氧肾上腺素的制剂与TAC一样可有效用于皮肤划伤。

表面麻醉用的局麻药较多，常见表面麻醉药见表1-3。

表1-3 常见表面麻醉药

局麻药	浓度	剂型	使用部位
利多卡因	2.0%～4.0%	溶液	口咽、鼻、气管及支气管
	2%	凝胶	尿道
	2.5%～5.0%	软膏	皮肤、黏膜、直肠
	10%	栓剂	直肠
	10%	气雾剂	牙龈黏膜
丁卡因	0.5%	软膏	鼻、气管、支气管
	0.25%～1.00%	溶液	眼
	0.25%	溶液	
EMLA	2.5%	乳剂	皮肤
TAC	0.5%丁卡因、11.8%可卡因及1∶200 000肾上腺素	溶液	皮肤

(二)操作方法

1.眼科手术

角膜的末梢神经接近表面，结合膜囊可存局麻药1～2滴，为理想的给药途径。具体方法为患者平卧，滴入2滴0.25%丁卡因，令患者闭眼，每2分钟重复滴药1次，3～5次即可。麻醉作用持续30分钟，可重复应用。

2.鼻腔手术

鼻腔感觉神经来自三叉神经的眼支，它分出鼻睫状神经支配鼻中隔前1/3；筛前神经到鼻侧壁；蝶腭神经节分出后鼻神经和鼻腭神经到鼻腔后1/3的黏膜。筛前神经及鼻神经进入鼻腔后都位于黏膜之下，可被表面麻醉所阻滞。

方法：用小块棉布先浸入1∶1 000肾上腺素中，挤干后再浸入2%～4%利多卡因或0.5%～1.0%丁卡因中，挤去多余局麻药，然后将棉片填贴于鼻甲与鼻中隔之间约3分钟。在上鼻甲前庭与鼻中隔之间再填贴第二块局麻药棉片，待10分钟后取出，即可行鼻息肉摘除、鼻甲及鼻中隔手术。

3.咽喉、气管及支气管表面麻醉

声襞上方的喉部黏膜、喉后方黏膜及会厌下部的黏膜，最易诱发强烈的咳嗽反射。喉上神经侧支穿过甲状舌骨膜，先进入梨状隐窝外侧壁，最后分布于梨状隐窝前壁内侧黏膜上，故梨状隐窝处施用表面麻醉即可使喉反射迟钝。

软腭、腭扁桃体及舌后部易引起呕吐反射，此处可以使用喷雾表面麻醉，但应控制局麻药用量，还应告诫患者不要吞下局麻药，以免吸收后发生毒性反应。咽喉及声带处手术，施行喉上神经内侧支阻滞的方法是用弯喉钳夹浸入局麻药的棉片，慢慢伸入喉侧壁，将棉片按入扁桃体后梨状隐窝的侧壁及前壁 1 分钟，恶心反射即可减轻，可行食管镜或胃镜检查。

咽喉及气管内喷雾法是施行气管镜、支气管镜检查，或施行气管及支气管插管术的表面麻醉方法。先令患者张口，对咽部喷雾 3～4 下，2 分钟之后，患者咽部出现麻木感，将患者舌体拉出，向咽喉部黏膜喷雾 3～4 下，间隔 2～3 分钟，重复 2～3 次。最后用喉镜显露声门，于患者吸气时对准声门喷雾，每次 3～4 下，间隔 3～4 分钟，重复 2～3 次，即可行气管镜检查或插管。

另一简单方法是在患者平卧头后仰时，在环状软骨与甲状软骨间的环甲膜做标记。用 22G 3.5 cm 针垂直刺入环甲膜，注入 2%利多卡因 2～3 mL 或 0.5%丁卡因 2～4 mL。穿刺及注射局麻药时嘱患者屏气，不咳嗽、吞咽或讲话，注射完毕鼓励患者咳嗽，使药液分布均匀。2 分钟后，气管上部、咽及喉下部便出现局麻作用。

4.注意事项

(1)浸渍局麻药的棉片填敷于黏膜表面之前，应先挤去多余的药液，以防吸收过多产生毒性反应。填敷棉片应在头灯或喉镜下进行，以利于正确安置。

(2)不同部位的黏膜吸收局麻药的速度不同。一般说来，在大片黏膜上应用高浓度及大剂量局麻药易出现毒性反应，重者足以致命。根据 Adriani 及 Campbell 的研究，黏膜吸收局麻药的速度与静脉注射相等，使用气管及支气管喷雾法时，局麻药吸收最快，故应严格控制剂量，否则大量局麻药吸收后可抑制心肌，使患者迅速虚脱，因此事先应备妥复苏用具及药品。

(3)表面麻醉前须注射阿托品，使黏膜干燥，避免唾液或分泌物妨碍局麻药与黏膜的接触。

(4)涂抹于气管导管外壁的局麻药软膏最好用水溶性的，应注意其麻醉起效时间至少需 1 分钟，所以不能期望气管导管一经插入便能防止呛咳，于清醒插管前，仍须先行咽、喉及气管黏膜的喷雾表面麻醉。

二、局部浸润麻醉

沿手术切口线分层注射局麻药，阻滞组织中的神经末梢，称为局部浸润麻醉。

(一)常用局麻药

根据手术时间长短，选择应用于局部浸润麻醉的局麻药，可采用短时效(普鲁卡因或氯普鲁卡因)、中等时效(利多卡因、甲哌卡因或丙胺卡因)或长时效局麻药(丁哌卡因或依替卡因)。表 1-4中列出了各时效局麻药使用的浓度、最大剂量和作用时效。

表 1-4 局部浸润麻醉常用局麻药

药物	普通溶液			含肾上腺素溶液	
	浓度(%)	最大剂量(mg)	作用时效(分钟)	最大剂量(mg)	作用时效(分钟)
短时效					
普鲁卡因	0.5～1.0	800	15～30	1 000	30～60
氯普鲁卡因	1.0～2.0	800	15～30	1 000	30～90
中等时效					
利多卡因	0.5～1.0	300	30～60	500	120～360
甲哌卡因	0.5～1.0	300	45～90	500	120～360
丙胺卡因	0.5～1.0	500	30～90	300	120～360

续表

药物	普通溶液			含肾上腺素溶液	
	浓度(%)	最大剂量(mg)	作用时效(分钟)	最大剂量(mg)	作用时效(分钟)
长时效					
丁哌卡因	0.25～0.50	175	120～240	225	180～410
依替卡因	0.5～1.0	300	120～180	400	180～410

(二)操作方法

取24～25G皮内注射针，针头斜面紧贴皮肤，进入皮内以后推注局麻药液，造成白色的橘皮样皮丘，然后取22G长10 cm穿刺针经皮丘刺入，分层注药，若需浸润远方组织，穿刺针应由上次已浸润过的部位刺入，以减少穿刺疼痛。注射局麻药液时应加压，使其在组织内形成张力性浸润，与神经末梢广泛接触，以增强麻醉效果。

(三)注意事项

(1)注入局麻药要深入至下层组织，逐层浸润，膜面、肌膜下和骨膜等处神经末梢分布最多，且常有粗大神经通过，局麻药液量应加大，必要时可提高浓度。肌纤维痛觉神经末梢少，只要少量局麻药便可产生一定的肌肉松弛作用。

(2)穿刺针进针应缓慢，改变穿刺针方向时，应先退针至皮下，避免针干弯曲或折断。

(3)每次注药前应抽吸，以防局麻药液注入血管内。局麻药液注毕后须等待4～5分钟，使局麻药作用完善，不应随即切开组织致使药液外溢而影响效果。

(4)每次注药量不要超过极量，以防局麻药毒性反应。

(5)感染及肿瘤部位不宜用局部浸润麻醉。

三、静脉局部麻醉

肢体近端缚止血带，由远端静脉注入局麻药以阻滞止血带以下部位肢体的麻醉方法称为静脉局部麻醉。静脉局部麻醉首次由August Bier介绍，故又称Bier阻滞，主要应用于成人四肢手术。

(一)作用机制

肢体的周围神经均有伴行血管提供营养。若以一定容量局麻药充盈于神经伴行的静脉血管，局麻药可透过血管扩散至伴行神经而发挥作用。在肢体远端缚止血带以阻断静脉回流，然后通过远端建立的静脉通道注入一定容量局麻药以充盈肢体静脉系统，即可发挥局麻作用，通过这种方法，局麻药主要作用于周围小神经及神经末梢，而对神经干作用较小。

(二)适应证

静脉局部麻醉适用于能安全放置止血带的远端肢体手术，受止血带限制，手术时间一般在1～2小时为宜，如神经探查、清创及异物清除等。如果合并有严重的肢体缺血性血管疾病则不宜选用此法。下肢主要用于足及小腿手术，采用小腿止血带应放置于腓骨颈以下，避免压迫腓浅神经。

(三)操作方法

(1)在肢体近端缚两套止血带。

(2)肢体远端静脉穿刺置管：据Sorbie统计，选择静脉部位与麻醉失败率之间的关系为肘前＞前臂中部、小腿＞手、腕、足。

(3)抬高肢体2～3分钟，用弹力绷带自肢体远端紧绕至近端以驱除肢体血液。

(4)先将肢体近端止血带充气至压力超过该侧肢体收缩压13.3 kPa(100 mmHg)，然后放平肢体，解除弹力绷带。充气后严密观察压力表，谨防漏气使局麻药进入全身循环而导致局麻药中毒反应。

(5)经已建立的静脉通道注入稀释局麻药，缓慢注射(90秒以上)以减轻注射时疼痛，一般在3分钟之后产生麻醉作用。

(6)多数患者在止血带充气30分钟以后出现止血带部位疼痛。此时可将远端止血带(所缚皮肤已被麻醉)充气至压力达前述标准，然后将近端止血带(所缚皮肤未被麻醉)放松。无论在何种情况下，都不可在注药后20分钟内放松止血带。整个止血带充气时间不宜超过1.5小时。若手术在60～90分钟尚未完成，而麻醉已消退，此时须暂时放松止血带，最好采用间歇放气，以提高安全性。恢复肢体循环1分钟后，再次充气并注射1/2首次量的局麻药。

(四)局麻药的选用与剂量

利多卡因为最常用的局麻药，为避免药物达到极量又能使静脉系统充盈，可采用大容量稀释的局麻药。以70 kg患者为例，上肢手术可用0.5%利多卡因50 mL，下肢手术可用0.25%利多卡因60～80 mL，一般总剂量不要超过3 mg/kg。丙胺卡因和丁哌卡因也成功用于静脉局部麻醉。0.25%丁哌卡因用于Bier阻滞，松止血带后常可维持一定程度镇痛，但有报道因心脏毒性而致死亡的病例。丙胺卡因结构与利多卡因相似，且入血后易分解，故其0.5%溶液亦为合理的选择。氯普鲁卡因效果亦好，且松止血带后，氯普鲁卡因可被迅速水解而失活，但约10%患者可出现静脉炎。

(五)并发症

静脉局部麻醉主要并发症是放松止血带后或漏气致大量局麻药进入全身循环所产生的毒性反应。所以应注意以下几点：①在操作前仔细检查止血带及充气装置，并校准压力计。②充气时压力至少超过该侧收缩压13.3 kPa(100 mmHg)，并严密监测压力计。③注药后20分钟以内不应放松止血带，放止血带时最好采取间歇放气法，并观察患者神志状态。

(张玉梅)

第三节 全身麻醉

一、吸入麻醉

麻醉药经呼吸道吸入，经肺泡进入循环，再到达中枢神经系统使其抑制，产生意识消失而不至于感到周身疼痛的麻醉方法，称为吸入麻醉。吸入麻醉是全身麻醉的主要方法，其麻醉深浅与药物在脑组织的分布有关。当药物从体内排出或在体内代谢后，患者逐渐恢复清醒，不留下后遗症。吸入麻醉药在体内代谢、分解少，大部分以原形从肺排出体外，因此，吸入麻醉容易控制、安全、有效，是现代麻醉常用的方法之一。

(一)吸入麻醉方法

1.开放点滴法

开放点滴法是用金属网麻醉面罩,其上覆盖4～8层纱布,放在患者口鼻上,以往应用乙醚点滴,现有时应用恩氟烷进行点滴诱导。

(1)优点:本装置方便简单,呼吸阻力及机械无效腔均小,适合小儿。

(2)缺点:麻醉加深较难,深浅难以控制,对呼吸道有刺激作用,并严重污染手术室,有发生严重燃烧爆炸的危险,此法不能行辅助和控制呼吸,现应用很少。

2.T型管吸入法及其改良装置

(1)T型管法:一端接气管导管,另一端开放于空气之中,没有活瓣,呼吸阻力和无效腔均小,适用于婴幼儿麻醉,并可在气源端接一贮气囊,进行辅助和控制呼吸。本法吹入较高氧气流量,易使呼吸道干燥和机体能量散发,药物严重污染空气。

(2)Jackson-ress回路:Jackson-ress回路是T型管改良装置,在T型管的呼气端接一较长螺纹贮气管,其末端接500 mL贮气囊,气囊尾端开放或安装一呼气活瓣。主要用于小儿麻醉,可行辅助和控制呼吸。

(3)Bain回路:Bain回路为T型管的改良装置,有一螺纹管作为呼气管,螺纹管中央置一根细管接至患者气管,并由该管吸入氧气和麻醉气体,在螺纹管末端接贮气囊,气囊尾端开放或安装一呼气活瓣。本装置结构简单,使用方便有效,无效腔量小,主要适用于小儿麻醉,成年人也适用,另可备呼吸抑制或停止时急救用,可行辅助和控制呼吸。使用时应防止内管漏气、扭曲、滑脱前端,致通气障碍。

(4)半紧闭法:呼气大部分排出至大气中,一小部分重复吸入。吸入麻醉的通气系统中,没有无重复吸入活瓣及CO_2吸收装置的CO_2清除回路,由麻醉机输出的气体、蒸气及氧进入贮气囊和/或贮气呼吸管,与患者部分呼出气体混合后被患者吸入。

(5)紧闭法:本法是用来回式循环或紧闭麻醉装置实施吸入麻醉的方法,呼出气体经CO_2吸收器全部重复吸入,再与新鲜气体混合后被重复吸入,不与外界相通。本法一般适用于麻醉维持期,它的气流量小(0.3～2.0 L/min),用药量小,易控制麻醉气体浓度,保持呼吸道湿润,呼吸器排气端接排气管至室外,不污染手术室,能行辅助和控制呼吸。易了解和控制潮气量的大小和呼吸阻力变化。但小儿应用该装置时,呼吸阻力和无效腔量较大,应注意。

(二)吸入麻醉药

1.恩氟烷

(1)药物优点:①化学性质稳定,无燃烧爆炸危险;②诱导及苏醒快,恶心、呕吐较少;③不刺激气道,不增加分泌物;④肌肉松弛好;⑤可并用肾上腺素,不引起室性心律失常;⑥降低眼内压;⑦对非去极化肌松有强化作用;⑧对肝、肾功能影响小,不产生可逆性损害;⑨浅麻醉时,对子宫收缩影响小。

(2)药物缺点:①使脑血管扩张,脑血流增加,引起颅内压升高,恩氟烷吸入后,可引起患者痉挛性脑电波,颅脑手术尤其颅内高压病例慎用;②对心肌有明显抑制作用;③在过度换气低$PaCO_2$时,高浓度吸入麻醉可产生惊厥;④麻醉较深时对循环影响较大,直接抑制心肌扩张血管使血压下降;⑤在较深麻醉时对呼吸抑制明显,应辅助和控制呼吸。

(3)麻醉方法:①开放点滴法。适用于婴幼儿及小儿,与氟烷相同。②紧闭法。使用恩氟烷专门挥发器,麻醉深浅易控制,诱导时单纯吸入恩氟烷浓度为3.5%～4.5%;维持期浓度为

1.5%～3.0%，2 ℃ 1 个大气压 1 mL 恩氟烷蒸发气 198 mL。目前临床上常用静脉快速诱导后，行气管内插管，控制呼吸。与芬太尼、氯胺酮、丙泊酚、咪达唑仑、维库溴铵等静脉复合麻醉合用时，恩氟烷在麻醉维持期吸入浓度为 0.5%～1.5%。③半紧闭法。并用氧化亚氮，方法同氟烷，吸入浓度是氟烷 2 倍。④Bain 回路。该法麻醉不易加深，麻醉深浅不易掌握，吸入浓度为 3%～4%，主要用于小儿。易污染空气，可并用 65%～70%氧化亚氮。

(4)适应证：①各科手术，各年龄组患者。②重症肌无力及内分泌疾病患者手术。③配合控制性降压麻醉。

(5)禁忌证：①严重的心、肺、肝、肾功能较差患者。②低血容量患者，体质较差患者。③癫痫患者，惊厥患者。④颅内压升高患者。⑤深麻醉禁用于产科手术麻醉。

2.异氟烷

(1)药物优点：不燃烧、不爆炸；化学性质最稳定；麻醉诱导迅速，MAC 为 1.2%，诱导浓度为 1.5%～3.5%，维持浓度为 0.7%～2.1%，镇痛作用中等程度；苏醒快，恢复亦快。血/气系数 1.48；对循环影响小，对血压影响主要是扩张外周血管，能降低心肌氧耗及冠状动脉阻力，不改变冠脉血流量，对心功能抑制小于恩氟烷和氟烷，它使心率增快，但心律稳定，术中合用肾上腺素不引起严重心律失常；有良好肌肉松弛作用，可增强非去极化肌松剂作用，麻醉中可免用肌松剂，适用于重症肌无力患者麻醉；无中枢性兴奋性，无抽搐和惊厥。对颅内压升高少，适用于颅脑手术病例；对肝、肾功能无毒性或毒性甚小，适合肝、肾功能较差病例；浅麻醉下对子宫收缩力无明显影响。

(2)药物缺点：药液稍有刺激味，影响诱导，使患者出现屏气、躁动、咳嗽等；对呼吸有较强抑制作用，增加肺阻力，使肺顺应性和功能余气量稍减；深麻醉时，大于 2 MAC，心排血量减少 12%～25%，血压下降明显，应避免较深麻醉；吸入浓度过高或低 $PaCO_2$时，产生惊厥。

(3)麻醉方法：①诱导。丙泊酚 2.0～2.5 mg/kg 或咪达唑仑 1～2 mg/kg，芬太尼 4～5 μg/kg 和维库溴铵0.1 mg/kg，静脉注射后控制呼吸，肌松后插管；或氧化亚氮 50%、氧 50%加异氟烷吸入，先开至 0.5%，30 秒后到 1%，浓度升至 2%～3%，维持 1～2 分钟，患者意识消失，气管内插管。②麻醉维持。为了维持 1.3 MAC，吸入氧化亚氮和氧(30% ∶ 70%)，异氟烷的浓度为1.3%～1.4%；单纯吸入异氟醚，浓度为 2.0%(0.7%～2.1%)；与静脉麻醉合用，如 1%普鲁卡因+0.08%～0.10%氯琥珀胆碱复合液，或丙泊酚+芬太尼、咪达唑仑麻醉时，吸入 0.6%～1.0%低浓度异氟烷。

(4)适应证：临床上适应证同恩氟烷，且优于安氟醚，对老人、心脏病患者、肺动脉高压患者、冠心病患者影响较小。它不引起抽搐，适用于癫痫患者；对颅内压影响不大，适用于颅高压患者；有较强肌松作用，适用于重症肌无力患者。

(5)禁忌证：深麻醉不适用于心脏瓣膜狭窄病变患者，因其可扩张周围血管；深麻醉不适合产科手术，因其可影响子宫收缩，使产后出血增加。

3.七氟烷

(1)药物优点：药物无气道刺激性，不增加呼吸道分泌物；诱导和苏醒都快；对循环系统抑制较轻，不增加心肌应激性，可以和肾上腺素合用，不引起心律失常；可在普通的蒸发装置中使用。

(2)药物缺点：和碱石灰作用不够稳定；吸入体内后在体内分解和稳定性较差；与氧化亚氮合用时，镇痛效果不如异氟烷；对肝脏组织有一定毒性作用，造成一定损害。

(3)麻醉方法：应用于麻醉诱导和维持，麻醉维持期吸入 1.5%七氟醚，氧化亚氮和氧

(30%：70%)。也可在开始时注入 1.3 mL，1 分钟注入 0.3 mL，以后每 5 分钟注入 3 次，每次 0.3 mL，即可维持手术所要求麻醉深度。

(4)适应证：头颅、胸、腰各大、中、小手术；全麻下甲状腺切除术，骨科的腰椎及关节手术。

(5)禁忌证：无特定禁忌证，肝功能严重损害者不用为好。

4.氟烷

(1)药物优点：无燃烧爆炸性；麻醉效能强；诱导苏醒快；对气道无刺激性，术后呼吸道感染少；有扩张支气管作用，术中麻醉易加深。通气效果好；不使血糖升高；术后恶心、呕吐发生率较低；浅麻醉对子宫收缩无影响。

(2)药物缺点：对呼吸、循环抑制强；使心肌对肾上腺素的敏感性增强；应用精确挥发器吸入，否则不易控制麻醉深度；锁痛作用弱；肌松作用不充分；对橡胶、金属有腐蚀作用，反复使用对有的患者可发生肝、肾损害。

(3)使用方法：①用于小儿：因微有果香味及不刺激气道适用于小儿麻醉。可用半开放回路(如 Bain 回路)或 F 型多用回路来完成氟烷麻醉，还可并用 50%～65%氧化亚氮。②用氟烷蒸发器半紧闭法施行高流量或低流量麻醉，也可做全紧闭麻醉。

(4)适应证：由于氟烷有以上缺点，现在一般不主张单独使用。①适用于电灼、电刀手术。②糖尿病患者手术。③哮喘、慢性支气管炎、湿肺患者。④出血较多手术，控制性降压手术。⑤各手术科手术。

(5)禁忌证：①心功能不全、休克患者及中毒性心肌损害者。②急、慢性肝脏疾病。③合并用肾上腺素者。

二、静脉全身麻醉

静脉全身麻醉是指一种或几种药物静脉注入，通过血液循环作用于中枢神经系统而产生全身麻醉的方法。按照给药方式不同可以分为单次给药法、分次给药法和持续给药法，以及近来兴起的靶控输注法，临床常用的静脉麻醉药有硫喷妥钠、羟丁酸钠、丙泊酚、芬太尼、依托咪酯、氯胺酮等。

(一)硫喷妥钠静脉麻醉

硫喷妥钠是一种快效类巴比妥类药物，其临床所用钠盐，味苦、淡黄色，非结晶粉末，有碳臭味。

1.麻醉方法

(1)单次注入法：单次注入法常用于诱导或短小浅表小手术。一般选用 2.5%硫喷妥钠溶液，溶液应新鲜配制，每 0.5 g 用蒸馏水或生理盐水稀释至 20 mL，如是小儿或体质差、循环功能差等患者，可将0.5 g稀释成 40 mL。静脉注射剂量：成人 2.5～4.5 mg/kg，儿童 5～6 mg/kg。儿童可用 15～20 mg/kg肌内注射做基础麻醉。

(2)分次注入法：分次注入法常用于短小浅表手术，成人总剂量为 0.5 g，最大剂量为 0.75～1.00 g。

(3)连续滴入法：现在少用，被氯胺酮或丙泊酚取代。

2.适应证

(1)麻醉诱导：诱导舒适、快速，是临床常用诱导方法。

(2)短小手术：如体表脓肿切开引流术、烧伤换药、关节脱位整复、心脏电复律及血管造影等手术，但因镇痛不全及呼吸抑制等并发症，现少用，已被丙泊酚取代。

(3)控制痉挛和惊厥：如破伤风抽搐和局麻药中毒引起惊厥。

3.禁忌证

(1)哮喘、呼吸道阻塞患者。

(2)婴幼儿、产妇分娩或剖宫产。

(3)心功能差或衰竭者，低血容量、休克患者。

(4)严重肝、肾功能不全者。

(5)慢性衰竭、营养不良、贫血及低蛋白血症、氮质血症患者，肾上腺皮质功能不全或长期使用肾上腺皮质激素者。

(6)先天性卟啉代谢紊乱(紫质症)绝对禁用。

(7)高血压、动脉硬化、严重糖尿病或对巴比妥类过敏者。

(二)羟丁酸钠静脉麻醉

羟丁酸钠是一种毒性极低的催眠性静脉麻醉药，主要作为麻醉诱导和维持时的辅助用药。其对呼吸、循环和肝、肾功能影响小，作用时效较长，是临床上常用的静脉麻醉药。

1.麻醉方法

羟丁酸钠具有副交感神经兴奋作用，麻醉中常有流涎、呼吸道分泌物增加，麻醉前需用足量抗胆碱药，以减少唾液分泌和减轻心动过缓。

(1)麻醉诱导：成人剂量为 50～80 mg/kg，小儿为 80～100 mg/kg，静脉注射速度应为 1 g/min。静脉注射后 3～5 分钟患者嗜睡，约 10 分钟入睡，20～30 分钟作用完全。麻醉后下颌松弛，配合其他静脉麻醉诱导药或咽喉表面麻醉后可行气管内插管。衰老、体弱、脱水或休克患者应减量。

(2)麻醉维持：羟丁酸钠本身无镇痛作用，多与其他麻醉药合用才能达到完善的麻醉效果，如芬太尼、哌替啶、氯胺酮、咪达唑仑等。它的作用时间可持续 60～90 分钟，故每间隔 1～2 小时需追加用药。其用量为每千克体重用量的 1/2～2/3 剂量。

(3)辅助麻醉：辅助麻醉是全麻或其他麻醉方法的良好辅助用药。

2.适应证

(1)羟丁酸钠适合各科的手术麻醉，麻醉诱导和维持均可。

(2)慢诱导是经鼻盲探气管插管术的良好用药，优点是对呼吸抑制轻，又能较好抑制咽喉反射。

(3)小儿的麻醉诱导和基础麻醉。

(4)神经阻滞、椎管麻醉辅助用药。

3.禁忌证

(1)严重高血压。

(2)心动过缓。

(3)严重心脏传导阻滞或左束支传导阻滞。

(4)癫痫和惊厥患者。

4.并发症

(1)锥体外系兴奋症状：麻醉过程中有些病例出现手、臂、肩和面部肌肉不自主颤动，甚至出现阵挛现象，多可自行消失。

(2)低钾血症：对正常血钾患者没影响，血钾低下患者，如注药速度过快、剂量过大，会加重血钾低下,并诱发心律失常。

(3)偶有病例发生烦躁、幻觉、兴奋症状。

(4)小儿麻醉阿托品用量不足时,呼吸道分泌物增加,易致呼吸堵塞。

(三)丙泊酚静脉麻醉

丙泊酚是一种新的快速、短效静脉麻醉药。其特点有起效快,诱导平稳,持续时间短,苏醒快而完全,无肌肉不自主活动,无咳嗽及呃逆,但对循环和呼吸有一定抑制作用,缓注可预防。

1.麻醉方法

(1)麻醉诱导:用于诱导时,平均剂量为 2.0～2.5 mg/kg,如麻醉前加用其他麻醉镇痛药,可适当减少用量,有心血管或呼吸抑制时,注射速度应减慢。

(2)麻醉维持:可应用单次静脉注射和静脉滴注及静脉泵注(应用微量泵)。①单次静脉注射量为 2 mg/kg,每 4～5 分钟追加 1 次,如复合其他麻醉药和镇痛药应用,可延长至 10～15 分钟追加 1 次。②连续静脉滴注用量为 50～150 μg/(kg·min),如用于其他麻醉方法的镇静,剂量为 25～75 μg/(kg·min)。③微量泵输注(容量泵),连续输注量为 4～12 mg/(kg·h)。

2.适应证

(1)静脉诱导:全凭静脉麻醉,可单独应用或与其他麻醉性镇痛药复合应用,一般常见于后者。

(2)用于门诊短小手术的麻醉,如人工流产术、内镜或其他诊断性检查麻醉。

(3)ICU 镇静。

3.禁忌证

(1)3 岁以下儿童、孕妇禁用,产科麻醉及 16 岁以下儿童镇静禁用。

(2)对丙泊酚或其他成分过敏者,以及全身麻醉和镇静禁忌的人。

(四)芬太尼静脉麻醉

芬太尼是苯基哌啶类药,具有强效镇痛作用,毒性低,对循环影响轻微,起效快,时效短,容易控制,术后呼吸较易恢复,但大量使用,呼吸短时间难以恢复至正常。

1.麻醉方法

(1)麻醉诱导:一般与其他静脉麻醉药共同诱导,如硫喷妥钠、咪达唑仑、依托咪酯、丙泊酚,极少单独使用。

(2)麻醉维持:气管插管后,成人常用量为 0.2～0.5 mg。切皮至术中每 30～60 分钟追加 0.1 mg,总量可达 15～30 μg/kg。静脉复合麻醉时用量酌情减少,如辅助肌松药、吸入麻醉药。

单纯大剂量或加小剂量咪达唑仑(0.1 mg/kg)、依托咪酯(0.1 mg/kg)常用于心血管手术麻醉,具有麻醉效果好,循环稳定,心排血量和心脏指数上升,以及减慢心率,延长舒张期限灌注时间等优点,芬太尼剂量可达 50～100 μg/kg。

2.适应证

(1)麻醉诱导,多与其他静脉麻醉药复合应用。

(2)吸入麻醉、静脉麻醉及静吸复合麻醉中维持期用药。

(3)椎管内麻醉、神经阻滞麻醉辅助用药,与氟哌利多按 1∶50 的比例混合,组成依诺伐。

(4)大剂量芬太尼麻醉主要用于心血管手术、长时间开胸手术或颅脑手术。

(5)各科手术患者麻醉。

3.禁忌证

(1)婴幼儿对芬太尼特别敏感,慎用。

(2)剖宫产。

(3)帕金森病。

(4)支气管哮喘患者。

(五)依托咪酯静脉麻醉

依托咪酯是一种催眠性静脉麻醉药,其特点是起效快、催眠作用强、持续时间短、苏醒快。

1.麻醉方法

(1)麻醉诱导:各科手术全麻诱导用药。由于该药对循环影响小,可作为休克和心功能较差、心血管手术患者麻醉诱导药,成人剂量为 0.3 mg/kg(0.1～0.4 mg/kg)。

(2)麻醉维持:单纯静脉注射依托咪酯麻醉只适用于短小手术麻醉,用于中长手术的麻醉时,需要与其他静脉麻醉药、吸入麻醉药或其他麻醉方法合用,方可满足手术需要。成人剂量仍为 0.3 mg/kg(0.1～0.4 mg/kg)。

2.适应证

(1)全麻诱导,与肌松剂配合行气管插管,常用于心血管手术和危重病例、心功能较差患者的麻醉诱导和维持。

(2)短小手术,如人工流产、切开引流等。

(3)特殊检查,如胃镜、支气管镜、内镜检查等。

(4)辅助麻醉,椎管内麻醉,各种神经阻滞麻醉。

3.禁忌证

(1)重症糖尿病患者。

(2)高钾血症患者。

(六)氯胺酮全身麻醉

氯胺酮为目前唯一使用的苯环已哌啶类药,白色结晶,易溶于水,也是唯一具有静脉、镇痛和麻醉作用的静脉麻醉药。

1.麻醉方法

可经静脉、肌内途径给药。

(1)麻醉诱导:静脉注射 0.5～2.0 mg/kg,肌内注射 4～6 mg/kg,老年及危重者酌减。

(2)麻醉维持:诱导后分次追加,每次 0.5～1.0 mg/kg。肌内注射约 5 分钟起效,20 分钟顶峰效应。

2.适应证

(1)烧伤切痂、植皮等体表手术者。

(2)支气管痉挛性疾病患者的诱导。

(3)椎管内麻醉、神经阻滞麻醉辅助用药。

3.禁忌证

(1)高血压患者。

(2)颅内压升高者。

(3)心肌供血不足和癫痫患者。

(4)甲状腺功能亢进症、嗜铬细胞瘤手术。

(七)神经安定镇痛麻醉

1.麻醉方法

(1)神经安定镇痛合剂常用配方：按氟哌利多 5 mg 与芬太尼 0.1 mg 的比例(50∶1)混合为 1 U，称为依诺伐。

(2)麻醉诱导：氟哌利多 5 mg、芬太尼 0.1～0.2 mg 静脉注射，年老体强者应酌情减量；配合其他静脉药效果更好，如地西泮、丙泊酚等。单独应用依诺伐，因氟哌利多量大对血压影响较大。

(3)麻醉维持：根据患者不同情况及对疼痛反应酌情追加依诺伐，30～60 分钟追加 0.5 U。现在大多临床医师主张仅加芬太尼，有利于患者苏醒。

2.适应证

(1)各科各部位的手术。

(2)严重烧伤的清创及植皮术。

(3)各种内镜检查和造影术。

(4)局麻、神经阻滞和硬膜外阻滞的辅助麻醉。

(5)术后需长时间应用呼吸机行呼吸支持者。

(6)ICU 患者镇静。

3.禁忌证

(1)各种短小手术。

(2)婴幼儿。

(3)剖宫产。

(4)帕金森病及癫痫患者。

(5)严重呼吸功能不全和支气管哮喘病。

三、复合麻醉

复合麻醉指先后或同时应用几种麻醉药或麻醉方法，以达到满意的外科麻醉状态的方法。它减少了每一种麻醉药剂量及不良反应，增强了全身麻醉效果，并且避免麻醉过深干扰机体生理功能。复合麻醉包括以下几项：①静脉复合麻醉；②吸入复合麻醉；③静吸复合麻醉；④全身局部复合麻醉。

蛛网膜下腔和硬膜外联合阻滞麻醉已广泛应用于临床，并取得满意效果。复合脊麻-硬膜外阻滞适用于 8 岁以上患者的 T_7 以下平面的任何外科手术。脊麻与硬膜外联合阻滞麻醉可选用两点穿刺，也可采用一点穿刺法，即向蛛网膜下腔注药，同时也经此穿刺针置入硬膜外导管。两点穿刺法先于 T_{12}～L_1、$L_{1\sim2}$ 行硬膜外穿刺置入硬膜外导管，然后再于 $L_{3\sim4}$ 或 $L_{2\sim3}$ 或 $L_{4\sim5}$ 行蛛网膜下腔穿刺，注入局麻药液行脊髓麻醉；目前国内不少厂家专门设计和制造 CSEA 配套穿刺针并广泛应用临床，应用特制的联合穿刺针，针的样品都是针套针方式即先用一根带刻度的 17G 或18G TuohyWeiss针进入硬膜外腔；然后用 29G Quincke 或 27G Whitacre 穿刺针，套入上述硬膜外穿刺针内，穿过并超出 Tuo-thy 针尖 11～13 mm 就完全可以穿破硬膜而进入蛛网膜下腔。

(韩　琪)

第二章

临床麻醉的常用监测技术

第一节　循环功能监测

循环功能监测是麻醉医师围术期工作的重要组成部分。在围术期，患者的循环系统不仅要受到麻醉药的影响，而且还会受到外科手术的影响。早期麻醉医师仅仅依靠直观感觉（如呼吸模式、肌张力、瞳孔、体动和皮肤颜色）来判断麻醉深度和患者的循环状态。随着科学的发展，循环监测技术得到突飞猛进的发展，现在人们可以利用这些技术来早期、准确地判断患者的循环功能，指导临床操作和用药。无论监测仪器如何先进，有经验和有责任心的麻醉医师是提高患者安全性的根本保障。本节重点介绍循环监测领域的临床实用技术和方法。

一、心电图监测

心电图（electrocardiography，ECG）是最早进入监测领域的近代监测方法。Einthoven 用电流计测量心脏跳动过程中产生的电流，从而首次发明了 ECG。如今连续 ECG 监测已成为所有麻醉和外科手术中的常规监测。

美国麻醉医师协会（ASA）的基本术中监测标准要求：任何接受麻醉的患者，从麻醉开始至离开手术室前，均应进行连续 ECG 监测。开展围术期 ECG 监测可早期发现和诊断心律失常、传导异常、心肌缺血、心肌梗死、心房和心室肥厚、起搏器功能、预激、药物毒性（如地高辛、抗心律失常药、三环类抗抑郁药等）、电解质紊乱（如钙、钾离子异常等）及其他因素（如心包炎、低温、肺栓塞、脑血管意外和颅内压增高等）导致的心脏电活动异常。

（一）心脏传导系统的解剖和生理

起源于窦房结的心脏冲动快速通过心房到达房室结。正常时，冲动在房室结有 0.04～0.11 秒的延迟，然后通过希氏束和蒲肯野纤维使心室去极化。正常起源于窦房结的冲动使整个心肌去极化至少需0.2 秒。心肌不同部位的动作电位（AP）各有其特点。各种 AP 的特殊相的产生与离子通道（尤其是钠、钙离子通道）的激活和灭活有关。

在窦房结细胞，4 相表现为膜电位进行性增高导致舒张期去极化，这是由于钠、钙离子自主内流进入窦房结细胞所致。这种反复的舒张期去极化使窦房结细胞具有起搏功能，而心室肌无此功能。

（二）ECG 复合波的组成

ECG 的轨迹是描述心脏在除极和复极过程中产生电压的总和。电流朝向电极的表示为正电流（波形向上），电流远离电极的表示为负电流（波形向下）。

一个心动周期的标准 ECG 由 P 波、QRS 复合波和 T 波组成，这些波形被规律性出现的时间间隔分开。

P 波代表心房去极化。QRS 复合波代表心室去极化。心房复极波由于隐藏在 QRS 复合波内，所以难以发现。T 波代表心室复极。PR 间期代表窦房结冲动使心房除极、通过房室结到达心室传导系统所需时间。Q-T 间期代表电-收缩间期和心律变异。ST 段代表心室去极化完成至复极开始之间的间期。

（三）心电监测电极放置部位皮肤的准备

适当的皮肤准备有助于减少 ECG 干扰，改善用于监测或诊断目的的 ECG 信号的质量。用乙醇和棉棒小心地擦去放置电极部位皮肤表面层，这样有助于减少皮肤电阻和便于电极粘贴。皮肤上的毛发应刮除以利于电极粘贴和减轻去除电极时患者的不适。湿性或油性皮肤在粘贴电极前应清洁干燥。如果电极可能会由于消毒液或其他液体的浸透而松脱，则应在电极表面粘贴防水胶布。

（四）3 导联和 5 导联 ECG 电极的放置

3 导联 ECG 的 3 个电极分别放在双上肢和左下肢，用于监测标准肢体导联（Ⅰ、Ⅱ、Ⅲ）。如在右下肢加用一个参比电极，可获得加压肢体导联（aVR、aVL、aVF），并可进行计算机心律失常分析。5 导联ECG 的4 个电极分别放在左、右肩部和左、右大腿部。V5 电极放在左腋前线第五肋间隙。

临床医师通过这 5 导联 ECG 可监测 7～12 个不同的 ECG 导联（Ⅰ、Ⅱ、Ⅲ、aVR、aVL、aVF 和 6 个胸前导联）。虽然许多手术室使用 3 导联 ECG，但 5 导联 ECG 更为优越，因为它使心电监测更完善。如果只有 3 导联 ECG，那么用改良的双极肢体导联帮助诊断特殊异常是没有问题的。一般认为在 40 岁以上近一年未做过 ECG 的患者，有心脏病症状和体征的患者，有心肌缺血、心律失常和安装过起搏器的患者术中需要 12 导联 ECG 监测。

（五）侵入性 ECG 导联

1.心房电图（atrial electrogram，AEG）

在体表 ECG 无法检测到心房电活动的情况下，侵入性导联可有效解决这一问题。电极可以放置在心脏的内表面或外表面，亦可放置于食管或右心房内，这样得到的 ECG 就是心房电图。与体表 ECG 命名不同，心房电图中单极、双极分别指记录装置中侵入性电极的数量。

心房电图中心房波（A 波）与 QRS 复合波的大小变异很大，因而要区别心房波和 QRS 复合波相当困难。虽然单极心房电图记录的心室电活动波形与体表 ECG 相似，但是心房波波幅高大。采用双极导联，尤其是在两电极间的距离较近时，几乎记录不到心室的电活动。如果同时进行体表 ECG 的记录则有助于解决此潜在的问题。因为通过比较心房电图和体表 ECG 记录的时相即能鉴别 QRS 复合波。大多数新的心房电图监护仪可允许同时记录 2 个以上的导联，而大多数的 ECG 机则可满足同时记录 3 个以上的导联。

如果不能同时记录心房电图与体表 ECG，且房室率不同步时，将前后记录到的心房电图与体表ECG 的图形进行比较也可将心房电图中的 QRS 复合波区别出来。另外，在双极心房电图描记无 QRS 复合波时，断开一个电极的连接使其成为单电极心房电图即可描记出明显的 QRS

复合波。

一般情况下双极心房电图较为常用。因为双极心房电图不仅能记录到较大的心房波,而且必要时可改为单极心房电图记录。另外,其侵入性电极的导线能与监护仪的选配部件相连通,通过提供各种更易辨认的 QRS 复合波和心房波,有助于心律失常的诊断。

在心房电图记录中,电极导线、电极的连接和表面电极的放置取决于采用的导联系统(3 导联或 5 导联)以及心房电图监测仪是单导联性或双导联性。

2.食管导联

由于食管远端接近心房(尤其是左心房),因而将电极置入食管可增强对心脏电活动的检测,在麻醉中应用十分方便。食管电极最易探测 P 波,被用于鉴别各种心律失常(如房颤和房扑)。虽然将电极放置在左心室水平有助于后壁心肌缺血的检测,但不常用。根据电极插入食管的深度,可反映心脏不同部位电位的变化见表 2-1。

表 2-1 食管电极符号的意义

符号	电极距闭孔距离(cm)	反映电位变化的部位
E30	30	心房上
E32	32	心房水平
E34	34	心房水平
E36	36	心房水平
E38	38	心房水平
E40	40	心室水平

食管电极种类很多,通常是将一个或两个导电的金属电极放置在类似鼻胃管的橡胶管中或固定在管外壁上,亦可采用患者可吞入的丸形电极和心内起搏电极。目前已有带有 2 个电极的食管听诊器,两电极分别安置在距听诊器远端 7 cm 和 20 cm 的部位,远端的电极通常靠近左心室后壁。

电极的位置应由满意的心房波而定。一般情况下,单极电极放在离门齿或鼻孔 30～40 cm 的地方。而双极电极的位置会因两电极之间的距离不同而需反复调整。呼吸和食管的蠕动可使食管导联出现低频的噪声干扰,增强滤波器功能有助于信号的稳定。带有宽幅低频滤波器的监护仪用于这种记录形式较理想。

3.心腔内电极

虽然很少有人为检测心律失常而将导管置入心脏或中心静脉,但心脏病患者放置中心静脉导管(CVP)或肺动脉导管(PA)的确很多。若将电解质溶液或金属导丝放在管腔内,就可借此导管直接记录到心脏内的电活动。当然,要把从导管远端得到的信号加工处理为心房电图是一个复杂的过程。

高张盐水(≥3%)与 8.4%碳酸氢钠的导电性能优于生理盐水,当噪声明显或信号质量差时提示导管内需补充电解质溶液。充灌电解质溶液的导管末端连接有金属接头,金属接头内亦装满电解质溶液。电极导线与金属接头之间的连接可采用双头绝缘接线夹。如果采用插入式电极,亦可采用具有金属插件的塑料连接器,这样可避免使用绝缘接线夹。记录完毕应将导管内的电解质溶液彻底冲洗干净,以防微电击造成的损伤。将金属导丝穿出导管末端亦可直接进行心腔内的电活动记录,当导丝穿出绝缘的导管时描记的波幅明显增大。用于这种用途的金属导丝必须柔软,通常呈"J"形,导丝与记录导线之间的连接亦可由绝缘接线夹完成。不记录时应将导丝退回导管内或将导丝从导管中撤出,以防止心脏穿孔、心律失常及微电击等危险情况发生。

4.血管内 ECG(intravascular electrocardiography,IVECG)

血管内 ECG 是心腔内 ECG 的一种特殊形式,只是漂浮导管的球囊在右心房内,方法与心腔内ECG 相似。记录的图形是导管经中心静脉进入右心房时的 ECG,P 波的改变可作为导管位置的指示。最常用的记录方法是将侵入性电极与 C 电极的导线连接,其余导联为标准四肢导联。

5.心内膜电极

通过起搏导线或特殊漂浮导管使金属电极与右心房的心内膜接触,即可记录到心房电图。如果电极未与心房内膜接触,即能记录到心腔内的心房电图。

6.心外膜电极

在心脏手术时,可将起搏导线贴附于心外膜(如右心室或右心房)。然后将导线引出体外即成为心外膜电极。导线的体外部分必须绝缘化,通常是将其放置在橡胶手套中。这种方法并发症很少,不需要时即可将导线拔出。将心房导线用绝缘接线夹与电极导线连接即可行心房电图描记。利用这种导线亦可进行超速起搏治疗一些折返引起的心律失常,虽然上述的其他侵入性电极也有类似的功能,但均不如心外膜导线有效。

应用心外膜电极可准确地区别和诊断不同程度的心肌缺血和梗死,能在缺血和坏死区域获得典型的 ECG 表现。而在临床上应用体表电极很难获得如此典型的 ECG。

7.侵入性电极的安全保障

当侵入性电极在心内构成电流回路时,所造成的心脏的微电击可引起心室纤颤。ICU 或手术室有大量的用电设备,所有用电仪器的漏电均可造成对心脏的微电击。为防止使用侵入性电极时该事故的发生,需注意以下问题:①使用侵入性电极时一切不必要的电器均应拔掉插头而不是仅关掉开关;②电极导线与连接导线应有良好的绝缘,且应避开与金属或电器的接触;③患者的身体不应与金属接触;④监护仪漏电应小于 10 μA;⑤记录心房电图时最好使用电池电源;⑥检查电手术装置的接触电极与患者身体的接触情况以及能否正常工作;⑦电极导线与监护仪导线之间加干扰过滤保护装置;⑧尽量减少电手术装置的使用。

(六)干扰术中 ECG 监测的因素

ECG 监测中的干扰可导致错误诊断。在临床工作中,下列情况可能对 ECG 监测具有干扰作用。①ECG导线或电极松动或连接不当;②电极放置或粘贴不当:如毛发、烧伤组织、皮肤准备不足、胶布、电极松动等;③体动:如寒战、颤抖、外科操作或膈肌运动等;④手术室设备的干扰:如电刀、体外循环机、激光设备、冲洗或吸引设备、诱发电位监测设备、电钻和电锯等;⑤患者与外科医师、护士或麻醉医师的接触。

(七)术中 ECG 的诊断与监测模式的区别

诊断模式用 ST 段和 T 波分析使缺血的诊断更精确。诊断模式将频率在 0.14 Hz 以下信号滤除,但经常导致明显的基线漂移和干扰。监测模式用于滤除引起 ECG 基线漂移和干扰的信号,这一模式滤除所有频率在 4.0 Hz 以下的信号,这有助于消除大部分手术室内的干扰。监测模式可人为地导致 ST 段和T 波的抬高或降低。

(八)术中 ECG 监测的潜在危险

如果患者没有很好的接地装置,当电极出现短路时可能会导致患者电休克或烧伤。新式的 ECG 监护装置有患者隔离装置,所以很少有此类危险,而老式 ECG 机则不然。

(九)计算机化 ECG 分析的新进展

计算机化的 ECG 分析正被用于探测心律失常和心肌缺血。ST 段监测模式是一个计算机自动监测设备,其通过连续 ECG 监测中几个导联的 ST 段与基础 ST 段值比较来判断心肌缺血。

二、心脏功能监测

心脏有效的射血是维持血液循环的基础,心脏每搏量(stroke volume,SV)是心脏活动的总体表现,而前负荷、后负荷和心肌收缩力是影响心功能的主要因素。下面介绍可用于围术期临床的监测方法。

(一)前负荷

1.左心室舒张末容量(left ventricular end diastolic volume,LVEDV)

当心室功能受损后,首先出现的代偿就是心腔扩大,因此 LVEDV 的增高在非瓣膜患者是表示心肌收缩力下降的重要间接指标。最近由于经食管超声心动图在围术期临床的普及使用,使得连续实时地监测 LVEDV 成为可能。通过连续动态观察左心室短轴的变化,应用标准公式可计算出左心室容量的变化。另一个在临床使用的监测方法是电阻抗导管法,通过在左心室放置一根导管连续测量左心室血液的阻抗变化并将此变化转换成容量的变化,通过计算机整合成实时的压力-容量环。

2.左心室舒张末压(left ventricular end diastolic pressure,LVEDP)

无论在设备要求和技术条件方面,测量 LVEDV 要显得复杂一些。人们试图通过测定 LVEDP或其替代指标来反应 LVEDV。在临床大多数情况下,LVEDP 是通过漂浮导管获得的。在心脏外科有时直接通过左心房放置一导管通过二尖瓣到达左心室测定 LVEDP。即使可获得准确的 LVEDP,LVEDV 与 LVEDP 的关系还受心室顺应性的影响。在临床,心肌肥厚、心肌缺血、心内右向左分流、主动脉瓣狭窄、高血压、正性肌力药、心肌纤维化、心包填塞等可使左心室顺应性下降,而主动脉瓣反流、二尖瓣反流、血管扩张药的使用及心脏扩大可增加心室的顺应性。在有上述干扰因素存在时,LVEDP 不能很好地反映 LVEDV 的改变。

3.中心静脉压(central venous pressure,CVP)

在满足下列条件的情况下,CVP 可用于估计 LVEDP:①三尖瓣、肺动脉瓣、二尖瓣功能正常;②无右心功能不全;③呼吸系统和肺血管无异常。在无三尖瓣功能和右心室顺应性异常时,CVP 可反映右心室前负荷。

(二)后负荷

左心室后负荷是指左心室射血所遇到的阻抗($R=\Delta P/\Delta Q$,R 为阻抗,ΔP 为主动脉内压力变化,ΔQ 为主动脉内流量变化),它由血管阻力和血液流变学性质所决定,不受心功能的影响。在临床不能直接测定左心室后负荷,而往往通过动脉压和体循环阻力和室壁张力来反映左心室后负荷。

1.平均动脉压(mean arterial pressure,MAP)

动脉压主要决定于小动脉阻力,但也受前负荷和心肌收缩力的影响。临床观察发现 MAP 与左心室射血阻抗有良好的相关性,因而被普遍用于简单评价心脏后负荷。

2.体循环阻力(systemic vascular resistance,SVR)

SVR 是一计算值。$SVR=[(MAP-RAP)\times 80]/CO$。式中 MAP 为平均动脉压,RAP 为右心房压,CO 为心排血量。

3.室壁张力或应力

室壁张力或应力是决定心肌耗氧的重要指标。

(三)心肌收缩力

心肌收缩力是评价心功能的最重要指标,目前临床常用的评价心肌收缩力的评价指标是SV、心排血量(cardiac output,CO)、射血分数(ejection fraction,EF)、每搏功(stroke work,SW)、心室做功曲线、室壁运动等。

1.SV

前负荷、后负荷和心肌收缩力的改变都可影响SV,SV在围术期常可通过TEE测得,也可通过心排血量和心率计算,正常值为60~70 mL。

2.CO

能影响SV和心率的因素均可影响CO。围术期常用的测定方法有漂浮导管热稀释法、连续心排血量测定和TEE测定。

(1)热稀释法CO测定:是目前临床应用最广的测定方法。其原理是通过放置的漂浮导管近端的房孔注入一定量已知温度的生理盐水,位于肺动脉内导管远端的温度感受器感知注入盐水引起的温度变化,通过计算机标准化处理得出CO值。

临床很多因素可影响CO测定的准确性。①盐水温度和容量:当注射盐水容量为每次10 mL时,使用冰盐水和室温盐水对测定结果无影响;注射盐水容量为每次5 mL时,应使用冰盐水。②注射速度和间隔时间:注射盐水时应在2~4秒匀速注入,两次注射之间应间隔60~90秒。③注射时漏液、速度不均或间隔过短将影响测定结果。④呼吸周期:由于呼吸周期通过改变肺血管阻力从而影响肺血流,所以临床应在呼吸周期的固定点来测定CO,一般选择在吸气末或呼气末。⑤重复测定:即使严格操作,由于肺血流的不均一性,每次测定都存在差别,因此临床上一般重复测定3次取平均值,以提高准确性。

通过观察热稀释曲线的波形形态,剔除有可能是操作不当引起的误差。如在3个波形中有1个形态和值与其他有非常明显的差别(>15%)应考虑是误差所致而给予剔除,同时补测1次。引起热稀释曲线幅度减低的因素:①CO非常高或注射盐水容量过少、盐水温度与体温差减小;②热敏探头位置不当或血栓形成;③存在三尖瓣、肺动脉瓣反流或心内分流等;④热敏探头故障、导管常数选择不当和非匀速快速输液。

(2)连续心排量测定:目前在围术期可通过特制的漂浮导管和连续CO测定仪能方便地获得连续的CO数据,下面简单地介绍这一系统。

连续CO测定漂浮导管是在传统的漂浮导管基础上加以改进而完成的,其在导管前部相当于右心室的部位有一加热器,通过开关每6秒向血中释放7.5 W的热能(量子化释放)加热周围的血液,该部分血液在经右心室流向肺动脉时,热量被稀释,使右心室排入肺动脉的血液温度升高,位于导管尖端的热敏探头感知这一温度变化,利用稀释原理计算出CO。该种导管操作方法和传统肺动脉导管一样,不增加操作复杂性。导管和监测仪连接后,几分钟内即显示第一次心排血量测定值,以后每隔30~60秒显示一次新的测定值,屏幕显示为前3~6分钟的CO平均值。由于该装置每6秒就可获得一个CO数据,显示的CO是多个(5~10个)CO测定值的平均值。因此,可实时、准确地反应CO改变。

(3)阻抗法无创CO测定:利用在心脏搏动时胸阻抗产生的搏动性变化,在颈部和胸部各放一对电极,并持续通入一小的电流测量胸阻抗。在心脏收缩期测得的胸阻抗的最大变化率与

SV 和心室射血时间成正比。电极位置、胸内液体量、血球压积是影响测定准确性的主要因素，因而限制其在临床的广泛应用。

(4)经食管超声和多普勒技术：术中放置食管超声探头可在多平面水平结合多普勒技术测得 CO。二尖瓣、主动脉瓣是常用的监测平面，另外也可在主动脉、肺动脉和肺动脉瓣水平监测，影响测定结果的主要因素是探头位置(如探头超声波方向与血流方向角度过小)和所用平面截面积测定的准确性。

3.EF

EF 是临床广泛应用的评价心肌收缩力的指标。正常时 EF 为 55%～65%。在心功能正常时，EF 受前、后负荷的影响较少，心肌收缩力受损时后负荷的增加和前负荷的减少可明显影响 EF 值。一般认为 EF＜40%时，提示可能有心肌收缩力受损。目前术中监测 EF 值的常用方法是 TEE。

4.心功能曲线

心功能曲线是指心室前负荷与心室做功指数之间关系的曲线。它主要反映心肌收缩力，但也受负荷影响。

5.室壁运动

TEE 在术中的应用为监测心肌局部和整体室壁运动提供了实时动态观察的方法。在局部心肌缺血时，该部位的心肌运动减弱，通过观察心肌运动减弱的程度和范围可以评价缺血区域的大小和其对心功能的影响程度。在左心室短轴平面，通过动态观察短轴缩短的速率可评价心功能的即时改变。

(四)超声心动图在循环功能监测中的应用

1.超声心动图的种类

(1)M 型超声心动图：显示方法系将接收到的回声转换成光点，形成光点扫描，显示在示波屏上。示波屏上从上向下代表被检结构位置与胸壁之间的距离，示波屏上的水平方向代表时间，此光点在示波屏上能自左向右自行扫描。当探头固定在胸壁某探测点时，可测得该处的“距离-时间”曲线，即为超声心动曲线，是一种单声束超声心动图，仅能观察到此声束所经过的一条线上解剖结构的活动情况，亦称“一维超声”。在全面反映组织结构的空间方位上有一定的局限性，但根据曲线图上界面活动所经历时间和距离，能准确地反映心脏、大血管上某一特定点的活动轨迹，从而计算其活动幅度、活动速度等一系列参数。

(2)二维超声心动图(2DE)：用各种切面的方式直观地显示心脏、大血管与其解剖结构相一致的每一平面的形态及其活动，可直接观察到心脏各腔室的大小、瓣膜活动的形态及心脏各部分的解剖结构有无缺损或畸形等。

常规的 2DE 检查须根据心脏的解剖定位，运用一定的操作手法，规范出 20 个标准切面。其中最常用的切面有胸骨旁长轴切面、胸骨旁主动脉根部短轴切面、胸骨旁左心室短轴切面、心尖四腔心切面和心尖两腔心切面。

临床上通过二维超声心动图检查可取得以下信息：①了解心脏各腔室及大血管内径的大小，心室壁、室间隔及大血管壁的形态、厚度及活动幅度；②了解心脏各瓣膜的形态异常及活动异常；③了解心脏及大血管畸形的部位及程度；④检查心腔内肿瘤及血栓；⑤心功能测定；⑥测定心包积液等。

(3)多普勒超声心动图：是用超声技术测定心脏及大血管内血流情况的一种方法，可无损伤地测定心脏及血管内任何一点的血流方向、速度和性质，从而判断心内分流和瓣膜狭窄排血量、心内分流量及瓣膜反流量。

多普勒超声检查采用的物理学原理是：入射超声在遇到微小障碍物时会发生散射，此小障碍物又成新的声源，向四周发射超声波。利用这一原理，如将探测仪的两个晶体相对地放在血管两侧，与血流呈45°，从一个晶体发出一定频率的声束通过血管壁至血流，此信号可产生逆向的电压效应，被对侧的晶体所接受。当有血液流动时，声波移动，频率发生变化，产生了发出的声波频率与接收频率间差，此即多普勒频移。根据多普勒频移大小计算出血流量。

临床上，将多普勒超声心动图用于心瓣膜病及先天性心脏病，测定其反流及分流情况，不仅能明确有无病变，而且能在病变程度上加以判断，作出定量诊断。另外，还能进行心功能测定。

(4)三维超声心动图：利用计算机技术，根据心室的实际形态，连续截取不同旋角的二维平面，通过图像的数字化，再重建心室的三维实时图像，在此基础上测算的心室容量有更好的相关性。目前三维超声可显示心腔容量的大小、心室壁局部及整体的运动，并可进行各项心功能参数的测算。最新的三维超声心动图尚能显示某些先天性畸形如房间隔缺损和室间隔缺损的整体轮廓。

用超声技术显示心脏立体结构的同时，若加入时间参数，即为动态三维超声或四维超声；加入血流因素与彩色血流显像或与声学造影共同显示，称多维或五维超声心动图。

(5)血管内超声显像系统(intravascular ultrasound system，IVUS)是一种将先进的计算机处理技术与高频超声装置相结合应用在疾病诊断上的新技术，运用安装在心导管尖端的微型超声探头，从管腔或心腔内观察血管或心内结构的形态学改变。此微型超声探头为高频换能器，发射并接收高频超声，可得到极高分辨率的图像，并能显示组织的微细结构。临床主要用途如下：①IVUS能精确地测量血管腔的狭窄性损害，并能敏感地检出冠状动脉早期粥样硬化病变和粥样斑块内的组织成分，包括钙化及坏死。②在介入性治疗中，IVUS能指导操作的进行，增加成功率，缩短操作时间，能即刻评定疗效。在冠心病的介入性治疗中，IVUS对选择适应证、确定治疗方式、评价疗效及监测并发症均具有十分重要的价值。③在手术中进行心功能监测。将IVUS导管放在左心室内，能对左心室壁各节段的心肌的活动状态做连续监测以评价心功能。

2.经食管超声心动图

将超声探头放在食管内，对心脏大血管进行检查是心脏超声显像技术领域的一大进展。目前所用的经食管超声心动图(transesophageal echocardiography，TEE)多采用二维超声心动图和脉冲多普勒血流计联合应用，并与心电图相结合，利用心电图确定心脏机械收缩时相，二维超声心动图测定瓣环口面积，多普勒血流计测定经过该瓣环口的血流速度，从而计算出每搏量，然后与心率相乘获得心排血量。亦可用M型超声心动图来测定心脏的最大和最小径，然后按公式计算心排血量。

(1)TEE探头：需与设置完善的心脏超声显像仪连接，才能通过食管得到M型、二维及彩色多普勒超声显像。TEE探头是一根像胃镜一样可屈的内腔镜，直径1 cm，长100 cm，不必配备纤维光学装置及吸引器。探头顶部长1.9 cm(单平面探头)或2.9 cm(双平面探头)，宽1.4 cm，在顶部侧面装有超声探头，内含48～64片晶体片。探头基部(手柄)有两个可转动的旋钮，能调节探头顶部做前后向90°及侧向70°的转动，转动的目的是寻找合适的图像并使探头紧贴食管壁以得到最清晰的图像。

根据TEE探头头顶部晶体片装置的不同而有单平面、双平面及全平面等不同类型的TEE

探头。①单平面探头：为单一的由一定数量晶体片组成的探头，主要显示心脏及主动脉的横截面。将探头适当转动亦能测得一定范围的长轴切面。②双平面探头：探头顶部有两套晶体片装置，位于顶部最远端的晶体片装置显示短轴切面，在其后方的晶片装置显示长轴切面，较单平面者操作简便，只要按动键钮即可。③全平面探头：顶部呈椭圆形，中部膨大，最大宽度 16.7 cm，可做 0°～180°来回旋转，获得横切、纵切的连续切面。在探头基部手柄处有调节其转动的旋钮，可控制晶体片做±180°的转动，使超声束在±360°的全方位内检查心脏结构，有利于立体地理解心脏病变的空间解剖关系。

(2)TEE 探头的插入：检查前患者需禁食 4～6 小时，肌内注射地西泮 10 mg 以减少患者对检查的紧张感。清醒患者可用 1%利多卡因溶液做咽喉喷雾麻醉，然后令患者取左侧卧位，颈部略微弯曲，臂部和屈曲的膝关节可增加患者体位稳定，义齿应取下。将超声耦合剂均匀涂抹在超声探头和管体前段上，经咬口器将探头插入患者食管，根据咽腔与食管的解剖特点，将探头保持于咽及食管中线位置，在向前插入 TEE 探头的过程中，令患者做吞咽动作。

插入方法如下。①手指导引法：操作者将左手示指放在患者舌后部，略向下压，使咽部转变处略变直，使探头易进入咽腔，用另一手将 TEE 探头在导引手指旁沿口腔中线送入，从导引手指的触觉可感知探头已进入食管。②调节导引法：操作者调节 TEE 探头手柄上的转轮，将控制左右向方位的转轮固定在中线位置，再调节控制前后向方位的转轮。操作开始时，当探头在舌面上时将前端稍向前弯曲，使探头较易通过咽部转弯处，当感知探头已进入下咽腔时调节探头回到中间偏后弯曲，使其易于进入食管。③采用标准的电视内镜做食管插管法：探头经咬口器进入下咽部，从电视中看清进入镜头的每一部位的解剖结构，术者边看边操作，调节手柄上的转轮，使探头顶部能完全进入食管。此法是 TEE 探头的最佳插入方法。④对于全麻患者，可在直接喉镜直视下将食管探头插入下咽部进入食管。

当探头进入食管后，一般距门齿 30 cm 处即可在超声仪示波屏上看到主动脉短轴切面，此为 TEE 探头到位的标记。根据检查的目的，逐步调节探头的深度和探查的平面，进行详细观察。在操作过程中须进行血压、心率和 SpO_2 监测。

(3)TEE 检查的标准解剖学切面：在 TEE 检查中，通过调节探头在食管中的深度和方向，可获得一系列从心底至心尖的图像。①心底短轴切面：TEE 探头进入食管后，大约在 25 cm 深度处，探头位于左心房的后方，可观察大血管和心房，并能清楚观察主动脉瓣尖。所以在此切面可评估主动脉瓣的解剖和功能。当瓣膜开启和关闭时，瓣膜尖应是一条细线。在收缩期完全向主动脉壁方向开放，在舒张期则呈完全闭合状。稍微后退 TEE 探头，在大部分患者可观察到左冠状动脉主干和右冠状动脉。虽然检测冠状动脉粥样硬化斑块十分困难，但易发现冠状动脉的动脉瘤样扩张。②心底四腔切面图：从心底短轴切面向下进一步插入 TEE 探头并稍伸展其头部，大约在30 cm深度处，可获得不同的四腔图，能观察各心腔的纵轴切面。除部分心房壁外，几乎能看到四心腔的全貌。在此水平，容易发现房间隔和室间隔缺损，能准确了解房室瓣的解剖和功能情况，并能观察到冠状窦。③左心室短轴切面：TEE 探头的插入深度大约为 35 cm 时，TEE 探头位于心室水平(在一些患者，探头可能已进入胃中)，可获得不同的左心室短轴切面图。在左心室功能正常的情况下，所有在左心室短轴切面观察到的心内膜均为一完整的环形图像，而心外膜则为不完整的环形图像(偶尔亦可完整)。在二尖瓣水平的左心室短轴切面，能观察瓣膜的解剖和形态。在心室中部水平，能观察到左心室垂直轴旁的两个乳头肌。中乳头肌的短轴切面能在环形切面上显示两乳头肌，是最常用于定量或定性评价左心室整体或局部功能的切面。在此切面也可观察到右心室,右心室的图像呈十字形状或三角形。④左心室长轴切面:当 TEE 探头插入深度大约为 40 cm 时,使探头部分弯曲可获得左心长轴切面图像。在此深度,探头弯曲并向左旋转可获得从心脏钝角部位发出的左室长轴图像。⑤主动脉切面:当 TEE 探头在食管内的插入深度为 30~35 cm 时,向后旋转探头 180°能观察到胸主动脉降部切面。能观察到大部分胸主动脉,包括主动脉根部、主动脉瓣上 2~3 cm 的升主动脉、主动脉及胸主动脉等。

(4)TEE 的临床应用:TEE 在临床上不仅可以测定心排血量,还可监测前、后负荷,心肌收缩功能如射血分数(EF)、心肌缺陷、局部心室壁的异常活动等。尤其适宜于术中监测。

(5)TEE 检查中的注意事项:TEE 是属无创性监测,但由于探头需进入食管,对食管组织有损伤的可能。因此,临床应用时必须严格掌握适应证,有食管静脉曲张、食管炎和食管狭窄患者都应视为禁忌证。除操作时动作要轻柔外,还需注意以下问题。①对于合作欠佳患者或插入过程中患者感到疼痛或不适时,操作应即停止,以免损伤食管黏膜。②对心脏扩大患者,尤其是二尖瓣病变时左心房巨大,TEE 探头在食管内移动时,由于刺激位于其前方的左心房,易产生各种心律失常。③有报道 TEE 检查后发生感染性心内膜炎,故对已行人工瓣膜替换术患者,或临床有各种感染或疑有感染性心内膜炎者,术前须应用抗生素以预防感染。④肺气肿及肺功能不全患者,操作时易出现心律失常及低氧血症,故须慎用。⑤偶可发生呕吐、支气管痉挛、假性室壁瘤破裂等。

三、体循环压力监测

(一)动脉血压监测

动脉血压是心室射血和外周阻力两者相互作用的结果,而大血管的弹性回缩可使心室的间断性射血变为动脉内的持续血流,同时还能缓冲血压的变化。影响动脉血压的因素有每搏量、心率、外周血管阻力、大动脉的弹性和体循环血容量与血管系统容量的比。一般情况下,收缩压的高低受每搏量和大血管弹性影响较大,而舒张压的高低受心率、外周血管阻力的影响较大。大血管弹性减弱,脉压增大。在临床工作中,动脉血压可通过无创和有创性监测的方法进行测定。无创血压测量在临床上应用广泛,大家都甚为熟悉,在此仅做简单介绍。相比无创性血压监测而言,有创血压监测可为临床提供更多的信息。

1.动脉血压的无创性间接测量法

临床上常用方法有袖带测压法和超声波法。

(1)人工袖带测压法。①搏动显示法:使用弹簧血压表观察指针摆动最大点称收缩指数,显示的收缩压略高于听诊法。袖套充气后,压迫动脉,受压动脉近端的微小搏动,传向弹簧血压表,使指针摆动。而当袖套内压力降低到收缩压时,脉搏波由远端动脉传导,摆动幅度突然停止再增大,收缩压多数情况下接近直接读数,而舒张压则很难由搏动显示法精确定点。显然,真正的舒张压应在最大摆动点和袖套压力波动明显下降点之间,实际上最大摆动点可能就是平均动脉压。临床上常用此法测定收缩压,而舒张压只能是粗略估计。②听诊法:临床最常应用的方法。利用柯氏音原理进行血压测量的方法。柯氏音是血压计袖套放气后在其远端听到的声音,其第一相为清晰响亮的强音;第二相为柔和的连续低杂音;第三相低杂音消失,出现类似第一相的强音;第四相音调突变为减弱的闷浊音;第五相全部声音消失。将听诊器头放置于肘窝动脉搏动处,将袖带充气,使血压高于动脉收缩压,阻断动脉回流,然后慢慢放气,当初次听到血流通过声音(即柯氏音第一相)时,此时的压力即为收缩压;声音变调(柯氏音第四相)时,此时的压力读数为舒张压。③触诊法：袖带充气后，缓慢放气至动脉搏动出现时的压力读数即为收缩压，当放气至动脉搏动呈水冲性质，以后突然转为正常时的压力读数为舒张压。此法所测血压值较听诊法低，一般不常用，但在低血压、休克患者和低温麻醉中听诊有困难时，可用触诊法。④电子血压计：动脉搏动的震荡波经换能器转化，以数字显示收缩压、舒张压和平均动脉压。此法使用方便可自动充气、放气，还能记录波形和数据，可用于各种情况，但所测数值易受外界因素干扰，所以在临床中应仔细鉴别。

使用袖带测压法时，为能得到准确数据，应注意以下事项：①袖套宽度一般应为上臂周径的1/2。小儿袖套应覆盖上臂长度的2/3。袖套过宽，读数值相对过低，袖套过窄读数值偏高。②放气速度应为2～3 mmHg/s。放气过快，灵敏度差；放气过慢，易出现听诊间歇，所测值偏低。③听血压时，在动脉音初出现的压力水平以下1.3～5.3 kPa(10～40 mmHg)出现一个无音阶段，即为听诊间歇。可误将听诊间歇以后出现的动脉音误认为柯氏音第一相。听诊间歇多见于高血压动脉硬化性心脏病、主动脉瓣狭窄等。④肥胖患者即使使用标准宽度袖带，血压读数仍偏高，此与部分压力作用于脂肪组织有关。

(2)超声波测量血压法：将超声探头放置于动脉搏动处，传递动脉壁搏动经换能器转换间接测量血压的一种方法。此法适用于婴儿麻醉，但在临床中应用并不广泛。

间接血压监测的正常值随年龄、性别、精神状态、体位和活动情况而变化。临床中间接血压测量的动脉血压组成如下。①收缩压：主要代表心脏收缩力和心排血量；②舒张压：主要与冠状动脉血流有关，因为冠状动脉灌注压＝舒张压＝肺毛细血管楔压；③脉压：收缩压与舒张压的差，正常值为4～5.3 kPa (30～40 mmHg)，代表每搏量和血容量；④平均动脉压：心动周期的平均血压。

(3)自动连续无创血压计：过去连续测压主要依赖动脉置管的直接测压，近年来在无创法中突起了一支新军，它可以使用无创法自动连续地测量动脉血压。目前主要有3项技术：①Penaz测定法；②动脉张力测量法；③动脉波推迟检出法。

2.有创直接动脉测压法

(1)适应证：①严重创伤和多脏器功能衰竭，以及其他血流动力学不稳定患者的手术；②大量出血患者手术，如巨大脑膜瘤切除和海绵窦瘘修复术；③各类休克患者的手术。严重高血压、危重患者手术；④术中需进行血液稀释、控制性降压的患者；⑤低温麻醉的患者；⑥需反复抽取动脉血做血气分析等检查的患者。

(2)禁忌证：①Allen试验阳性者禁行同侧桡动脉穿刺；②局部皮肤感染者更换测压部位；③凝血功能障碍者为其相对禁忌证。

(3)置管部位：虽然动脉压随血管分支而逐渐降低，但在大血管内的压力下降极小，所以理论上任何一支管径大于3 mm的动脉血管都可作为监测部位，如桡动脉、尺动脉、肱动脉、腋动脉、股动脉、足背动脉、颞动脉等。

(4)桡动脉穿刺：桡动脉穿刺途径常选用左侧桡动脉。在腕部桡侧腕屈肌腱的外侧可清楚地摸到桡动脉搏动。由于此动脉位置浅表、相对固定，因此穿刺插管比较容易。桡动脉穿刺测压前需常规进行Allen's试验，以判断尺动脉掌浅弓的血流是否足够。

工具。①聚四氟乙烯套管针：成人选用18～20G，小儿选用22～24G；②固定前臂用的托手架及垫高腕部用的垫子(或纱布卷)；③消毒用棉球、碘酒、乙醇；④冲洗装置：接压力换能器的DOM、三通开关、延伸连接管及输液器和加压袋等，用每毫升含肝素2～4个单位的生理盐水冲洗，以便保持测压系统通畅；⑤电子测压系统。

操作方法：①患者仰卧，左上肢外展于托手架上，腕部垫一纱布卷，使腕背伸，拇指保持外展。常规消毒铺巾，清醒患者在腕横线桡动脉搏动的表面用少量局麻药做浸润麻醉，直达血管两侧，以预防穿刺时发生动脉痉挛。②定位：在桡侧屈肌腱和桡骨下端之间纵沟中，桡骨茎突上下均可摸到搏动；术者扪及桡动脉搏动，示指在远端轻轻牵拉，穿刺点在搏动最明显处的远端0.5 cm。③套管针与皮肤呈 45°，对准中指摸到的桡动脉搏动方向，当针尖接近动脉表面时刺入动脉，直至针尾有鲜红的血流溢出为止；然后将穿刺针尾压低至 10°，向前推动穿刺针 1～2 mm，使穿刺针尖完全进入动脉管腔；将套管送入动脉，抽出针芯，即穿刺成功。④如无血流出，将套管压低呈 30°进针，并将导管缓缓后退，直至尾端有血畅流为止，然后将导管沿动脉平行方向推进。⑤排尽测压管道通路中的空气，边冲边接上连接管，装上压力换能器和监测仪，调整好零点，加压袋压力保持 26.6 kPa (200 mmHg)。⑥将穿刺针用胶布固定于腕部，以防针滑出。去除腕下垫子，用肝素盐水冲洗 1 次，保持导管畅通，或以每分钟 2～4 滴的速度连续冲洗管道。

(5)动脉压波形的变化及意义：在不同的动脉段记录血压时，可以看到从主动脉到外周小动脉，收缩压逐渐增高而舒张压逐渐降低，平均压也逐渐降低。这是由于动脉波动沿动脉管壁传导过程中在动脉分支处发生折返与后来的动脉波发生叠加的结果。另外，通过动脉波形可以粗略估计循环状态。在心室快速射血期，动脉血压迅速上升，管壁被扩张，形成动脉波形的上升支。上升支的斜率和幅度受心排血速度、心排血量和大血管弹性的影响。心排血速度快、心排血量大，则上升支的斜率和幅度增大；大动脉硬化时其弹性贮器作用减弱，上升支的斜率和幅度也增大。在心室射血后期，射血速度减慢，进入大动脉的血量少于流至外周的血量，大动脉开始回缩，动脉血压也逐渐降低，形成动脉波形的前段。随后心室舒张，动脉血压继续下降形成下降支的其余部分。在舒张期，由于主动脉瓣的关闭，在下降支中形成一个切迹。动脉波形下降支的形态可大致反映外周阻力的大小。外周阻力大时，下降支下降速度较慢，切迹位置较高；而外周阻力小时，下降支的下降速度较快，切迹位置较低。在主动脉瓣关闭不全时，动脉波形的上升支和下降支速度均增快，切迹不明显或消失。

(6)影响直接动脉压测定准确性的因素：①动脉留置针的位置不当或堵塞。当留置针针尖端贴壁或管腔内血栓形成导致管腔部分堵塞时，动脉波形的收缩压明显下降，平均压变化较小，波形变得平坦。如管腔完全堵塞，波形消失，此时由于肝素冲洗液袋中的压力作用于压力传感器，使其显示的压力逐渐增高。因此，在压力监测时，观察压力数据的同时，应观察压力波的形态，出现波形形态异常应及时查找原因，并予以及时排除。②压力传递和转换系统：动脉压力波是由不同频率的压力波组成的复合波，其频率范围一般为 1～30 Hz，大部分波的频率在 10 Hz 以内。如何真实和准确地将这些波传递至传感器并将其全部有效地转换成电信号，有赖于压力传递和转换系统的材料和组成。任何一个物体都有其固有频率，当压力测定系统的固有频率在动脉压力波的频率范围内时，由于共振作用使测得的压力增高。压力套装内充填的液体对压力波动有消减作用，其指标用 ξ 表示。ξ 的最佳值为 0.4～0.6，ξ 值过小使测得的收缩压偏高(大于4 kPa)；而 ξ 值过大可过低估计收缩压和过高估计舒张压。平均动脉压对固有频率和善的变化相对不敏感。在临床实践中可通过快速充压试验来测定测压系统的固有频率和善。一般临床所用压力套装的誊为 0.2～0.4，固有频率为 20～40 Hz。坚硬的管壁、最小体积的预充液体、尽可能少的三通连接和尽可能短的动脉延长管均可提高测定的准确性。管道内的气泡可降低系统的固有频率。目前的大多数厂家都使用高频波滤过技术以排除高频电信号的干扰。③传感器和仪器故障：在测定过程中有时会由于传感器和仪器故障使压力突然发生改变而导致临床上的慌乱，此时首先应结合其他指标，快速估计患者临床状态，同时观察传感器的平面和快速重新调整零点，判断传感器和仪器工作状态，最终作出判断，切勿盲目处理导致意外。

(7)临床并发症：置管远端动脉栓塞是最主要的并发症，定时用肝素盐水冲洗管道或采用连续冲洗压力套装可减少这一并发症发生。另外血管周围的神经损伤也是操作并发症之一。

(二)中心静脉压监测

中心静脉压(central venous pressure，CVP)是位于胸腔内的上、下腔静脉或右心房内的压力。CVP 监测在临床上应用广泛，是评估血容量、右心前负荷及右心功能的重要指标。

1.适应证

主要适应证：①休克、脱水、失血、血容量不足等危重患者的手术麻醉；②颅内较大、较复杂的手术；③术中需大量输血、血液稀释的患者；④麻醉手术中需施行控制性降压、低温的患者；⑤心血管代偿功能不全或手术本身可引起血流动力学显著变化的患者，如施行脑膜瘤、脑动脉瘤、脑室和脑干肿瘤手术的患者；⑥脑血管舒缩功能障碍的患者。

2.禁忌证

主要包括：①凝血功能严重障碍者避免进行锁骨下静脉穿刺；②局部皮肤感染者应另选穿刺部位；③血气胸患者避免行颈内及锁骨下静脉穿刺。

3.置管部位

围术期监测 CVP 最常用的部位是右侧颈内静脉，因为其解剖位置较固定，在头部易于接近，操作成功率高，并发症少。左侧颈内静脉为第二位选择，因为其置管到位率低，并发症多(胸导管损伤、左胸膜顶穿破等)。在缺血性脑血管病，疑有颈动脉狭窄和施颈动脉内膜剥脱术的患者，宜选用锁骨下静脉或股静脉穿刺插管。

4.操作方法

(1)颈内静脉穿刺插管：具体如下。

解剖特点：颈内静脉从颅底颈静脉孔内穿出，在胸锁关节处与锁骨下静脉汇合成无名静脉入上腔静脉。在颈部颈内静脉全程由胸锁乳突肌覆盖。上段颈内静脉位于颈内动脉后侧、胸锁乳突肌胸骨头内侧；中段位于颈内与颈总动脉前外侧下行、胸锁乳突肌锁骨头前缘的下面；下段位于胸锁乳突肌胸骨头与锁骨头构成的颈动脉三角内。右侧胸膜圆顶较左侧低，右侧颈内静脉的穿刺点到乳头的连线几乎与颈内静脉的走行平行。另外，右侧颈内静脉比左侧粗，容易穿刺，且不会有穿破胸膜和胸导管之危险，故临床上多选右侧颈内静脉穿刺插管。

穿刺工具：18G 穿刺针，16G(成人用)单腔套管针(长约 15 cm)，J 型导引钢丝(长 30～45 cm)，中心静脉导管。

穿刺入路：依据颈内静脉与胸锁乳突肌之间的相互关系，可分别在胸锁乳突肌的前、中、后 3 个方向进针。临床中以中间入路较为常用。

操作技术：患者取去枕平卧位，头后仰并转向穿刺对侧。常规消毒、铺巾，清醒患者施以局麻后穿刺。①中间入路：穿刺点定位于胸锁乳突肌下端胸骨头和锁骨头与锁骨上缘构成三角的顶点、环状软骨水平处。此点位置高，偏离颈动脉，较为安全。左手示指定点，右手持针，进针方向与胸锁乳突肌锁骨头内缘平行，针尖对准乳头，指向骶尾外侧，针轴与额平面呈 45°～60°，进针深度与患者颈部长短和胖瘦有关，瘦小、短颈和小儿患者较表浅，一般为 2.5～3.5 cm，针尖不宜超过锁骨，边进针边抽回血，抽到静脉血后，减小穿刺针与额平面角度(为 30°)。当血液回抽和注入通畅时，固定穿刺针，将套管针外套管插入颈内静脉，或插入导引钢丝，经钢丝置入导管。一般成人从穿刺点到上腔静脉右心房开口处约 10 cm，回抽血液通畅，用肝素生理盐水冲洗，接上中心静脉测压装置测压或输液，用导管固定夹固定好，覆盖敷料。此法穿刺易成功，可经导管快速输液、输血或给药；并发症少，相对较安全，并可经导管鞘插入肺动脉漂浮导管。②前入路：穿刺点定位于胸锁乳突肌中点，针干与额平面呈 30°～45°，针尖指向乳头，在胸锁乳突肌中段后面进入颈内静脉。此路进针基本上可避免发生气胸，但易误伤颈总动脉，故在穿刺时操作者应用左手中、示指在中线旁开约 3 cm 处(胸锁乳突肌前缘)向内推开颈总动脉。可减少误伤发生。③后入路：穿刺点定于胸锁乳突肌的外侧中、下1/3 交点或锁骨上 2～3 横指处。穿刺时肩部垫高，头尽量转向对侧，针干一般保持水平位，进针方向在胸锁乳突肌的后面指向胸骨柄上窝。此法进针不宜过深，否则易损伤颈总动脉。

(2)锁骨下静脉穿刺插管具体如下。①锁骨下静脉的解剖特点：锁骨下静脉是腋静脉的延续，起于第一肋骨的外侧缘，成人长3～4 cm，直径为 1～2 cm。其前面为锁骨内侧缘，后面为前斜角肌，下面是第一肋骨上缘。锁骨下静脉越过第一肋上表面，然后向内、向下和轻度向前跨越前斜角肌，与颈内静脉汇合。静脉最高点在锁骨中点略向内侧，此处静脉上缘可高出锁骨上缘。左侧位时锁骨下静脉位于锁骨下动脉的前方略向下，其间有厚0.5～1 cm 的前斜角肌分开，从而使穿刺时损伤锁骨下动脉的机会减少。②进针入路：文献报道经锁骨上或锁骨下有 7 种径路可用于锁骨下静脉穿刺。临床中较常采用锁骨下入路。③锁骨下入路穿刺方法：患者取仰卧位，去枕头低 15°。穿刺点位于锁骨中、内 1/3 交界处下方1 cm，右手持针保持注射器和穿刺针与额面平行，左手示指放在胸骨上凹处定向，穿刺针指向内侧稍上方，紧贴在锁骨后，对准胸骨柄上切迹进针。进针深度一般为 3～5 cm，穿刺针进入静脉后即可抽到回血。旋转针头使斜面朝向尾侧，以便导管顺利转弯，通过头臂静脉进入上腔静脉。此法优点为可长时间留置导管，导管容易固定护理，颈部活动不受限制等。其缺点为并发症多，容易穿破胸膜，有出血和血肿时不易压迫止血。④锁骨上入路穿刺方法：患者仰卧，垫高肩部，头转向对侧，尽量挺露出锁骨上窝。穿刺点位于胸锁乳突肌锁骨头外侧缘、锁骨上约 1 cm 处，针干与锁骨成 45°，针干保持水平或略向前偏 15°指向胸锁关节进针，通常进针 1.5～2.0 cm 即可进入静脉。此法进针方向偏离锁骨下动脉与胸膜，因此安全性好，穿刺成功率较颈内静脉高。而且可长时间置留导管，导管容易固定和护理，颈部活动不受限制。

5.CVP 压力波形的组成

CVP 基本反映右心房内压的变化，一般由 a、c、x、v、y 5 个波组成。

(1)a 波：位于 ECG 的 P 波之后，反映右心房收缩功能，其作用是在右心室舒张末期向右心室排血。

(2)c 波：位于 QRS 波之后，是由于右心室收缩，三尖瓣关闭并向右心房突入，而导致右心房压一过性增高。

(3)x 波：在 c 波之后，随着右心室的继续收缩，右心房开始舒张，使右心房压快速下降所致。

(4)v 波：位于 x 波之后，是由于右心房舒张，快速充盈的结果。

(5)y 波：位于 v 波之后，是由三尖瓣开放，右心房血快速排空所至。

6.CVP 压力波形变化的临床意义

(1)在窦性心动过速时，a、c 波融合；心房纤颤时 a 波消失。

(2)在右心房排空受阻,如三尖瓣狭窄、右心室肥厚、急性肺损伤、慢性阻塞性肺疾病、肺动脉高压时,a 波增大;三尖瓣反流时 v 波增大。

(3)右心室顺应性下降时 a、v 波增大。

(4)在急性心包填塞时 x 波变陡峭,而 y 波变平坦。

7.临床并发症

误穿动脉导致血肿。一般误穿动脉时,拔出针头压迫 5～10 分钟可减少血肿的发生。左侧颈内静脉穿刺时易误伤颈动脉窦、胸导管和胸膜顶。另外,如果操作不熟练还可损伤臂丛神经、膈神经和颈段脊髓。在置管过程中,如导引钢丝或导管放置过深进入右心房或右心室可导致心律失常。操作不当或长时间留置导管可导致导管周围局部或全身感染。

四、肺循环监测

(一)肺动脉漂浮导管的放置

肺循环的监测一般是通过放置肺动脉漂浮导管来完成的。漂浮导管一般通过颈内静脉或锁骨下静脉在压力波形的指导下放入。

(二)通过漂浮导管可获得的临床信息

1.直接获得的信息

直接获得的信息包括肺动脉收缩压、舒张压、平均压、肺毛细血管嵌顿压、右心房内压、右心室内压、心排血量。在一些特殊的漂浮导管还可连续测定混合静脉血氧饱和度。

2.间接获得的信息

间接获得的信息包括心指数,体、肺循环阻力,左、右心室做功指数,每搏指数,混合静脉血气,全身氧供、氧耗及氧摄取率,肺内或心内分流等。

(三)如何判断导管的正确位置

导管尖端进入肺动脉后在压力显示屏上可出现典型的肺动脉压力波形,导管继续进入可出现嵌顿波(随呼吸波动,类似中心静脉波),放开气囊后出现典型的肺动脉波。此时缓慢向气囊充气,同时观察压力波形改变,当充气至给定体积时(一般成人的漂浮导管为 1.5 mL,小儿漂浮导管为 0.5～1.0 mL)应正好出现嵌顿波,否则应调整位置。

除导管深度外,导管尖端在肺内的位置对测定结果影响也较大。由于导管是通过血流冲击而到达肺动脉远端的,因此其常位于血流丰富的肺区域,只有导管尖端所在的肺血管内压较少受肺泡内压影响时,所测结果才比较准确。在临床如果发现下列情况,表明导管尖端不在最佳肺区域:①肺动脉嵌顿压大于肺动脉舒张末压;②肺动脉嵌顿压曲线为一直线;③在使用 PEEP 时,肺动脉嵌顿压增加大于 50%的 PEEP 值;④当导管嵌顿时从尖端的孔内不能回抽出血液;⑤在侧位胸片上导管尖端应位于左心房水平以下。

(四)并发症和注意事项

临床调查表明,在使用漂浮导管监测时可发生许多并发症,现在将其归为以下 3 类。

1.穿刺并发症

使用漂浮导管监测时穿刺并发症与 CVP 监测相似。

2.置管和拔管并发症

在置管和拔管过程中,漂浮导管要通过右心房、三尖瓣、右心室、肺动脉瓣和肺动脉,在其行进过程中可损伤上述结构,导致心律失常,传导阻滞,瓣膜、心肌和肺动脉穿孔,甚至导管在心腔内打结。而上述并发症是难以预计和避免的，临床应用中应高度警惕。

3.漂浮导管使用中的并发症

在使用过程中，最严重的并发症是肺动脉破裂和出血，这一般是由于导管插入过深和气囊过度充气所造成的。临床应在压力波形监测下指导充气，且充气持续时间一般不应长于 30 秒，在心功能不全和肺动脉高压的患者应尽量缩短充气时间。另外，导管壁血栓形成、肺栓塞、感染、心内膜炎可见于长期留置导管的患者。

由于漂浮导管在使用上的局限性和高的并发症发生率，其临床使用价值越来越小，而逐渐被 TEE 等其他技术所取代。

五、混合静脉血氧饱和度监测

混合静脉血氧饱和度($S\bar{v}O_2$)可以反映组织氧摄取情况，可通过计算动-静脉氧分压差来估计心排血量(CO)。20 世纪 80 年代初曾在漂浮导管的基础上加上光纤部分做 $S\bar{v}O_2$ 测定，现已与连续心排血量测定(CCO)同时进行。

(一)$S\bar{v}O_2$ 的生理和病理生理

氧运输量决定于氧含量(CaO_2)与 CO，而 CaO_2 的变化一般不会太大，因此 CO 是氧运输的主要决定因素。机体的氧耗量(VO_2)可以从动脉血 CaO_2 减去静脉血的氧含量(CvO_2)估算。由于血中氧溶解量很少，故氧含量主要是血红蛋白(Hb)结合的氧量。影响 VO_2 的因素有 3 种：血红蛋白量、动脉血氧饱和度(SaO_2)及 CO。机体的代偿机制有两个，第一是增加 CO；第二是从毛细血管中摄取更多的氧。正常的 SaO_2 为 97%，动静脉血氧饱和度差为 22%，而心功能有很大的代偿潜力。正常人在活动时可以通过增加 CO 来供氧，同时组织摄取氧量也有所增加，所以运动时 $S\bar{v}O_2$ 可以下降至 31%，动静脉血氧饱和度差可以从 22%增加到 66%。血红蛋白量下降也是影响 VO_2 的一个因素，贫血患者常常是通过增加 CO 来代偿。如 SaO_2 下降至 38%，VO_2 仍能通过代偿而维持正常。所以在慢性肺部疾病中，虽然 PaO_2 及 SaO_2 较低，也可能不发生乳酸酸中毒。

(二)$S\bar{v}O_2$ 监测技术

在肺动脉漂浮导管内安装光导纤维即成为能够持续监测 $S\bar{v}O_2$ 的光纤肺动脉导管。早期监测仪采用两个波长的光束(660 nm 和 805 nm)，测出的结果呈两条弧形曲线，经过微机处理才使其成为一条平滑的曲线，但其值常较标准值高。目前连续心排血量加 $S\bar{v}O_2$ 测定的导管仍采用两个光束，并改用丙烯酸系纤维，不吸水，不会引起漂移。同时在曲线拟合方法采用分段法，其精确度有所提高。

(三)影响 $S\bar{v}O_2$ 的因素

$S\bar{v}O_2$ 的变化主要取决于 4 个因素：CO、SaO_2、血红蛋白和全身耗氧的变化，凡是影响此4 种因素的各种原因均能引起 $S\bar{v}O_2$ 的明显改变(表 2-2)。

表 2-2 引起 $S\bar{v}O_2$ 改变的常见原因

$S\bar{v}O_2$ 的改变	产生机制	原因
增高	氧供增加	心排血量增加。吸入氧浓度提高
(80%～90%)	氧耗减少	低温、脓毒血症、麻醉状态、应用肌松药

续表

$S\bar{v}O_2$ 的改变	产生机制	原因
减少	氧供减少	贫血、心排血量降低（低血容量、心源性休克）、低氧血症（通气不足、窒息、通气血流比失调、肺内分流、心内右向左分流、肺水肿）
（<60%）	氧耗增加	发热、寒战、抽搐、疼痛、活动增多

增高（80%～90%）或减少（<60%）氧供增加氧耗减少或氧供减少氧耗增加心排血量增加，吸入氧浓度提高、低温、脓毒血症、麻醉状态、应用肌松药贫血、心排血量降低（低血容量、心源性休克）、低氧血症（通气不足、窒息、通气血流比失调、肺内分流、心内右向左分流、肺水肿）、发热、寒战、抽搐、疼痛、活动增多。

（四）麻醉中连续监测 $S\bar{v}O_2$ 的意义

1.连续反映 CO 的变化

影响 $S\bar{v}O_2$ 的四个因素中，全身耗氧量、SaO_2 和 Hb 在短时间内一般是相对恒定的。所以，短时间内 $S\bar{v}O_2$ 的变化一般直接反映了 CO 的变化。

2.反映全身供氧和耗氧之间的平衡

正常的 $S\bar{v}O_2$ 值（60%～80%）正好在血红蛋白氧离曲线的陡直段。因此，决定 $S\bar{v}O_2$ 4 个因素中任一因素的微小变化能在 $S\bar{v}O_2$ 值上明显地反映出来，所以连续监测 $S\bar{v}O_2$ 有助于麻醉医师有效地防治组织缺氧。

3.确定输血指征

手术中和手术后，在 CO、体温和 SaO_2 相对稳定时，$S\bar{v}O_2$ 反映了 Hb 浓度是否能满足血液向组织供氧，从而帮助医护人员确定输血的必要性。现在欧美国家输血指征一般为 $S\bar{v}O_2$ <50%，Hb<70 g/L。

六、组织循环的监测

早期发现和预防组织缺血、缺氧是循环监测的主要目的之一，但目前还没有一种理想的早期发现组织缺血、缺氧的方法。静脉血气、血乳酸测定虽然在一定程度上可反映组织缺血、缺氧情况，但还不够及时和准确。$S\bar{v}O_2$ 虽然能连续实时反映组织氧的摄取情况，但它不能直接反映组织是否缺血、缺氧。远红外分光光度法可实时连续观察组织氧的供应，但仅限于被观察的局部。目前临床比较可靠的早期观察组织缺血、缺氧的方法有氧供-氧耗法（DO_2I-VO_2I）和胃肠张力计法。

（一）氧供-氧耗法

氧供（DO_2I）$=CI\times(Hb\times13.4\times SaO_2+0.003\times PaO_2)$。

氧耗（VO_2I）$=CI\times[Hb\times13.4\times(SaO_2-S\bar{v}O_2)+0.003\times(PaO_2-PvO_2)]$。

DO_2I 正常值为400～600 mL/(min・m^2)。VO_2I 正常值为 150～220 mL/(min・m^2)。

在正常状态下人体 DO_2I 与 VO_2I 存在一定的关系，当 DO_2I 在一定范围变动时机体通过增加氧摄取率以保持 VO_2I 恒定，机体无缺氧。当 DO_2I 降至一定值（氧供临界值）时，机体 VO_2I 随 DO_2I 的下降而下降，缺氧敏感组织出现缺氧，机体存在氧债，此期被称为氧供依赖期。临床通过增加 DO_2I 观察 VO_2I 的改变来早期发现患者是否有氧债。在患者代谢率或氧需求相对稳定的情况下,通过治疗增加 DO_2I 后,患者的 VO_2I 随之增加,表明患者在治疗前存在组织缺氧。如增加 DO_2I 后,患者的 VO_2I 维持不变,说明患者不存在组织缺氧,不需要增加 DO_2I。

(二)胃肠张力计法

胃肠道血管网的解剖学特点使其成为对全身缺血、缺氧最敏感的器官。当人体发生缺血、缺氧时(如各种休克),胃肠道血管首先收缩和动静脉短路开放,以保证重要脏器的血液供应,其结果导致胃肠道黏膜缺血、缺氧,无氧代谢增加,其生成的乳酸与 HCO_3^- 中和形成大量 CO_2。同时由于胃肠道血流减少,生成的 CO_2 不能快速通过血流带走,其黏膜内 CO_2 浓度增加并向胃肠道内扩散,使其腔内 CO_2 增加。基于这一原理,Fiddian Green 建立了胃张力计法监测胃黏膜缺血。其利用一特制带硅胶囊的导管,将其放入胃腔,从导管向囊内注入 2～3 mL 的生理盐水,待平衡 60 分钟后抽取盐水测其 CO_2 浓度,用 Henderson-H asselbalch 方程[$pH = 6.1 + lg(HCO_3^-)/(PiCO_2 \times 0.03)$,式中 HCO_3^- 为动脉血碳酸氢根浓度,$PiCO_2$ 为胃内 CO_2 浓度]求出胃黏膜内的 pH,以此值预计胃黏膜应激性溃疡的发生。以后此方法被越来越多用于监测临床早期组织缺氧,并指导治疗和判断预后。胃黏膜内 $pH>7.35$ 者无明显组织缺血缺氧,预后明显好于胃黏膜内 $pH<7.35$ 者。但此方法平衡时间长,且有时动脉血 HCO_3^- 并不能代替胃黏膜内 HCO_3^-,所以在一些临床状态下不能准确反映机体的真实改变。

(杨　希)

第二节　呼吸功能监测

呼吸功能监测对麻醉安全和围术期重危患者处理至关重要,应充分理解各呼吸监测指标的临床意义,指导气道管理、呼吸治疗和机械通气。

一、通气量监测

通气量监测包括潮气量、通气量、补吸气量、补呼气量、余气量、肺活量、功能余气量、肺总量等。临床上在用仪器测定同时应观察患者胸、腹式呼吸运动,包括呼吸频率、呼吸幅度及有否呼吸困难等,结合监测指标进行判断。

(一)潮气量与分钟通气量

潮气量(V_T)为平静呼吸时,一次吸入或呼出的气量。正常成年人为 6～8 mL/kg。潮气量与呼吸频率的乘积为分钟通气量(V_E),正常成年人为 5～7 L/min。

临床意义:酸中毒可通过兴奋呼吸中枢而使潮气量增加,呼吸肌无力、CO_2 气腹、支气管痉挛、胸腰段硬膜外阻滞(麻醉平面超过 T_8)等情况可使潮气量降低。机械通气时通过调整 V_T 与呼吸频率,维持正常 V_E。监测吸入和呼出气的 V_T,如两者相差 25%以上,提示回路漏气。

(二)无效腔与潮气量之比

1.解剖无效腔

上呼吸道至呼吸性细支气管以上的呼吸道内不参与气体交换的气体量,也称为解剖无效腔。正常成人约 150 mL,占潮气量的 1/3。随着年龄的增长,解剖无效腔也有所增加。支气管扩张也使解剖无效腔增加。

2.肺泡无效腔

由于肺泡内血流分布不均，进入肺泡内的部分气体不能与血液进行气体交换，这一部分肺泡容量成为肺泡无效腔。肺泡内肺内通气/血流(V/Q)比率增大使肺泡无效腔增加。

3.生理无效腔

解剖无效腔和肺泡无效腔合称为生理无效腔。健康人平卧时生理无效腔等于或接近于解剖无效腔。

4.机械无效腔

面罩、气管导管、麻醉机、呼吸机的接头和回路等均可使机械无效腔增加。小儿通气量小，机械无效腔对其影响较大。机械通气时的 V_T 过大，气道压力过高也影响肺内血流灌注。

临床意义：无效腔气量/潮气量比率(V_D/V_T)反映通气功能。其正常值为 0.3，比率增大说明无效腔通气增加，实际通气功能下降。计算公式如下：

$$生理无效腔率:(PaCO_2-P_ECO_2)/PaCO_2$$

$$解剖无效腔率:(PETCO_2-P_ECO_2)/PETCO_2$$

其中 $PaCO_2$ 为动脉血 CO_2 分压，P_ECO_2 为呼出气体平均 CO_2 分压，$PETCO_2$ 为呼气末 CO_2 分压。

(三)肺活量

约占肺总量的 3/4，和年龄成反比，男性＞女性，反映呼吸肌的收缩强度和储备力量。可用小型便携式的肺量计床边测定。临床上通常以实际值/预期值的比例表示肺活量的变化，≥80%则表示正常。肺活量与体重的关系是 30～70 mL/kg，若减少至 30 mL/kg 以下，清除呼吸道分泌物的功能将会受到损害，当减少至 10 mL/kg 时，必然导致 $PaCO_2$ 持续升高。神经肌肉疾病可引起呼吸功能减退，当肺活量减少至 50%以下时，可出现 CO_2 潴留。

二、呼吸力学监测

呼吸力学监测以物理力学的观点和方法对呼吸运动进行研究，是一种以压力、容积和流速的相互关系解释呼吸运动现象的方法。

(一)气道阻力

呼吸道阻力由气体在呼吸道内流动时的摩擦和组织黏性形成，反映压力与通气流速的关系。其主要来源是大气道的阻力，小部分为组织黏滞性。正常值为每秒 1～3 cmH_2O/L，麻醉状态可上升至每秒 9 cmH_2O/L。气道内压力出现吸气平台时，可以根据气道压力和平台压力之差计算呼吸道阻力。

临床意义：机械通气中出现气道阻力突然降低或无阻力最常见的原因是呼吸回路漏气或接头脱落。气道阻力升高常见于①机械原因引起的梗阻，包括气管导管或螺纹管扭曲打折，呼吸活瓣粘连等；②呼吸道梗阻：气管导管位置异常、气管导管梗阻；③气道顺应性下降：胸顺应性下降(如先天性漏斗胸、脊柱侧弯，后天性药物作用或恶性高热)或肺顺应性下降(包括肺水肿、支气管痉挛和气胸)。

(二)肺顺应性

肺顺应性由胸廓和肺组织弹性形成，是表示胸廓和肺扩张程度的一个指标，反映潮气量和吸气压力的关系($\Delta V/\Delta P$)。常用单位为 mL/cmH_2O。实时监测吸气压力-时间曲线可估计胸部顺应性。

1.动态顺应性

动态顺应性(Cdyn)是指潮气量除以气道峰压与呼气末正压之差,即 $V_T/(PIP-PEEP)$,正常值是 40～80 mL/cmH_2O。呼气末正压通气(positive end expiratory pressure,PEEP)是在间歇正压通气的前提下,使呼气末气道内保持一定的压力。

2.肺静态顺应性

肺静态顺应性(Cst)是指潮气量除以平台压与呼气末正压之差,即 $V_T/(Pplat-PEEP)$,正常值是 50～100 mL/cmH_2O。

在肺浸润性病变、肺水肿、肺不张、气胸、支气管内插管或任何引起肺静态顺应性减少的患者中,静态顺应性均会下降。

Cdyn/Cst 又称为频率依赖性肺顺应,是以不同呼吸频率的动态肺顺应性与静态肺顺应性的比值表示。正常情况下,即使呼吸频率增加,也不出现明显改变,正常值应>0.75。其明显降低见于小气道疾患,是检测小气道疾患的敏感指标之一。

(三)呼吸波形监测

1.压力-容量环

压力-容量环(pressure-volume loop,P-V 环)是指受试者做平静呼吸或接受机械通气时,监测仪描绘的一次呼吸周期内潮气量与相应气道压力相互关系的曲线环,反映压力和容量之间的动态关系。实时监测压力-容积曲线可评估胸部顺应性和气道阻力。不同通气方式的压力-容量环形态不同。P-V 环可估计胸肺顺应性,P-V 环向左上方移动,说明肺顺应性增加,向右下移动说明肺顺应性减少。

如果 P-V 环起点与终点间有一定距离则提示有漏气,如发现呼吸异常情况,气道压力显著高于正常,而潮气量并未增加,则提示气管导管已进入一侧支气管内。纠正后,气道压力即恢复正常,如果气管导管扭曲,气流受阻时,压力-容量环上可见压力急剧上升,而潮气量减少。双腔导管在气管内的位置移位时,压力-容量环上可发生气道压力显著升高,而潮气量无变化。

2.流量-容量环

流量-容量环(flow-volume loop,F-V 环)显示呼吸时流量和容量的动态关系,又称阻力环。其正常图形也因麻醉机和呼吸机的不同而稍有差异。呼气流量波形变化可反映气道阻力变化。支气管痉挛患者使用支气管扩张药物后,呼气流量明显增加,且波形下降,曲线较平坦,说明疗效好。

流量-容量环可检测呼吸道回路有否漏气。若呼吸道回路有漏气,则流量-容量环不能闭合,呈开放状,或面积缩小。双腔导管在气管内位置移位,阻力环可立即发生变化,呼气时流速减慢和阻力增加,如单肺通气时,气流阻力过大,流速过慢,致使呼气不充分,可发生内源性呼气末正压,阻力环上表现为持续的呼气气流。

三、血氧饱和度监测

(一)原理

血氧饱和度是血液中与氧结合的血红蛋白的容量占全部可结合的血红蛋白容量的百分比。脉搏血氧饱和度(SpO_2)是根据血红蛋白的光吸收特性而设计的,氧合血红蛋白和去氧合血红蛋白对这两种光的吸收性截然不同。氧合血红蛋白吸收更多 940 nm 红外光,让 660 nm 红光透过;去氧合血红蛋白吸收更多 660 nm 红光,让 940 nm 红外光透过。在探头一侧安装上述两波长光线的发射装置,探头另一侧安装感光装置,通过感知透过的光量,计算后得到连续的血氧饱和度分析测定。血氧饱和度与血氧分压密切相关,临床上有助于早期发现低氧血症。正常情况

下 SpO_2>95%，如 91%～95%则提示有缺氧存在，如低于 91%为明显缺氧。

(二)临床意义

1.监测氧合功能

可评估 PaO_2，避免创伤性监测。新生儿处于相对低氧状态，其 PaO_2 在氧离曲线的陡坡段，因此 SpO_2 可以作为新生儿氧合功能监测的有效指标，指导新生儿气道处理和评价呼吸复苏效果。给予氧疗时，可根据 SpO_2 调节氧浓度分数，避免高氧血症的有害作用。

2.防治低氧血症

连续监测 SpO_2，一旦其数值下降至 95%以下，即有报警显示，可以及时发现各种原因引起的低氧血症。

3.判断急性哮喘患者的严重程度

哮喘患者的 SpO_2 和 PaO_2 的相关性较正常值小(r=0.51)，甚至可呈负相关(r=－0.88)。另一方面，有研究发现 SpO_2 和呼气最高流速相关良好(r=0.584)。因而，对判断急性哮喘患者的危险性，SpO_2 仅提供一个简单的无创指标。同时根据观察重度哮喘患者发生呼吸衰竭时，PaO_2<7.98 kPa，$PaCO_2$>5.985 kPa 的 SpO_2 变化，提出若急性重度哮喘患者的 SpO_2>92%时，则发生呼吸衰竭的可能性小。

(三)影响因素

1.氧离曲线

氧离曲线为"S"形，在 SpO_2 处于高水平时(即相当氧离曲线的平坦段)，SpO_2 不能反映 PaO_2 的同等变化。此时虽然 PaO_2 已经明显升高，而 SpO_2 的变化却非常小。即当 PaO_2 从 7.98 kPa 上升至 13.3 kPa 时，SpO_2 从 90%升至 100%，仅增加了 10%。当 SpO_2 处于低水平时，PaO_2 的微小变化即可引起 SpO_2 较大幅度的改变。此外，氧离曲线在体内存在很大的个体差异。研究表明 SpO_2 的 95%可信限为 4%左右，所以当 SpO_2=95%时，其所反映的 PaO_2 值可以从 7.98 kPa(SpO_2=91%)至 21.28 kPa(SpO_2=99%)，其区间可变的幅度很大，因此 SpO_2 值有时并不能反映真实的 PaO_2。

2.血红蛋白

脉搏-血氧饱和度监测仪是利用血液中血红蛋白对光的吸收来测定 SpO_2，如果血红蛋白发生变化，就可能会影响 SpO_2 的准确性。①贫血：临床报告贫血患者没有低氧血症时，SpO_2 仍能准确反映 PaO_2。若同时并存低氧血症，SpO_2 的准确性就受到影响。②其他类型的血红蛋白：碳氧血红蛋白(CoHb)光吸收系数和氧合血红蛋白相同。SpO_2 监测仪是依据其他类型血红蛋白含量甚小，可以忽略不计而进行设计的。当 CoHb 增多时，可导致 SpO_2 假性升高。高铁血红蛋白(MetHb)对 660 nm 和 940 nm 两个波段的光吸收能力基本相同，因此，当血液中存在大量的 MetHb 时，会导致两个波段光吸收比例相等，即相当于氧合血红蛋白和还原性血红蛋白的比例为 1∶1，所测得 SpO_2 值将接近或等于 85%。高铁血红蛋白血症的患者随着 PaO_2 的变化，其 SpO_2 值将在 80%～85%波动。

3.血流动力学变化

SpO_2 的测定基于充分的皮肤动脉灌注。在重危患者，若其心排出量减少，周围血管收缩以及低温时，监测仪将难以获得正确信号。

4.其他

有些情况下 SpO_2 会出现误差：①严重低氧，氧饱和度低于 70%；②某些色素会影响测定，皮肤太黑、黄疸、涂蓝或绿色指甲油等，胆红素>342 μmol/L(20 mg/dL)，SpO_2 读数降低；③红外线及亚甲蓝等染料均使 SpO_2 降低；④贫血（Hb＜5 g/dL）及末梢灌注差时可出现误差，SpO_2 读数降低；⑤日光灯、长弧氙灯的光线和日光等也可使 SpO_2＜SaO_2。

（四）注意事项

（1）根据年龄、体重选择合适的探头，放在相应的部位。手指探头常放在示指，使射入光线从指甲透过，固定探头，以防影响结果。

（2）指容积脉搏波显示正常，SpO_2 的准确性才有保证。

（3）如手指血管剧烈收缩，SpO_2 即无法显示。用热水温暖手指，或用 1%普鲁卡因 2 mL 封闭指根，往往能再现 SpO_2。

四、呼气末二氧化碳监测

（一）原理和测定方法

CO_2 的弥散能力很强，动脉血与肺泡气中的 CO_2 分压几乎完全平衡。所以肺泡的 CO_2 分压（$PACO_2$）可以代表动脉血 CO_2 分压（$PaCO_2$）。呼气时最后呼出的气体（$ETCO_2$）应为肺泡气体。因此，$PaCO_2 \approx PACO_2 \approx PETCO_2$，故 $PETCO_2$ 应能反映 $PaCO_2$ 的变化，从监测 $PETCO_2$ 间接了解 $PaCO_2$ 的变化，具有无创、简便，反应快等优点。现临床上最常用的方法是用红外线 CO_2 监测仪，可以连续监测呼吸周期中 CO_2 的浓度，由数字和波形显示。目前常用的呼气末 $ETCO_2$ 监测方法包括主流式和旁流式红外线 CO_2 监测仪分析 CO_2 浓度。

（二）波形分析

测定呼出气体中的 CO_2 值并进行波形分析，是确定气管导管位置最可靠的监测，也可用于评估呼吸及诊断多种呼吸病理情况。

患者肺功能正常时，由于存在少量肺泡无效腔，$PETCO_2$ 通常较 $PaCO_2$ 低 0.133～0.665 kPa。凡是增加肺泡无效腔的因素都能增加 $PETCO_2$ 和 $PaCO_2$ 的差值，并增加Ⅲ相的斜率。

在波形不变情况下，$PETCO_2$ 逐渐升高可能与分钟通气量不足、二氧化碳产量增加或腹腔镜手术时气腹所致 CO_2 吸收有关；如同时伴有基线抬高提示有二氧化碳重复吸入，见于麻醉呼吸回路中活瓣失灵、CO_2 吸收剂耗竭。$PETCO_2$ 过低主要是肺通气过度或输入肺泡的 CO_2 减少。$PETCO_2$ 突然降至零或极低水平多提示有技术故障，如取样管扭曲、气管导管或呼吸回路脱落、呼吸机或 CO_2 分析仪故障等；$PETCO_2$ 突然降低但不到零，若气道压力同时降低多见于呼吸管道漏气，若气道压力升高多考虑呼吸管道梗阻；$PETCO_2$ 在短期内（1～2 分钟）逐渐降低，提示有肺循环或肺通气的突然变化，如心搏骤停、肺栓塞、严重低血压和严重过度通气等；$PETCO_2$ 逐渐降低，曲线形态正常多见于过度通气、体温降低、全身或肺灌注降低。

（三）临床意义

（1）反映 $PaCO_2$。儿童、青年、妊娠妇女、无明显心肺疾患患者，以及先天性心脏病儿童，伴有左向右分流者，$PETCO_2$ 值很小，为 0.133～0.665 kPa，$PETCO_2$ 可反映 $PaCO_2$。

（2）监测机械通气时的通气量。可根据 $PETCO_2$，调节呼吸机和麻醉机的呼吸参数。一般维持于 4.655 kPa 左右。患者自主呼吸恢复后，若能维持 $PETCO_2$ 于正常范围，即可停止辅助呼吸。用半紧闭装置时，可根据 $PETCO_2$ 调节氧流量，避免 $PaCO_2$ 升高。

（3）发现呼吸意外和机械故障。呼吸管道脱落是机械呼吸时最常见的意外。呼吸管道漏气、阻塞或脱落以及活瓣失灵时，CO_2 波形变化或消失。

（4）反映循环功能变化，如肺栓塞、休克、心搏骤停时，$PETCO_2$ 立即下降，可降至 0，变化早

于 SaO_2 的下降。心肺复苏后，如 $PETCO_2$ 升高达 1.33 kPa 以上，则心脏可能复跳成功。

(5)确定气管导管位置。$PETCO_2$ 波形是确定气管导管在气管内的最可靠指标，如果导管误入食管，则没有 CO_2 正常波形或其浓度极低。此外，经鼻盲插时，$PETCO_2$ 波形可指示导管前进的方向和正确位置。

(6)体温升高和代谢增加时，$PETCO_2$ 升高是早期发现恶性高热的最敏感的监测指标。

(7)心肺复苏时，若 $PETCO_2 \geqslant 1.33$ kPa，说明已有充分的肺血流，复苏应继续进行；$PETCO_2 < 1.33$ kPa 提示复苏未获成功。

(8)$PETCO_2$ 反映肺内 V/Q 关系，前者正常则 V/Q 适当。PEEP 可减少分流，改善 V/Q，使 $PETCO_2$ 减少，PaO_2 升高。但呼气末正压过大，则影响心排血量，反而使 $PETCO_2$ 增大。故 $PETCO_2$ 最小时的呼气末正压压力值即为最佳呼气末正压。

(邱翠苹)

第三节 肾功能监测

一、肾小球滤过功能测定

肾小球滤过率(glomerular filtration rate，GFR)是指单位时间(分钟)内从双肾滤过的血浆的毫升数。GFR 不能直接测定，只能通过测定某种标志物的清除率而得知。内生肌酐清除率(creatinine clearance rate，Ccr)是目前临床上最常用的估计 GFR 的方法。正常参考范围男性(105±20)mL/min，女性 95 mL/min±20 mL/min。根据 Ccr 一般可将肾功能分为 4 期。Ccr 51～80 mL/min 为肾衰竭代偿期；Ccr 50～20 mL/min 为肾衰竭失代偿期；Ccr 19～10 mL/min 为肾衰竭期；Ccr<10 mL/min 为尿毒症期或终末期肾衰竭。

血肌酐是判断肾小球功能的简便而有效的指标。正常参考范围男性 44～133 μmol/L(0.5～1.5 mg/dL)，女性 70～106 μmol/L(0.8～1.2 mg/dL)。当肾小球滤过功能减退时，理论上讲血肌酐的浓度会随内生肌酐清除率下降而上升，但研究显示当肾功能下降到正常的 1/3 时，血肌酐才略微上升，并且严重肾脏疾病患者约 2/3 的肌酐从肾外排出，因此在肾脏功能下降的早期和晚期都不能直接应用血肌酐来判断 GFR 的实际水平。

二、肾小管功能测定

肾小管的主要功能是通过重吸收和分泌使原尿变成终尿。

(一)尿比重试验

尿比重是尿液与纯水重量的比值，反映肾小管的浓缩与稀释功能。正常在 1.015～1.030。成人夜尿或昼尿中至少 1 次尿比重>1.018，昼尿最高和最低尿比重差>0.009。

(二)尿渗透压测定

反映尿中溶质分子和离子的总数，自由状态下尿渗透压波动幅度大，高于血浆渗透压。禁饮后尿渗透压为 600～1 000 mOsm/kg・H_2O。血浆渗透压平均为 300 mOsm/kg・H_2O。尿/血浆渗透压比值为(3～4.5)：1。低渗尿提示远端肾小管浓缩功能下降。

(三)肾小管葡萄糖最大重吸收量试验

当最大重吸收量减少时,表示近曲小管重吸收葡萄糖能力下降,称为肾性糖尿。

(四)酚磺酞排泄试验

作为反映肾近曲小管的分泌功能的指标之一,健康人15分钟总排泄量>25%,2小时总排泄量为55%～75%。

(五)肾小管标志性蛋白测定

N-乙酰-β-D-氨基葡萄糖苷酶(NAG)、β_2-微球蛋白等。

三、血中含氮物质浓度的测定

血尿素氮(BUN)是血中非蛋白氮(NPN)的主要成分。蛋白质摄入过多、发热、感染、中毒、组织大量破坏、急性肾功能不全少尿期或慢性肾功能不全晚期,BUN均增高。

(邱翠苹)

第四节　体温、肌张力和麻醉深度监测

一、体温监测

人体通过体温调节系统,维持产热和散热的动态平衡,使中心体温维持在(37±0.4)℃。麻醉手术过程中,患者的体温变化除与其疾病本身相关外,还受到手术室内温度、手术术野和体腔长时间大面积暴露、静脉输血或静脉滴注大量低温液体、体腔内冲洗等因素影响。此外全身麻醉药物可抑制下丘脑体温调节中枢的功能,使机体随环境温度变化调节体温的能力降低,一些麻醉期间常用药物(如阿托品)也可影响机体体温调节导致体温升高。因此体温监测是麻醉期间监测的重要内容之一,对危重患者、小儿和老年患者尤为重要。

(一)测量部位

麻醉期间常用中心体温监测部位是鼻咽部、鼓膜、食管、直肠、膀胱和肺动脉等,前二者反映大脑温度,后四者反映内脏温度。人体各部的温度并不一致。直肠温度比口腔温度高0.5～1.0℃,口腔温度比腋窝温度高0.5～1.0℃。体表各部位的皮肤温度差别也很大,当环境温度为23℃时,足部温度为27℃,手为30℃,躯干为32℃,头部为33℃。中心温度比较稳定。由于测量部位不同,体温有较大的变化。在长时间手术、危重及特殊患者的体温变化更大。因此,围术期根据患者需要可选择不同部位连续监测体温。

(二)体温降低和升高

1.围术期低温

体温低于36℃称体温过低。当体温在34～36℃时为轻度低温,低于34℃为中度低温。麻醉期间体温下降可分为三个时相,第一时相发生早且体温下降快,通常发生在全身麻醉诱导后40分钟内,中心体温下降近1℃。第二时相是之后的2～3小时,每小时丢失0.5～1.0℃。第三时相是患者体温与环境温度达到平衡状态时的相对稳定阶段。常见围术期低温的原因:①术前体温丢失,手术区皮肤用冷消毒,及裸露皮肤的面积大、时间长。②室温过低,<21℃时。③麻醉影响:吸入麻醉药和肌肉松弛药。④患者产热不足。⑤年龄:老年、新生儿和小儿。⑥术中输

冷库血和补晶体液。⑦术后热量丢失，运送至病房，保暖欠佳。

2.围术期体温升高

原因：①手术室温度及湿度过高。②手术时无菌巾覆盖过多。③麻醉影响：阿托品抑制汗腺分泌，影响蒸发散热；麻醉浅时，肌肉活动增加，产热增加，CO_2潴留，更使体温升高。④患者情况：术前有发热、感染、菌血症、脱水、甲亢、脑外科手术在下视丘附近手术。骨髓腔放置骨水泥可因化学反应引起体温升高。⑤保温和复温过度。⑥恶性高热。

在体温监测的指导下，术中应重视对患者体温的调控，具体方法包括调节手术室温度在恒定范围；麻醉机呼吸回路安装气体加温加湿器，减少呼吸热量丢失；使用输血输液加温器对进入人体的液体进行加温；使用暖身设备对暴露于术野之外的头部、胸部、背部或四肢进行保温；麻醉后恢复室使用辐射加热器照射。

二、肌张力监测

全身麻醉期间使用肌肉松弛剂时，传统判断神经肌肉传递功能的方法有观察腹肌的紧张度、抬头试验、握手试验、睁眼试验和吸气负压试验等，但这些方法均缺乏科学的、量化的依据。进行神经肌肉传递功能的监测可为判断神经肌肉传递功能提供客观的参考指标，是麻醉期间监测的重要内容。据我国多中心研究显示全麻气管拔管时肌松药残余作用（TOF＜0.9）发生率为57.8%，因此，肌张力监测十分必要，尤其是老年和肝肾功能不全等患者的麻醉。

（一）目的和适应证

1.目的

（1）决定气管插管和拔管时机。

（2）维持适当肌松，满足手术要求，保证手术各阶段顺利进行。

（3）指导使用肌松药的方法和追加肌松药的时间。

（4）避免琥珀胆碱用量过多引起的Ⅱ相阻滞。

（5）节约肌松药用量。

（6）决定肌松药逆转的时机及拮抗药的剂量。

（7）预防肌松药的残余作用所引起的术后呼吸功能不全。

2.适应证

（1）肝、肾功能明显减退、严重心脏疾病、水与电解质紊乱及全身情况较差和极端肥胖患者。

（2）特殊手术需要如颅内血管手术、眼科或其他精细手术等。

（3）血浆胆碱酯酶异常的患者。

（4）恢复室内患者尚未清醒。术毕呼吸抑制延长可区别原因，如果是肌松药残余作用引起，则应使用拮抗药。

（二）监测方法

1.神经刺激器

脉冲宽度0.2～0.3毫秒，单相正弦波，电池使用时间长。输出电压限制在300～400 V，当皮肤阻抗为0～2.5 Ω时，输出电流25～50 mA，最大电流60～80 mA。使用一次性涂胶氯化银表面电极，直径7～8 mm。安放电极位置十分重要，远端电极放在距近端腕横纹1 cm尺侧屈腕肌桡侧，近端电极置于远端电极近侧2～3 cm处。对腕部尺神经进行超强刺激，产生拇指内收和其余4指屈曲，凭视觉或触觉估计肌松程度。

2.TOF-WATCH

应用加速度仪基本原理，根据牛顿第二定律，即力等于质量和加速度的乘积，公式为F＝ma。因质量不变，力的变化与加速度成正比，即加速度可以反映力的变化。测定时应用压电陶瓷薄片制成微型加速度换能器，体积 11 mm×26 mm×25 mm。用胶布粘贴在大拇指端腹侧，同时将其他 4 指和前臂用弹性绷带固定在木板上，将温敏电极置于鱼际处，监测时体温不低于 32 ℃；另用 2 个一次性涂胶氯化银表面电极置于尺神经表面，刺激方法与神经刺激器相同，技术要求恒流 60 mA，阻抗＜5 kΩ，脉冲时间 4.2～4.3 毫秒，重复刺激无危险。输入加速度仪进行分析，可手控和自动，显示各项参数并有图像、数据、趋向连续打印。

(三)监测类型

1.单次颤搐刺激

应用单次超强电刺激，频率 0.1～1.0 Hz，刺激时间 0.2 毫秒，一般每隔 10 秒刺激 1 次，以便使神经肌肉终板功能恢复至稳定状态。90％受体被阻滞时才完全消失。但单次颤搐刺激恢复到对照值水平时，仍有可能存在非去极化肌松药的残余作用。单次颤搐刺激可用于监测非去极化和去极化肌松药对神经肌肉功能的阻滞作用，特别适用于强直刺激后计数。

2.四个成串刺激

四个成串刺激(train of four stimulation，TOF)又称连续 4 次刺激，频率 2 Hz，每 0.5 秒一次的 4 个超强刺激，波宽 0.2～0.3 毫秒，每组刺激是 2 秒，两个刺激间相隔 12 秒，以免影响 4 次颤搐刺激的幅度。在给肌松药前先测定对照值，4 次反应颤搐幅度相同，即 TOF(T_4/T_1)＝1.0。用非去极化肌松药和琥珀胆碱引起的Ⅱ相阻滞时，出现颤搐幅度降低，第 4 次颤搐反应(T_4)首先发生衰减，第 1 次颤搐反应(T_1)最后发生衰减，根据 TOF(T_4/T_1)比值，判断神经功能阻滞类型和深度。T_4消失表明阻滞程度达 75％，T_3和 T_2消失阻滞程度分别达到 80％和 90％，最后 T_1消失，表明阻滞程度达到 100％，如 4 次颤搐反应都存在则表明阻滞程度不足 75％。去极化肌松药阻滞时，使 4 次颤搐反应同时降低，不发生顺序衰减，如剂量过大，可发生Ⅱ相阻滞，T_4/T_1比值＜50％并有强直后增强现象。TOF 是临床应用最广的刺激方式，可在清醒时取得对照值，即使没有对照值，也可直接读数。

3.强直刺激

临床上采用 50 Hz 持续 5 秒的强直刺激。非去极化阻滞及琥珀胆碱引起Ⅱ相阻滞时，强直刺激开始，神经末梢释放大量乙酰胆碱，神经肌肉功能阻滞被部分拮抗，肌肉收缩反应增强，然后，乙酰胆碱释放量下降，肌松作用增强，出现衰减现象。停止强直刺激后，乙酰胆碱的合成量增多，颤搐反应增强，称强直后增强。但在部分非去极化阻滞时，用强直刺激后，因乙酰胆碱的合成和消除率加快，肌颤搐幅度可增强一倍以上，即谓强直后易化现象(post-tetanic facillitation，PTF)，强直刺激通常在 60 秒内消失。因强直刺激能引起刺激部位疼痛，清醒患者难于忍受。

4.强直刺激后计数

当肌松药作用使 TOF 和单次颤搐刺激反应完全消失时，在此无反应期间，先给 1Hz 单次颤搐刺激 1 分钟，然后用 50Hz 强直刺激 5 秒，3 秒后用 1Hz 单次刺激共 16 次，记录强直刺激后单次颤搐刺激反应的次数(post tetanic count stimulation，PTC)，每隔 6 分钟进行 1 次。PTC 与 T_1开始出现时间之间的相关性很好，可以预计神经肌肉收缩功能开始恢复的时间。PTC 的临床意义：①判断非去极化肌松药的阻滞深度；②指导非去极化肌松药的连续静脉滴注；③了解肌松药作用的恢复时间。

5.双短强直刺激

双短强直刺激(double burst stimulation，DBS)是连续 2 组 0.2 毫秒和频率 50 Hz 的强直刺

激，每 2 次间相隔 20 毫秒，两组强直刺激间相隔 750 毫秒。应用 DBS 便于临床在没有记录装置时能更敏感地用拇指感觉神经肌肉功能的恢复程度。

（四）临床意义

1.神经肌肉功能监测时程的术语及意义

（1）TOF 为 T_4/T_1 比值。

（2）显效时间：从注药毕到 T_1 第一次发生明显下降（降幅为 5%）的时间。代表从肌松药进入体内到神经肌肉接头开始发生阻滞的时间。

（3）起效时间：从注药毕到 T_1 达到最大抑制程度的时间。代表从肌松弛药进入体内到神经肌肉接头达到最大阻滞程度的时间。

（4）最大阻滞程度（T_{max}）：给予肌松药后，T_1 颤搐幅度受到最大抑制的程度，如 $T_1>0$，T_1 颤搐幅度需在同一水平稳定出现 3 次以上才能作为最大阻滞程度；如 $T_1<0$，则用 PTC 或 PTBC 表示最大阻滞程度。最大阻滞程度代表肌松药对终板的阻滞深度。

（5）临床作用时间：从注药毕到 T_1 恢复到基础值 25%的时间。代表肌松弛药临床有效作用时间。

（6）恢复指数（RI）：T_1 从基础值的 25%恢复到 75%的时间，如恢复指数采用其他量度，RI 后必须用右下标注明量程，例如：$RI_{5\sim95}$ 代表该恢复指数是 T_1 从基础值的 5%恢复到 95%的时间；$RI_{20\sim80}$ 代表该恢复指数是 T_1 从基础值的 20%恢复到 80%的时间。

2.判断肌松消退情况

患者能抬头 5 秒以上、伸舌、睁眼及咳嗽，Vc 及最大通气量已恢复至正常的 90%，常提示肌松消退。非去极化神经肌肉功能阻滞，主要用 TOF 监测，一般从注药到 TOF 完全消失为起效时间，TOF 消失期间为无反应期，T_1 消失为中度阻滞，注药到 T_4 出现为 T_1 高度 25%恢复，T_1 高度 25%～75%的时间为恢复率或称恢复指数。TOF 仅有 1 次反应为 90%～95%阻滞，TOF 的 4 次反应都出现，指示神经肌肉功能 60%～95%恢复。应把 TOF 恢复标准提高到 0.9，确保应用肌松药后患者的安全。

（五）肌张力监测的注意事项

（1）适当选用刺激方法。

（2）非去极化肌松药对不同肌群的作用。①膈肌：所需非去极化肌松药的剂量比拇内收肌所需的剂量大。非去极化肌松药对膈肌作用的起效时间比拇内收肌短，达到最大阻滞的时间仅为拇内收肌的 1/3，膈肌反应的速度亦比拇内收肌快得多。②咬肌：咬肌达到最大阻滞比拇内收肌快，这对选择气管内插管的时机有重要意义。③喉部肌群：维库溴铵、米库氯铵和罗库溴铵阻滞声带肌群的起效时间和 T_1 恢复时间都比拇内收肌早且快，但最大阻滞程度却比拇内收肌明显低，提示喉部肌群对非去极化肌松药的敏感性比拇内收肌低。④其他横纹肌：腹直肌达到最大阻滞程度所需时间及恢复速度都比拇内收肌早且快。综上所述，应考虑与其他肌群敏感性差异，以便较好掌握气管插管时机，调整肌松药剂量及判断肌松恢复程度。

（3）熟悉肌张力监测仪性能：多数情况下应用神经刺激器，目测和拇指感觉判断肌松程度，但需备有能记录神经肌肉功能分析仪，尤其适用于肝肾疾患和神经肌肉病变以及肌松药持续静脉滴注的患者。

（4）电极安放部位必须正确：皮肤表面先用乙醇擦净，并可涂电极胶，减小皮肤阻抗，刺激后可取得良好反应，使结果正确可靠。刺激神经以尺神经为最常选用。

（5）先测定对照值：在使用肌松药前先测定单次颤搐刺激和 TOF 反应的对照值，以便与恢复期的肌松程度进行比较。

(6)注意其他药物对肌松作用的影响:在监测结果指导下,正确使用肌松药、拮抗药。

三、麻醉深度监测

麻醉镇静深度监测目的是指导全麻诱导和维持时调节麻醉深度和预防麻醉过深和术中知晓,从而达到理想的麻醉状态。也可用于ICU镇静深度监测。目前临床上主要用脑电双频指数(BIS)、Narcotrend指数和听觉诱发电位(AEP)。

(一)判断麻醉深度的临床体征

详见表2-3。

表2-3 判断麻醉度的临床体征

		浅麻醉	深麻醉
呼吸系统	每分通气量	增加	减少
	呼吸频率和节律	快而不规则	慢而规则→抑制
心血管系统	血压	升高	下降
	心率	增快	减慢
眼征	瞳孔	扩大	复合麻醉时变化不明显
	眼球运动	运动增多	运动减少直至固定
	流泪	泪珠增多,溢出眼眶	减少
皮肤体征		出汗,以颜面和手掌多见	
消化道体征	吞咽和呕吐	常发生	受抑制
	肠鸣音	减弱	进行性抑制
	唾液及其他分泌物	减少	进行性抑制
骨骼肌反应		体动	无体动

以上所列各种变化并非绝对,亦受肌松药、系统疾病、失血量、升压药和抗胆碱能药等影响,麻醉中应综合分析各种因素,才能正确判断麻醉深浅。

(二)脑电双频指数分析

BIS通过测定脑电图线性成分(频率和功率),分析成分波之间的非线性关系(位相和谐波),把能代表不同镇静水平的各种脑电信号挑选出来,进行标准化和数字化处理,最后转化为一种简单的量化指标。BIS监测目前在临床应用广泛,BIS值范围从0(脑电图的基线)到100(清醒),数值越小麻醉深度越深。能记忆语言和图画的BIS值在70~75,清晰的记忆明显消失时BIS值降低到70以下,全麻时相应的BIS值是40~60。低于40可能出现暴发性抑制。BIS与麻醉剂和镇静剂产生的催眠和麻醉程度的变化密切相关。

(三)Nacrotrend指数

Nacrotrend指数是基于定量脑电图模式识别的新指数,将原始的脑电图时间点分为从A(清醒)到F(渐增的对等电位的爆发抑制)六个阶段(ABCDEF),重新形成从0(清醒)到100(等电位)的指数。在屏幕显示波形、ABCDEF双0~100,形象化指示麻醉深度,如显示D为麻醉深度适当。Narcotrend指数和预测的异丙酚效应室浓度之间密切相关。Narcotrend分级和指数能更好地反映药物浓度变化。采用预测概率(PK值)衡量,Narcotrend和BIS在预测麻醉诱导时从有意识到无意识或者麻醉恢复时从无意识到有意识的效能是相似的。

(四)听觉诱发电位

当耳膜受到声音刺激,听觉系统从末梢神经到中枢这一通道上会诱发出一系列电位变化,用仪器记录这些电位变化的方法称为听觉诱发电位，用计算机技术整理听觉诱发电位波形的形态得以数量化，得到听觉诱发电位指数，反映麻醉深度变化。AEP index 是预测体动的可靠指标，50%患者发生体动时的 AEP index 值为 45.5，其值<33 时发生体动的可能性不到 5%。AEPindex 与 BIS 用于监测麻醉深度的区别是 BIS 只监测镇静催眠药的作用，即只监测镇静深度；而 AEPindex 能提供手术刺激、镇痛、镇静催眠等多方面的信息，能预测体动和术中知晓。

（五）临床意义

1.镇静程度的评估

对意识水平和脑电镇静深度监测的有一定价值。可用来测定药物的镇静和催眠作用，BIS 值越小，镇静程度越大，两者的相关性良好。

（1）咪达唑仑：随镇静程度的加深，BIS 呈进行性下降，两者相关性良好。

（2）丙泊酚：麻醉时 BIS 值较丙泊酚血浆浓度能更准确地预测患者对切皮刺激的体动反应。BIS 与镇静水平相关程度较丙泊酚血药浓度好。

（3）BIS 不能反映氯胺酮的麻醉深度。

（4）BIS 与吸入麻醉药之间存在线性相关，但 BIS 不能用于评价 N_2O 的镇静效果。

（5）BIS 与芬太尼、阿芬太尼等麻醉性镇痛药的相关性较差。BIS 不能预测芬太尼的镇静和麻醉深度。

2.判断意识恢复

BIS 值<71 时在 50 秒内意识恢复的可能性不到 5%，没有一个对指令有反应的患者能回忆起这段情节。当 BIS 上升>60 时，意识恢复是同步的，BIS 在 70 左右拔除气管导管，血流动力学变化较小。BIS>80 时，50%以上的患者能唤醒。BIS>90 时，几乎所有患者都可唤醒。但丙泊酚麻醉后恢复期的 BIS 值会突然恢复至基础水平，预计性较差。

3.促进新型手术的开展，提高心肺脑复苏患者的救治成功率

皮层脑电信号的强弱与脑组织的氧供水平密切相关：①特殊手术的安全开展：如颈动脉内膜剥离术、心脏和大血管手术、特殊体位手术等存在脑缺氧损伤的手术操作以及脑外科需要术中唤醒的手术。②临床急救和心肺脑复苏过程中，床旁持续的脑电图监测能够实时客观评价患者的脑功能恢复程度和治疗效果，指导调整治疗方案，提高早期救治的成功率。

4.预防术中知晓

术中知晓的发生率为 0.1%～0.2%，心脏手术患者术中知晓的发生率为 0.4%～1.0%，儿童术中知晓的发生率为 0.8%～1.1%。创伤休克患者手术、全麻剖宫产、支气管镜手术患者及心脏手术患者易发生术中知晓，气管插管及肌松药过量时术中知晓比较常见。世界性多中心研究，2 503 名术中清醒高危人群患者随机进行普通麻醉或 BIS 指导下的麻醉，研究显示 BIS 减少术中知晓发生率 82%。上述情况推荐使用 BIS 监测。但必须注意监测仪总是滞后于麻醉实时状态 15～30 秒。因此应在诱导前开始使用，一般 BIS 值维持在 60 以下。

5.术后短期转归均具有积极的作用

指导麻醉手术期间合理使用全身麻醉药，术后睁眼时间和气管导管拔除时间，以及出麻醉后苏醒室的时间都缩短。术后恶心呕吐的发生率降低。

（张　松）

第三章
休克患者的麻醉

第一节　休克的分类与发病机制

引起休克的病因很多，分类方法也不统一。依据休克的病因、血流动力学变化、始动环节和治疗效果的不同有多种分类方法。各种分类都有其特点，临床上多以病因分类法为主要依据，再结合其他分类法的特点综合分析，利于医师制订出全面有效的抢救方案。

一、休克的分类

（一）按休克的病因分类

1.低血容量性休克

低血容量性休克是外科最常见的一种休克类型。由于循环血容量减少，使有效循环血容量绝对不足，导致组织灌注不足和弥漫性缺血缺氧。低血容量是指有效循环血量减少，包括血液有形成分的减少，血浆量的减少或者水分的丢失。机体遭受严重创伤而导致低血容量称为创伤性休克。因烧伤引起大量血浆和体液丢失也称为烧伤性休克。剧烈呕吐和腹泻时体液大量丢失，肠梗阻可导致大量分泌和渗出的液体被隔离在肠管内，抑或腹膜炎时大量液体渗出到腹腔内也使有效循环血量减少，这些原因都可引起低血容量性休克。

2.感染性休克

感染性休克也称为脓毒性休克，是指全身感染的患者在给予足够的液体复苏后仍无法纠正的持续性低血压，常伴有低灌注状态（包括乳酸酸中毒、少尿或急性意识障碍等）或器官功能障碍。低血压是指收缩压＜12.0 kPa（90 mmHg）或在无明确造成低血压的原因（如低血容量性休克、心源性休克等）情况下收缩压下降幅度＞5.3 kPa（40 mmHg）。

在各种感染源所致休克中，以肺部感染、胆道感染、外伤或烧伤感染、肠道感染等最为常见。感染性休克不仅有微生物及其毒素的直接损害作用，还与许多的细胞因子及其受体有关，它实际上代表了宿主对全身性炎症的病理生理过程。

3.变应性休克

已致敏的机体对抗原物质产生急性全身性炎症反应，造成呼吸、循环急性衰竭，称为变应性休克，属Ⅰ型变态反应。由 IgE 与肥大细胞表面结合引起组胺和缓激肽大量释放入血，引起血管床容量增加，毛细血管通透性增加，有效血容量相对不足，导致组织灌流和回心血量急剧减少所致。常伴有消化道症状、荨麻疹、血管性水肿、严重呼吸困难等。

4.心源性休克

心源性休克由于原发性心排血量急剧减少[CI<2.2 L/(min·m^2)]而发生的一类预后很差的休克。心脏泵功能衰竭，或心脏前、后负荷过重，超过心脏的代偿能力或心脏充盈障碍，均可致心排血量过低，有效循环血量明显减少，血压下降，使各主要器官和周围组织灌注不足。急性心肌梗死是心源性休克最常见的原因，尤其是大范围心肌梗死(超过左室40%)时心脏泵功能即难以维持正常循环状态。其他可引起心源性休克的少见原因还包括心肌病、心律失常、心脏瓣膜病和急性弥漫性坏死性心肌炎。

心源性休克患者的血压多在早期即显著下降，而外周阻力的变化却不一致。多数患者表现为外周阻力增高，这是因为血压下降，动脉充盈不足，使交感-肾上腺髓质系统兴奋，儿茶酚胺释放增多。少数患者外周阻力降低，可能是由于心肌梗死或心室舒张末容积增大刺激了心室壁的压力感受器，反射性地抑制了交感神经中枢所致。

5.神经源性休克

正常情况下，血管运动中枢不断发放冲动沿传出的交感缩血管纤维到达全身小血管，使其维持一定的紧张性。当血管运动中枢发生抑制或传出的交感缩血管纤维被阻断时，小血管将因紧张性的丧失而发生扩张，结果使外周阻力降低，大量血液淤滞在微循环中，回心血量急剧减少，引起休克发生。此类型休克多发生于过深麻醉、强烈疼痛刺激后(血管运动中枢被抑制)或在高位脊麻或损伤时(交感神经传出路径被阻断)。由于发生机制比较简单，处理有针对性，预后较好。

(二)按休克时的血流动力学变化分类

1.高动力型休克

此型血流动力学特点是外周阻力降低，心排血量增加，又称高排低阻型休克。其临床表现为四肢温暖、皮肤潮红，其脉搏充实有力但血压降低。此型休克的真毛细血管组织灌流量仍然减少，动静脉血氧分压亦减少，主要见于轻型和早期的感染性休克。

2.低动力型休克

此型血流动力学特点是外周阻力增高，心排血量减少，又称低排高阻型休克。临床特点与一般低血容量性休克相似。高动力型休克未得到及时有效治疗，必然发展为低动力型休克。

3.低排低阻型休克

此型休克的血流动力型特点是外周阻力和心排血量都降低，故血压下降更为明显，是休克时机体失代偿的表现。

(三)按休克的始动环节分类

(1)低血容量性休克。

(2)心源性休克。

(3)血液分布性休克：血管舒缩调节异常，包括感染性休克、神经源性休克、药物性休克。

(4)梗阻性休克：血流主要通路受阻，包括肺动脉栓塞、心脏压塞或缩窄、心瓣膜狭窄、静脉梗阻。

(四)按休克时的病情经过与预后分类

1.可逆性休克

休克若能早期发现并及时治疗，病情很快稳定，各主要脏器未受到明显损伤，实质上是休克的早期。

2.难治性休克或顽固性休克

此型休克患者病情时好时坏，若病因消除，治疗有效，病情可逐渐好转甚至痊愈，也有部分患者病情进一步恶化。

3.不可逆性休克

当上述休克未得到缓解与纠正，病情继续恶化，最后发生 DIC 和/或严重多器官功能障碍而死亡者，称不可逆型休克。

二、休克的发病机制

(一)休克发生的始动机制

尽管引起休克的病因不同，但组织器官的有效灌注不足是各类休克发生、发展的共同基础。影响有效灌注的原因主要包括三个方面：①全血量减少(包括失液、失血或丢失血浆)。②血管床容量增加(即广泛毛细血管床开放)。③心脏泵功能下降。

(二)休克发生的微循环机制

微循环是指微动脉与微静脉之间的血液循环，包括微动脉-后微动脉-毛细血管前括约肌-毛细血管-微静脉，也包括微动脉和微静脉之间的直接吻合支。微循环是循环系统中最基本的功能单位。毛细血管容量很大，平时只有 20%～30%处于开放状态，正常情况下微循环血容量仅是全身血容量的 5%～10%。休克时微循环的变化大致分 3 个时期。

1.休克早期——缺血缺氧期

微循环变化的特点是全身的小血管，包括小动脉、微动脉、后微动脉、毛细血管前括约肌和微静脉、小静脉持续痉挛，微循环内血流速度显著减慢，组织灌注量减少，微循环内血流只出不进。休克早期的代偿机制包括微静脉和小静脉收缩，加上肝储血库收缩，迅速而短暂地增加回心血量；组织液反流入血；血流重新分布。皮肤、内脏、骨骼肌和肾血管的 α 受体密度高，对儿茶酚胺的敏感性也高，而脑动脉和冠状动脉系统则无明显改变，这种微循环变化的不均一性，使血流重新分布，保证了心、脑等主要生命器官的血液供应。

2.休克中期——淤血缺氧期

由于微静脉端血流缓慢、红细胞发生聚集、白细胞滚动及贴壁嵌塞、血小板聚集、血黏度增加，微循环内血流只进不出。

3.休克晚期——循环衰竭期

晚期可发生弥散性血管内凝血(DIC)或重要器官功能衰竭。机体失去了早期所有的代偿机制，微循环内血流停滞，组织完全得不到氧气和营养物质供应。微血管平滑肌麻痹，对任何血管活性药物均失去反应。休克晚期是休克发展到了极其严重的阶段，治疗非常棘手。但是如果各种治疗矛盾和难点逐个进行全面针对性的综合性处理，使一个个难点得到攻克，仍有可能使休克缓慢逆转。

临床实践中，各期临床表现并无明显界限，常是逐步移行或重叠出现。由于始动原因不一，个体反应性也有差异，所以有的休克发展十分迅速，尚未来得及全面处理，患者已进入不可逆性休克而死亡。有的发展较慢，通过有效的全面医治能使之恢复。总体来说，休克的发展是快速的，抢救措施应积极，不能有丝毫松懈。

(王大亮)

第二节 休克的治疗原则

对休克患者的理想化处理是在休克的临床症状明显化之前，早期发现并在其尚未发展到难治性休克前给予有效治疗，阻止病程进一步恶化。治疗应着重于改善微循环，而不是单纯追求一个“满意”的血压。很多时候麻醉医师接诊时患者已经出现明显临床症状如心率加快、血压降低、皮肤湿冷、尿量减少等，这表明休克已经发展到失代偿阶段，此时麻醉医师的首要任务是尽可能准确地判断病情，提供正确有效的治疗。

一、病因治疗

早期发现和消除休克的病因是治疗各型休克的根本措施。如某些低血容量性休克的扩容治疗和/或手术治疗；变应性休克的抗过敏治疗等有时均能起到立竿见影的效果。又如创伤性休克，手术止血和清创修复是最根本的治疗措施。但有的休克不容易立刻发现病因，特别是感染性休克，有时病因诊断较为困难。对这类休克，只有靠流行病学的特点和动态观察病情进行分析，选用相关的抗生素进行试验性的病因治疗。

二、维持循环稳定和组织器官灌注

(一)恢复有效循环血量-液体复苏

休克发病的中心环节是有效循环血量减少，治疗休克的第一个目的就是尽可能快速恢复有效循环血量，维持循环稳定和组织器官灌注。液体补充是急性复苏的基础。出血、缺血细胞的摄取和组织间液渗漏等因素常导致血管内血容量丢失。静脉输液可以增加低血容量患者的心排血量，升高血压。麻醉医师应努力识别休克进展的情况，使用适当的液体、以适当的容量、在适当的时间对患者进行复苏。但液体复苏不能盲目，必须分两个阶段加以考虑。

1.早期复苏

患者仍存在活动性出血。早期液体复苏的目标如下。

(1)维持收缩压于10.7～13.3 kPa(80～100 mmHg)。

(2)维持血红细胞比容于25%～30%。

(3)维持凝血时间和部分凝血活酶时间在正常范围。

(4)维持血小板计数>50×10^9/L。

(5)维持正常的血浆钙离子浓度。

(6)维持中心温度>35 ℃。

(7)维持脉搏血氧饱和度。

(8)防止血清乳酸增加。

(9)防止酸中毒加重。

美国外科医师协会的高级创伤生命支持(advanced trauma life support，ATLS)课程提倡给所有低血压患者快速输入2 L加温的等张晶体，以恢复正常血压和尿量。但在活动性出血没有纠正之前，快速补液有一定的风险：①升高血压；②降低血液黏度；③降低血红细胞比容；④降低凝血因子浓度;⑤增加输注需要量;⑥电解质平衡紊乱;⑦直接免疫抑制;⑧过早的再灌注。必须将之与持续低灌注所带来的风险进行权衡。

2.后期复苏

出血已得到有效控制。后期复苏的目标如下。

(1)维持收缩压>13.3 kPa(100 mmHg)。

(2)维持血红细胞比容在输血阈值以上。

(3)使凝血功能恢复正常。

(4)保持电解质平衡。

(5)保持正常体温。

(6)恢复正常尿量。

(7)通过无创或有创措施使心排血量达到最大。

(8)纠正全身性酸中毒。

(9)确保乳酸水平降至正常。

3.复苏液体的选择

(1)等渗晶体液:可选乳酸钠林格液,反应良好应表现为心率减慢、血压升高、尿量增加、氧输送增加。等渗晶体液快速输入后大部分转移至组织间隙,每输入 1 000 mL 晶体液约增加血浆容量 200 mL。晶体液的缺点包括无携氧能力、无凝血作用,在血管内半衰期有限。补液初期可补充休克患者细胞外液体缺乏,过量输注晶体液有可能在血容量尚未完全纠正时即出现周围组织水肿。

(2)高渗盐水(HS):7.5%的 HS 通过吸引组织间液进入血管可迅速扩容,已成为紧急情况下液体复苏的普遍选择,尤其适用于不能耐受组织水肿患者(如闭合性脑损伤)。但高渗盐水扩容和改善循环作用持续时间较短,不能反复应用,用药后产生一过性高钠血症。

(3)胶体液:当静脉输液量受限时,胶体复苏在用量很少的情况下更好地恢复血容量,可弥补单纯晶体液的不足之处,具有扩容迅速、输液量小、作用持续时间长等优点。由于胶体溶液不能携氧还有可能影响凝血功能,对血液的稀释作用与晶体液相似。休克晚期毛细血管通透性增加,输入的胶体液渗漏至组织间隙,增加组织间隙胶体渗透压,可加重组织水肿。

(4)血液制品:浓缩红细胞($PRBC_S$)是治疗出血性休克的主力军。一个单位 $PRBC_S$ 平均血红细胞比容为 60%~70%,具有良好的携氧能力并且与任何胶体一样具有很好的扩容作用。理想的复苏效果应使患者血细胞压积不低于 30%。储存在 4 ℃条件下,注意要加温输注,否则会使患者体温迅速下降。

出血性休克复苏期间发生的凝血功能障碍是使用血浆的适应证。像 $PRBC_S$ 一样,血浆也是一种极佳的容量扩增剂,同时也必须加温输入,特别是在复苏早期。只需输注 1~4 U $PRBC_S$ 的患者通常不必输血浆,大多数患者有足够的凝血因子储备以补充随血液丢失的凝血因子。已达到大量输血极限(全血容量或约 10 U $PRBC_S$)的患者通常需要每单位 $PRBC_S$ 补充一个单位血浆。当需输注 5~9 U $PRBC_S$ 时,血浆需要量则不尽相同。

快速输入库存血可能给受血者带来"枸橼酸盐中毒"的危险。每个血袋内都有凝血制剂,以枸橼酸最常用,它可与体内游离钙结合,使血清钙明显减少从而减弱心肌收缩力,是复苏后容量恢复正常时持续低血压的常见原因。大失血患者应注意监测钙水平,必要时需要补充钙离子。

(二)改善组织灌注

组织灌注不足是休克发生发展及导致患者死亡的重要因素,因此尽快改善组织灌注是休克治疗的主要目的之一。保证重要脏器组织灌注的基础是提供满意的心排血量和足够的有效灌注压。休克患者为偿还氧债需要保持相对高的心脏排血量，充分液体复苏后 CI 仍低于 4.5 L/(min·m^2)或 MAP 低于 9.3 kPa(70 mmHg)时考虑应用正性肌力药。一般首选多巴胺，由小剂量[(2～4 μg/(kg·min)]开始，剂量过大[>10 μg/(kg·min)]时多巴胺有 α 兴奋作用，提高血压要以牺牲组织灌注为代价，因此建议应用能维持最低可接受血压水平的最小剂量。用药后血压升高而心排血量低于目标水平时可酌情应用血管扩张药。如血压和心排血量均不能达标建议联合应用多巴酚丁胺和去甲肾上腺素。对儿茶酚胺不敏感患者应检查并纠正酸中毒和低钙血症。重要器官灌注充分的标志应是血流动力学稳定，尿量满意，血乳酸浓度下降，血气检查无明显酸中毒，混合静脉氧饱和度大于 75%。

(三)保证组织氧合

保证组织灌注的目的之一就是向组织供氧以满足细胞水平的氧消耗。如果组织需氧量大于氧输送量，细胞就转入无氧代谢，结果造成乳酸酸中毒最终导致细胞死亡。因此，对休克患者应加大氧输送量以提供足够的氧供组织消耗。

组织供氧量(DO_2)是动脉血氧含量和心脏指数的乘积，表示为 $DO_2=CI\times CaO_2\times 10$，参考值为 520 mL/(min·$m^2$)。动脉血氧含量($CaO_2$)可表示为 $Hb\times 1.39\times SaO_2$。由此可知血液稀释时或 SaO_2 降低时动脉血携氧能力下降，维持组织供氧要靠增加心排血量来代偿。而当休克患者心排血量受限时，维持相对高一些的血细胞比容(30%～35%)即为保证组织供氧所必须。组织耗氧量(VO_2)是机体所有氧化代谢反应耗氧量的总和，相当于动静脉氧差和心脏指数的乘积，即 $VO_2=CI\times Ca-VO_2\times 10$，参考值 130 mL/(min·$m^2$)。$VO_2$ 和 DO_2 的比值代表组织氧摄取率(ERO_2)，正常为 0.25。ERO_2 值升高常提示供氧不足；若患者存在动脉低氧血症而 ERO_2 无相应升高表现应考虑是否存在供氧分布异常。检查 DO_2 是否能够满足组织氧合需要，可逐渐提高 DO_2，看 VO_2 是否随之升高，升高表明存在氧债且 DO_2 相对不足，临床应通过提高心排血量、增加吸入氧分数及调节血细胞比容(维持 Hb 9～110 g/L)等方法进一步提高 DO_2 直到 VO_2 不再随之升高(达到平台相)为止。

三、调整组织器官的代谢状态

内环境的平衡是细胞正常代谢的必要条件，也是维持各器官组织生理功能的必需条件。水、电解质代谢紊乱和酸碱失衡是休克的常见原因，也可以是各型休克发生过程中的继发性改变，如不能及时发现，予以纠正，常导致休克不可逆性发展。休克的治疗全程都应密切关注内环境的稳定。

四、防治继发性器官功能障碍

休克晚期如出现 DIC 和器官功能障碍，除采取一般治疗外，还应针对不同器官的特点采取针对性治疗。如急性左心衰时，应控制前、后负荷并强心、利尿；出现休克肺，则应呼末正压通气，支持呼吸功能；发生急性肾衰竭，尽早利尿和进行血液透析等。

总之，虽然目前对休克本质有了进一步的认识，但还存在许多的争论和没有被认知的领域，休克的研究已进入细胞代谢和功能的分子水平，从代谢、功能和结构多方面进行综合性研究，随着对休克本质认识的逐步深入，对休克的防治水平也将不断获得提高。

(王大亮)

第三节 休克患者麻醉前评估、准备与用药

一、麻醉前评估

创伤和出血使患者处于高度应激状态;所有麻醉药和麻醉方法都可影响患者的生理状态稳定性;外科疾病与并存的内科疾病又有各自的病理生理改变,这些因素都将造成机体生理潜能承受巨大负担。在手术前麻醉医师应迅速了解患者基本病情,评估伤情、出血部位和失血量,有无饱胃情况,有无血气胸等与麻醉相关的其他并存情况,对全身情况和重要器官生理功能做出充分估计。

麻醉医师还应于术前与手术医师沟通,了解手术意图、手术方式、难易程度、出血量、时间长短、手术危险所在,以及是否需要专门麻醉技术(如低温、控制性低血压等)配合。此外,还需了解手术的急缓程度。非抢救性手术术前应详细了解患者病情及治疗经过,尤其注意血管活性药物使用情况,了解既往麻醉史。检查患者意识状态,呼吸循环情况。已有气管插管患者检查导管深度是否合适,导管气囊是否漏气并予妥善固定。听诊两侧呼吸音不对称检查有否插管过深进入右侧支气管或有气胸、血胸和肺不张。抢救性手术如急性出血性休克,尽快控制活动性出血是抢救患者的关键,不应过分强调纠正术前情况而贻误手术。出血性休克患者在出血未得到有效控制前,不必过于积极地输血强行将血压恢复到正常水平,因为有些患者出血过快不可能通过输血维持正常血压,有效控制出血前维持稍低于正常的血压水平可减少血液进一步丢失,前提是要保证重要脏器功能正常。多中心回顾性研究已经表明创伤患者术前大量输血并不能提高抢救成功率。

二、麻醉前准备

(一)建立有效静脉通路

术前开放快速输血通路,建立静脉通路时注意避开患者损伤部位。严重休克患者应同时开放两条以上输液通路,外周静脉条件不好可行中心静脉穿刺置管,输液给药同时还可测定 CVP。中心静脉可选颈内静脉、锁骨下静脉和股静脉。股静脉置管深静脉血栓形成的风险高,一旦患者情况稳定应尽早拔出。颈外静脉粗大表浅,位置相对固定,紧急情况下可用做快速输液通路。

(二)维持热量平衡

麻醉医师应努力维持休克患者的热量平衡。低体温可能加重稀释性凝血障碍和全身性酸中毒。此外,因寒冷导致的寒战和血管收缩作用将增加机体耗氧量,严重者可致心肌缺血。许多休克患者在入手术室前就已存在低体温,所以保温措施应尽早实施,所有的静脉液体都应预热或经加温装置输入。必要时采用温毯并调节环境温度。

(三)建立完善的术前监测

尽早测定患者动脉血压、脉搏、心电图和脉搏氧饱和度有助于病情估计。有创动脉压监测可方便行血气分析并动态观察血压变化,尤其在麻醉诱导期可指导临床用药,避免循环剧烈波动,故应尽早应用。CVP 监测有助于判断容量状态,其变化趋势对容量治疗有一定的指导意义。总

之，麻醉医师应尽最大的努力，调整全身情况和脏器功能，以提高患者对手术麻醉的耐受力，并在做好相应抢救准备(人员、设备和药品等)、保证血液制品储备充足后再开始麻醉。

三、麻醉前用药

休克患者麻醉前用药取决于休克程度。循环尚稳定患者处理与常人相同，只是休克患者动脉血压常常依赖增高的交感张力维持，一旦术前用药对抗了交感张力，本来对血压心率影响很小的苯巴比妥、麻醉性镇痛药和苯二氮䓬类药物也有可能导致循环抑制。已经合并心肺功能不全患者，合并应用苯二氮䓬类药物和麻醉性镇痛药可以产生循环波动和呼吸抑制，引起或加重低氧血症。血容量尚欠缺的患者绝对禁用吩噻嗪类药，可致血压进一步下降，甚至猝死。休克常并存周围循环衰竭，低灌注下肌内或皮下注射药物吸收速度受影响，若经皮下或肌内注射用药，药物吸收缓慢，药效受影响，麻醉前用药尽量通过静脉途径小剂量给药。总之，休克患者应减少术前用药量或不用。

饱胃的急症休克患者，可于麻醉前给予甲氧氯普胺以减少误吸的危险。甲氧氯普胺是多巴胺拮抗药，其主要作用在于刺激胃肠道规律性蠕动，促进胃排空的同时又可增加食管下端括约肌张力，且不引起胃液分泌增加，这些机制都有利于降低误吸风险。麻醉诱导前30～60分钟，甚至更短的时间内给药都有助于预防气管插管时误吸发生。

(王大亮)

第四节 休克患者麻醉方法与药物的选择

休克患者的麻醉选择首先要强调安全，尽量选用对全身影响小，麻醉者最熟悉的麻醉方法。要防止因麻醉选择不当或处理不妥所造成的病情加重，也需防止片面满足手术要求而忽视加重患者负担的倾向。

一、局部麻醉和神经阻滞

对轻症休克患者，若手术仅限于表浅外伤清创缝合或肢体手术，局部麻醉和神经阻滞麻醉则有一定的优越性，如全身影响小，可降低交感神经张力，减轻应激反应，减少术中出血和术后深静脉血栓形成。患者在手术期间保持清醒状态，也有利于神经和意识的判断及术后镇痛等。上肢手术最常用臂丛神经阻滞，下肢手术可在腰丛和坐骨神经阻滞下完成手术。神经阻滞一般单次用药剂量较大，而局麻药的血药浓度与血浆清蛋白含量成反比。休克患者因大量失血和输液，多存在低蛋白血症，对局麻药耐受下降，易发生局麻药中毒，要严格控制单位时间用药量。

若患者循环不稳定、存在意识障碍、呼吸困难或凝血功能差，抑或手术范围大、耗时长，不要勉强选择局麻。局麻(包括神经阻滞)可与全麻联合应用，可显著减少麻醉药用量，有利于保证休克患者麻醉期间循环呼吸管理。

二、椎管内麻醉

在休克未纠正前禁用椎管内麻醉，尤其禁止应用蛛网膜下腔麻醉。椎管内麻醉时交感神经阻滞，外周血管阻力降低，同时血管扩张将减少静脉回流，心排血量也减少。交感神经阻滞范围决定于注药部位和药量。尽管在阻滞部位以上可以出现反射性血管收缩，但动脉血压仍会下降。T_4 以上高位阻滞时，心脏交感神经也被阻滞，使患者在外周血管扩张时不能产生代偿性心动过速，血压下降会更明显。处于代偿阶段的休克患者，其动脉血压在很大程度上依赖于血管收缩，椎管内麻醉使阻滞区域血管扩张，可导致严重低血压，无复苏准备可使患者出现灾难性后果。

下腹部以下手术，如循环功能代偿尚好可以考虑应用硬膜外麻醉，但应强调在充分补液扩容的基础上，分次小量使用局麻药。注药后密切观察循环变化，出现血压下降或改变体位时血压下降提示血容量不足，应继续液体治疗，情况紧急时先应用适量麻黄碱支持血压。严格控制麻醉平面在可满足手术需要的最低水平，切忌阻滞范围过广。麻醉平面过高，腹肌张力下降，患者不能形成有效咳嗽保护气道，可能发生误吸。少数诊断明确的低血容量性休克患者，如异位妊娠破裂出血，病变部位明确，手术时间短，若循环尚稳定，可先放置硬膜外导管，先在全麻下开始手术，待出血控制，低血容量状态基本纠正后分次注药，建立硬膜外麻醉逐渐取代全麻。

休克合并凝血功能障碍或有感染败血症患者不选用椎管内麻醉。

三、全身麻醉

休克患者病情往往比较危重，生命体征不稳定，气管插管全身麻醉可提供充分的氧供、镇痛和满意的肌松，抑制内脏牵拉反射，降低应激反应，方便呼吸和循环管理，在很多情况下是一种安全的麻醉方法。休克患者对麻醉药耐受能力降低，少于正常用量的麻醉药即可使患者进入麻醉状态。临床上经常是吸入麻醉药与静脉药物配伍使用。

（一）麻醉诱导用药

低血容量患者在应用麻醉诱导药物后出现低血压的原因与交感神经代偿性兴奋被阻断有关。以往身体健康的年轻患者在动脉压下降之前，可能已丢失了多达40%以上的血容量。在此情况下，无论选择何种药物，麻醉诱导均可导致严重的循环衰竭。当面临出血情况时，必须减少麻醉药的剂量，而对于低血容量危及生命的患者应当避免使用麻醉药物。

1.咪达唑仑

咪达唑仑作为目前麻醉中最常应用的苯二氮䓬类药物，具有突出的遗忘作用，常与镇痛药联合应用于休克患者麻醉诱导。小剂量咪达唑仑应用能降低知晓的发生率，正常情况下该药对循环影响轻微，但当严重低血容量时，静脉注射后出现血压下降、心率加快，心排血量不变，提示血压下降源于外周阻力降低。咪达唑仑蛋白结合率高，在休克合并低蛋白血症时（如大量液体复苏后）其作用强度和时间也明显增加。

2.丙泊酚

丙泊酚作为手术室内麻醉诱导的主要药物，由于它的血管扩张和负性变力作用，并不适用于临床上有明显低血容量表现的休克患者。

3.依托咪酯

有文献表明依托咪酯用于创伤患者时较其他镇静催眠药具有更佳的心血管稳定性。该药对循环影响小，不降低心肌收缩力也不阻断交感反应，适用于并存低血容量和循环状态不稳定的休克患者。由于降低脑代谢和脑血流，尤其适用于合并颅脑损伤的休克患者。诱导用量0.2～0.4 mg/kg，静脉注射后一个臂-脑循环时间即可入睡，心率和心排血量基本不变，依托咪酯的问题包括注射部位刺激痛和肌痉挛，可以通过静脉注射利多卡因、小剂量咪达唑仑（1～2 mg）和快速起效肌松剂来减轻或缓和这些不良反应。依托咪酯用药后偶发一过性肾上腺皮质功能抑制，可通过补充外源性激素治疗。

4.氯胺酮

氯胺酮除直接作用于中枢神经系统导致交感介质释放外，还可抑制节后交感神经末梢对去甲肾上腺素再摄取。在正常患者，氯胺酮引起的儿茶酚胺释放掩盖了其对心脏的直接抑制作用，用药后产生血压升高和心率加快。而对处于血流动力学应激状态的患者来说，可能无法掩盖其心脏抑制作用，从而导致循环衰竭。有动物实验表明，相比于异氟烷麻醉，氯胺酮虽然能提升血压但并不增加组织灌注。

5.阿片类镇痛药

因吗啡和哌替啶均具有组胺释放作用，故常选用芬太尼。芬太尼对血流动力学影响较小，不抑制心肌功能。芬太尼轻度扩张周围静脉，与催眠性诱导药结合使用有协同作用，故对高交感张力的患者，该药可使心率减慢和血压下降。舒芬太尼作用类似芬太尼，起效和消除更快。

6.神经肌肉阻滞剂

琥珀胆碱仍然是目前显效最快的肌松药，1～2 mg/kg 静脉注射，1 分钟内即可提供满意肌松，循环影响轻微，是休克患者快速诱导插管的常用药物。使用琥珀胆碱能够在“既不能插管，又不能通气”的情况下，使患者在发生明显缺氧前恢复自主呼吸，但麻醉医师不能依靠自主呼吸的恢复来挽救困难气道处理的困境。琥珀胆碱重复用药或与氟烷联合使用可导致心律失常，在大范围软组织损伤、严重烧伤和截瘫患者可因严重高钾血症导致心搏骤停。可替代琥珀胆碱的药物包括罗库溴铵（1 mg/kg）和维库溴铵（0.1～0.2 mg/kg），两者均无明显心脏毒性，大剂量使用可迅速松弛全身肌肉。但此剂量下其作用持续时间可长达 1～2 小时，困难气道的患者若不能顺利完成气管插管，麻醉医师应注意保护气道通畅，避免缺氧。

（二）麻醉维持用药

1.吸入麻醉药

几乎所有的现代吸入麻醉药都有循环抑制作用，影响程度与吸入浓度有关。作用途径包括抑制心肌收缩力、改变外周血管张力和影响自主神经活动。吸入麻醉期间易于出现节性心律等室上性心律失常，心电图 P 波消失，处于代偿期休克患者可因丧失心房有效收缩而导致心排血量下降，血压降低。休克患者常见的动脉低氧血症也加重吸入性麻醉药的循环抑制作用。在吸入性麻醉药中氟烷和恩氟烷心肌抑制明显。异氟烷、地氟烷和七氟烷降低血压主要是由于外周血管扩张的结果。与其他吸入麻醉药相比，氧化亚氮心肌抑制作用最轻，吸入浓度为 25%有镇静作用，25%～50%镇痛，麻醉维持浓度 30%～70%。氧化亚氮因麻醉作用较弱，常与其他药物配伍应用。但患有气胸、肠梗阻或需要吸入高浓度氧的患者不宜应用。吸入麻醉药造成的低血压可通过降低吸入麻醉药的浓度，加快液体输注速度，谨慎地使用增强心肌收缩力药物或血管收缩药迅速缓解。

休克患者由于低心排和过度换气，吸入麻醉肺泡浓度升高速度加快，肺泡浓度高导致血药浓度高，心功能抑制等药物毒不良反应也相应增加。由于多数吸入麻醉药的循环抑制作用是剂量依赖型，因此休克患者麻醉时倾向于小量联合应用，如氧化亚氮-氧-肌松药，辅以小量七氟烷或异氟烷，麻醉作用相加而循环抑制减轻。

2.静脉麻醉药

休克患者静脉麻醉耐量减少，除低蛋白血症使血浆游离药物浓度增加外，血管内容量相对减少也使血药浓度易于升高。因此安全处理休克患者麻醉的关键是无论选择何种药物，均应小量分次用药，依据患者反应决定用药总量。

芬太尼对心血管功能差的患者能提供良好镇痛作用，可与低浓度吸入麻醉药或小剂量苯二氮䓬类药物联合用于循环欠稳定患者手术的麻醉。一般 1～2 μg/kg 用于提供镇痛；2～20 μg/kg与吸入性麻醉药联合用于阻断手术应激反应；50 μg/kg 也可单独用于手术麻醉，缺点是术中有时镇静程度不足，不能完全阻断对手术刺激的交感反射，术后需要机械通气。故长时间手术使用大剂量者，手术结束时可用纳洛酮(0.1～0.4 mg)对抗，以减少术后呼吸抑制。

常选用非去极化肌松药用于麻醉维持。非去极化肌松药种类很多，可根据临床要求选择应用。中短效药物维库溴铵循环稳定，但与大剂量芬太尼联合应用时可发生心动过缓，需静脉注射阿托品对抗。阿曲库铵不依赖肝肾代谢，无药物蓄积危险，用量大或注射速度快有组胺释放作用，容易引起血压下降。顺式阿曲库铵在保留阿曲库铵代谢优点同时避免了组胺释放作用。中长效药物中泮库溴铵用药后心率增快，可对抗芬太尼心率减慢作用，罗库溴铵和泮库溴铵在临床用量不阻断交感神经节，无组胺释放作用，都可用于休克患者。

短效麻醉药在休克患者的麻醉中可能有一定的地位。持续静脉泵注丙泊酚和瑞芬太尼并通过改变输注速度可达到对麻醉深度的精确调控，也更容易维持血流动力学的平稳。

（王大亮）

第五节　休克患者术中监测

休克患者应尽早建立基本的无创监测，包括心电图、血压、中心体温、脉搏氧饱和度和呼末 CO_2 监测等。呼末 CO_2 监测结合动脉血气分析对判断循环容量状况很有帮助。呼末 CO_2 与动脉血 CO_2 的差值代表了肺泡无效腔的变化，而后者又可反映血容量的改变。对于循环不稳定的患者，采取有创监测，包括直接动脉穿刺测压、CVP、肺动脉楔压及尿量监测等，会对病情严重程度的判断和衡量治疗措施是否有效具有重要价值。

一、中心静脉压和肺动脉楔压

中心静脉置管为术中补液输血提供了方便通路，对中心静脉压(CVP)的动态观察，对容量治疗具有一定的指导意义。但 CVP 零点标定的准确度对其绝对值影响很大，因此临床应用时观察 CVP 变化趋势比看绝对值更重要。CVP 难以及时反映左心功能，对整体心功能迅速变化的反应迟缓，敏感程度也低。尤其在休克治疗时常不能及时反馈治疗效果，此时放置肺动脉导管更有意义。通过肺动脉导管监测肺动脉楔压(PAWP)、心排血量，并通过计算得出每搏量和左室收缩功，这些参数可以作为心肌收缩力的指标，而且计算全身血管阻力为临床提供了左心室后负荷情况，对指导休克患者的治疗具有重要价值。PAWP 在 2.0 kPa(15 mmHg)以下可安全使用血管扩张剂。

二、心排血量

心排血量是临床上了解循环功能最重要的基本指标之一。可反映整个循环系统的功能状态，包括心脏机械做功和血流动力学，了解前、后负荷和心肌收缩力。通过计算血流动力学指标绘制心功能曲线，常用于危重患者和血流动力学不稳定患者，指导临床治疗并观察病情进展。监测心排血量的方法有很多，分为无创和有创两种。

三、血气分析

血气分析可提供 pH、PaO_2 和 $PaCO_2$，钾、钠等电解质水平，血红蛋白含量和血细胞比容和乳酸水平等指标，有助于判断休克患者的酸碱失衡的类型、程度（呼吸和代谢），电解质紊乱和失血情况，从而指导临床治疗。休克患者测定血乳酸值具有重要的临床意义。休克时组织供氧不足，无氧代谢产生乳酸增加，乳酸水平是反映组织灌注和代谢情况的灵敏指标，其升高程度与休克严重程度正相关。有报道出血和创伤性休克患者乳酸浓度 7.3 mmol/L 时只有 50%存活率。休克治疗期间乳酸浓度下降表明病情好转，持续升高提示预后不良。

四、体温

体温升高或降低对患者均不利。休克患者常合并或易发生低体温，低体温给机体带来很多不利影响，包括降低肾小球滤过率，抑制血小板功能，减少葡萄糖利用，影响药物代谢等，故体温监测在休克患者尤为重要。体温监测电极可放置在鼻咽腔、食管、直肠或贴敷在皮肤表面。休克患者由于周围血管收缩，皮肤温度与核心温度差别较大，一般多监测体腔核心温度。食管温度接近心脏温度，测定数值可能受呼吸道气体温度影响。直肠温度当患者肠腔内有硬结粪便时也影响测定结果。最方便的测温途径是经鼻咽腔，读取数值稍低于食管和直肠温度。

五、尿量

尿量为 0.5～1.0 mL/(kg・h)是组织灌注满意的指标。尿量是反映肾脏血液灌注的可靠指标，也间接反映全身循环情况。监测方法简便，但休克患者监测尿量要求计量准确，集尿瓶中最好应有滴管，便于随时了解尿量变化及观察治疗反应。

六、氧供需指标和混合静脉血氧饱和度（SvO_2）

休克治疗的目的是恢复细胞水平供氧，血流动力学指标满意不代表组织供氧满意。通过肺动脉导管从肺动脉抽取真正的混合静脉血氧标本，可以反映体内的氧供需状况。通过光纤肺动脉导管还可监测 SvO_2，抗休克治疗的理想 SvO_2 值是 70%。休克患者常表现为高代谢状态，保证足够的组织氧输送更为重要。组织供氧量（DO_2）表示为动脉氧含量和心脏指数的乘积，组织耗氧量（VO_2）表示为动静脉氧含量差和心脏指数乘积，氧摄取率 $ERO_2 = VO_2/DO_2$，正常为 0.25，超过 0.25 说明供氧不足。逐渐增加供氧量至耗氧量不再增加时表明组织供氧已能满足代谢需要。

测定氧供需指标需要通过肺动脉导管采血测混合静脉血氧，外周动脉取血测动脉血氧。结合心排血量计算结果。连续心排血量监测仪（CCO）在输入患者相关数据后可直接报出各种氧代谢指标。

七、脑电双频谱指数（BIS）

如条件允许，应对所有危重患者实施麻醉深度监测如 BIS。尚无研究证实休克时 BIS 值的变化一定和麻醉深度相平行，但确有动物研究显示，低血容量性休克时脑电图呈现出频率减慢和波幅加深的变化。BIS用于腹主动脉瘤腔内修复的患者，动脉夹释放后即刻即观察到BIS值下降，而生命体征的变化则10分钟后才显现。危重患者的麻醉药耐量是未知的且个体差异很大，应用麻醉深度监测滴定麻醉用药量，使循环更容易调控。

八、血栓弹力图(TEG)

严重休克患者常合并凝血功能障碍，TEG不仅可提供还能全面分析凝血形成反应时间及快速的ACT时间、血块溶解的全过程，还可分析凝血异常的原因、动态地评估血小板与血浆凝血因子的相互作用，具有动态性、及时性和准确诊断的特点。TEG应用于可能出现凝血障碍的患者，指导成分输血和抗凝治疗具有实用意义。

（王大亮）

第四章

烧伤患者的麻醉

第一节 烧伤患者手术的基础知识

一、烧伤的临床过程

烧伤患者部分或全部丧失了皮肤保持机体内环境稳定的功能，引起一系列复杂的病理生理变化，通常将烧伤临床过程分为四期：体液渗出期、急性感染期、创面修复期和康复期，各期之间相互交错，联系密切。

(一)体液渗出期

(1)毛细血管通透性增加，组织水肿。

(2)皮肤屏障作用丧失，大量水分经皮肤蒸发。

(3)伤后立即开始，体液渗出的量与烧伤严重程度成正比，6～12 小时最快，24～36 小时逐渐减小至停止，严重烧伤可能延续至 48 小时以上。

(二)急性感染期

(1)伤后 1～2 周出现。

(2)感染主要滋生地为创面，甚至出现全身脓毒血症。

(3)应尽早处理创面、消除病灶、防治休克，提高机体抵抗力。

(三)创面修复期

(1)创面肉芽组织的出现，机体形成初步的防御线，细菌自创面进入的机会减少。

(2)加强营养，增加机体抵抗力，积极消灭创面，防治感染。

(四)康复期

积极功能锻炼，常需多次整形修复。

二、烧伤面积的估计

目前应用较多的是九分法。

头部体表面积：9%(1 个 9%)；双上肢体表面积：18%(2 个 9%)；躯干含会阴：27%(3 个 9%)；双下肢含臀部：46%(5 个 9%+1%)。合计：11×9+1=100。

三、烧伤深度的估计

(一)Ⅰ度

红斑性烧伤,伤及表皮层,增生活跃,3～5 天可自愈,不留瘢痕。

(二)Ⅱ度

浅Ⅱ度:水疱性烧伤,伤及表皮层及部分真皮乳头层,如无感染不留瘢痕。

深Ⅱ度:伤及真皮乳头层以下,临床变异多。无感染,也可自愈,合并感染需手术植皮。

(三)Ⅲ度

焦痂性烧伤。全层皮肤烧伤甚至深及脂肪、肌肉等。

四、烧伤严重程度分级

(一)轻度

总面积 9%以下的Ⅱ度烧伤。

(二)中度

总面积 10%～29%或 10%以下Ⅲ度烧伤。

(三)重度

总面积 30%～49%或 10%～19%Ⅲ度烧伤;或烧伤面积不足 30%,但有下列情况之一者:①全身情况较重或已有休克;②复合伤;③中、重度吸入性损伤。

(四)特重度

总面积 50%以上,或Ⅲ度烧伤在 20%以上。

五、烧伤引起的药代及药效动力学变化

(一)药代动力学

血流动力学变化、肝肾功能改变、血清蛋白水平、酸碱失衡等导致药物吸收、分布、代谢、消除等各环节发生改变。

(二)药效动力学

烧伤对药效动力学影响最为显著的药物是肌松药,表现为烧伤面积＞25%TBSA 的患者对非去极化肌松药的敏感性降低;起效时间延长,维持时间缩短,需要量约为未烧伤患者的 1.5～3.0 倍。

(陈亚军)

第二节　烧伤患者的麻醉处理

严重烧伤患者病程长,整个治疗过程需要经受多次麻醉和手术,患者机体处于严重消耗状态,对麻醉和手术耐受性差,麻醉风险高。

一、烧伤患者围术期临床特点

(一)静脉通道建立困难

术前常需行深静脉穿刺置管或静脉切开,为保持通道畅通应妥善固定导管。

(二)手术创面大,失血量多

大面积切削痂手术创面大、出血多,失血常隐藏在纱布、敷料上,难以准确判断失血量,需根据血气分析或血常规中血红蛋白(Hb)下降情况判断失血量,Hb 每下降 10 g/L,失血 5～7 mL/kg。术中常需加快输血输液,才能及时得到容量补充。

(三)麻醉监测困难

通过体表获得信息的常规监测对于大面积烧伤患者通常无法应用。

(四)手术麻醉次数多

烧伤患者需多次接受手术治疗,多次麻醉则需考虑患者的耐受性、耐药性、变态反应性等问题。

(五)体温变化大

大面积烧伤患者由于皮肤功能的丧失,体温受环境温度的影响较明显。加之麻醉后血管扩张,体温大量散发及术中术后输入大量库存血均可使体温下降,小儿患者更加明显。体温过低易导致心律失常,术中需注意保温。

二、烧伤患者的术前访视和评估

(一)准确评估患者病情

包括患者烧伤总面积、深度及严重程度,烧伤的部位,以及拟实施手术的部位、手术面积等。

(二)循环功能评估

(1)患者既往有无高血压、冠心病等心脏疾病及其严重程度和治疗情况。

(2)根据患者血压、心率、中心静脉压、尿量、神志、心电图等综合评估患者的循环功能。

(三)呼吸功能评估

(1)明确患者是否合并吸入性损伤,有无呼吸困难、低氧血症。

(2)判断是否合并困难气道　烧伤患者面颈部烧伤引起颜面颈部焦痂、水肿,低蛋白血症进一步加重水肿,整形患者颜面颈部瘢痕形成都可能导致气管插管困难。

(3)根据肺部听诊、胸部 CR 片、血气分析结果、屏气试验、吹气试验等综合评估患者呼吸功能。

(四)肝肾功能评估

(1)肝功能障碍影响麻醉药物代谢,术前应询问患者病史,结合化验结果综合评估患者肝功能。

(2)对于烧伤患者,术前尤其注意尿量、血肌酐、尿素氮水平、血钾浓度,评估患者肾功能。

(五)其他

有无贫血、低蛋白血症、水电解质酸碱平衡紊乱等。

三、麻醉方法的选择及实施

(一)神经阻滞及椎管内麻醉

对于肢体小面积烧伤,如穿刺部位及周围皮肤完好,可采用神经阻滞或椎管内麻醉,尤其适用于烧伤后期的整形手术,麻醉方法和管理与常规无明显差别。

(二)静脉麻醉

(1)如手术部位表浅,手术时间短,患者一般情况好,术中易于保持呼吸道通畅,可以选择静脉麻醉,适用于小面积烧伤手术、清创、烧伤换药等。

(2)静脉麻醉通常选用复合用药模式:如镇静催眠药+镇痛药,镇静催眠和/或静脉麻醉药+镇痛药。

(3)静脉麻醉通常与其他麻醉方式如局麻、神经阻滞麻醉、椎管内麻醉联合应用。

(三)全麻

(1)全麻是最常选用的麻醉方法,可以保证呼吸道通畅及组织器官氧合,适用于各种烧伤患者。

(2)麻醉诱导:全麻诱导方式通常取决于患者气道情况。对于无困难气道患者,可常规快速诱导插管;如患者存在颜面颈部水肿、瘢痕等困难气道的表现,应保留自主呼吸插管。

(3)麻醉维持:可选择静吸复合麻醉或静脉复合麻醉维持。术中切削痂时手术刺激大,植皮时手术刺激减小,需及时调整麻醉深度。

(4)对于烧伤患者,去极化肌松药琥珀胆碱可引起高血钾导致致命性心律失常,且高血钾反应自烧伤后数天开始可持续到烧伤后 2 年,因此对于烧伤患者,即使烧伤痊愈,也应避免使用琥珀胆碱。

四、麻醉管理

(一)建立有效的监测和输液通道

(1)常规监测:血压、心率、脉搏氧饱和度、心电图、$PETCO_2$、尿量、体温等,有条件者加行血气分析监测。对于大面积烧伤患者,常存在袖带和心电图电极放置困难,通常需要选择可用的未烧伤区域行动脉穿刺置管测压,心电图电极以能引出心电图波形即可,可不考虑电极安放的标准位置。

(2)开放粗大的静脉通路,选择可用的未烧伤区域行中心静脉穿刺置管,必要时行静脉切开置管。

(二)呼吸管理

(1)大面积烧伤患者常合并头面部肿胀、口鼻咽喉部黏膜水肿,甚至导致气道梗阻,插管困难;整形患者头面颈部瘢痕挛缩常合并困难气道,对于上述患者麻醉诱导应保留自主呼吸插管。插管前备好喉罩、可视喉镜、纤维支气管镜。

(2)下呼吸道烧伤,坏死物脱落堵塞可导致肺不张甚至肺水肿,需及时进行气道吸引,必要时在纤支镜下行支气管内坏死物清除。

(3)大面积烧伤患者气管导管通常难以固定,去头皮等手术操作可能导致气管导管脱出,可用绷带缠绕打结固定。

(4)术中采用保护性通气策略,潮气量 6 mL/kg,必要时可加用 PEEP。

(三)循环管理

维持循环稳定是保证组织器官灌注的前提和基础。术中及时补充失血、失液量,使血液有足够携氧能力(Hb>70 g/L),纠正水、电解质酸碱平衡紊乱,必要时辅助血管活性药物,保证器官灌注。

(1)建立有效的循环功能监测:有创血压(IBP)、中心静脉压(CVP)、心率(HR)、尿量。

(2)烧伤切削痂出血多而迅速,1%体表面积的切削痂可能失血 100～200 mL。出血量多少依次为削痂>切痂>肉芽面清创。

(3)多个部位手术时常需多组医师同时进行,肢体手术通常需要驱血后上止血带,松止血带后出血多而迅速。

(4)创面常用肾上腺素纱布(1∶200 000)覆盖,掩盖低血容量症状。

(5)烧伤创面大失血多,经创面蒸发量大,容易造成低血容量,术中输液可在有效循环功能监测下进行,必要时可应用血管活性药维持血流动力学稳定。

(6)及时输血。容量复苏恢复组织灌注的同时,输注红细胞保证血液携氧能力。及时补充血浆,减少创面渗血,维持血液的胶体渗透压减轻组织水肿。

(7)烧伤手术时,有时需要以矢状轴为中心 180°翻身,翻身前应注意维持血压、心率平稳,避免翻身前、后低血压,厘清各种动静脉通道及监护仪导线,防止脱落。

(四)麻醉苏醒期管理

面颈、咽喉部肿胀、敷料包扎等不利于患者保持呼吸道通畅,术毕应待患者清醒、彻底清除呼吸道分泌物,呼吸功能完全恢复后拔管。

(陈亚军)

第五章

五官科麻醉

第一节　眼部手术的麻醉

成年人外眼手术一般均可在局麻下完成。斜视矫正术和眼睑成形术是小儿眼科最常见的外眼手术，需行全麻，对于合作的大龄儿童可在镇静止痛和局麻下施行。

一、斜视矫正术

现认为斜视患儿接受手术的年龄越早越好。通常手术时间均在 1 个小时内。气管插管或喉罩通气，静吸复合全麻或全凭静脉麻醉均可。在呼吸道管理有保障的情况下，也可选用氯胺酮间断静脉注射，不做气管内插管或喉罩通气。采用氯胺酮辅以利多卡因或丙泊酚则可获得更平稳的效果。实施此类手术的麻醉需注意以下问题：①斜视患儿可合并其他先天性疾病。②斜视矫正术由于牵拉眼肌，特别是内直肌时易引起眼心反射，术前应用足量阿托品有预防作用。术中监测心电图，一旦发生严重的心动过缓或心律失常，应暂停手术并作相应处理。③施行眼肌手术的患者发生恶性高热的比例大。如术中出现心动过速，呼吸频率加快，呼气末 CO_2 分压增高，但不能用麻醉浅解释者，应测体温。对于体温上升迅速，于 15 分钟内增高 0.5 ℃以上者，必须警惕恶性高热。④眼肌手术后易发生恶心呕吐，是由于眼胃反射所致，氟哌利多和甲氧氯普胺有预防作用。

术后通常不需要眼罩，因此要限制小儿手臂运动或用夹板固定，患儿虽然清醒了，但因眼部肿胀或眼药膏影响而造成视力不佳，使患儿很烦躁。斜视术后患儿的疼痛轻微，特别是小的儿童，通常非麻醉性镇痛药或可待因 1.0～1.5 mg/kg 口服可以缓解患儿的不适。眼肌手术的小儿术后恶心呕吐的发生率较其他眼部手术为高，在个别因长时间呕吐不能离院的患儿，要制止这一并发症的发生。采取的措施有，避免术前用麻醉性镇痛剂，麻醉前使用抗呕吐药。氟哌利多是很有效的抗呕吐药，术前 0.4 mg/kg 口服还可起到镇静的作用。

二、眼外伤

眼睛是人体组织中最精密的器官，但同时又相当脆弱。其他部位的外伤可以直接或间接地波及眼，如颅脑外伤。而眼外伤患者又常合并其他部位损伤，尤其是颌面部外伤。

随着科学技术进步，有关眼外伤的观点和治疗在不断改进，治疗效果取得了明显的进步。医师们已经不满足于单纯保存眼球，而是争取进一步恢复视力。20 世纪 80 年代以来最重要的技术进步是早期控制感染、显微手术的普及和玻璃体切割术的临床应用。这些技术进步使眼外伤急诊手术较以前更为精细和多样。麻醉科专业技术的发展与之相结合，促进了整体治疗水平的提高。

眼外伤急诊手术依手术大小，手术是否进入眼球，其麻醉处理有一定差异。局部麻醉以表面麻醉、结膜下浸润、球后麻醉、球周麻醉较常用。常用药为 0.25%～0.5%丁哌卡因、2%利多卡因。球后阻滞注意不可加用肾上腺素，因为视网膜中央动脉为一终末动脉，痉挛后会引起视网膜缺血而损害视力，尤其对于青光眼已成管状视野患者会使视力突然丧失。复杂的眼外伤手术刺激强，单纯局麻止痛不全，在局麻完善的基础上镇静止痛术可获得较满意效果。对于局麻和镇静止痛术难以完成的手术及不合作的儿童均选择全身麻醉。小儿简单的浅表外伤手术可采用以氯胺酮为主的静脉麻醉。

(一)小儿眼外伤合并上呼吸道感染的麻醉处理

小儿眼科急诊手术以眼外伤最常见。发病突然，病情急。为使创伤得到及时处理，减少继发感染，宜及早手术。然而据统计，小儿眼外伤合并上呼吸道感染者约占半数以上。其中 5 岁以下的儿童及转诊待手术时间 1 天以上者，合并上呼吸道感染者达 80%。其原因如下：①小儿全身免疫功能和呼吸道局部免疫功能不足，1 岁时 IgA 仅为成人的 5%，IgG 与呼吸道分泌的其他抗微生物物质也较成人低。而眼外伤可致机体暂时性免疫抑制，使患儿更易发生呼吸道感染。②小儿呼吸系统发育尚不完全，鼻道狭窄，缺乏鼻毛，局部黏膜的屏障作用弱。气管、支气管黏膜腺体分泌不足，表面干燥，影响纤毛运动，分泌物清除困难，使呼吸道感染容易发生。③眼部伤口未及时处理而发生感染。病原菌随分泌物从鼻泪管流入眼部引发上呼吸道感染。国外一组报告认为合并上呼吸道感染的小儿若行气管内麻醉，呼吸道并发症比不行插管者高 11 倍。在麻醉期间出现与呼吸道有关的异常情况者要比呼吸道无感染者多 2～7 倍。婴幼儿由于气管内径增生速度快于支气管和细支气管，当上呼吸道感染使黏膜充血肿胀容易发生气道梗阻。为了早期处理控制感染，手术不宜拖延，要综合眼局部和全身的情况决定麻醉时机。此类患儿麻醉前用药阿托品不宜减量，剂量 0.02 mg/kg 肌内注射或静脉注射。麻醉诱导力求平顺，避免患儿哭闹。术中注意气道管理，及时清除分泌物，避免频繁吞咽。若行气管内麻醉，术后应在恢复室或病房看护，不宜早离院。

(二)饱胃患者的麻醉处理

眼外伤急诊与其他外伤急诊一样，患者多为饱胃。全麻诱导前至少禁食 6 小时，禁饮 4 小时，而创伤、疼痛、焦虑、孕妇胃排空时间还要延长。眼外伤急诊患者多未禁食，如病情许可，可延迟数小时再行全麻手术。即便如此，仍不能保证胃内容全部排空。而婴幼儿禁食时间不宜过长，否则易发生酮症。全麻诱导仍要注意防呕吐和误吸。呕吐还可使眼压增高，对眼球穿通伤合并眼球内容物脱出病例极其危险。

饱胃患者麻醉行快速诱导气管内插管需由富有经验的麻醉科医师实施。术前 1 小时肌内注射或静脉注射甲氧氯普胺 10 mg 促进胃排空，但阿托品可拮抗甲氧氯普胺作用，不可同时使用。减少胃液量和提高胃液 pH 可用竞争性 H_2 组胺受体拮抗剂雷尼替丁等。预计无气道困难时，诱导前静脉推注阿托品减少分泌，减轻迷走神经张力。充分去氮给氧，静脉注射维库溴铵 0.2 mg/kg。当患者眼睑下垂时，表明肌松作用已发生，此时助手持续压环状软骨，以防胃内容反流。同时立即静脉快速注入硫喷妥钠 8 mg/kg 或异丙酚 2.5 mg/kg，起效后插入带套囊气管导管。术毕拔管时仍要防止呕吐和误吸。

(三)麻醉中呼吸管理

眼科急诊手术患者的头面部及颈部均被无菌巾覆盖，短小手术有时不做气管插管亦不用喉罩通气，维持呼吸道通畅尤为重要。麻醉机和负压吸引器必须在手边备好，随时可用。放置合适的头颈部位置，密切观察患者的呼吸运动，可及时发现呼吸道轻微的梗阻情况。无创脉搏血氧饱和度监测很有必要。用喉罩通气时，头位改变或喉罩固定不牢也可发生通气不畅。

(四)小儿全麻时体温监测

小儿体表面积相对较大，其体温易受环境温度的影响，所以麻醉期间体温变化大。尤其小儿眼科急诊合并上呼吸道感染时，由于感染发展、手术创伤，可引发高热，所以必须重视体温监测。术中如出现心动过速，呼吸频率加快，但不能用浅麻醉解释者，应立即测量鼻咽温或肛温。确诊高热后要积极采用降温治疗，以物理降温为主，使体温降至 38.5 ℃以下。对于体温上升迅速于 15 分钟内增高 0.5 ℃以上者，必须高度警惕恶性高热。恶性高热越早诊断越好，并立即治疗。首先立即停用所有触发恶性高热药物，用纯氧过度换气，更换麻醉机和钠石灰，立即应用坦屈洛林，该药是逆转恶性高热关键性用药。如10 mg/kg无反应，可用到 20 mg/kg，直到病情稳定，再加上强有力降温措施，$NaHCO_3$ 纠正酸中毒，治疗高血钾，维持尿量不少于每小时1 mL/kg。待病情稳定后转送 ICU 继续治疗。

三、眼内容物剜出术

眼球摘除术需完善的止痛和预防眼心反射。眶内肿瘤摘除术也会发生眼心反射。术中出血可沿鼻泪管进入呼吸道，应选择气管内全麻，做好气道保护。

四、急性闭角型青光眼急性发作患者的麻醉问题

该病是眼科急诊之一，需要在最短的时间内降低眼压，开放房角，挽救患病眼的视功能。降眼压药可同时应用，但也不必被动等待眼压下降，特别是反复用药效果不佳者。必要时需做前房穿刺术，有条件者行周边虹膜成形术，开放房角，缓解急性发作过程。或行小梁切除术等滤过手术，降低眼压。

在手术前及术后，均需积极用药控制高眼压。根据药物的化学结构和药理性质，抗青光眼药可分为五大类，即拟副交感神经药、拟肾上腺素能药、肾上腺素能阻断药，碳酸酐酶抑制剂和高渗脱水剂。对于眼压顽固不降的难治性青光眼急诊手术，在术前 1.5 小时给予静脉滴注 20%甘露醇 250～500 mL，或口服 50%甘油盐水 2.5 mL/kg。麻醉前需注意局部用药如频繁点药过量，经鼻泪道吸收可引起全身性不良反应，如低血压、心动过缓、低血钾、代谢性酸中毒、高血糖等。

未经手术的闭角型青光眼禁用肾上腺素、胆碱能阻断药、安定类镇静药，以上药物均可散瞳，于闭角型青光眼不利。氯胺酮可升高眼压和颅内压，琥珀酰胆碱致眼外肌成束收缩，使眼内压急剧升高，以上药物对急性青光眼患者单独使用时属禁忌。青光眼手术局麻多采用球后阻滞及上直肌浸润。

五、白内障、角膜移植或角膜、巩膜修复术

对于合作的成年人均可选择局麻或镇静止痛术，对不合作的儿童及复杂内眼手术则选择全

麻。双侧先天性白内障越早手术越好，因为它严重阻碍了对视网膜的刺激，妨碍视力的正常发展。单侧完全性先天性白内障也应在出生后头几个月内摘除，以防止剥夺性弱视。许多行先天性白内障摘除术的小儿，在出生后几天或几周即应接受手术。麻醉科医师要注意高氧引起的成熟前视网膜病变，因为直至出生后协同视网膜血管才长全。尽管视网膜病变是多因素的，但观察者仍建议吸入 O_2 浓度控制在维持氧分压于 8.0～10.7 kPa(60～80 mmHg)。保持眼内压稳定，避免眼内容被挤出，因此必须保持足够深度的麻醉，直到伤口完全关闭。

六、眼底手术

视网膜脱离修补术、玻璃体切割术等眼底手术通常需 1～3 小时，对于合作的成年人一般局部麻醉加镇静术即可，复杂的网脱及玻璃体切除手术则需气管插管吸入麻醉。网脱术中牵拉眼外肌转动眼球是必需的操作，可引起眼-心反射。通常采用玻璃体内注气的方法作为辅助的治疗手段，当吸入 70%N_2O 时，玻璃体注入 1 mL 空气，30 分钟时会变成 2.4 mL，60 分钟时会变成 2.85 mL，因 N_2O 较氮气在血中溶解性更高，因而 N_2O 可更快地占据有空腔的地方。增大的气泡可导致眼压急剧、显著增高，影响视网膜的血循环。当停止吸入 N_2O 时，气泡会因 N_2O 快速消失而迅速缩小，这也将干扰手术的效果。因此，在注气前 15～30 分钟应停吸氧化亚氮。以注入硅油代替注入惰性气体，可避免使用氧化亚氮的顾虑。难度高的视网膜脱离修补术，常要求术后即刻改成俯卧位，以提高复位的成功率。全身麻醉难以做到，而镇静止痛术加局麻常可达到此要求。

（王大亮）

第二节　耳鼻咽喉部手术的麻醉

一、耳部手术

多数耳部手术不涉及呼吸道，但术中头部被消毒巾覆盖，麻醉者远离患者头部，应重视气道及呼吸管理。时间短暂简单的耳部手术多在局麻下完成。涉及前庭的某些手术，由于对平衡功能的影响，患者术中可出现失平衡感，应防止发生意外。中耳及内耳手术(包括电子耳蜗植入术)手术时间长，应在全麻下施行。

在用筋膜移植物行鼓室成形术时，在放置移植物过程中及之后，要避免用 N_2O，因为 N_2O 会在密闭的腔隙中弥散，并增加腔内的压力，这样会使移植物移位。而在咽鼓管不通的患者，吸入 N_2O 会使鼓膜穿孔和出血。儿童接受较长时间的手术时，应监测体温。常用静吸复合全麻。在关闭中耳前应停止吸入 N_2O 15 分钟以上，并用空气冲洗中耳腔。某些病例术中行面神经诱发电位监测，肌松药的用量应控制在测定时 T4/T1＞20%。一般情况下耳部手术出血量不多，但出血使显微手术野不清，可取头高位10°～15°，以利静脉回流。术者常局部使用肾上腺素，应注意其全身作用。

中耳手术经常涉及面神经周围的分离，为防止术后面神经麻痹，术中需检查面神经的刺激征和对伤害刺激的运动反应。长效肌松药明显使外科神经刺激变得迟钝，使用时应注意。也有报道，面肌对潘库溴铵的敏感性较骨骼肌稍差，肌松监测 T4/T1 在 18%～98%范围，均可诱发面肌动作电位。且面神经监测均在手术中、后期进行，此时神经肌肉阻滞处于不同程度的恢复期，术中行面神经诱发电位监测是可行的。

二、鼻腔及鼻旁窦手术

多数鼻腔及鼻旁窦手术可在局麻下完成。随着鼻内镜手术的开展，鼻腔手术范围扩大。全麻下控制性降压可减少术中出血，保持术野清晰。异氟烷吸入全麻有降压作用，可控性好。为避免麻醉过深，可合用硝普钠降压，术中保持出入量恒定。降压期间最好停吸氧化亚氮，以增加吸入氧浓度。气管导管套囊除充气外，应在下咽部填塞纱布。为减少术野渗血，可取头高位 10°～20°。术中常用肾上腺素棉片止血，应注意对心血管系统的影响。术毕鼻腔填塞止血，应在完全吸尽残血待清醒后拔除气管导管，确保经口呼吸通畅。需术中监测尿量者，术前应留置导尿管。

鼻腔及鼻旁窦手术后，多在术后两天将镇塞的纱条自鼻腔及鼻窦中取出，取纱条时患者常疼痛难忍。有的医院开展氯胺酮-咪达唑仑镇静止痛术用于鼻腔术后的换药，首先静脉注射咪达唑仑 0.03 mg/kg，3 分钟后静脉注射氯胺酮 0.3 mg/kg，待患者神志淡漠时便可开始换药。术中与患者保持语言联系，必要时追加首量 1/3～1/2 的氯胺酮，不使患者意识消失。镇静过深可抑制吞咽反射，术中发生呛咳。年老体弱者应酌情减少用药量。

三、扁桃体切除术的麻醉

扁桃体切除术是常见的耳鼻咽喉科手术，多见于儿童。儿童扁桃体手术应选用全身麻醉，成人扁桃体切除术可选用局部麻醉。

(一)术前估计

仔细询问有无出血倾向的个人史和家族史。有时候通过询问病史可发现一些不常见的疾病，如Von Willebrand病。术前实验室检查应包括凝血酶原时间、部分促凝血酶原时间、血小板计数和出血时间。检查口咽部，了解扁桃体的肿大程度，估计是否影响面罩通气及气管插管。若双侧扁桃体增大至几乎相连接，麻醉诱导后可能发生严重的呼吸道梗阻，而且经口气管插管难度极大。对于儿童还应检查有无松动的牙齿，避免手术放置张口器引起牙齿脱落。

(二)麻醉管理要点

全身麻醉患者应行气管内插管，而且气管导管必须带完好的套囊，以防止血液流入气管。

对于有气道阻塞的患者，麻醉前避免使用镇静剂、麻醉性镇痛剂或安定类药物，仅给予阿托品即可。合并阻塞性睡眠呼吸暂停综合征的患者，若术前在睡眠时发生严重的呼吸道梗阻，全身麻醉诱导可引起类似睡眠状态的咽部肌肉松弛，导致面罩通气困难，过多的咽部组织也使喉镜难以暴露声门。唐氏综合征患者有巨大舌和不稳定的寰枕关节。对于此类患者麻醉诱导应保留自主呼吸或在清醒表面麻醉下进行气管内插管。对于不合作的儿童，可选用吸入麻醉诱导。无气道梗阻的患者可选用静脉麻醉诱导。气管插管前在声门和声门上部使用 2%的利多卡因进行表面麻醉可降低术后喘息和喉痉挛的发生。麻醉维持可选用吸入麻醉、静脉麻醉或静吸复合麻醉，使用肌肉松弛剂以防止患者术中挣扎、咳嗽或用力。麻醉深度要达到松弛下颌肌肉和咽部肌肉，并能抑制喉反射。

开口器放置不当或手术操作可引起气管导管受压、扭曲、移位或脱出，因此在整个手术过程中必须严密监测呼吸音和气道压力，以了解气道是否通畅。

扁桃体切除术的患者手术结束后在麻醉恢复期间应保持“扁桃体体位”(侧卧头略低位)，以便于血液和分泌物排出口腔。待患者完全清醒，肌力及气道反射完全恢复，并彻底吸除咽部残余血液和分泌物后方可拔除气管导管。拔除气管导管后，继续保持患者的侧卧头低位，以防血液或分泌物流入声门引起喉痉挛，吸入100%氧气，并观察呼吸是否通畅。在麻醉后监护室，患者经面罩吸入湿化的氧气。转出麻醉后监护室之前应检查患者口咽部是否干净。

(三)扁桃体术后出血的麻醉处理

小儿扁桃体切除术后出血多发生在术后6小时内，通常是慢性渗血，这是扁桃体切除术后最常见的并发症。在出血未被发现之前，患者一般可吞入大量的血液。此时患者可出现呕血、心动过速、频繁吞咽、皮肤苍白和呼吸道梗阻。由于患者将血液吞至胃内，因此，往往低估了出血量。

对于低血容量的患儿，麻醉诱导可引起低血压甚至心搏骤停。避免应用术前药，术前备足血液成分，并且开放足够大的静脉通路以保证复苏的需要。对于出血和低血容量的患儿，麻醉诱导可导致严重低血压，甚至心搏骤停，所以麻醉药用量宜减少。麻醉诱导前备好两台吸引器和一根比拟用气管导管小一号的带管芯的气管导管。麻醉诱导时助手应吸尽口咽部的血液，将患者置轻度头低位，快速诱导时须压迫环状软骨，以防止血液和胃液被误吸至气管，诱导时手术医师也应在场。诱导完毕后经鼻放置胃管。手术结束后在患者完全清醒状态下拔管是最安全的。

四、喉镜、支气管镜检查术的麻醉

喉镜、支气管镜检查术全身麻醉的目的是防止患者体动，减轻喉和气管反射，松弛颌肌，便于气道的器械操作。术后要求苏醒迅速，恢复气道反射，维持足够的通气和氧合，减轻心血管反应。对于老年患者，尤其是合并高血压、冠心病者，行喉镜、支气管镜检查时，由于器械严重刺激气道，可引起高血压、心动过速、心肌缺血，甚至心肌梗死。此外，在浅麻醉下，刺激喉部可引起心动过缓和心律失常。

采用多种麻醉技术和麻醉药物可以达到上述目的。为了获得良好的手术环境，可静脉使用肌肉松弛剂，可选用顺式阿曲库铵、罗库溴铵、维库溴铵或琥珀胆碱。持续静脉注射琥珀胆碱的优点是可使患者术后迅速恢复气道反射。如果怀疑气道存在通气困难，必须在清醒下对患者做直接喉镜检查，以评估插管困难程度。全麻醉时加用喉头、气管内表面麻醉，可减少全身麻醉药的用量，并易于维持麻醉的平稳。术中可因器械刺激气道出现高血压、心动过速和心律不齐，经加深麻醉仍无改善时，静脉注射或局部使用利多卡因，并静脉注射小剂量芬太尼(1～2 μg/kg)或瑞芬太尼可缓解上述交感反应，必要时还可使用β受体阻滞剂。

喉镜、支气管镜检查麻醉管理的关键在于通气模式的选择。对于喉镜检查术，呼吸道管理的常用方法之一是插入大套囊小管径的气管导管，如于成人可插入内径为5.0～6.0 mm的气管导管。气管插管的优点是易于控制呼吸，便于监测呼气末CO_2，并可预防组织碎片进入下呼吸道。气管插管的缺点是在激光手术期间可导致气道烧伤或干扰术野。对于多数喉镜检查术来说，气管插管通气安全可靠。喉镜检查通气方式还可选用喷射通气。喷射气体可经声门下或声门上途径进入肺内。声门下喷射通气时，可将喷射针或柔软的管子插至声门下方。这种通气方式的缺点是当较大的气道异物位于喷射气体的上方时，可发生球形活瓣现象，即在吸气时气体可进入气管内，呼气时气体呼出受阻，气道压力增加，可引起皮下气肿或气胸。声门上喷射通气的方法是将14G的钝针插入直喉镜的侧孔进行喷射通气。由于喷射通气不能监测呼吸气体，因此，主要通过观察胸廓运动以判断通气是否足够。脉搏血氧饱和度监测对氧合功能的判断很有帮助。利用血气分析也有助于估计喉镜检查时喷射通气状况。

支气管镜检查术与喉镜检查术的麻醉有许多相同之处。在全身麻醉诱导后可用4%利多卡因喷布喉头、气管及支气管，充分显效后即可置入支气管镜。支气管镜通过声门后，将喷射通气装置或Jackson-Rees T管装置与支气管镜侧孔相连接，做喷射通气或辅助呼吸。在支气管镜检查术中，保留自主呼吸较为安全。但在喷射通气或以其他方式控制呼吸有效的前提下，也可使用短效肌肉松弛剂，以获得良好的手术环境，并可减少全麻药的用量。术后注意监护，警惕显微喉镜术后心肌梗死或缺血的发生。

五、气道异物取出术的麻醉

气道异物以1～3岁小儿多见，异物多为花生米和瓜子。多发生在右侧支气管，较大异物嵌在气管或两侧支气管均有异物时可造成严重的呼吸道梗阻。气道异物取出术的麻醉要求是有效地抑制气管、支气管反射，防止患者剧烈咳嗽和支气管痉挛，同时又要保证患者足够的通气，防止术中严重缺氧。

（一）全身麻醉药物的选择

1.氯胺酮复合羟丁酸钠

氯胺酮复合羟丁酸钠使用的优点是对气管、支气管反射抑制作用肯定，缺点是气道分泌物增多，苏醒延迟，故这两种药已很少用于此类手术的麻醉。

2.丙泊酚复合芬太尼或瑞芬太尼

丙泊酚复合芬太尼或瑞芬太尼的优点是起效快、作用时间短、苏醒迅速。缺点为对呼吸、循环仍有一定的抑制作用，应加强呼吸循环系统的管理。

3.吸入麻醉药

吸入麻醉药如氟烷、七氟烷，优点是起效快，对呼吸抑制轻，苏醒迅速。麻醉方法通常为经面罩通气吸入麻醉药，麻醉达到一定深度后置入支气管镜。缺点为术中吸入麻醉药难以通过支气管镜吸入而加深麻醉。

（二）麻醉管理要点

（1）饱胃小儿注意预防误吸。麻醉诱导时轻压环状软骨，插入气管导管后放置粗胃管，充分抽空胃内容物。之后，将气管导管拔出，插入硬支气管镜进行手术。手术医师必须做好紧急气管切开术或环甲膜切开的准备，以防部分气道阻塞突然转变成完全阻塞。

（2）为减少全身麻醉用药，更有效地抑制气道反射，在置入支气管镜前，应用2%～4%利多卡因（最大量4 mg/kg）充分表面麻醉口咽、喉、气管及支气管。

（3）术中通气模式多采用保留自主呼吸并辅以高频喷射通气。但应该注意，经支气管镜通气时，由于支气管镜管腔狭窄，不能进行有效的气体交换，加之支气管镜周围大量漏气，可引起通气不足，导致缺氧和高碳酸血症。上述情况一旦出现，应立即将支气管镜退至气管进行有效的通气。

（4）在检查气道过程中一旦发生支气管痉挛，应加深麻醉，雾化吸入沙丁胺醇（舒喘灵）或静脉注射支气管扩张药。若术中病情突然恶化，严重缺氧，应怀疑并发气胸。

（5）取出异物后检查所有气管支气管树，以明确有无其他异物或碎片。为了预防术后肺不张，需要反复刺激和吸引梗阻部位的分泌物。术后应给予类固醇激素（地塞米松0.1 mg/kg）和抗生素，并吸入湿化的氧气。术后严密观察病情，及时处理呼吸抑制和喉头水肿等并发症。

六、气道激光手术的麻醉

激光是受激辐射产生的一束波长相同、光子相同、同一方向运动的单色光。激光产生的能量可被生物组织吸收并转变为热能。由某种激光媒质产生的特定波长的激光对组织产生不同的作用。波长越长，组织对激光能量的吸收就越多；相反，短波长的光束容易发生散射。例如，在电磁光谱的红外部分中，CO_2 激光波长相对较长。CO_2 激光束几乎被组织表面全部吸收，并通过气化细胞水分而破坏组织，因而适用于喉及声带病变的表浅手术。钕-钇-铝-石榴红激光其波长仅为 CO_2 激光波长的 1/10，其能量可被深处的含有色素的组织所吸收，故适用于深部肿瘤的热切除。此外，钕-钇-铝-石榴红激光可在柔软的纤维光学仪器中传播，而 CO_2 激光则必须直接瞄准目标。气道激光手术麻醉的关键是如何防止激光引起的气道燃烧及其对正常组织的损伤。

（一）激光的危险

激光手术确实为手术医师提供了许多方便，如手术切除精确，术野无器械妨碍，并可减轻组织水肿和出血。然而，使用激光也有一定的缺点和危险。激光可损害其他组织，如眼睛。使用激光有增加手术室火灾的危险，燃烧时可产生有害的烟雾。因此，气道激光手术的麻醉关键是如何处理激光所造成的意外事故。

1.眼睛损伤

CO_2 激光最初被角膜的含水组织吸收，而钕-钇-铝-石榴红激光则可达含有色素的视网膜，从而引起眼睛损伤。除此之外，激光可灼伤皮肤，因此，所有毗邻术野的皮肤应使用湿纱布或毛巾加以保护。

2.燃烧

气道内燃烧是激光手术威胁患者生命安全的并发症。国外已有大量的气道燃烧的病例报道，气道燃烧的最大危险是点燃气管导管，所有非金属的气管导管均有被激光点燃的可能。采用非插管技术如喷射通气或间歇呼吸暂停可以预防气管导管的燃烧。喷射通气去除了激光通道中的可燃物质，但同时也增加了将烟雾和碎片吹入气管和下呼吸道的危险，激光束仍可击穿气管和支气管。金属导管可免除燃烧的危险，但金属导管也有一些缺点，如没有套囊、导管笨重、柔软性差，还可能损伤声带。此外，激光束可被金属导管反射出管外，引起导管毗邻气道组织的损伤。

防止非金属导管燃烧的方法是在导管外包裹箔片，可防止激光击穿和点燃导管。使用箔片保护导管时应注意：①如包裹太紧时可使柔软的导管扭结。②粗糙的箔片边缘可损伤黏膜表面，箔片可能碎裂并被吸入呼吸道。

气管导管的套囊极薄，易被激光击穿，可用盐水浸湿的纱布包裹套囊或将套囊充以盐水以保护套囊。套囊中的液体可吸收热量。套囊一旦被击穿，流出的液体将有助于熄灭火焰。在套囊中加入亚甲蓝，有助于及时发现激光击穿套囊。使用专门用于 CO_2 激光手术的特殊气管导管，可有效地预防气道燃烧。

除此之外，还应采取如下措施预防气道燃烧：①尽可能使用最低的吸入氧浓度（FIO_2）。②使用水溶性软膏。③纸制品应远离术野。④使用最低有效的能量设置。⑤尽量避免持续使用激光。⑥手术野应保持潮湿。

一旦发生气道燃烧事故，应采取如下措施处理：①立即终止通气，阻止火焰向气管支气管树蔓延。②钳夹气管导管，断开与呼吸回路的连接，关闭氧源。③拔除气管导管。④如果在气道内的气管导管仍有残余燃烧，立即用盐水或水熄灭。⑤面罩通气。⑥重新插入气管导管或直型支气管镜。⑦用支气管镜检查气道并清除碎片。⑧用湿化氧气通气。⑨送 ICU 密切观察。

3.有毒烟雾

激光引起组织燃烧产生的烟雾主要由炭化的细胞碎片、水蒸气和碳氢化合物组成。

(二)钕-钇-铝-石榴红激光手术

钕-钇-铝-石榴红激光手术主要用于姑息性切除可引起气道梗阻、塌陷和感染的支气管肿瘤。此类手术除了可引燃气道外,还可引起气管、支气管穿孔和支气管痉挛。气道穿孔可导致大血管穿孔,招致难以控制的致命性出血。

七、阻塞性睡眠呼吸暂停综合征手术的麻醉

阻塞性睡眠呼吸暂停综合征(obstructive sleep apnea syndrome,OSAS)是指睡眠时因上呼吸道塌陷或阻塞而引发阵发性呼吸暂停或低通气,并由此引起血氧饱和度下降和频繁觉醒,从而导致日间的不适症状。OSAS 患者睡眠时上气道狭窄、软组织松弛、舌根松弛后坠,吸气时在胸腔负压的作用下,软腭、舌根坠入咽腔紧贴咽后壁,造成上呼吸道阻塞,这是引起阻塞性睡眠呼吸暂停的主要原因。OSAS 可见于多种疾病,如肥胖、鼻部疾病、扁桃体肥大、肢端肥大症、甲状腺功能减退症等。

(一)OSAS 主要病理生理及并发症

OSAS 患者睡眠时反复的呼吸暂停及低通气,导致低氧血症和高碳酸血症,严重者可导致神经调节功能失衡,儿茶酚胺、肾素-血管紧张素、内皮素分泌增加,内分泌功能紊乱及血流动力学改变等,造成组织器官缺血、缺氧,多系统、多器官功能障碍。由于个体差异,器官功能损害的临床表现及严重程度也有很大的不同。心、肺、脑血管严重损害可导致肺动脉高压、高血压、夜间心律失常、心肌缺血或心绞痛、心力衰竭和记忆力衰退。

(二)OSAS 手术的麻醉管理

OSAS 患者内科治疗效果不佳时需行手术治疗。手术疗法目前多采用悬雍垂腭咽成形术。此法经口摘除扁桃体,切除部分扁桃体的前后弓、包括悬雍垂在内的部分软腭后缘,增大口咽和鼻咽入口直径,减少腭咽括约肌的容积,以防止睡眠时的上气道阻塞。成人 UPPP 麻醉方式可选用局部麻醉或全身麻醉。但肥胖的 OSAS 患者因舌肥厚、悬雍垂粗大以及软腭宽松,采用局部麻醉效果较差,患者痛苦难以配合手术。全身麻醉则克服了局部麻醉的缺点。但是,不管是采用局部麻醉还是全身麻醉,UPPP 术并非绝对安全。部分 OSAS 患者可因镇静镇痛药、肌肉松弛剂的使用而致上呼吸道塌陷,或因术中、术后局部水肿,分泌物潴留等因素而导致呼吸道严重梗阻,甚至因严重缺氧而死亡。因此,OSAS 患者麻醉时必须注意以下几个方面。

1.麻醉前访视与评估

对 OSAS 患者的病情进行全面评估,详细了解上呼吸道阻塞的严重程度,明确其全身状况和重要器官功能损害的程度,并充分做好处理困难气道的准备。一般情况下,OSAS 患者麻醉前不宜使用镇静镇痛类药物,以免引起严重呼吸道梗阻。若需要使用时,也应在严密监测下谨慎使用。为减少麻醉诱导后发生反流误吸,肥胖患者麻醉前还可服用 H_2 受体拮抗剂(如雷尼替丁)和甲氧氯普胺。

2.麻醉诱导

由于麻醉诱导后可能出现呼吸道阻塞、通气功能下降和插管时间延长,OSAS 患者在插管过程中更易发生低氧血症,对已伴有低氧血症和并发肺疾病的患者更为危险。因此,术前估计有严

重困难气道的患者，宜采用清醒气管内插管。已有心肺功能损害的患者，清醒插管前须谨慎给予镇静镇痛药物，插管前应充分表面麻醉咽喉及气管黏膜以减轻插管反应。为了预防术中或术后早期发生急性呼吸道梗阻，国内有学者建议有下列情况的重症 OSAS 患者，手术麻醉前应在局麻下行预防性气管造口术：①患者睡眠期最低 SaO_2 低于 50%。②每小时呼吸暂停和低通气次数大于 50 次/时。③合并较严重的心、肺和脑并发症。④有严重的缺氧表现。⑤体胖、颈粗短、舌根肥厚后坠者。

3.术中麻醉管理

为了保证足够的通气，避免发生低氧血症和二氧化碳潴留，术中应控制呼吸。术中口内操作可引起导管扭曲、折叠、滑脱等异常情况，因此，必须严密监测呼吸音、SpO_2，有条件者还应监测呼气末二氧化碳，间断性进行血气分析。对于术前合并高血压、心肌缺血、心力衰竭或心律失常的患者，充分做好循环功能的监测，术中应尽力维持血流动力学的稳定。持续监测心电图有助于及早发现和治疗心律失常及心肌缺血、梗死等并发症。病情严重者或极度肥胖患者袖带测压难以进行时，应考虑持续监测动脉压。

4.麻醉后处理

OSAS 患者术后必须严格掌握拔管指征。待患者完全清醒、气道反射和肌力恢复正常、呼吸功能恢复良好后方可拔管。部分患者拔管后可因麻醉药或肌松药的残余作用、伤口局部出血或水肿而造成急性呼吸道梗阻，甚至窒息死亡。因此，拔管前必须做好紧急通气的准备。拔管后严密观察呼吸是否通畅、氧合是否良好、创面有无出血以及循环功能是否稳定。患者返回病房后仍需严密监测呼吸和循环情况，常规给氧，及时清除口腔内分泌物或血液。如果条件许可，病情严重者术后当晚应在麻醉监护室度过。

UPPP 术后咽喉部疼痛剧烈，在严密监护下可使用 PCA。但 PCA 可引起或加重呼吸道梗阻，应高度警惕。上述情况一旦出现应立即停用 PCA。对于伴有神经系统疾病、低氧血症、心肺功能不全或仍有严重气道阻塞症状的 OSAS 患者，不宜使用 PCA。

八、全喉或部分喉切除术

喉切除创伤大，范围广，刺激强。部分患者伴有气道梗阻和喉解剖上的异常，给气管插管带来困难。术前应做纤维喉镜或间接喉镜检查。对预计插管困难者不宜快速诱导，有些病例麻醉前无气道梗阻，但使用镇静及诱导药物后，可立即出现明显梗阻，应有所准备。对于有气道梗阻的病例，全麻前先于局麻下气管造口，经造口气管插管，采用静吸复合全麻。导管妥善固定。术毕需更换用于气管造口的专用导管，但因这种导管多不能与麻醉机相接，故更换前呼吸功能应恢复完全，必要时拮抗残余肌松作用。喉切除患者多长期吸烟或患有慢性支气管炎，术中应及时吸除气道分泌物，换管前应吸净残血，注意吸引时间不宜过长。

九、耳部手术

耳部手术因麻醉者远离患者头部，呼吸管理仍然是麻醉的重点。由于耳部手术的特殊性，因此，耳部手术麻醉也有其特点。耳部手术多数可在局麻下完成。估计手术超过 2 小时，操作较困难，尤其显微外科手术，则多在全麻下进行，常气管内麻醉。

对于耳部手术麻醉，麻醉医师首先要考虑的问题包括氧化亚氮对中耳的影响、面神经的保护以及控制出血。

耳部手术术中常需要辨认面神经，并加以保护。手术医师术中需要分离出面神经并通过监测脑干听觉诱发电位和耳蜗电图来确认其功能。如果选用阿片类药物复合肌肉松弛剂，将掩盖30%的肌肉反应，但也有证据显示，在使用肌松药完全消除鱼际肌电刺激反应时，此时电刺激面神经，仍可产生明显的肌肉收缩反应。因此，对于需要监测面神经功能的手术，肌松药并非绝对不能使用。

精细的中耳手术应尽可能减少术野出血。减少出血的有效方法是维持相对低血压(平均动脉压比基础值低25%)。鼓室管内注射1∶1 000的肾上腺素可收缩血管，但必须严格抑制肾上腺素的用量，防止肾上腺素用量过多引起的心律失常和血压的剧烈波动。

中耳和耳窦是充满空气的不可扩张的腔隙，腔内气体一旦增多将引起腔内压力升高。氧化亚氮可顺着浓度梯度扩散到充满空气的中耳，其进入中耳的速度比氮气从中耳逸出的速度快。当中耳内部压力达到2.0～3.0 kPa时，咽鼓管被动打开。使用氧化亚氮5分钟，即可使中耳压力升高，而且超过咽鼓管自动减压的能力，从而导致中耳压力急剧上升。在鼓膜置换或鼓膜穿孔修补的手术过程中，应停用氧化亚氮。若不能停用氧化亚氮者，在植入鼓膜移植片之前，应限制氧化亚氮的浓度在50%以下，以防中耳压力过高引起移植片的移位。

停用氧化亚氮之后，中耳内的氧化亚氮迅速减少，并形成近似真空状态而产生负压。中耳负压可导致严重的中耳炎、中耳小骨尤其是镫骨脱落和听力损害，这些并发症可持续6周以上。氧化亚氮可增加术后恶心呕吐的发生率，这是由中耳负压所引起的。小于8岁的患儿术后呕吐更为常见，术后应使用抗吐剂。

(冯　轲)

第三节　口腔颌面部手术的麻醉

一、上颌骨/下颌骨截骨术(正颌术)

颌面部畸形常通过外科手术截去部分上/下颌骨，去骨植骨固定等操作达到矫正的目的。此类手术应选择全身麻醉。

(一)术前评估和准备

1.术前评估

(1)多数正颌手术的患者为年轻健康患者，一般身体状况良好。除非存在特殊情况，通常基本的辅助检查即可。

(2)因需经鼻气管插管，术前应评估患者双侧鼻腔的通畅情况。

(3)尽管选择经鼻气管插管，也应常规预测困难气道。

(4)对于拟行控制性降压的患者，术前应了解有无相应的禁忌证。

(5)特别注意了解有无药物过敏史和特异质反应。

(6)手术时间一般较长、范围较广，术前应充分和患者沟通，做好心理准备。

2.术前用药

(1)对于紧张患者,术前一天晚间睡前给予艾司唑仑,以保障良好的睡眠。

(2)术前应常规给予阿托品 0.5 mg,或东莨菪碱 0.3 mg 肌内注射。

(二)麻醉实施

1.麻醉诱导

必须选择经鼻气管插管,最好使用鼻腔异型气管导管。

(1)快速诱导:快速诱导经鼻气管插管的前提是必须保证能够顺利通过后鼻孔,且在插管不顺利时可以面罩通气。诱导用药可给予丙泊酚、芬太尼、咪达唑仑、琥珀胆碱。可先将气管导管通过后鼻孔,然后将鼻腔外导管弯曲于面罩内进行快速诱导。也可诱导后,再经鼻放置气管导管。

(2)清醒诱导:通常可在保留患者意识的条件下,顺利完成经鼻气管插管。成功的关键是充分的鼻腔收缩、表面麻醉(鼻腔、口咽腔、气管内)和适度镇静。可用丁卡因和麻黄碱棉条交替填塞鼻腔,并依次表面麻醉口咽腔和气管内黏膜。同时给予适量咪达唑仑镇静。在此基础上盲探经鼻插入气管导管。如遇插管困难,可借助纤维支气管镜引导完成。插管成功后,依次给予静脉麻醉药和肌松药完成诱导。

2.麻醉维持和管理

(1)麻醉维持:吸入七氟醚/异氟醚复合氧化亚氮,或丙泊酚复合瑞芬太尼/舒芬太尼(TIVA)维持麻醉均可。也可采取静脉吸入复合麻醉,或先以吸入麻醉为主,手术后期改为静脉麻醉,以减少清醒期躁动发生率。

(2)术中管理:①确保有效的镇痛,特别是在麻醉的前、中期和截骨操作时。②妥善固定气管导管,以免术中导管滑出或与麻醉机接口脱离。③必要时实施下咽填塞,并确保呼吸道的隔离。④可行控制性降压,以减少术中出血。⑤确保有效的静脉通路,放置导尿管,以满足术中输血及补液需求。⑥加强监测,包括循环、呼吸、体温监测。如手术时间冗长或考虑有较大量的出血,应进行有创动、静脉监测。根据情况监测动脉血气和血糖。⑦手术开始后静脉给予地塞米松 10 mg,以减轻组织水肿。

(3)清醒期及术后管理。①正确选择拔管时机:术后待患者完全清醒,咳嗽有力,保护性反射恢复,自主呼吸频率>12 次/分,潮气量 10 mL/kg 以上,无明显活动出血和局部组织严重水肿,方可拔除气管导管。手术创伤较大或局部组织水肿严重者,应保留气管导管,送 ICU 进行监护。②在手术室拔管的患者均应送恢复室观察,然后送回普通病房。局部组织水肿可能在术后进一步加重,因此回病房后,要注意监测,保证呼吸道通畅。③手术结束前,要注意将口内填塞物取出,并充分清除口咽部的血液和组织碎片。④术后镇痛:应给予患者适当的术后镇痛,但在缺乏监测的病房,注意麻醉性镇痛药潜在的呼吸抑制的危险。

二、口腔颌面肿瘤手术的麻醉

口腔颌面肿瘤患者重点要了解肿瘤和口腔颌面部、气管的关系,是否影响气管插管和面罩通气及影响程度。

(一)术前评估

(1)肿瘤生长的部位及其大小可能影响患者的张口度,导致气管插管困难。应评估肿瘤的大小及位置、患者的张口度、颈部活动度、肿瘤对气道的影响。

(2)评估肿瘤是否影响托下颌动作,判断面罩通气的效果。

(3)面部巨大肿瘤应评估术中大出血的可能。

(4)口腔内肿物应界定其性质是实性、囊性还是血管瘤,并判断其对气管插管的干扰程度,以及肿瘤组织脱落或出血的可能。

(二)麻醉选择及管理

1.麻醉选择的原则

(1)短小、简单的面部肿瘤可以选择局部麻醉或复合清醒镇静术,肿瘤较大、位置特殊的手术均应选择全身麻醉。

(2)全静脉麻醉或静脉吸入复合麻醉均可满足手术需求。

(3)气道建立途径。①无明显困难气道者可选择经口气管插管。②有下列情况者应首选经鼻气管插管:口腔内较大肿瘤,妨碍经口明视插管;头后仰明显受限或开口度过小;经口插管妨碍手术操作;术后需保留气管插管。③严重气管插管困难或术前存在明显呼吸困难者宜选择气管切开。④应选择异型气管导管或加强型导管。

2.麻醉管理

(1)诱导期注意事项:①无困难气道者可选择快速诱导气管插管。②困难气道者应保留自主呼吸,在充分表面麻醉下完成气管插管。③口腔内较大肿瘤,宜首选纤维支气管镜引导下经鼻气管插管。④开口度较小,但口咽解剖正常者可采用视可尼引导气管插管。⑤较大面部肿瘤应警惕面罩通气困难的可能。⑥妥善固定气管导管。⑦控制诱导期心血管不良反应。

(2)术中管理:①加强术中监测,必要时行动、静脉有创监测。②可采取如下手段进行血液保护、减少出血,控制性降压、局部肾上腺素浸润、头高位15°、血液稀释、自体血回输。③麻醉医师远离患者头部,应密切观察。动态观察气道压力,及时发现可能出现的气管导管打折、受压、脱出等情况。④手术时间较长者要妥善安置患者体位,防止皮肤或神经压伤、损伤。⑤麻醉期间注意体温保护和监测。⑥注意补液,维持血流动力学稳定。

(3)术后管理:①口腔或口内手术,术后可能出现局部组织水肿,待患者完全清醒后拔管,并做好紧急气道处理的准备。②咽喉、口底组织肿胀明显者,或手术创伤较大者应保留气管导管回ICU观察。③注意伤口包扎对通气的影响。④注意观察伤口出血情况。⑤采取必要的静脉术后镇痛,但应防止过度镇静。

三、口腔颌面外伤手术的麻醉

口腔颌面外伤常复合身体其他部位的外伤,此时多需紧急手术。简单的颌面外伤局部麻醉下处理即可,复杂的面部多发骨折需全麻下完成手术。一些面部外伤可能需二期处理,有些手术可能涉及多科、多部位一次完成。

(一)术前评估

(1)首先要详细询问受伤经过,包括有无昏迷史、呕吐误吸等情况。

(2)仔细检查患者,有无复合伤,特别是颅脑、胸、腹重要器官,有无昏迷、大出血、休克等危及生命需紧急处理的情况。

(3)确认有无呼吸困难和气道梗阻,决定是否行气管切开。

(4)详细了解口腔颌面外伤的具体部位、严重程度、是否有活动性出血、拟行的手术术式等。

(5)评估是否存在困难气道,包括困难气管插管和困难面罩通气。特别是张口受限或牙关紧闭、口内软组织肿胀或移位导致的气道梗阻。

(6)所有颌面部外伤,均应警惕伴发的颈椎损伤。

(7)只要时间允许均应做详细的全面检查,包括体格检查、影像学检查和化验检查。必要时请多科会诊,共同评估患者。

(二)麻醉原则

1.气道管理原则

(1)首先注意清除口腔内异物、血液、分泌物、胃内容物。

(2)简单的手术,无气道困难且在不妨碍手术操作前提下,可以按一般诱导方法经口气管插管建立气道。

(3)部分张口受限患者,可在纤维支气管镜或视可尼喉镜引导下完成气管插管。

(4)在不能保证顺利完成气管插管或面部多发骨折无法面罩通气的情况下,不宜快速诱导。

(5)严重开口受限、颈椎损伤、经口插管妨碍手术操作等情况,应首选保留自主呼吸经鼻气管插管,但应注意以下问题:①合并颅底骨折、脑脊液漏者,经鼻插管易引起颅内感染,应视为禁忌。②鼻骨骨折累及鼻中隔者,也不宜采取经鼻插管,以免加重损伤或骨折断端划破气管导管套囊。

(6)部分患者需术前行气管切开,包括全面部骨折,术中需反复移动气管导管、合并严重颅脑损伤、口鼻及咽部有明显活动性出血、咽喉部肿胀妨碍气管插管、上呼吸道梗阻无法维持通气等。

(7)昏迷患者,应迅速在表麻下完成气管插管,然后即刻套囊充气,隔离呼吸道,并吸引误吸入肺的胃内容物及血液。必要时用生理盐水冲洗气道,同时给予激素、抗生素。

(8)妥善固定气管导管。

2.麻醉处理原则

(1)急诊患者,首先紧急处理是止血和保证呼吸道通畅。

(2)在没有把握迅速建立气道的情况下,不应采取快速诱导。

(3)麻醉维持术中可采用静脉或吸入全身麻醉,应选用代谢快,排出迅速的药物,以利于患者术后的早期清醒。

(4)创伤患者可能出现休克或血容量不足,无论诱导期还是维持期均需加强监测,维持血流动力学的稳定。原则上应建立两条静脉通路,同时监测中心静脉压、动脉压、尿量、血气分析,必要时监测凝血功能。根据监测结果选择液体种类。

(5)术中确保气道通畅,动态监测气道压力。

(6)麻醉后管理:①拔除气管导管条件,除达到一般手术拔管条件外,还应强调患者无须刺激,自觉处于清醒状态。同时,要排除活动出血、口咽局部组织的严重水肿、加压包扎等拔管后造成气道梗阻的可能性。②术后局部水肿严重或有复合伤影响保护性反射恢复者,应保留气管导管或行气管切开。③任何情况下拔除气管导管时,均应备好紧急气道抢救装置。④有效的术后镇痛可以减少患者创伤应激反应,有利于术后恢复。但要注意有潜在呼吸抑制的危险。⑤术后应有预防恶心呕吐的措施,避免呕吐造成的渗血和污染伤口。

四、唇腭裂手术的麻醉

唇裂手术在出生后3～6个月实施,腭裂修复术应在12～18个月进行。因此行唇腭裂修补术的患儿多数在5岁以内,特别是3岁以内的更为常见。

(一)术前评估和准备

1.病史方面

(1)术前会诊要仔细了解患儿身体状况,熟悉与年龄相关的解剖生理情况。

(2)先天性唇腭裂的患者,可能并存有其他先天的异常,如合并颅颌面畸形(最常见的Pierre-Robin综合征,以小颌、腭裂、舌后坠为主)、先天性心脏病等。因此术前要仔细询问病史和进行体格检查。

(3)唇腭裂常并发慢性鼻溢液,需与上呼吸道感染鉴别。后者应伴有上呼吸道感染的其他症状。

(4)了解有无气道困难,特别是腭裂患儿。

(5)评估患儿的营养发育状况,有无贫血、脱水、感染、电解质紊乱等。血红蛋白低于90 g/L或合并有感染者宜推迟手术。

2.术前准备

(1)禁食时间:见表5-1。

表5-1　儿童禁食时间

年龄	禁食、禁饮时间(h)	年龄	禁食、禁饮时间(h)
2岁以上	8	6个月～1岁	5～6
1～2岁	6～8	6个月以下	4

(2)术前用药。①镇静、安定类药:苯巴比妥3 mg/kg,或地西泮0.2 mg/kg。②抗胆碱能药:阿托品0.01～0.02 mg/kg,或东莨菪碱0.006～0.007 mg/kg。③镇痛药:一般不用。

(二)麻醉选择及管理

1.麻醉方法选择

(1)唇腭裂患儿均应在全身麻醉下完成手术。

(2)除单侧一度唇裂手术可不采用气管内插管外,均应采用气管内插管方式。

2.麻醉实施原则

(1)麻醉诱导:①无困难气道的患儿应直接实施快速诱导,否则应选择保留自主呼吸慢诱导。②静脉快速诱导适合较易开放静脉的患儿。可直接静脉给药进行诱导,部分配合较差的婴幼儿可先肌内注射氯胺酮行基础麻醉,然后开放静脉实施快速诱导。常用诱导用药为丙泊酚2.0～2.5 mg/kg、芬太尼1～2 μg/kg、琥珀胆碱1 mg/kg静脉注射;或氯胺酮2 mg/kg、维库溴铵0.08～0.10 mg/kg静脉注射。然后实施气管插管。③吸入诱导适合清醒状态下建立静脉通路困难的患儿。七氟烷可快速满意地实施小儿吸入诱导。七氟烷从5%开始,每3次呼吸增加0.5%,至7%,0.5～1.0分钟患儿入睡,然后开放静脉给予非去极化肌松药和麻醉性镇痛剂,并进行气管插管。采用高流量肺活量吸入诱导,能获得更快的诱导时间。④慢诱导适合困难气道小儿。首先让小儿入睡并保留自主呼吸,吸入七氟烷或肌内注射氯胺酮均可。然后对口咽和气管内实施表面麻醉,同时根据情况适当给予咪达唑仑。最后在自主呼吸下完成气管插管。一旦气管插管完成,即刻给予非去极化肌松药。

(2)麻醉维持:①吸入七氟烷/异氟烷、氧化亚氮维持麻醉。②微量泵持续静脉输注丙泊酚辅助瑞芬太尼/舒芬太尼维持麻醉。③吸入七氟烷/异氟烷,复合静脉持续泵入丙泊酚维持麻醉。上述三种维持方法均可,术中根据情况补充肌松药。

(3)麻醉管理注意事项:①尽量选择异型气管导管,以方便手术操作。②唇裂手术时,气管导管套囊可不充气,但导管大小应选择合适,且需行下咽纱条填塞。腭裂手术则均需导管套囊充气。③如腭裂患儿诱导时发生呼吸道梗阻,可放置口咽通气道。④采用长时效局部麻醉剂行眶下神经阻滞对于唇裂手术可维持较长时间的镇痛。⑤术中密切注意导管的位置,以防进入支气管或脱出。⑥使用普通开口器时,应注意对气管导管的挤压,术中持续监测气道压力。⑦术中应密切监测患儿的通气情况,即气道压、肺通气顺应性、SpO_2。同时监测患儿循环变化,根据失血量、禁食时间及小儿补液原则进行补液。唇裂手术一般仅补充术前丢失和术中维持量即可。⑧术中注意保温,特别是1岁以下患者。⑨麻醉后尽早静脉注射地塞米松,以防止口咽黏膜及喉头水肿。

(4)术后管理:①麻醉后患儿没完全清醒前易发生舌后坠,是造成术后上呼吸道梗阻的常见原因,此类患儿常需在舌上用一缝线悬吊在下颌上固定,防止舌后坠的发生。②婴幼儿要严格掌握拔管指征,待患儿清醒、咳嗽、吞咽反射完全恢复后再拔管。③术后镇痛。待患儿完全清醒、呼吸道保护性反射和呼吸功能恢复良好后,可酌情给予少量麻醉性镇痛药,一般不选用芬太尼,可用吗啡和哌替啶肌内注射。

(王 冰)

第六章
两腺科麻醉

第一节　甲状腺手术的麻醉

甲状腺是重要的内分泌腺之一，主要分泌甲状腺激素，对机体的代谢、生长发育、神经系统、心血管系统和消化系统等具有重要的作用。甲状腺的功能受诸多因素的调节，甲状腺激素分泌增加或减少均可导致机体内分泌代谢紊乱。一些甲状腺疾病可通过手术治疗，许多手术患者也可伴随甲状腺功能障碍，故应了解甲状腺解剖生理特点和甲状腺手术的麻醉特点，选择适当的麻醉方法和麻醉药物，保证患者术中安全，防止各种并发症发生。

一、甲状腺解剖生理特点和手术麻醉特点

(一)甲状腺的解剖和生理特点

人类甲状腺起源于第一对咽囊之间的内胚层，胚胎第5周在咽底壁出现一正中突起，即为甲状腺原基，以后逐渐向下凹陷形成甲状腺囊，并向下发展至颈前方。甲状腺位于颈前下方软组织内，大部分位于喉及气管上段两侧，其峡部覆盖于第2～4气管软骨环的前面。有时甲状腺向下深入胸腔，称为胸骨后甲状腺，当其肿大时，常压迫气管引起呼吸困难。甲状腺由许多球形的囊状滤泡构成。滤泡衬以单层上皮细胞，滤泡细胞分泌甲状腺素和三碘甲状腺原氨酸，二者释放进入血液后，即组成甲状腺激素。而滤泡旁细胞则分泌降低血钙水平的激素，即降钙素。

甲状腺激素的主要生理功能：①促进细胞内氧化，提高基础代谢率，使组织产热增加。甲状腺激素能促进肝糖原酵解和组织对糖的利用；促进蛋白质的分解，如骨骼肌蛋白质分解，出现消瘦和乏力；并增加脂肪组织对儿茶酚胺和胰高血糖素的脂解作用，加快胆固醇的转化和排泄。正常的基础代谢率为±10%。②维持正常生长发育，特别对脑和骨骼发育尤为重要。甲状腺功能低下的儿童，表现为智力下降和身材矮小为特征的呆小病。③甲状腺激素能增强心肌对儿茶酚胺的敏感性。④甲状腺功能亢进时可出现易激动，注意力不集中等中枢神经系统兴奋症状。⑤甲亢时食欲亢进，大便次数增加，此与胃肠蠕动增强及胃肠排空加快有关。

(二)甲状腺手术麻醉特点

甲状腺手术麻醉方法的选择应考虑以下几个因素：①甲状腺疾病的性质和手术范围。②甲状腺功能状况。③有无声带麻痹，气管、大血管和神经受压及对通气功能影响。④患者全身状况

及其他并发症。⑤患者的精神状况和合作程度。

对于不伴有呼吸道压迫症状的甲状腺功能亢进的患者，可采用局部浸润麻醉或颈丛神经阻滞，对病情复杂或伴有全身器质性疾病或不合作者选用气管内全身麻醉。

二、甲状腺肿瘤手术

甲状腺肿瘤包括甲状腺囊肿、甲状腺良性肿瘤及恶性肿瘤。甲状腺良性肿瘤包括甲状腺腺瘤、良性畸胎瘤等，多发生于20～40岁的女性，病理变化主要包括滤泡性和乳突状腺瘤及不典型腺瘤，以滤泡性腺瘤最常见。多数患者无任何症状或稍有不适而被发现颈部肿物，多数为单个，表面光滑、边界清楚、无压痛、可随吞咽上下移动，罕见巨大瘤体可产生邻近组织器官受压。部分甲状腺腺瘤可发生癌变，癌变率为10%～20%，因此，主张早期手术治疗。对于单个小瘤体，可采用局部浸润或颈丛神经阻滞，或颈部硬膜外阻滞，必要时静脉辅助镇静或镇痛药物。术中保持患者清醒以利于配合手术医师检查声带功能，避免喉返神经损伤。

甲状腺恶性肿瘤主要包括：①乳头状腺癌(60%～70%)，好发于年轻女性，且易发生颈部淋巴结转移，患者多无自觉症状，且生长缓慢，故一般就诊较晚。②滤泡状腺癌(约占20%)，可发生于任何年龄，但以年龄较大者多见。多为单发，边界不清，较少发生淋巴结转移，多经血液转移到肺和骨骼。此类患者需行原发病灶切除及颈部淋巴结清除术，故常选用气管内麻醉。③未分化癌(10%～15%)，常见于老年人，恶性程度甚高，极易发生颈部淋巴结和血液转移。可广泛侵犯周围邻近组织和器官，患者常伴有呼吸困难、吞咽困难、颈静脉怒张等。一般选择放射治疗(以下简称放疗)。对某些晚期患者，由于局部压迫症状严重，如出现严重呼吸困难，需要手术治疗以解除气管压迫，一般在表面麻醉下行清醒气管插管，保持呼吸道通畅后再施行手术。

三、甲状腺功能亢进症手术

甲状腺功能亢进症是由各种原因导致正常甲状腺素分泌的反馈机制失控，导致循环中甲状腺素异常增多而出现以全身代谢亢进为主要特征的疾病总称。根据引起甲状腺功能亢进的原因可分为原发性、继发性、高功能腺瘤三类。原发性甲状腺功能亢进症最常见，其发病机制目前认为可能是一种自身免疫性疾病。患者年龄多在20～40岁，甲状腺弥漫性肿大，两侧对称，且常伴有眼球突出。

(一)麻醉前评估

麻醉前访视患者时，可根据其症状、体征及实验室检查评估其甲状腺功能亢进症的严重程度。

1.临床表现

(1)性情急躁，容易激动，失眠，双手平行伸出时出现震颤。

(2)食欲亢进，但却体重减轻、怕热、多汗、皮肤潮湿。

(3)脉搏快而有力(休息及睡眠时仍快)，脉压增大，病程长者可出现甲亢性心脏病，严重病例可出现心房颤动，甚至充血性心力衰竭。

(4)突眼征常发生于原发性甲状腺功能亢进症患者，双侧眼球突出、眼裂开大，上下眼睑不能完全闭合，以致角膜受损，严重者可发生溃疡甚至失明。

(5)甲状腺弥漫性对称性肿大，严重者可压迫气管等，但较少见，可扪及震颤，并闻及血管杂音。

(6)内分泌紊乱,无力、易疲劳等。

2.特殊检查

(1)基础代谢率:常用计算公式为,基础代谢率=(脉率+脉压)-111。测定时应在完全安静、空腹时进行(一般是早晨清醒后未起床时),正常值为±10%,增高20%～30%为轻度甲亢,30%～60%为中度,60%以上为重度。

(2)甲状腺摄^{131}I率测定:正常甲状腺24小时内摄取^{131}I量为人体总量的30%～40%,如果2小时内甲状腺摄取^{131}I量超过人体总量的25%,或24小时超过人体总量的50%,且吸^{131}I高峰提前出现,均可诊断甲亢。

(3)血清T_3、T_4含量测定:甲亢时,血清T_3可高于正常4倍左右,而T_4仅为正常值的2倍半。

(4)促甲状腺素释放激素(TRH)兴奋试验,静脉注射TRH后,促甲状腺激素不增高,则有诊断意义。

3.病情评估

根据上述临床表现及特殊检查以及是否曾发生甲状腺危象等可以对病情严重程度进行评估。一般应经过一段时间抗甲状腺功能亢进药物治疗,待病情稳定后才考虑手术,否则,围术期间易发生甲状腺危象。如果甲状腺功能亢进症症状得到基本控制,则可考虑手术,具体包括:①基础代谢率小于+20%。②脉率小于90次/分,脉压减小。③患者情绪稳定,睡眠良好,体重增加等。

(二)麻醉前准备

1.药物准备

药物准备是术前降低基础代谢率的重要措施。有两种方法:①先用硫脲类药物降低甲状腺素的合成,并抑制机体淋巴细胞自身抗体产生,从而控制因甲状腺素升高而引起的甲亢症状。待甲亢症状被基本控制后,改用碘剂(Logul液)1～2周,再行手术。②开始即服用碘剂,2周后甲亢症状得到基本控制,便可进行手术。

硫氧嘧啶类药物包括甲硫氧嘧啶和丙硫氧嘧啶,每天200～400 mg,分次口服,咪唑类药物,如甲巯咪唑(他巴唑)、卡比马唑(甲亢平)每天20～40 mg,分次口服。碘剂含5%碘化钾,每天3次,第1天每次3滴,以后每天每次增加1滴,至每次16滴为止。由于抗甲状腺药物能引起甲状腺肿大和动脉性充血,手术时易出血,增加了手术的困难和危险,因此服用后必须加用碘剂2周,使甲状腺缩小变硬,有利于手术操作。必须说明的是,碘剂的作用在于抑制蛋白水解酶,减少甲状腺球蛋白的分解,从而抑制甲状腺素的释放,并减少甲状腺的血流量。但停用碘剂后甲状腺功能亢进症状可重新出现,甚至比原来更严重,因此,凡不准备实施手术者,不要服用碘剂。对于上述两种药物准备无效者或不能耐受者,现主要加用β受体阻滞剂,如普萘洛尔。普萘洛尔能选择性地阻断各种靶器官组织上的β受体对儿茶酚胺的敏感性,而改善甲状腺功能亢进症的症状,剂量为每6小时口服一次,每次20～60 mg,一般1周后心率降至正常水平,即可施行手术。由于普萘洛尔在体内的有效半衰期不足8小时,所以最后一次口服应在术前1～2小时,手术后继续服用1周左右。患哮喘、慢性气管炎等患者忌用。

2.麻醉前用药

根据甲状腺功能亢进症状控制的情况和将采用的麻醉方法综合考虑,一般来说,镇静药用量较其他病种要大。可选用巴比妥类或苯二氮䓬类药物,如咪达唑仑0.07～0.15 mg/kg。对某些精神高度紧张拟选择气管内麻醉的患者，可加用芬太尼 0.1 mg、氟哌利多 5 mg 肌内注射，具有增强镇静、镇痛、抗呕吐的作用。为了减少呼吸道分泌物，可以选用 M 受体阻滞药，一般选用东莨菪碱。应该强调的是，对于有呼吸道压迫或梗阻症状的患者，麻醉前镇静或镇痛药应减少用量或避免使用。

（三）麻醉方法的选择

1.局部浸润麻醉

局部浸润麻醉对于症状轻，病程短或经抗甲状腺药物治疗后，病情稳定，无气管压迫症状，且合作较好的患者可采用局部浸润麻醉，特别适用于微创手术。选择恰当浓度的局麻药，一般不加肾上腺素，以免引起心率增快，甚至心律失常。充分皮内、皮下浸润注射，虽然可完全消除手术所致疼痛刺激，但由于甲状腺功能亢进症患者精神紧张状态确非一般，加上甲状腺手术体位和术中牵拉甲状腺组织引起不适反应，术中必须静脉注射镇痛或镇静药，故现在已极少采用局部浸润麻醉于甲状腺功能亢进症患者。

2.颈丛神经阻滞或连续颈部硬膜外阻滞

颈丛神经阻滞的麻醉效果较局部浸润麻醉优良，一般可获得较好的麻醉效果，但仍未摆脱局部麻醉的缺点，如手术牵拉甲状腺时患者仍感不适，此外，若手术时间较长者，麻醉作用逐渐消退，需要加用局部浸润麻醉或重新神经阻滞等。颈部硬膜外阻滞能提供最完善的镇痛效果，同时因阻滞心脏交感神经更利于甲状腺功能亢进患者，可用于防治甲状腺危象，更适用于手术前准备不充分的患者。术中可适量辅以镇痛药及镇静药，如芬太尼及氟哌利多等，以减轻术中牵拉甲状腺所致的不适反应。手术中可能因硬膜外阻滞平面过广、静脉辅助药作用等出现呼吸抑制。故麻醉期间需严密观察患者呼吸功能变化，避免呼吸道梗阻及窒息发生，同时准备气管插管用具。

3.气管内麻醉

气管内麻醉是目前采用最广泛的麻醉方法，适合甲状腺较大或胸骨后甲状腺肿，伴有气管受压、移位、术前甲状腺功能亢进症状尚未完全控制或精神高度紧张不合作的患者。气管内麻醉能确保患者呼吸道通畅，完全消除手术牵拉所致的不适，增加了手术和麻醉安全性。不足之处是术中无法令患者配合以确定是否损伤喉返神经，此外，若患者术中发生甲状腺危象则体征可能不够明显，必须予以重视。总之，应根据病情选择合理的麻醉药物和麻醉诱导方式并完成气管内插管术，且采用必要的监测技术，使患者平稳度过手术期。

(1)全身麻醉诱导和气管插管术：困难气管内插管常发生于甲状腺手术患者，麻醉前应有足够的思想和技术准备，包括准备不同内径的气管导管、不同型号的喉镜，甚至纤维支气管镜。对于有呼吸道压迫症状者，宜选择表面麻醉下清醒气管内插管。对于大多数甲状腺功能亢进症患者，若症状控制较好，且不伴有呼吸道压迫症状者，可采用快速诱导气管内插管。但必须注意，凡具有拟交感活性或不能与肾上腺素配伍的全麻药，如乙醚、氟烷、氯胺酮均不宜用于甲状腺功能亢进患者。其他药物，如硫喷妥钠、异丙酚、琥珀胆碱、恩氟烷、异氟烷等均可选用。麻醉诱导过程中充分吸氧去氮，诱导务必平稳，避免屏气、呛咳，插管困难者可借助插管钳、带光源轴芯或纤维支气管镜等完成气管插管。有气管受压、扭曲、移位的患者，宜选择管壁带金属丝的气管导管，且气管导管尖端必须越过气管狭窄平面。完成气管插管后，应仔细检查气管导管是否通畅，防止导管受压、扭曲。甲状腺手术操作不仅可使声带及气管与气管导管壁彼此摩擦，而且可直接损伤气管壁，易引起喉头气管炎症，导致声嘶、喉痛，甚至喉痉挛、喉水肿而窒息。另外，术后创面出血也可压迫呼吸道，这些因素均可导致患者术后呼吸道梗阻。

(2)全身麻醉维持:恩氟烷、异氟烷、地氟烷、七氟烷、芬太尼、维库溴铵、罗库溴铵等,对甲状腺功能几乎无影响,且对心血管功能干扰小,对肝、肾功能影响小,可优先考虑使用。至于麻醉作用较弱的药物,如氧化亚氮、普鲁卡因,对甲状腺功能亢进的患者可能有麻醉难以加深的可能,必须增加其他药物或复合以恩氟烷或异氟烷吸入或异丙酚静脉滴注。一组来自因垂体瘤所致的继发性甲状腺功能亢进症的研究表明,麻醉维持选择较高浓度异丙酚 8～10 mg/(kg·h),可达到较恰当的动脉血浓度(2～4 μg/mL),此时异丙酚的清除率也较高(2.8 L/min)。而乙醚、氟烷和氯胺酮则禁用或慎用于甲状腺功能亢进患者。

(3)气管拔管:手术结束后待患者完全清醒,咽喉保护性反射业已恢复后方可考虑拔除气管导管。由于出血、炎症、手术等诸因素,拔除气管导管后,患者可突然发生急性呼吸道梗阻。为预防此严重并发症,必须等患者完全清醒后,首先将气管导管退至声门下,并仔细观察患者呼吸道是否通畅,呼吸是否平稳,如果情况良好,则可考虑完全拔除气管导管,并继续观察是否出现呼吸道梗阻。一旦出现呼吸道梗阻,则应立即再施行气管插管术,以保证呼吸道通畅。

四、并发症防治

(一)呼吸困难和窒息

呼吸困难和窒息多发生于手术后 48 小时内,是最危急的并发症。常见原因如下:①手术切口内出血或敷料包扎过紧而压迫气管。②喉头水肿,可能是手术创伤或气管插管引起。③气管塌陷,由于气管壁长期受肿大甲状腺压迫而发生软化,切除大部分甲状腺后,软化之气管壁失去支撑所致。④喉痉挛、呼吸道分泌物等。⑤双侧喉返神经损伤。临床表现为进行性呼吸困难,发绀甚至窒息。对疑有气管壁软化的患者,手术结束后一定待患者完全清醒,先将气管导管退至声门下,观察数分钟,如果没有呼吸道梗阻出现,方可拔管。如果双侧喉返神经损伤所致呼吸道梗阻,则应行紧急气管造口术。此外在手术间或病房均应备有紧急气管插管或气管造口的急救器械,一旦发生呼吸道梗阻甚至窒息,可以及时采取措施以确保呼吸道通畅。

(二)喉返神经或喉上神经损伤

喉返神经或喉上神经损伤手术操作可因切断、缝扎、牵拉或钳夹喉返神经后造成永久性或暂时性损伤。若损伤前支则该侧声带外展,若损伤后支则声带内收,如两侧喉返神经主干被损伤,则可出现呼吸困难甚至窒息,需立即行气管造口以解除呼吸道梗阻。如为暂时性喉返神经损伤,经理疗及维生素等治疗,一般 3～6 个月可逐渐恢复。喉上神经内支损伤使喉部黏膜感觉丧失而易发生呛咳,而外支损伤则使环甲肌瘫痪而使声调降低,一般经理疗或神经营养药物治疗后可自行恢复。

(三)手足抽搐

手足抽搐因手术操作误伤甲状旁腺或使其血液供给受累所致,血钙浓度下降至 2.0 mmol/L 以下,导致神经肌肉的应激性增高而在术中或术后发生手足抽搐,严重者可发生喉和膈肌痉挛,引起窒息甚至死亡。发生手足抽搐后,应立即静脉注射 10%葡萄糖酸钙 10～20 mL,严重者需行异体甲状旁腺移植。

(四)甲状腺危象

在甲亢未经控制或难以良好控制的患者,由于应激使甲亢病情突然加剧的状态即为甲亢危象。可发生于各个年龄组的患者,以老年人多见。甲亢危象是一种危重综合征,危及甲亢患者的生命,常因内科疾病、感染、精神刺激、分娩、手术、创伤、^{131}I 治疗、甲状腺受挤压等原因而诱发。

其发生率可占甲亢患者的2%～8%，死亡率高达20%～50%。围术期出现高热(>39 ℃)、心动过速(>140次/分，与体温升高不成比例)、收缩压增高、中枢神经系统症状(激动、谵妄、精神病、癫痫发作、极度嗜睡、昏迷)，以及胃肠道症状(恶心、呕吐、腹泻、黄疸)等，应警惕甲亢危象的发生。与手术有关的甲亢危象可发生于术中或术后，多见于术后6～18小时。由于甲状腺危象酷似恶性高热、神经安定药恶性综合征、脓毒症、出血及输液或药物反应，应注意鉴别。术后甲亢危象的患者临床常表现为烦躁不安、神志淡漠，甚至发生昏迷。少数患者临床表现不典型，可表现为表情淡漠、乏力、恶病质、心动过缓，最后发展为昏迷，称为淡漠型甲亢危象，临床应高度警惕。

(1)预防措施：充分有效的术前准备是预防围术期甲亢危象的关键。应用抗甲状腺药物进行对症治疗和全身支持疗法。

(2)静脉滴注10%葡萄糖液和氢化可的松300～500 mg。

(3)明确诊断后即经胃管注入甲巯咪唑，首剂60 mg，继用20 mg，每8小时一次。抗甲状腺药物1小时后使用复方碘溶液(Lugol液)5滴，每6小时一次，或碘化钠1.0 g，溶于500 mL液体中静脉滴注，每天1～3 g。

(4)有心动过速者给予普萘洛尔20～40 mg口服，每4小时一次。艾司洛尔为超短效β受体阻滞剂，0.5～1.0 mg/min静脉缓慢注射，继之可根据心率监测，泵注维持治疗。严重房室传导阻滞、心源性休克、严重心力衰竭、哮喘或慢性阻塞性肺疾病患者忌用。有心力衰竭表现者可使用毛花苷C静脉注射，快速洋地黄化有助于治疗心动过速和心力衰竭，亦可应用利尿剂和血管扩张药(如尼卡地平、乌拉地尔)降压和降低心脏负荷。

(5)对症处理：保持呼吸道通畅，增加吸入氧浓度，充分给氧。高热者积极降温，必要时进行人工冬眠，抑制中枢及自主神经系统兴奋性，稳定甲状腺功能，降低基础代谢率。冬眠药物可强化物理降温效果，但应避免水杨酸盐降温，因大量水杨酸盐也会增加基础代谢率。纠正水、电解质和酸碱平衡。注意保证足够热量及液体补充(每天补充液体3 000～6 000 mL)。

(6)若应用上述治疗措施仍不见效，病情恶化时，可考虑施行换血疗法、腹膜透析或血液透析。

(五)颈动脉窦反射

颈动脉窦是颈内动脉起始处的梭形膨出，在窦壁内富含感觉神经末梢，称之为压力感受器。甲状腺手术刺激该部位时，可引起血压降低，心率变慢，甚至心搏骤停。术中为了避免该严重并发症发生，可采用局麻药少许在颈动脉窦周围行浸润阻滞，否则一旦出现，则应暂停手术并立即静脉注射阿托品，必要时采取心肺复苏措施。

(张玉梅)

第二节 甲状旁腺手术的麻醉

一、甲状旁腺的解剖和生理

甲状旁腺来源于内胚层，上下甲状旁腺分别发生于第Ⅳ和第Ⅲ咽囊。一般情况下，共4个甲状旁腺，它们通常位于甲状腺的外科囊内，紧密附着于左右两叶甲状腺背面的内侧。每个甲状旁腺的体积长5～6 mm，宽3～4 mm，厚2 mm，重30～45 mg。甲状旁腺的血液供应一般来自甲状腺下动脉。甲状旁腺分泌甲状旁腺素，其生理作用是调节体内钙磷代谢，与甲状腺滤泡旁细胞分泌的降钙素一起维持体内钙磷平衡。

二、甲状旁腺的病理生理

引起原发性甲状旁腺功能亢进的甲状旁腺病变有腺瘤（约占 85%）、增生（约占 14%）、腺癌（约占 1%）。甲状旁腺功能亢进在临床上可分为三种类型：①肾型甲状旁腺功能亢进，约占 70%，主要表现为尿路结石，与甲状旁腺功能亢进时尿中磷酸盐排出较多，有利于尿石形成有关。②骨型甲状旁腺功能亢进，约占 10%。表现为全身骨骼广泛脱钙及骨膜下骨质吸收。X 线片显示骨质疏松、变薄、变形及骨内多个囊肿。患者病变骨常感疼痛，易发生病理性骨折。③肾骨型甲状旁腺功能亢进，约占 20%，为二者的混合型。表现为尿路结石和骨质脱钙病变。此外，有部分患者可合并消化性溃疡、胰腺炎和胆石症，严重者可出现甲状旁腺危象。

三、甲状旁腺功能亢进手术的麻醉

（一）病因及分类

甲状旁腺激素（PTH）的分泌量主要受血钙水平的反馈调节。甲状旁腺功能亢进症（甲旁亢）是指由 PTH 分泌量过多导致高钙血症、低磷血症、骨质损害和肾结石等综合病症，可分原发性和继发性两种。原发性甲旁亢由甲状旁腺本身病变引起的 PTH 过度分泌，以高钙血症和低磷血症为特征。甲状旁腺本身病变包括甲状旁腺腺瘤（80%）和增生（15%），甲状旁腺癌罕见，其中 90%以上伴发甲旁亢。甲状旁腺囊肿更罕见，占甲状旁腺肿瘤的 1.5%～3.2%。多见于 35～65 岁人群，女性为男性 2～3 倍，尤其是绝经后妇女更易发生。继发性甲旁亢是由于各种原因所致的低钙血症，刺激甲状旁腺，使之增生肥大，分泌过多 PTH，常见于慢性肾功能不全、维生素 D 缺乏、骨软化症等。尚有异位甲旁亢，由甲状旁腺以外的组织分泌 PTH 或类似活性物质而引起。肺、胰腺、乳腺癌和淋巴组织增生性疾病的组织是常见的异位病灶。

（二）临床表现、诊断及治疗

常见的甲旁亢症状有倦怠、四肢无力等神经肌肉系统症状；食欲缺乏、恶心、呕吐、便秘、胃十二指肠溃疡等消化系统症状；烦渴、多尿、肾结石、血尿等泌尿系统症状；骨痛、背痛、关节痛、骨折等骨骼系统症状。伴随症状有皮肤瘙痒、痛风、贫血、胰腺炎和高血压，但也有少数患者无症状。

甲旁亢起病缓慢，早期往往无症状或仅有非特异的症状，诊断主要依据临床表现和实验室检查，高钙血症、低磷血症和高尿钙是诊断甲旁亢的主要依据。近年来，采用 PTH 的测定有助于判断高钙血症是否由甲状旁腺功能亢进所引起。

手术切除过多分泌 PTH 的肿瘤或增生的甲状旁腺组织是治疗甲旁亢最有效的手段。

（三）术前评估与准备

（1）肾脏功能损害是甲旁亢患者常见的严重并发症。约 65%的甲旁亢患者合并肾结石（磷酸盐或草酸盐），约 10%的甲旁亢患者有肾钙盐沉着症。因此，有 80%～90%的甲旁亢患者有不同程度的肾功能损害。术前应注意血尿素氮、肌酐及尿比重，以评估肾功能损伤情况及相应的电解质失衡对心血管系统的影响，如高血压、室性心律失常、QT 间期缩短等。

（2）甲状旁腺功能亢进患者多因长期厌食、恶心、呕吐和多尿等原因导致严重脱水和酸中毒，术前应尽可能予以纠正。

（3）术前应注意预防和处理高钙血症危象，通常甲旁亢患者必须先行内科治疗，给予低钙、高磷饮食，控制高钙血症，将血钙降至 3.5 mmol/L 以下的安全水平，并以钠制剂拮抗钙的作用。

高钙血症易导致心律失常，在降低钙浓度的同时应给予相应治疗。

(4)由于 PTH 可动员骨钙进入血液循环，造成骨组织内钙含量下降，引起骨质疏松，同时患者亦可能存在病理性骨折，因此在搬运、安置患者体位及麻醉插管操作时，应注意操作轻柔，避免给患者造成意外伤害。

(四)麻醉选择与术中管理

甲旁亢患者手术麻醉对麻醉药物和麻醉方法的选择没有特殊要求，主要根据患者自身的病理生理改变和手术情况决定。对定位明确、无异位甲状旁腺、无气管压迫患者，身体状况较好可选用局麻或颈神经丛阻滞。对于全身情况差、严重肾功能不全、电解质紊乱或心功能障碍患者，局麻和颈丛阻滞影响更小。对探查性手术或多发性肿瘤，以及有气管压迫与恶心、呕吐的患者，宜选择全身麻醉。气管内插管全身麻醉具有保持气道通畅，充分给氧和防止二氧化碳蓄积的优点。

麻醉方法和管理基本类同于甲状腺手术，但应考虑此类患者多有肾功能不全，因此在选择麻醉药物时应注意到患者的肾功能状态，由于氟元素对肾脏有毒害作用，不宜使用异氟烷、七氟烷。甲旁亢患者多有肌无力症状，由于高钙血症可引起神经肌肉接头对去极化肌松药敏感，对非去极化肌松药存在抵抗现象，故有肌张力降低的患者，应酌情减少肌肉松弛药的使用剂量。首次肌松效应不易预测，可以小剂量用药并根据肌松效应来决定临床用量，建议使用周围神经刺激器监测神经肌肉接头功能，以指导肌松药的应用。因为术中需仔细分离和鉴别甲状旁腺腺体或肿瘤，有时甚至需打开纵隔探查和等待病理报告，时间冗长，注意全麻维持的平稳。

术中牵扯气管，在颈动脉窦附近操作时，患者可出现血压下降及心率减慢须暂停手术，在其附近用局麻药封闭，同时适当加深麻醉，静脉注射阿托品，遇有严重低血压时，可用血管收缩药如麻黄碱。术中应加强监测，严密观察病情变化，尤其是加强心血管功能、心电图的监测，但心电图监测 QT 间期并不是血钙浓度改变的可靠指标。术中应注意观察患者的呼吸、心律变化，维持水、电解质平衡。

术中需做好高钙血症危象的预防和急救准备。血钙异常增高是甲旁亢特征性表现的病理生理学基础。在血浆总蛋白为 65 g/L 的患者，血清钙＞3.75 mmol/L 即有诊断意义。血钙达 3 mmol/L时，一般患者均能很好地耐受。血钙＞3.75 mmol/L 即可发生高钙血症危象。患者出现精神症状如幻觉、狂躁甚至昏迷，四肢无力、食欲缺乏、呕吐，多饮、多尿，抑郁，心搏骤停，广泛的骨关节疼痛及压痛。X 线片可见纤维囊性骨炎、虫蚀样或穿凿样改变。若抢救不力，可发生高钙猝死。因此，血钙＞3.75 mmol/L 时，即使临床无症状或症状不明显，也应当按照高钙血症危象处理。处理措施包括：输液扩容，纠正脱水(补充生理盐水2 000～4 000 mL/d，静脉滴注)；在恢复正常血容量后，可给予呋塞米 40～80 mg/(2～4)h，利尿并抑制钠和钙的重吸收；应用糖皮质激素；依据生化检测结果，适量补充钠、钾和镁；必要时可行血液透析或腹膜透析降钙。在严重高钙血症或一般降钙治疗无效时，可静脉给予二磷酸盐(如羟乙膦酸钠)或依地酸二钠(EDTA)或硫代硫酸钠等。

(五)术后处理

(1)术后应注意呼吸道通畅、适当给氧和严密观察病情，以防止喉返神经损伤、血肿压迫等因素导致的术后呼吸道梗阻。

(2)术后 2～3 天仍需注意纠正脱水，以维持循环功能的稳定。术后 2～3 天继续低钙饮食，并密切监测血钙变化。手术成功者，血磷迅速恢复正常，血钙和血 PTH 则多在 1 周内降至正常。

(3)甲旁亢术后亦可并发短暂或永久性的低钙血症，其发生率有报道为 13%～14%。血钙于术后1～3天降至过低水平，患者可反复出现口唇麻木和手足搐搦，应每天静脉补给10%葡萄糖酸钙30～50 mL。症状一般于5～7天改善。若低钙持续1个月以上，提示有永久性甲状旁腺功能低下，则必须按甲状旁腺功能减低症进行长期治疗。

（张玉梅）

第三节 乳房手术的麻醉

一、乳房解剖及生理概要

成年未婚妇女乳房呈半球形，位于胸大肌浅面，在第2～6肋骨水平的浅筋膜浅、深层之间。乳头位于乳房的中心，周围色素沉着区称为乳晕。乳腺有15～20个腺叶，每个腺叶分成很多腺小叶，腺小叶由小乳管和腺泡组成，是乳腺的基本单位。小乳管汇至乳管，乳管开口于乳头。乳腺是许多内分泌腺的靶器官，其生理活动受垂体、卵巢及肾上腺等内分泌腺的影响。妊娠及哺乳期乳腺明显增生，腺管延长，腺泡分泌乳汁。乳房的淋巴网甚为丰富，淋巴液最后输出至锁骨下淋巴结、胸骨旁淋巴结、肝脏及对侧乳房。

二、乳房手术的麻醉

乳房的疾病包括多乳头、多乳房畸形、急性炎症、脓肿、囊性增生、良性和恶性肿瘤等。一般根据手术范围、大小及患者全身状况来选择相应的麻醉方法。

（一）局部浸润麻醉

局部浸润麻醉适用于手术范围小而合作的患者，如乳房纤维腺瘤切除，疑有癌变的乳房肿瘤做活组织病检等。

（二）硬膜外阻滞

硬膜外阻滞适用于手术范围大或不适宜行全身麻醉的乳癌根治手术患者。一般选择$T_{2\sim3}$间隙穿刺向头侧置管，若能选择0.25%的罗哌卡因，适当控制容量，则能最大限度地减少对运动神经纤维的阻滞而减轻对呼吸的抑制。尽管如此，麻醉期间必须加强对呼吸功能的监测，避免发生呼吸抑制。

（三）全身麻醉

对于产后哺乳的妇女所患急性乳腺炎或脓肿，需行切开引流术，可选择全凭静脉麻醉，如异丙酚2.0～2.5 mg/kg，或氯胺酮2 mg/kg，辅以少许麻醉性镇痛药，如芬太尼2～4 μg/kg静脉注射。麻醉期间保持呼吸道通畅，预防喉痉挛、呼吸抑制等并发症出现。对于乳腺癌根治术，特别是需扩大清扫范围者常选择全身麻醉，静脉快速诱导后插入喉罩或气管导管，控制或辅助呼吸，术中加强对失血量的监测，必要时输血。

若有条件，手术结束后应将患者送至苏醒室密切观察，直至呼吸、循环功能稳定。因乳房手术后有许多因素影响呼吸功能，如高位硬膜外阻滞对呼吸影响，全身麻醉药的残余作用，胸部敷料包扎压迫等均影响患者肺通气与换气功能。此外，必要时可给患者提供PCA服务，有利于患者早日康复。

（张玉梅）

第七章

神经科麻醉

第一节　癫痫手术的麻醉

一、概述

世界卫生组织(WHO)对癫痫的定义:癫痫是多种病因导致的具有发作性症状的脑病。一般分为原发性癫痫和继发性癫痫。原发性癫痫是指无大脑结构或代谢异常,但有遗传因素的癫痫;继发性癫痫是由脑疾病或损伤,如创伤、肿瘤、脑炎、脑血管病或缺血缺氧等引起的以癫痫为主要症状的疾病。

药物治疗仍然是癫痫患者的主要治疗手段,只有在药物治疗无效或不能耐受药物不良反应的局限性病灶患者,才是神经外科手术治疗的适应证。癫痫的神经外科手术治疗主要分为三种:癫痫灶切除术、癫痫放电传导通路阻断术和提高癫痫放电阈值的手术。癫痫外科手术亦可根据是否需要脑电图(EEG)监测和电刺激分为需要 EEG 监测和电刺激、仅需要 EEG 监测和不需要 EEG 监测三种类型。手术中需要 EEG 监测和电刺激的手术主要是感觉、运动区的癫痫灶切除术和前颞叶切除术;手术中仅需要 EEG 监测的手术包括非功能区的单纯癫痫灶切除术、选择性海马杏仁核切除术、多处软脑膜下横切术;手术中不需要 EEG 监测的手术包括大脑半球切除术、胼胝体切开术、Forel 核毁损术和增强癫痫放电的手术(包括迷走神经刺激术、小脑刺激术、脑移植术等)。另外,为了配合癫痫的神经外科手术治疗,更加准确地定位癫痫灶,也常常在正式手术前 1～2 天进行相关皮质电极植入术,以进行 24 小时皮质视频脑电生理监测。

自 Victor Horsley 首次成功应用氯仿麻醉为 3 例癫痫患者实施局部皮质病灶切除术以来,随着麻醉药物、监测手段和生物医学工程技术的不断进展,癫痫手术患者的麻醉处理日臻完善,目前已能顺利完成几乎所有癫痫患者的麻醉。

癫痫手术一般是采用全身麻醉,其优点是患者舒适、不动,循环呼吸系统监测完善,可控制颅内压(ICP),并可同时应用诱发电位监测或是手术中唤醒麻醉技术,以观察和保护患者的感觉、运动功能。另外,全身麻醉也适用于小儿癫痫患者。

只有颅内电极植入术、立体定向手术、迷走神经刺激术、小脑刺激术等创伤小、时间短的手术可采用局部麻醉技术,亦称清醒镇静/神经安定镇痛麻醉。另外,切除功能区(尤其是语言功能区)占位病变引发的癫痫病灶,可采用手术中唤醒麻醉,又称为麻醉-清醒-麻醉技术。

二、麻醉药物与癫痫患者的脑电活动

所有的全身麻醉药和部分局部麻醉药均可对脑电活动产生影响。随着浓度变化,大多数全身麻醉药均可诱发EEG频率、波幅和波形的改变。一般来讲,麻醉药物可产生一种可逆的与意识障碍病理状态极为相似的电生理学改变,不同麻醉药物所致的EEG改变特征不尽相同,而癫痫患者的发病机制在某种意义上也是基于神经结构的异常脑电信号改变。因此,探讨麻醉药物与癫痫患者EEG变化之间的关系是一件十分复杂的工作。

(一)全身麻醉药对脑电图影响的规律性

全身麻醉药对EEG活动的影响各异,但是随着麻醉深度增强,EEG的变化还是有其规律可循。一般来讲,随着麻醉深度增强,脑电活动呈慢波化,波幅加大。清醒时EEG是以α波为主,给药后迅速出现快波期(因目前大多采用多种药物联合快速麻醉诱导,此期持续时间短暂,常不宜捕获),接着EEG振幅增加,节律明显变慢,α波和β波频率减少,δ波频数增加,θ波变化不明显,此期为适合手术的临床麻醉期;随着麻醉加深,脑电活动可出现爆发性抑制,直至完全停止活动。

(二)麻醉药物对脑电图影响的特异性

不同麻醉药物对中枢神经系统的影响各异,即使是相同种类的麻醉药物其对EEG的影响也存在一定的差异,加之中枢神经系统的高度复杂性,而目前采用的监测手段EEG又相对粗糙,使得麻醉药物对中枢神经系统的影响变得错综复杂,这里仅是提供经典药物对脑电活动的基本影响,至于具体患者、具体药物应用、手术中和手术后引发的脑电活动改变以及这些改变是否具有临床意义或者是否需要处理均需根据具体情况进行分析判断。

1.吸入麻醉药

吸入麻醉药呈剂量依赖性抑制脑电活动,临床少见低剂量兴奋期。临床常见吸入性麻醉药对脑电活动的影响特点如下。

(1)安氟烷:惊厥性棘波是安氟烷深度麻醉的特征性改变,较高浓度(3%～3.5%)的安氟烷甚至可导致阵挛性抽搐,所以癫痫患者麻醉时应慎用安氟烷。

(2)异氟烷:不诱发惊厥样棘波活动,是癫痫灶切除患者常用的麻醉维持用药。在低浓度异氟烷麻醉时可出现广泛的β波,1.5 MAC时产生突发性脑电活动抑制,超过2 MAC时出现等电位EEG。癫痫患者在异氟烷麻醉下,手术中皮质EEG棘波的频率明显低于手术前,但当手术中皮质EEG棘波的频率大于1次/分时,仍可较好地反映清醒状态下皮质EEG棘波出现的频率。另外,据报道异氟烷可用于控制癫痫持续状态。在临床上,1.0～1.3 MAC的异氟烷可较好地用于癫痫患者的麻醉维持。

(3)七氟烷:七氟烷适用于成年人和小儿麻醉诱导,虽然可导致癫痫样EEG改变,但明显弱于安氟烷。有研究发现,0.7～1.3 MAC的七氟烷可安全应用于癫痫患者的麻醉维持。

(4)地氟烷:地氟烷无致癫痫作用,在浓度超过1.25 MAC时可对EEG产生明显的抑制作用,并且地氟烷已成功用于癫痫持续状态的治疗。与七氟烷不同,快速增高地氟烷浓度并不导致癫痫样EEG改变。

(5)氧化亚氮:吸入50%～70%氧化亚氮-氧不诱发EEG的明显改变,仅导致α波节律消除,出现以β波为主的快波脑电活动,伴随有θ波出现;吸入浓度达80%时,出现高波幅慢波活动。

一般认为，氧化亚氮作为麻醉维持用药对癫痫患者的棘波活动几无影响。但是，将50%的氧化亚氮与1.5 MAC的七氟烷复合用于癫痫手术患者的麻醉时，癫痫患者EEG棘波的频率低于单纯应用1.5 MAC的七氟烷时。

2.静脉麻醉药

(1)巴比妥类药物：由于巴比妥类药物的不良反应较大，目前大多数药物已不再用于镇静和催眠。但是，在临床麻醉中，一些超短效巴比妥类药物如硫喷妥钠仍在应用，长效巴比妥类药物仍应用于癫痫的治疗。应用巴比妥类药物后，正常的α波常被快速的β波替代，进一步增大剂量可出现δ波，随后出现突发的抑制和电静止。低浓度时硫喷妥钠具有一定的致癫痫作用，可使癫痫患者产生突发性快棘波，大剂量时则具有抗癫痫作用。硫喷妥钠和苯巴比妥钠均可用于治疗手术后癫痫和癫痫持续状态，但不改变远期疗效。

(2)丙泊酚：丙泊酚麻醉诱导对EEG的影响存在剂量相关性，低浓度时β波增多，此后可出现高频率的δ波和突发性抑制。丙泊酚具有起效快、作用时间短、解痉镇静的抗癫痫效应。在癫痫患者，抑制EEG棘慢波出现所需的丙泊酚血浆浓度为6.3 μg/mL，此时可出现EEG的爆发性抑制。当慢速静脉注射丙泊酚产生镇静作用时，EEG的常见表现是β波活动增多，低剂量丙泊酚对癫痫和非癫痫患者均具有一定的致癫痫性，可激发癫痫波，并可用于手术中癫痫灶的定位。丙泊酚可有效用于对地西泮治疗无效的癫痫持续状态。在北京天坛医院，丙泊酚是癫痫手术患者麻醉维持的主要静脉麻醉药之一。

(3)依托咪酯：依托咪酯是一种超短效的咪唑酯类镇静药物，麻醉中60%～87%的患者可出现神经兴奋症状，并可出现癫痫棘波或症状，在癫痫患者可诱发癫痫样EEG改变和症状，可用于手术中癫痫灶的定位。对于有癫痫病史的患者，应用依托咪酯则要谨慎，只有在大剂量时依托咪酯才具有抗癫痫作用。

(4)苯二氮䓬类药物：苯二氮䓬类药物是用于抗癫痫活动的主要药物之一，特别是地西泮类药物应用最多，目前尚未见其在麻醉中或麻醉后出现癫痫。地西泮是通过抑制癫痫灶放电电位向皮质扩散，不能消除癫痫灶的放电。皮质脑电(ECG)监测发现，地西泮用量为0.5 mg/kg时，未见对癫痫灶电位具有抑制作用。地西泮能够抑制癫痫灶电位向皮质广泛扩散，有助于癫痫灶定位和确定切除范围。咪达唑仑具有抗癫痫作用，持续静脉输注可有效应用于控制癫痫持续状态。

(5)阿片类药物：阿片类药物对EEG的影响呈剂量依赖性，大剂量可导致癫痫发作或EEG出现棘波。在应用阿片类药物进行麻醉诱导的患者，60%可出现癫痫样EEG改变，其中40%有明显的EEG异常，深部脑电获得在给药后2分钟时最容易发生改变。所以，在癫痫患者用阿片类药物需要慎重。10 μg/kg的芬太尼和50 μg/kg的阿芬太尼均能诱发明显的癫痫样脑电活动，尤其是海马部位。单次静脉注射雷米芬太尼2.5 μg/kg亦可诱发明显的EEG棘波活动，所以三种阿片类药物均可用于帮助手术中癫痫灶的定位。但是，目前尚不清楚阿片类药物致癫痫作用的机制，也不清楚所诱发的棘波是否代表癫痫灶活动。

(6)氯胺酮：一般认为，氯胺酮作为非竞争性NMDA受体相关性通道阻滞剂，可激发癫痫波，可用于手术中癫痫灶的定位。氯胺酮具有一定的脑保护作用，能够减少癫痫发作相关的脑损害。但是，由于氯胺酮可使中枢神经系统兴奋，有时甚至可发生肢体阵发性强直性痉挛或全身惊厥，所以用于癫痫手术患者麻醉诱导时应配伍用咪达唑仑，以避免出现癫痫大发作。氯胺酮本身具有明显的抗癫痫作用，可用于癫痫持续状态的治疗。

3.局部麻醉药

局部麻醉药对EEG具有双向影响，血浆浓度低时利多卡因具有抗癫痫作用，但在高浓度时则有兴奋作用，甚至可诱发癫痫发作，但诱发癫痫常常是发生在超过中毒剂量时，而且首先出现抽搐等中枢神经兴奋症状。因此，手术中进行皮质脑电生理监测时应尽可能避免应用大剂量的局部麻醉药。

4.肌肉松弛药

一般认为神经肌肉阻滞对癫痫活动无明显影响。手术中不应用电刺激的患者可持续应用肌肉松弛药，但需要电刺激的患者在癫痫灶切除或通路切断前最好是应用中、短效肌肉松弛药，保证需要刺激时患者拇内收肌肌力可迅速恢复到正常的90%。大部分非去极化肌肉松弛药与抗癫痫药物之间具有拮抗作用，在长期接受药物治疗的癫痫患者中，非去极化肌肉松弛药的作用时间可缩短一半，这是因为大部分抗癫痫药物均是肝脏药酶诱导剂，从而加快非去极化肌肉松弛药的代谢。同时，癫痫手术中常用的皮质类固醇药物亦可缩短肌肉松弛药的作用时间。

(三)诱发电位与麻醉

一般来讲，癫痫病灶切除术较少应用诱发电位监测，如果手术中需要应用诱发电位监测(如运动区功能监测，手术中唤醒麻醉监测)，则需注意影响诱发电位监测的相关因素。

(四)手术中癫痫灶定位

1.麻醉药物对癫痫灶定位的影响

(1)已经证实，在较低吸入浓度(1 MAC左右)时，吸入麻醉药异氟烷、七氟烷和地氟烷对癫痫灶定位无影响。

(2)静脉麻醉药物：丙泊酚、依托咪酯和阿片类药物在临床剂量对癫痫灶定位影响较小。

(3)临床用量的局部麻醉药对癫痫灶定位影响较小。

(4)肌肉松弛药对癫痫灶定位无影响。

(5)氯胺酮禁用于癫痫灶定位患者。

2.皮质EEG描记

剪开硬脑膜后，将电极直接放置在可能的癫痫灶及其邻近的皮质部位描记EEG，还可将微电极插入皮质或海马或杏仁核放置深部电极。

3.药物诱发癫痫灶描记

如果皮质脑电描记不能确定癫痫灶，可应用小剂量药物诱发的方法，如美索比妥10～50 mg、硫喷妥钠25～50 mg、丙泊酚10～20 mg或依托咪酯2～4 mg。如果患者已经全身麻醉，可给予阿芬太尼20～50 μg/kg或安氟烷。

三、麻醉前准备

(一)癫痫患者施非癫痫灶治疗手术

1.麻醉前准备

癫痫并非手术禁忌证，当患有其他疾病需要手术治疗时，麻醉选择基本同于非癫痫患者，但手术前应特别重视抗癫痫药物治疗和手术前评估。

2.麻醉方法的选择

根据非癫痫治疗手术需要选择麻醉方法，但必须备好抗癫痫发作的药物。

(二)癫痫患者施癫痫治疗手术

1.麻醉前准备

(1)全身一般情况的评估和准备同一般神经外科手术评估和准备。

(2)需要特殊注意的问题:①与癫痫相关的精神疾病。②应用的抗癫痫药物类型、时间、用量及相关不良反应情况。长期服用抗癫痫药物的患者可能有药物性肝脏损害、骨髓抑制(粒细胞减少或再生障碍性贫血)及皮疹、嗜睡等不良反应。控制癫痫的长效药物应在手术前一周开始逐渐减量或停药,此期间可选用短效抗癫痫药物(如咪达唑仑、丙泊酚或硫喷妥钠等)预防或控制癫痫发作。应用药物控制癫痫应特别注意剂量,以癫痫控制而无明显呼吸抑制为准。长时间应用抗癫痫药物可能存在凝血功能异常,较多见的是应用丙戊酸钠可能存在纤维蛋白原降低。③对手术中需要进行脑电生理监测的患者,除了个别癫痫发作十分频繁者,手术前一天应停用任何具有抗癫痫作用的长效镇静药物,至少于手术前 48 小时停用抗癫痫药物。④除非抢救性急诊手术,对手术当日麻醉前癫痫发作的患者,应延期手术。⑤注意患者癫痫发作的特征。⑥手术前脑电生理监测。⑦癫痫患者的精神状态,如焦虑等。⑧患者知情和配合,如手术中可能需要短时清醒,但是该过程短暂而无痛。

(3)手术前用药:①一般不需要特殊手术前用药。②高度紧张患者可应用小剂量的镇静或镇痛药物,如咪达唑仑(0.3 mg)、芬太尼(0.05 mg)、盐酸戊乙奎醚(0.02 mg/kg)或东莨菪碱(0.3 mg)等。虽然有人认为手术前应用苯二氮䓬类药物可影响手术中脑电生理监测的结果,但是有学者的经验小剂量咪达唑仑对脑电生理监测无明显影响。③不宜应用大剂量的氯丙嗪或阿托品等,因为其可诱发异常 EEG。④推荐手术前应用糖皮质激素,如地塞米松 10 mg 或甲泼尼龙 80 mg。⑤如果患者手术前出现癫痫发作,首选药物为苯巴比妥、苯妥英钠和地西泮,如苯巴比妥 130 mg 静脉注射(速度<100 mg/min)。

2.麻醉选择

根据手术特点和患者的具体情况综合考虑。

四、癫痫手术的麻醉

(一)全身麻醉

1.基本原则

根据手术特性、手术中是否应用脑电生理监测和诱发电位监测以及患者的特点,可选用吸入麻醉、静脉麻醉和静吸复合麻醉。麻醉管理和监测的基本原则:①避免应用可诱发癫痫的药物;②适当增加麻醉药物用量;③长时间手术应考虑给予抗癫痫药物;④过度通气可诱发癫痫发作,除非手术需要,应尽量予以避免;⑤由于麻醉药物和手术中生理状态改变可影响抗惊厥药物的血浆浓度,手术后有发生癫痫的可能。

2.全身麻醉的实施

(1)麻醉诱导和气管插管:癫痫手术患者的麻醉诱导大多采用复合用药的方法,基本同普通神经外科手术患者,但应适量降低影响脑电生理监测药物的用量(如苯二氮䓬类药物),常用的药物组合是镇静催眠药物、减轻气管插管心血管反应的药物和肌肉松弛药。气管插管操作应迅速轻柔,防止血压升高和心率增快。必要时可考虑应用纤维光导喉镜实施气管插管。较大手术应进行中心静脉置管和动脉置管监测;手术中出血较多者应充分备血和准备手术中自体血液回收装置。

(2)麻醉维持:麻醉维持可选择吸入麻醉、静脉麻醉或者静吸复合麻醉方式。已经证明,应用0.7～1.3 MAC七氟烷/异氟烷实施吸入麻醉是安全的,并且对脑电生理监测影响较小;丙泊酚和瑞芬太尼/芬太尼/舒芬太尼组合的全凭静脉麻醉(TIVA)是安全有效的麻醉维持方法,并且对脑电生理监测的影响小;而静吸复合麻醉则可综合两者的优势。手术中进行硬脑膜外或皮质脑电(ECoG)监测时应适当降低麻醉药物浓度。长期应用抗癫痫药物的患者可能需要增加阿片类药物的用量。手术中适量应用肌肉松弛药,以中短效非去极化肌肉松弛药为主,可酌情减量或延长追加时间。但是,必须注意,因为患者长期应用抗癫痫药物,对肌肉松弛药具有一定的拮抗作用,在浅麻醉状态下患者可能因不能耐受气管导管而出现肌肉紧张或呛咳,有导致手术失败或使患者受到伤害的可能。因此,麻醉科医师应了解常规剂量肌肉松弛药的作用时间在此类患者可明显缩短或效应明显减弱。如果需要依靠肌肉松弛药来预防肌肉强直,则应增加肌肉松弛药剂量,同时应用神经肌肉传递功能监测确定患者的肌肉松弛状态。

如果手术中需要进行诱发电位监测,要适当降低麻醉药物浓度,适时停用肌肉松弛药。在等待残余肌肉松弛作用恢复或应用肌肉松弛药拮抗药期间,需严密观察患者并适当增大阿片类药物用量。手术中MRI检查需要特殊仪器,应注意防护。

手术开始前,如果采用唤醒麻醉技术,需进行耳颞神经、枕神经、颞浅神经、框上神经和滑车神经阻滞;手术切皮部位常规局部浸润阻滞;药物常用0.5%～1.0%罗哌卡因。另外,剪开硬脑膜前,对硬脑膜区实施局部麻醉也至关重要。

根据相关统计资料,癫痫病灶切除术患者手术中的平均出血量大约为821 mL,除非肿瘤继发癫痫,手术中自体血常可全程回收。但是,由于目前手术入路和手术技巧的提高,手术中出血量有减少的趋势。

有临床研究证明,除非应用特殊抗癫痫药物或患者处于癫痫临床发作,BIS监测基本上可反映患者的麻醉深度。

手术中癫痫大发作大多是与应用皮质电刺激有关,手术中电刺激前预防性应用小剂量巴比妥类药物(如硫喷妥钠)、咪达唑仑或丙泊酚具有良好的效果;手术后癫痫发作与血液中抗癫痫药物水平改变有关,据报道癫痫患者手术后的血浆药物浓度可明显降低,所以手术后立即应用抗癫痫药物并及时监测血浆药物浓度具有重要意义。应用药物控制癫痫发作时,如果发生呼吸抑制,应立即气管插管给氧和人工呼吸,出现循环功能抑制时应酌情应用血管活性药物。

(3)麻醉苏醒:TIVA麻醉的苏醒快而平稳,有利于神经功能的观察,如果无特殊要求,可在手术室内拔管,指征同其他神经外科手术,但应注意避免过度呛咳和诱发癫痫发作。手术近结束缝合硬脑膜时,可适当应用抗呕吐药物(如昂丹斯琼),必要时可追加小剂量中长效镇痛药物(如芬太尼、曲马多、凯纷等),以避免停用短效镇痛药物而引起的躁动。手术中应用肌肉松弛药的患者,手术结束时应给予适量的拮抗药,应避免为恢复自主呼吸而减少通气量,导致体内二氧化碳(CO_2)过度蓄积。手术后送患者入麻醉恢复室观察,强烈建议采用患者自控静脉镇痛方式进行手术后镇痛。

(二)手术中唤醒麻醉

手术中唤醒麻醉又称麻醉-清醒-麻醉技术,是在局部麻醉基础上发展而来,需要特殊注意的问题如下。

(1)在开颅和关颅期间采用全身麻醉,控制或不控制通气,采用吸入麻醉或静脉麻醉。

(2)采用喉罩通气道或气管插管控制气道。

(3)手术中神经功能检测时，患者完全清醒，拔出气道辅助设备。

(4)切除肿瘤后，重新开始全身麻醉，置入气道辅助设备。但是，如果患者的头部固定，重新置入气道辅助设备的难度增加。

(5)大多联合应用丙泊酚和瑞芬太尼维持麻醉。

(6)BIS 监测对唤醒麻醉非常有帮助，BIS 值 70 以上常可唤醒。

(三)局部麻醉

局部麻醉即清醒镇静/神经安定镇痛麻醉，麻醉管理的基本原则如下。

(1)手术前患者良好的心理准备，并且手术医师、麻醉科医师和手术室护士均与患者进行良好的沟通。

(2)进入手术室后常规监测和吸氧。

(3)注意患者体位舒适。

(4)手术开始前进行耳颞神经、枕神经、颞浅神经、框上神经和滑车神经阻滞；手术切皮部位常规局部浸润阻滞；局部麻醉药常用 0.5%～1%罗哌卡因。

(5)手术中尽量减少输液，并避免输入含糖液体，导尿并非常规。

(6)采用短效静脉麻醉药复合阿片类药物，如静脉输注丙泊酚[25～100 μg/(kg · min)]和瑞芬太尼[0.012 5 μg/(kg · min)]。

(7)严密观察患者的呼吸和循环功能。

(8)必要时给予抗呕吐药物(如昂丹斯琼)和镇静镇痛药物(如右旋美托咪啶)。

(9)手术过程的非药物治疗手段包括经常安慰患者、间断地允许患者活动、事先告知下一步可能出现的噪声或疼痛等。

(10)后备计划，如果患者不能继续合作或是出现颅内出血或癫痫持续发作等，则可选用喉罩通气道或气管插管麻醉等方案。

(11)手术接近结束时可应用苯二氮䓬类药物，以提供镇静和遗忘作用。

(杨永锋)

第二节 颅脑创伤手术的麻醉

一、颅脑创伤患者的临床特征

颅脑创伤通常发生在青少年、年轻人和 75 岁以上的老年人，在所有年龄组，男性遭受重度颅脑创伤的发生率是女性的两倍以上。

按照创伤发生时间，创伤性颅脑损伤可分为原发性颅脑损伤和继发性颅脑损伤。原发性颅脑损伤是创伤即刻发生，对颅骨和脑组织的机械撞击和加速减速挤压引起的颅骨骨折和颅内组织损伤，主要有脑震荡、弥散性轴索损伤、脑挫裂伤和原发性脑干损伤等。继发性颅脑损伤发生于创伤后数分钟、数小时或几天后，表现为起源于原发性颅脑损伤的一系列复杂过程，主要有脑缺血、缺氧、脑水肿和颅内血肿。颅内血肿按照来源和部位又分为硬脑膜外血肿、硬脑膜下血肿和脑内血肿等，加重损伤的因素还包括缺氧、高碳酸血症、低血压、贫血和高糖血症，这些因素大多是可以预防的。如果创伤后数小时或数天出现癫痫、感染和败血症可进一步加重脑损伤，必须及时防治。

硬脑膜外血肿通常是由车祸引起，原发性创伤撕裂脑膜中动、静脉或硬脑膜窦，可导致患者昏迷。受损血管发生痉挛和血栓时出血停止，患者可重新恢复意识，在接下来的几小时内血管再次出血，特别是动脉出血时，患者病情可迅速恶化，应立即开始治疗，常需紧急清除颅内血肿。静脉出血性硬脑膜外血肿发展相对比较缓慢。

急性硬脑膜下血肿的临床表现差异较大，轻者无明显表现，重者出现昏迷、偏瘫、去大脑状态和瞳孔放大，也可有中间清醒期。虽然硬脑膜下血肿的最常见原因是创伤，但是亦可源于凝血功能障碍、动脉瘤和肿瘤。如果72小时内患者出现症状称为急性，3～15天患者出现症状为亚急性，2周后患者出现症状为慢性。亚急性或慢性硬脑膜下血肿大多见于50岁以上患者，有可能无头部创伤史。这些患者临床上表现为局部脑功能障碍、意识障碍或器质性脑综合征，急性硬脑膜外血肿多伴有颅内压(intracranial pressure，ICP)升高。在血肿清除前后需要积极治疗以纠正ICP升高以及控制脑水肿和肿胀。

脑内血肿患者轻者无明显症状，重者可深度昏迷，大的孤立性血肿应及时清除。新鲜出血引起延迟性神经功能障碍者也应清除，但有可能预后不佳。根据脑损伤的程度，脑内血肿患者需要积极治疗以控制颅内高压和脑水肿。撞击伤和对冲伤通常导致脑挫伤和脑出血，一般不需要切除挫伤脑组织，但偶尔会切除挫伤的额叶或颞叶脑组织，以控制脑水肿和预防脑疝。

创伤性颅脑损伤患者的典型表现为颅内血肿形成、脑血管自主调节功能障碍、ICP升高和脑血流(cerebral blood flow，CBF)降低。创伤局部CBF降低可导致脑细胞缺血缺氧，引起细胞毒性脑水肿，而创伤性颅脑损伤又常常伴有不同程度的血-脑屏障(BBB)破坏，并发血管源性脑水肿。由于颅腔是一个几乎封闭的结构，颅内血肿和脑水肿形成均可导致ICP升高，这时机体会启动代偿机制抑制ICP的增加，初期以减少颅内脑脊液(CSF)容量为主，后期全脑CBF进一步降低，形成缺血-脑水肿恶性循环，最终导致脑疝的发生。

创伤性颅脑损伤患者的预后与入院时格拉斯哥昏迷评分(GCS)、脑CT扫描表现、年龄、循环呼吸功能状态、继发性颅脑损伤的救治等因素有关。重度脑创伤(GCS≤8)患者的死亡率可达33%，轻度(GCS 13～15)和中度(GCS 9～12)脑创伤患者大约50%可遗留残疾和认知功能障碍。

颅脑损伤的全身性影响是多种多样的，可使治疗复杂化，包括心肺[(例如气道阻塞、低氧血症、休克、急性呼吸窘迫综合征(acute respiratory distress syndrome，ARDS)、神经源性肺水肿、心电图改变]、血液(弥散性血管内凝血)、内分泌(垂体功能障碍、尿崩症、抗利尿激素异常分泌综合征)、代谢(非酮症高渗性糖尿病昏迷)和胃肠道(应激性溃疡、出血)。

由于出血、呕吐和脱水利尿治疗等，绝大多数创伤性颅脑损伤患者伴有不同程度的低血容量，但临床上患者大多表现为高血压，是机体为了维持CBF的代偿性反应，高血压反应又可引起反射性心动过缓。当创伤累及心血管运动中枢时可出现各种心律失常，当心电图出现高P波、P-R间期和Q-T间期延长以及深U波、S-T段和T波改变、严重室性期前收缩或传导阻滞时，提示患者预后不良。

吸入性肺炎、液体超负荷和创伤相关的ARDS是颅脑创伤患者肺功能障碍的常见原因，也可出现突发性肺水肿。神经源性肺水肿主要表现为肺循环显著充血、肺泡内出血和蛋白水肿液，特点是发病迅速，与下丘脑病变、α肾上腺素能受体阻滞剂和中枢神经抑制密切相关。目前认为，神经源性肺水肿是由创伤后ICP增高造成交感神经强烈兴奋所致。针对心源性肺水肿的传统治疗方法常常对此无效，结果往往是致命的，其治疗包括药物或手术解除颅内高压、呼吸支持和液体管理等。

颅脑创伤患者可能存在有凝血功能异常，重度颅脑创伤和缺氧性脑损伤后有发生弥散性血管内凝血的报道，可能是由脑组织凝血活酶释放进入循环血液所致。治疗潜在性疾病通常可使凝血功能障碍自然恢复，偶尔需要输入冷沉淀、新鲜冷冻血浆、浓缩血小板和全血。

垂体前叶功能不全是颅脑创伤后的一个罕见并发症，创伤后尿崩症可引起延迟性垂体前叶激素障碍并需要进行替代治疗。颅脑创伤后更易出现垂体后叶功能障碍，颅面部创伤和颅底骨折后患者可出现尿崩症，临床表现为多尿、烦渴、高钠血症、高渗透压和尿液稀释，创伤后尿崩症通常是一过性的，治疗主要基于液体治疗。如果患者不能维持体液平衡，可补充外源性血管升压素。抗利尿激素异常分泌综合征(syndrome of inappropriate antidiuretic hormone secretion，SIADH)与低钠血症、血浆和细胞外液低渗透压、肾脏钠排泄和尿渗透压大于血浆渗透压等相关，患者出现水中毒表现(如厌食、恶心、呕吐、烦躁、性格改变、神经系统异常等)。这种综合征通常是出现于伤后3～15天，如果治疗得当病程一般不超过15天，治疗包括限制液体，可考虑输入高渗盐水。

许多因素可导致颅脑创伤患者容易发生非酮症高渗性糖尿病昏迷，如类固醇激素的应用、长期甘露醇治疗、高渗性鼻饲、苯妥英钠和液体摄入不足。非酮症高渗性糖尿病昏迷的诊断标准是：高糖血症、尿糖、无酮症、血浆渗透压高于330 mOsm/kg、脱水和中枢神经系统功能障碍等。低血容量和压力过高直接威胁患者的生命。高糖血症通常对小剂量胰岛素的反应良好，对于患有Ⅱ型糖尿病或有肾功能损害的老年患者可间断应用呋塞米预防脑水肿。

美国急诊医学会发表的院前急救管理指南，现已被院前急救人员和急诊医师广泛接受为治疗标准。目前主张在事故现场和救护车内就应开始急救治疗，根据美国颅脑创伤基金会对颅脑创伤的院前治疗指南，急救人员应遵循颅脑创伤救助指南，优先开始初级复苏(气道、呼吸和循环)、评估和治疗、维持呼吸道和血压。在转运患者之前，急救人员应进行合理评估和采取各种措施稳定病情，对于重度创伤患者建议直接运送至具有放射学检查条件和实施开颅手术的医院，最好能在创伤后2～4小时进行颅内血肿清除术。

轻度创伤性颅脑损伤患者大多迅速恢复且不会遗留后遗症。如果无意识丧失史、无恶心或遗忘、神经学检查正常、帽状腱膜下肿胀较轻，患者可在其他人监护下回家观察。中度颅脑创伤患者一般可遵从指令，但可出现病情迅速恶化，应留院密切观察。重度颅脑创伤患者需要充分的心肺方面的生命支持，大多需要手术治疗。

脑实质的原发性损伤或生物力学创伤包括脑震荡、挫裂伤和血肿。必须指出，并非所有的严重颅脑创伤患者均需要手术治疗。虽然患者可能不需要手术处理的创伤，但是大多数患者均有脑水肿和脑挫伤，突发脑阻塞或充血可引起弥漫性脑肿胀。原发性损伤24小时后脑白质可出现细胞外间隙水肿。弥漫性脑水肿的非手术治疗包括过度通气、应用甘露醇或呋塞米、巴比妥类药物和ICP监测等。

凹陷性颅骨骨折以及急性硬脑膜外、硬脑膜下和脑内血肿通常需要开颅手术治疗。慢性硬脑膜下血肿常常采用颅骨钻孔引流术。凹陷性颅骨骨折给予复位并在24小时内清创，以尽量减少感染的风险。在急诊室不要处理碎骨片和贯穿物，因为它们可引起静脉窦或硬脑膜窦填塞。

二、创伤性颅脑损伤手术的麻醉

创伤性颅脑损伤患者的麻醉处理原则是迅速恢复心肺和代谢功能、维持脑灌注压(CPP)和脑氧合、降低ICP和脑水肿、避免继发性脑损伤,并提供满意的手术条件。

(一)麻醉前评估

对创伤性颅脑损伤患者的诊治要争分夺秒,应在最短的时间内对患者的创伤程度、呼吸和循环状态进行快速评估,包括既往病史、受伤过程和时间、最后进食水时间、意识障碍的程度和持续时间、ICP情况以及是否并发颈椎、颌面部和肋骨骨折以及内脏器官出血等。通过已有的辅助检查,如头颅CT扫描、MRI检查、胸部X片、血常规、出凝血时间、血生化、电解质和动脉血气分析等迅速了解患者的一般状态并制订麻醉方案。

(二)呼吸管理

大多数轻、中度创伤性颅脑损伤患者的呼吸功能仍可维持稳定,无须实施紧急气管插管,应尽早给予面罩高流量吸氧,并密切观察,待麻醉诱导后进行气管插管。GCS≤8分的创伤性颅脑损伤患者,应立即实施气管插管以保护呼吸道通畅、防止误吸、保证足够的通气,避免缺氧、低碳酸血症和高碳酸血症,不必等麻醉诱导后才进行气管插管。虽然气管插管可导致ICP进一步升高,但此时控制呼吸道和改善通气更为重要,不可因为顾虑对ICP的影响而延误。

气管插管前必须认真评估重度颅脑创伤患者的神经功能状态和合并伤情况。大约2%入院时诊断为闭合性头部创伤的患者合并有颈椎骨折,而GCS≤8分的患者合并颈椎骨折的发生率可高达10%,侧位X线检查对颈椎骨折的漏诊率可达20%,因此推荐同时摄前后位和齿状突位的颈椎X线片,据报道可使颈椎骨折的漏诊率降低至7%。对此类患者进行气管插管有导致颈段脊髓损伤的风险,因此除非影像学检查以及明确排除颈椎损伤,否则在气管插管过程中所有患者均应进行颈椎保护。虽然临床上常常推荐对饱胃、颈椎损伤和预计困难气道患者采用光导纤维支气管镜引导清醒气管插管,但是创伤性颅脑损伤患者通常不能合作而难以实行。

在怀疑颅底骨折、严重面部骨折和出血素质时,要避免实施经鼻气管插管。出现中耳腔出血、CSF耳漏、乳突和眼周瘀斑时应强烈怀疑颅底骨折,颅底骨折时经鼻气管插管有可能将污染物直接带入脑组织,甚至导致脑损伤,因此应尽量避免。目前认为,颅脑创伤患者应以经口气管插管为主,气管插管时由助手用双手固定患者头部于正中位,保持枕部不离开床面可维持头颈部不过度后仰,颈部下方放置颈托也有助于保护颈椎。必须指出,颈椎固定可增加喉镜显露和气管插管操作的难度,而创伤性颅脑损伤患者对缺氧的耐受性很差,必须事先准备好应对困难气管插管的措施,如训练有素的助手和各种气管插管设备等,紧急时应迅速实施气管切开。

对于颅脑创伤患者,应保证PaO_2在8.0 kPa(60 mmHg)以上,对于合并肺挫伤、误吸或神经源性肺水肿的患者,需要采用呼气末正压通气(PEEP)来维持满意的氧合,但应尽量避免过高的PEEP,因为胸膜腔内压升高可影响脑静脉回流和增加ICP。

一般认为过度通气可通过收缩脑血管和减少脑血容量而达到降低ICP的目的,并且通过过度机械通气使动脉血二氧化碳分压($PaCO_2$)维持在3.3~4.0 kPa(25~30 mmHg)曾经一度是颅脑创伤患者救治的常规,但是近年来其临床应用价值受到了人们的广泛质疑。临床研究表明,颅脑创伤患者在伤后24小时内处于脑缺血状态,对于此类患者,过度通气可进一步减少CBF和加重脑缺血,所以美国颅脑创伤基金会指出:在创伤性颅脑损伤后的5天内,尤其是重度颅脑创伤患者,最初24小时内不进行预防性过度通气[$PaCO_2$≤4.7 kPa(35 mmHg)]。在难治性ICP升高患者应用过度通气控制 ICP 时，$PaCO_2$应维持在 4.0～4.7 kPa(30～35 mmHg)，以降低脑缺血的相关风险。另外，过度通气的缩血管效应持续时间短暂，研究发现其降低 CBF 的效应仅能维持 6～18 小时，所以不应常规长期应用。目前的指南建议，在过度通气时应连续监测颈静脉球血氧饱和度或 CBF 指导治疗，而且不要使 $PaCO_2$降低至 3.3 kPa(25 mmHg)以下。对于创伤性颅脑损伤患者是否采用过度通气，应综合 ICP 和脑松弛等方面进行综合考虑，并且应尽量短时间使用。当患者临床情况不再需要或已有脑缺血的表现时，应将 $PaCO_2$ 恢复至正常水平，但是 $PaCO_2$恢复至正常水平也应逐步进行，因为快速升高 $PaCO_2$同样可影响生理。

(三)循环管理

控制呼吸道后应立即采取相关措施稳定心血管系统功能。颅脑创伤患者，尤其是年轻人，常常表现为高血压、心动过速和心排出量增加，还可出现心电图异常和致命性心律失常。颅脑创伤后肾上腺素血浆水平剧烈升高可能是导致高循环动力学反应和心电改变的主要原因，可静脉应用拉贝洛尔和艾司洛尔控制高血压和心动过速。

在一些颅脑创伤患者，严重 ICP 升高可导致高血压和心动过缓，称为 Cushing 三联征，在循环系统方面表现为高血压和心动过缓，是机体为了维持脑灌注的重要保护性反射(CPP＝MAP－ICP)，所以此时不可盲目地将血压降低至正常水平，因为如果 ICP 升高患者伴有低血压必然严重影响脑灌注。如果心率不低于 45 次/分，一般无须处理；如果应用抗胆碱药物治疗心动过缓，宜选用格隆溴胺，而阿托品则可通过 BBB 导致中枢抗胆碱综合征，患者表现为烦躁、精神错乱和梦幻，甚至可出现惊厥和昏迷，应避免用于创伤性颅脑损伤患者。

创伤性颅脑损伤患者出现心动过速和持续低血压大多提示伴有其他部位出血，应采取进行输液和输血治疗，必要时应用血管活性药物。

创伤性颅脑损伤早期 CBF 大多明显降低，然后在 24～48 小时逐渐升高。创伤性颅脑损伤后脑组织对低血压和缺氧十分敏感，并且多项研究表明轻度低血压即可对患者的转归产生明显不良影响。所以，目前认为对创伤性颅脑损伤患者应给予积极的血压支持治疗。

正常人的平均动脉压(MAP)在 6.7～20.0 kPa(50～150 mmHg)范围内波动时，通过脑血管自主调节功能可使 CBF 保持恒定，而创伤性颅脑损伤患者的这一调节机制则可受到不同程度的破坏。研究表明，大约 1/3 的创伤性颅脑损伤患者的 CBF 被动地随 CPP 同步改变，所以此时维持 CPP 至少在 8.0 kPa(60 mmHg)以上对改善 CBF 十分重要[小儿推荐维持 CPP 在 6.0 kPa(45 mmHg)以上]。

对于无高血压病史的创伤性颅脑损伤患者，为了保证 CPP＞8.0 kPa(60 mmHg)，在颅骨瓣打开前应维持 MAP 至少在 10.7～12.0 kPa(80～90 mmHg)以上。必须注意，血压过高则可增加心肌负担和颅内出血的风险，应给予降压治疗，但一定要小剂量分次进行，以防低血压的发生。手术减压后(打开颅骨瓣或剪开硬脑膜)ICP 降低至零，此时 CPP＝MAP，同时脑干压迫缓解，Cushing 反射消失，很多患者可表现为血压突然降低和心率增快，在此期应维持 MAP 高于 8.0～9.3 kPa(60～70 mmHg)，可通过使用血管收缩药和加快输液提升血压。由于颅骨瓣打开后血压降低的程度很难预料，所以不提倡预先预防性应用升压药物。在关颅期一般需要将 MAP 维持在 9.3～10.7 kPa(70～80 mmHg)以上。

(四)液体治疗

常规开颅手术多大多提倡适当限制输液，以减少脑水含量和提供脑松弛。但是，此原则不适用于创伤性颅脑损伤患者。创伤性颅脑损伤患者常常伴有不同程度的低血容量，并且被代偿性高血压状态所掩盖，所以此时液体治疗不能仅以血压为指导，还要观察尿量和中心静脉压(CVP)等的变化，患者常常需要输入大量的液体，尤其是伴有其他部位出血时。

液体复苏时的顾虑是加重脑水肿，动物实验证实血浆总渗透压是影响脑水肿形成的关键因素。当血浆渗透压降低时，无论是正常的还是异常的脑组织均可发生水肿，这主要是因为钠离子不能通过 BBB。输入低于血浆钠离子浓度的含钠液会使水进入脑组织，增加脑水含量。因此，与 0.9%氯化钠溶液相比，0.45%氯化钠溶液和乳酸钠林格液更易引起脑水肿。使用大量等渗晶体液进行液体复苏可引起胶体渗透压降低，导致外周组织水肿。然而，在此方面脑和其他组织的表现明显不同，动物实验发现，在正常脑组织和某些脑创伤模型中，即使血浆胶体渗透压大幅度降低也不会引起脑水肿。由于 BBB 的独特结构，胶体渗透压对脑水移动的影响小于体液总渗透压。

在围术期应特别注意避免血浆渗透压降低，以防加重脑水肿。0.9%氯化钠溶液属轻度高渗液(308 mOsm/L)，适用于神经外科手术中的液体治疗，但大量使用可引起高氯性酸中毒。虽然乳酸钠林格液可避免高氯性酸中毒的发生，但是它属于低渗液(273 mOsm/L)，大量使用可引起血浆渗透压降低，所以在需要大量输液的情况下，可混合应用上述两种液体，并在手术中定期监测血浆渗透压和电解质作为指导。

关于创伤性颅脑损伤患者手术中晶体液和胶体液的选择一直存在有争议。一项随机对照研究曾经比较了在重症颅脑创伤患者应用 4%清蛋白和 0.9%氯化钠溶液的治疗效果，结果发现 0.9%氯化钠溶液组患者的预后明显优于清蛋白组，提示在重度颅脑创伤患者的液体复苏方面，0.9%氯化钠溶液优于清蛋白。目前认为，对于出血量不大的患者无须输入胶体液，但需要大量输液时应考虑适当应用胶体液。胶体液可选择清蛋白、明胶和羟乙基淀粉等，前两种有引起变态反应的风险，而后者大量使用时可影响凝血功能，要注意创伤性颅脑损伤本身即可引发凝血功能异常。对于低血容量的颅脑创伤患者来讲，新鲜全血才是最佳的胶体液。

甘露醇和呋塞米均可用来降低脑组织细胞外液容量，甘露醇起效快且效果强，目前临床上通常是将其作为脑脱水治疗的首选，临床常用剂量是 0.25～1.0 g/kg。但是，对于 BBB 破坏严重的患者，使用甘露醇则有加重脑水肿的顾虑。因此，如果应用甘露醇后 ICP 明显降低或能够提供脑松弛，可考虑继续应用；如果无效或血浆渗透压已超过 320 mOsm/L，则不推荐继续使用。

近年来高渗盐水(3%或 7.5%)用于创伤性颅脑损伤患者的治疗效果引起了人们的广泛的兴趣，尤其是在多发创伤患者的急救方面。高渗盐水可降低 ICP 和升高血压，还可改善局部 CBF，对颅脑创伤患者的低容量复苏极为有用。另外，高渗盐水对脑组织可产生与其他高渗溶液(如甘露醇)相似的渗透性脱水作用。但是，一项随机对照研究结果显示，与传统液体复苏方法相比，高渗盐水并无显著改善患者预后的作用。在某些情况下，如难治性 ICP 升高、需要提供脑松弛和维持血管内容量，高渗盐水可能优于其他脱水利尿药。长期使用高渗盐水的顾虑是血浆渗透压升高所致的生理紊乱，如意识障碍和惊厥等，需要进一步的研究以确定其量-效关系和安全性。

高糖血症与颅脑创伤患者的不良神经系统预后密切相关，所以应尽量避免单纯使用含糖溶液。

围术期应将颅脑创伤患者的血细胞比容维持在 30%以上，不足时应输入浓缩红细胞。闭合性颅脑创伤患者手术中可进行自体血液回收。小儿的血容量较小，单纯的帽状腱膜下血肿和头皮撕裂即可引起相对大量的失血，必须注意维持有效的循环血容量。

(五)手术中监测

1.常规监测

除 ECG、袖带血压、脉搏血氧饱和度、$PETCO_2$、体温和尿量等常规监测之外,还应定期进行血气、血细胞比容、电解质、血糖、血浆渗透压和凝血功能检查。但必须注意的是,尽早实施开颅手术对创伤性颅脑损伤患者至关重要,所以建立监测手段应以不延误手术治疗为原则。

原则上讲,急诊创伤性颅脑损伤手术患者均应进行有创动脉压监测,但是建议在麻醉诱导后进行。手术中需要大量快速输液的患者,应考虑进行深静脉穿刺置管,此时股静脉穿刺具有成功率高且不影响手术医师头部操作的优点,缺点是无法进行准确的 CVP 监测,而且增加下肢深静脉血栓的发生率,在这些方面颈内静脉和锁骨下静脉置管优于股静脉,但可影响手术医师的头部消毒,在实际工作中应根据具体情况综合考虑。

2.特殊监测

(1)脑电图(electroencephalogram,EEG):CBF 和脑氧饱和度显著降低均可导致 EEG 活动抑制和特征性改变,是诊断脑缺血的敏感指标。但是,麻醉医师必须知道,大多数麻醉药物均能呈剂量依赖性抑制 EEG,并且低温亦可通过降低脑代谢使 EEG 频率减慢。

(2)CBF 监测:大多数监测绝对 CBF 的方法均不适宜在手术中应用,临床上常用的经颅多普勒超声(transcranial Doppler,TCD)技术是监测相对 CBF 的方法,可连续无创性测量 Willis 动脉环大血管的血流速度,测量 CBF 的相对改变。另外,根据 TCD 的波形,还可定性评估 ICP、CPP、脑血流自动调节和脑血管对 CO_2的反应性。

(3)ICP 监测:监测方法包括脑室切开术、蛛网膜下腔螺栓法、硬脑膜外探头和纤维光束脑实质内监测法等,其中纤维光束脑实质内监测法亦可同时监测脑温。

(4)体感诱发电位(sensoryevoked potentials,SEPs):缺血缺氧可引起诱发电位的传导抑制,由于可监测到皮质下缺血,所以理论上 SEPs 较 EEG 有优势。低温和麻醉药物亦可影响皮质诱发电位,但是与 EEG 不同的是,SEPs 对静脉麻醉药的耐受性较强。

(5)脑组织氧合:将微电极置于脑实质内可监测创伤性颅脑损伤患者脑组织氧分压,有助于评估脑供氧和脑耗氧平衡,缺点是仅能反映局部而不是全脑的氧合水平。

(6)颈静脉球氧饱和度($SjvO_2$)监测:正如上述,组织氧合监测仅可提供脑组织局部信息,而 $SjvO_2$监测可连续或间断评估全脑的氧供和氧耗平衡,有助于诊断手术中脑血流灌注不足和过度通气所致的脑缺血,目前在许多神经重症治疗中心已经成为常规。

(六)麻醉实施

1.麻醉诱导

所有颅脑创伤患者均应视为饱胃,虽然清醒气管插管是最安全的气道管理方法,但是在清醒、不合作和挣扎患者实施较为困难。事实上,对于颅脑创伤患者,最简单、快捷的气管插管方法是首先预吸氧,然后进行快速麻醉诱导,麻醉诱导中必须保持环状软骨压迫和头部处于正中位。

根据颅脑创伤患者的心血管状况,几乎所有的静脉麻醉药均可用于麻醉诱导,如丙泊酚、硫喷妥钠、依托咪酯或咪达唑仑等。麻醉诱导的原则是快速建立气道、维持循环稳定和避免呛咳的方式,临床上常用快速麻醉诱导气管插管。首先给患者吸入 100%氧气数分钟,静脉注射镇静催眠药物后立即给予气管插管剂量的肌肉松弛药,饱食患者不可进行加压通气,待自主呼吸停止即可实施气管插管操作。除非明确排除颈椎损伤,否则气管插管中应保持头部处于正中位,助手持续环状软骨压迫直到确认气管导管位置正确并套囊充气。

伴有低血容量的颅脑创伤患者应用丙泊酚实施麻醉诱导可引起明显的低血压,可选用依托咪酯或咪达唑仑;循环功能衰竭患者可不应用任何镇静催眠药物,置入喉镜前 90 秒静脉注射利多卡因 1.5 mg/kg 可减轻气管插管引起的 ICP 升高。

虽然琥珀胆碱可引起 ICP 升高,但是程度较轻且持续时间短暂,在需要提供快速肌肉松弛时仍不失为一个较好的选择。传统观点认为琥珀胆碱引起的肌颤可升高胃内压和增加反流的概率,但实际上其增加食管下段括约肌张力的作用更强,并不明显增加误吸的发生率。

颅脑创伤患者紧急气管插管时肌肉松弛药的选择一直是存在争议的问题,琥珀胆碱可增加 ICP,然而在急性呼吸道阻塞、饱胃、需要气管插管后进行神经学检查的患者,快速起效和清除的琥珀胆碱的有益作用要超过短暂 ICP 升高带来的风险。

苄异喹啉类非去极化肌肉松弛药(如阿曲库铵)等可引起组胺释放,导致脑血管扩张,引起 CBF 和 ICP 升高,而全身血管扩张又可导致 MAP 和 CPP 降低,所以不主张应用于创伤性颅脑损伤患者。甾体类非去极化肌肉松弛药对 CBF 和 ICP 无直接影响,适用于创伤性颅脑损伤患者,但是泮库溴铵的解迷走作用可使血压升高和心率增快,用于脑血流自动调节机制损害的患者可明显增加 CBF 和 ICP,应谨慎。维库溴铵和罗库溴铵几乎不引起组胺释放,对血流动力学、CBF、$CMRO_2$和 ICP 均无直接影响,尤其后者是目前临床上起效最快的非去极化肌肉松弛药,静脉注射 1.0 mg/kg 后大约 60 秒即可达到满意的气管插管条件,尤其适用于琥珀胆碱禁忌时的快速麻醉诱导气管插管。

2.麻醉维持和管理

麻醉维持的原则是不增加 ICP、$CMRO_2$和 CBF,维持合理的血压和 CPP,提供脑松弛。除氯胺酮之外,静脉麻醉药均可收缩脑血管,而所有的吸入性麻醉药则均可引起不同程度的脑血管扩张和 ICP 升高。因此,当 ICP 明显升高和脑松弛不良时,宜采用静脉麻醉方法。如果选用吸入麻醉药,浓度宜低于 1MAC。另外,气颅和气胸患者应避免使用氧化亚氮。

临床用量的阿片类药物对 ICP、CBF 和 $CMRO_2$影响较小,可提供满意的镇痛作用并降低吸入麻醉药的用量,对于手术后需要保留气管插管的患者,阿片类药物的剂量可适当增大。头皮神经阻滞或手术切口局部麻醉药浸润阻滞有助于减轻手术刺激引起的血压和 ICP 突然增高,避免不必要的深麻醉。

血糖浓度宜维持在 80～150 mg/dL,高于 200 mg/dL 时应积极处理。应定期监测血浆渗透压并将其控制在 320 mOsm/L 以下。常规应用抗酸药物预防应激性溃疡。创伤性颅脑损伤患者手术后有可能出现惊厥,如果无禁忌证,可考虑在手术中预防性应用抗惊厥药物,如苯妥英钠。

既往曾经将大剂量糖皮质激素应用于创伤性颅脑损伤患者,以期减轻脑水肿。之前发表的一项有关重度颅脑创伤后使用糖皮质激素的国际性随机、安慰剂对照研究,观察了 10 008 例成年颅脑创伤患者早期静脉输注 48 小时甲泼尼龙对预后的影响,结果显示糖皮质激素组伤后2 周内的死亡率和致残率均显著高于对照组,由此得出结论不再常规推荐糖皮质激素用于颅脑创伤的治疗。

颅脑创伤患者液体复苏的目标是维持血浆渗透压和循环血容量、避免胶体渗透压明显降低,应尽可能防治低血压,并维持 CPP 在 8.0 kPa(60 mmHg)以上。目前推荐应用等渗晶体液恢复血容量,应避免输入含糖液体。动物和人体实验均提示高糖血症不利于缺血脑组织的转归。失血量大时应输入新鲜全血,血细胞比容至少应维持在 30%～33%,以保证满意的氧供。

如果病情需要,可放置 ICP 监测探头,以指导液体复苏和预防 ICP 剧烈升高,降低 ICP 对改善 CPP 十分重要。

脑肿胀或手术部位脑膨出可影响手术操作，这可能是由于患者体位不当、合并对侧血肿、静脉回流障碍和脑室出血引起的急性脑积水等因素引起，应及时给予相应的处理。

3.麻醉恢复期管理

手术前意识清楚和手术过程顺利的患者，手术后可考虑早期拔管，并且拔管期应避免剧烈呛咳和循环功能波动。手术前意识障碍的患者，手术后宜保留气管导管，待呼吸循环状态良好、意识恢复时再考虑拔管。为了抑制保留气管导管所致的呛咳反射，在手术结束后可追加应用小剂量的镇静药物和阿片类药物。由于高血压、咳嗽或气管导管引起的屏气均可能引起颅内手术区出血，所以应尽量避免，可选用拉贝洛尔或艾司洛尔控制高血压，巴比妥类药物有助于患者镇静。创伤程度重，预计需要长时间机械呼吸支持的患者，应及时实施气管切开术。

（杨永锋）

第三节　帕金森病手术的麻醉

一、术前准备

术前充分评估患者的病情，包括步态异常、颈部强直和吞咽困难。了解抗帕金森病药物使用情况，如美多巴或苯海索应继续服用至术前。

二、监测

除一般监测外，帕金森病患者长时间大手术应做动脉穿刺置管测压和颈内静脉置管测定中心静脉压，定期动脉血气分析。使用左旋多巴的患者应重点监测心电图，积极防治心律失常。由于帕金森患者体温调节异常，容易发生低体温，故长时间大手术应监测体温，注意保温。

三、全身麻醉诱导

帕金森患者全身麻醉诱导的应注意：①评估有无颈部强直和困难气道，采取应对措施。②帕金森病患者常有吞咽功能障碍，易引起反流误吸，严格术前禁食，快速顺序诱导。③常用静脉麻醉药、麻醉性镇痛药、非去极化肌松药及吸入麻醉药均可用于帕金森患者。④避免应用诱发和加重帕金森病症状的药物，如麻黄碱、氟哌利多、甲氧氯普胺、氟哌啶醇、利舍平、氯胺酮、氯丙嗪等药物。

四、麻醉管理

长时间外科手术中，由于治疗药物左旋多巴的半衰期极短（1～3 小时），为了使患者在围术期保持体内稳定的左旋多巴药物浓度，在术中可通过鼻饲加倍剂量的美多巴或苯海索，并维持至术后 2 天。

术毕拔管前应确保肌松药作用已完全消失。拔管时应注意防治呕吐和误吸。避免使用新斯的明，因其使乙酰胆碱积聚，从而加重帕金森病。术后应尽快恢复服用抗帕金森病药物。

（杨永锋）

第四节　幕上肿瘤手术的麻醉

幕上肿瘤主要是指小脑幕以上所有脑组织中生长的肿瘤，包含范围广泛，肿瘤性质繁杂，更因累及多个功能区而具有其独特的病理生理学特性。其不同的病种和病变位置，临床症状多样，对麻醉的配合与要求也有所不同。本节阐述幕上肿瘤手术患者麻醉处理的相关问题。

一、解剖学和生理学特点

(一)幕上肿瘤的解剖学定位及其临床表现

位于小脑幕以上的肿瘤称为幕上肿瘤，包括颅前窝、颅中窝、大脑半球、鞍区、侧脑室及第三脑室的肿瘤，幕上肿瘤以额叶和颞叶者居多，其临床表现为颅内压(ICP)增高和肿瘤的定位体征。临床上常见的幕上肿瘤部位如下。

1.额叶肿瘤

额叶肿瘤发生率居幕上肿瘤的首位。临床表现是以精神症状为主，主要表现为记忆力减退、性格改变、定向力差、进行性痴呆、欣快、易激动等；大多有强握反射(抓住物体即握紧不放)和摸索征(有寻衣摸床现象)。可有癫痫发作，一般为大发作。如果肿瘤是位于主侧半球额下回后部(布罗卡区)，可出现运动性失语(能理解他人语言而自己却不能用语言表达)；肿瘤累及中央前回可导致对侧肢体不同程度的瘫痪，并可有局灶性癫痫发作；累及旁中央小叶可出现双下肢运动感觉障碍及大小便障碍。

2.顶叶肿瘤

单纯顶叶肿瘤的症状是以感觉障碍为主，主要表现为皮质感觉(如体形觉、重量觉等)的障碍，对侧半身浅感觉减退。可出现感觉性局限性癫痫。主侧半球肿瘤还可产生失读、失写、失算、失用症。

3.颞叶肿瘤

肿瘤累及颞叶前端内侧尤其是海马沟回时，常有精神运动性癫痫发作。累及主侧半球颞上回则可有感觉性失语。肿瘤累及视放射可出现幻视及视野障碍，表现为对侧同向偏盲和1/4象限盲。

4.枕叶肿瘤

枕叶肿瘤主要表现为视觉障碍，出现对侧同向偏盲，有时出现幻视。

5.丘脑肿瘤

丘脑肿瘤局部症状是以感觉障碍为主。病变对侧感觉障碍，以深感觉障碍最为明显，肢体轻瘫，半身自发性疼痛；病变侧感觉障碍性肢体共济失调，有舞蹈样动作或手足徐动症，被称为丘脑综合征(德热林-鲁西二氏综合征)。如果肿瘤向内发展则精神障碍较为明显，肿瘤向外发展影响内囊则出现“三偏”征(对侧偏瘫、对侧偏身感觉障碍、对侧同向偏盲)。

6.脑室肿瘤

侧脑室肿瘤可因堵塞室间孔，影响脑脊液(CSF)循环而早期引起颅内高压症。如果压迫大脑半球邻近结构可表现相应的症状、体征；第三脑室前部肿瘤常引起视力、视野、内分泌及代谢的改变;第三脑室后部肿瘤常压迫中脑而引起上视不能等;第四脑室肿瘤则表现为阵发性颅内高压(布隆斯区征,突然转动头部时出现间歇性头晕、眩晕、呕吐及视力障碍)及强迫头位(患者自己感到头部保持在某个位置时症状如头痛便减轻)等。

7.蝶鞍区肿瘤

蝶鞍区肿瘤主要导致内分泌症状和视觉症状,垂体腺瘤是其主要代表。根据不同类型的肿瘤分别产生巨人症、肢端肥大症、泌乳闭经、肾上腺皮质功能亢进、肥胖、性功能低下等。如果压迫视交叉即产生视野改变,最典型的是双颞侧偏盲、视力下降。位于鞍上的颅咽管瘤则表现为发育迟缓及其他内分泌功能减退,水、电解质平衡紊乱,因肿瘤压迫也可引起视力下降、视野障碍等。

8.中央区肿瘤

中央区肿瘤是指中央前回、中央后回区的肿瘤,临床表现为运动障碍,病变对侧上、下肢不同程度的瘫痪,温、痛、触觉障碍,局限性癫痫等。

(二)幕上肿瘤的性质

幕上肿瘤有原发和继发之分。原发性幕上肿瘤可源于颅内各种组织,如脑膜、脑血管、脑神经、体及胚胎残余组织等。其以胶质瘤最多、脑膜瘤次之,再次为垂体腺瘤、神经纤维瘤、脑血管畸形等。继发性幕上肿瘤以恶性肿瘤脑转移最为多见。

1.神经胶质瘤

神经胶质瘤是起源于脑部胶质细胞的恶性肿瘤,占脑部原发性肿瘤的30%~40%,是成年人最常见的原发性神经系统肿瘤,主要发生在大脑半球,偶见于脊髓。小脑和脑干的神经胶质瘤多见于小儿,其症状表现取决于侵犯的部位。

2.脑膜瘤

脑膜瘤占颅内肿瘤的15%,好发于中年人,起源于蛛网膜细胞。良性、生长缓慢、分化良好且有完整包膜将脑组织剥离,界线明确,较少浸润周围脑组织,自颅底至大脑镰均可能发生。最常发生在矢状窦旁,其次为蝶骨翼、鞍旁、嗅沟、小脑脑桥角,有少数出现在脑室内。脑膜瘤具有促进相邻颅骨的成骨作用,可表现为骨肥厚的情形。另外,脑膜瘤血管丰富,血液供应大多是来自脑膜上血管。

3.转移癌

大约70%的转移性脑肿瘤是经血液扩散而来,并且大都为多发性肿块。转移癌的主要来源是肺、乳房、黑色素瘤,其次为消化道、肾脏、甲状腺的肿瘤等。好发位置是大脑或小脑的皮髓质交界处。MRI检查可见周边水肿和中心坏死,3%~14%的脑部转移癌可有出血的表现。

4.淋巴瘤

发生在脑部的原发性恶性淋巴瘤为非霍奇金肉瘤,呈高度细胞浸润且生长快速,常为多发性,好发位置是额叶、顶叶深部、基底神经核及视丘下。大多发生在肿瘤化疗后免疫功能低下或器官移植后接受免疫抑制剂治疗的患者或者是艾滋病患者。根据肿瘤的位置、大小及数量来决定是否进行手术切除。脑部原发性恶性淋巴瘤通常对放射治疗反应良好,肾上腺皮质激素和化学治疗也被广泛采用。

MRI检查:由于肿瘤细胞成分多而间质液少,所以全部脉冲序列均表现为等或稍低信号,应特别注意与T_2加权相图像上其他低信号肿瘤相鉴别,包括脑膜瘤和原始神经外胚层肿瘤(如神经母细胞瘤、髓母细胞瘤、室管膜细胞瘤和松果体母细胞瘤等)。脑部原发性恶性淋巴瘤可累及深部中央灰质团，呈多灶性病变者还应与转移瘤相鉴别。

(三)幕上肿瘤对颅内压的影响

幕上肿瘤可导致颅腔内动力学改变。在最初病变较小、肿瘤生长缓慢时，颅腔内容积增加可通过CSF的回流和邻近的脑内静脉收缩进行代偿，从而阻止ICP升高。当病变继续扩大，代偿机制耗竭，肿瘤体积增加将导致ICP急剧升高。脑室受压到临界点后，患者表现为肿瘤很大，但是神经系统功能受损较轻，ICP升高和脑组织中线结构移位。如果肿瘤继续增大，ICP显著增加，则发展为肿瘤中心组织坏死出血和广泛的脑组织水肿。在这样的颅腔顺应性条件下，动脉压轻度增高即可引起脑血流(CBF)显著增加，进而引起颅腔内容积和ICP显著增加。当ICP增高达到临界点时，颅内容积继续有小量增加，ICP将迅速增高。如果进行ICP监测，压力达到6.67～13.3 kPa时，则出现高原波，高原波反复出现，持续时间长，即为临床征象。

ICP升高可对脑组织产生两种危害即脑缺血和脑疝。脑灌注压(CPP)等于平均动脉压(MAP)减ICP。如果ICP升高大于MAP的增加，CPP降低，进而引起脑缺血。ICP升高的第二个重要效应就是导致脑疝。脑疝可分为：①大脑镰下疝，幕上大脑半球肿瘤可产生大脑镰下疝，扣带回移过中线，可造成楔形坏死。胼周动脉亦可受压移位，严重者可发生供应区脑梗死。②小脑幕切迹疝，即颞叶内侧沟回通过小脑幕切迹向颅后窝移位疝出。同侧动眼神经受压麻痹、瞳孔散大和光反应消失。中脑的大脑脚受压产生对侧偏瘫。有时对侧大脑脚压迫于小脑幕边缘或者岩骨尖，产生同侧偏瘫。脉络膜后动脉和大脑后动脉亦可受压引起缺血性坏死。最后压迫脑干可产生向下轴性移位，导致中脑和脑桥上部梗死出血，患者表现为昏迷、血压升高、脉搏缓慢、呼吸深而不规则，并可出现去大脑强直；最后呼吸停止、血压降低、心搏停止而死亡。③枕骨大孔疝，小脑幕下颅后窝肿瘤可导致枕骨大孔疝，小脑扁桃体向下移位疝出枕大孔。严重时延髓腹侧压迫于枕大孔前缘；幕上肿瘤亦可伴发枕大孔疝，导致延髓缺血，患者表现为昏迷、血压升高、脉搏缓慢而有力、呼吸深而不规则，随后呼吸停止、血压降低、脉速而弱、终致死亡。

二、手术前评估和手术前准备

(一)手术前评估

患者的手术前评估与其他患者相类似，需要额外注意的是与神经外科医师一起进行神经系统的评估。根据患者的神经功能、一般情况、手术方式制订麻醉计划。

1.手术前神经功能评估

神经功能评估的主要目的是估计ICP升高的程度、颅内顺应性和CBF自动调节能力损害的程度，以明确在脑缺血和神经损害发生前ICP和CBF的稳态自动调节能力储存的多少。目的是评估已经存在的永久性和可恢复的神经损害各有多少。与神经外科医师一起，详细了解患者的病史、体格检查和相关的影像学检查。了解手术中将采用的体位、手术入路和手术计划，进行手术前讨论。

2.患者的一般状况

幕上肿瘤手术患者的一般状况尚可。既往有心血管系统病史的患者，应特别注意防治。高血压患者需要注意血压的维持。幕上肿瘤切除术(脑膜瘤或海绵状血管瘤)出血较多，尤其涉及大血管时，手术前评估和准备尤为重要。呼吸系统：40%的脑转移瘤是来自肺(原发性肿瘤、肺部肿瘤放疗和化疗后)。其他：长期使用肾上腺皮质激素治疗的患者，手术前需要注意肾上腺皮质激素补充治疗。患者的凝血功能必须正常，手术前停用阿司匹林不少于7天，氯吡格雷不短于

10天。

(二)手术前准备

1.控制颅内高压、减轻脑水肿

对于手术前存在ICP急剧增高和脑疝危象的患者,需采取紧急脱水治疗,如快速静脉滴注20%甘露醇、利尿药物和肾上腺皮质激素等,以缓解颅内高压和脑水肿。

2.改善患者的一般状态

因长期ICP增高、频繁呕吐、不能进食而出现脱水和电解质紊乱的患者,手术前应同时采取降低ICP、静脉高营养和纠正电解质紊乱等措施,待全身状况改善3～5天和病情稳定后再实施开颅手术。由于中枢介导的内分泌紊乱,如垂体肿瘤合并血糖增高、颅咽管瘤合并尿崩症等,应根据病情进行必要的对症处理。

3.控制并预防癫痫

对于手术前出现癫痫的患者,需要应用抗癫痫药物和镇静药物控制癫痫发作,常用地西泮10～20 mg或丙戊酸钠800 mg缓慢静脉注射,也可配合冬眠合剂。颞叶或其他部位的脑肿瘤有导致癫痫的可能,但是如果患者无症状,可在手术前2天常规口服预防性抗癫痫药物。对癫痫持续状态可静脉应用2.5%硫喷妥钠或德巴金缓慢静脉滴注以缓解发作,并推迟手术1～2天。

4.制定麻醉方案

对于幕上肿瘤手术患者,手术前制定麻醉方案的要点如下:①维持血流动力学和CPP稳定;②避免增加ICP的技术和药物;③建立满意的血管通路,以便进行监测和必要时应用血管活性药物或其他;④必要的监测,包括颅外监测(心血管系统的监测)和颅内监测(局部和整体环境的监测);⑤良好的手术环境,创造清晰的手术野,配合手术中神经生理监测,必要时进行手术中唤醒。⑥决定麻醉方式:根据肿瘤的特点和手术要求决定麻醉方法;功能区肿瘤必要时采用手术中唤醒开颅手术。

三、麻醉方法及实施

(一)麻醉前准备

1.手术前用药

手术前持续应用肾上腺皮质激素治疗(垂体轴抑制患者)或其他常规用药(抗癫痫药、抗高血压药或其他心血管系统用药)。常规在手术间内应用麻醉前药物,静脉滴注麻醉性镇静药或镇痛药物,并静脉应用咪达唑仑0.05 mg/kg。根据患者的心率应用抗胆碱能药物,如阿托品0.5 mg或盐酸戊乙奎醚0.02 mg/kg。

2.开放血管通路

开放两条或两条以上的超大的血管通路,必要时进行中心静脉穿刺。

(1)中心静脉穿刺:可选用股静脉或颈内静脉。在肿瘤巨大、预计有大量出血危险的患者,可开放两条中心静脉。注意体位对静脉血液回流的影响,保持静脉通路通畅。尤其是体位对颈内静脉回流的影响,上头架后必须观察其血液回流情况,因为颈内静脉回流受阻可升高ICP。

(2)动脉穿刺:可选用足背动脉或桡动脉穿刺。在肿瘤巨大、预计有大量出血危险的患者要首选桡动脉。一方面手术中可进行血气分析,以监测$PaCO_2$(过度通气)、血糖浓度、血钾浓度和血红蛋白浓度等指标;另一方面可进行有创动脉压监测,时时监测血流动力学波动。

(3)颈内静脉血氧饱和度监测:使用光导纤维导管血氧饱和度仪可间断或持续监测脑部氧供

(SaO_2-SvO_2)，以判断全脑血流灌注是否充分(假设 $CMRO_2$恒定不变)。

3.监测

(1)心血管系统：监测心电图；有创动脉压和 CVP；脉搏氧饱和度(SpO_2)。必要时放置 Swan-Ganz 导管监测肺毛细血管嵌压(PCWP)、心排血量和每搏心排血量，并连续测定混合静脉血氧饱和度(S_vO_2)、$PETCO_2$(反映 $PaCO_2$的变化趋势，发现静脉气栓)；使用经食管电热调节器监测体温，适当控制体温，必要时进行控制性低温(大约 35 ℃)。插入导尿管。

(2)神经肌肉传递功能监测：不要在偏瘫侧肢体进行神经肌肉传递功能监测。在神经生理监测需要控制肌肉松弛药的使用时，需要进行 TOF 监测，以保持神经肌肉传递功能。

(3)呼出气体监测：包括吸入氧浓度(FiO_2)、呼出气 CO_2曲线图、血气分析等监测，有助于手术中对呼吸功能的连续、全面和综合观察，为早期识别和及时处理各种呼吸功能异常提供保障。

(4)麻醉深度监测：吸入全身麻醉时，监测吸入麻醉药的呼气末浓度和 MAC。BIS 监测在神经电生理监测时尤为重要，既可避免由麻醉过浅所致的手术中知晓，又可避免麻醉过深而影响神经电生理监测的敏感性。听觉诱发电位也有利于对麻醉深度的判断。此外，熵和小波指数等新型麻醉深度测定方法的使用，也可为麻醉深度的判断提供借鉴。

(5)颅内环境和脑功能：颈内静脉血氧饱和度监测可了解脑供氧；诱发电位有利于监测特定中枢神经系统传导通路的完整性；脑组织氧分压监测($btPO_2$)可了解脑缺血高危区域局部组织氧供是否充分；手术中超声监测 CBF、肿瘤血供及其确切位置；手术中 EEG 监测有助于发现麻醉患者全脑或局部脑缺血、缺氧的发生，并且是观察大脑癫痫放电的最好方法，而且能为手术切除癫痫病灶进行定位。

(二)麻醉诱导

1.目标

目标：①控制通气(早期适度过度通气)；②控制性低血压/抑制交感神经兴奋(避免知晓、充分镇痛和维持适当的麻醉深度)；③保持最佳体位(对 ICP-容量曲线影响最小，确保脑静脉回流通畅)。通过注意上述细节，改善患者的颅腔内压力-容积曲线的状态，保证充足的 CPP，防止麻醉诱导期间 ICP 明显升高。

2.麻醉药物的选择

对于神经外科手术患者，麻醉药物的选择原则上应符合以下标准：①麻醉诱导深度快、半衰期短；②镇静、镇痛作用强，手术中无知晓；③不增加 ICP 和脑代谢；④不影响 CBF 及其对 CO_2的反应(CBF-CO_2应答反应)；⑤不影响血-脑屏障功能，无神经毒性作用；⑥临床剂量对呼吸抑制轻；⑦停药后苏醒迅速、无兴奋和手术后精神症状；⑧无残余作用。目前尚无完全符合上述标准的药物，因此需采用联合用药，以扬长避短。同时需要注意满意的通气、合适的体位安置和合理的血压调控等，以尽量达到上述标准。

3.推荐的麻醉诱导方案

麻醉诱导方案的选择应以不增加 ICP 和保持血流动力学稳定为前提。

4.体位

上头钉时疼痛刺激最强。充分镇痛(如单次静脉注射芬太尼 1～3 μg/kg 或舒芬太尼0.1～0.2 μg/kg或瑞芬太尼 0.25～0.50 μg/kg)、加深麻醉(如单次静脉注射丙泊酚0.5 mg/kg)和局部麻醉浸润(0.5％罗哌卡因)可有效抑制血流动力学波动。固定好气管导管，以防止意外性气管导管脱出或因气管导管活动而引起气道损伤。保护双眼，以防角膜损伤。

轻度头高位以利于颅内静脉回流；膝部屈曲可减轻对背部的牵拉。避免头颈部过度屈曲/牵拉(确保下颌与最近的骨性标志间距大于 2 横指)。过度牵拉头部易诱发四肢轻瘫、面部和口咽部严重水肿等，导致手术后拔管延迟(快速拔管几乎不可能)。如果头部侧放，应将对侧肩部用楔形或圆柱状物垫高，以预防臂丛神经牵拉伤。侧卧位、坐位和俯卧位手术均有特殊的注意事项。基本原则是避免一切潜在受压点受压，防止外周动脉、周围神经受压，保证气道通畅。

(三)麻醉维持

1.目标

(1)维持血流动力学和 CPP 稳定，避免升高 ICP。

(2)通过降低 $CMRO_2$ 和 CBF 来降低脑部张力，将颅内环境维持在理想状态，进行神经保护。

(3)避免中枢神经系统觉醒，维持足够的麻醉深度。

(4)配合神经电生理监测，避免麻醉过深影响监测敏感度。

(5)维持正常的体温。避免低温带来的寒战、感染、心肌受损等不良反应。

2.推荐的麻醉维持方案

(1)吸入全身麻醉：吸入全身麻醉不仅操作简单、适用范围广和成功率高，而且可控性强和苏醒快速。适用于“简单”手术(不伴有脑缺血、ICP 增高或脑水肿等问题)。麻醉维持早期进行轻度控制性通气；吸入麻醉药的吸浓度<1.5 MAC；避免联合应用氧化亚氮(N_2O)(脑刺激作用增强)。在进行神经电生理监测时，吸入麻醉药的浓度不宜过高，有资料证明，吸入七氟烷<0.5 MAC时，对皮质体感诱发电位监测的影响轻微。因此，在需要监测皮质体感诱发电位的情况下，可进行静脉麻醉复合少量的吸入麻醉药。

(2)静脉麻醉：全身静脉麻醉可控性强、麻醉维持平稳、能够保护 CBF-$CMRO_2$ 耦联、降低 CBF 和 ICP 以及减轻脑水肿，所以适用范围广泛。常用靶控输注(TCI)方法，药物选择以超短效药物(丙泊酚、瑞芬太尼)居多。但是，静脉麻醉的个体差异较大和操作麻烦，个别患者可发生苏醒延迟或自主呼吸恢复障碍，不可预见性强。对于手术中需要神经电生理监测的手术，与吸入全身麻醉复合应用效果更佳。

3.麻醉期间的管理

(1)切开硬脑膜前应做到适当的脑松弛方法：①充分供氧；②调整体位以利于颅内静脉回流；③维持肌肉松弛和麻醉深度适当；④过度通气使 $PaCO_2$ 维持在 3.3～4.0 kPa(25～30 mmHg)；⑤必要时可在开颅前半小时静脉应用甘露醇 1～2 g/kg，或加用呋塞米 10～20 mg。一般可做到脑松弛和 ICP 降低。

(2)硬脑膜切开后可适当减少用药量，并在手术结束前 1～2 小时停止使用长效麻醉性镇痛药，以利于手术结束后患者尽快清醒和防止手术后通气不足。吸入麻醉药异氟烷应先于七氟烷和地氟烷停止吸入。

(3)手术中间断应用非去极化肌肉松弛药，以防止患者出现体动，特别是在全凭静脉麻醉时为然。对上位神经元损伤的患者和软瘫患者，应避免肌肉松弛药应用过量。应用抗癫痫药物(如苯妥英钠)的患者对非去极化肌肉松弛药可能呈现拮抗，应酌情增大用药剂量或调整用药频率。

(4)手术中机械通气参数的设定：潮气量 8～12 mL/kg，每分通气量 100 mL/kg，呼吸次数成年人每分钟 10～12 次，保持 $PETCO_2$ 在 4.7 kPa(35 mmHg)左右。适当的过度通气有助于幕上肿瘤手术患者的手术后恢复。

(5)苏醒应迅速;不出现屏气或呛咳;控制恢复期高血压,常用药物有拉贝洛尔、艾司洛尔、尼莫地平、佩尔地平等,以降低颅内出血的危险。肌肉松弛剂拮抗药应在撤离头架和头部包扎完毕后使用。待患者自主呼吸满意恢复,吸空气后 SpO_2 不低于 98%,呼之睁眼,能点头示意后,方可送回病房或 PACU 或 ICU。

4.抗生素预防感染

在头皮切开前,静脉滴注苯唑西林或二代头孢菌素。对于长时间手术的患者,手术中可再次预防性应用抗生素。瘤腔较大或手术中出血较多的患者,需要放置脑室内引流或瘤腔内引流,有利于血性引流液的排出。

5.液体治疗和血液保护

液体治疗可达到血流动力学和 CPP 稳定的目的,在此前提下可为手术提供适当的脑松弛。但是,对于神经外科手术患者,手术中输液必须从血-脑屏障功能角度进行专门的考虑。①水能够自由通过血-脑屏障,因此血管内输水可增加脑组织含水量和升高 ICP。等渗葡萄糖液代谢后可留下水分,在神经外科手术中应尽量避免使用。②大多数离子包括钠离子一般均不能透过血-脑屏障,其决定因素主要是血清总渗透浓度(在总血清渗透浓度中,胶体渗透压仅占一小部分,大约为 1 mmol/L)。维持高于正常的血清渗透浓度能降低脑组织含水量,输入大量低渗晶体液则可增加脑组织含水量。③物质通过血-脑屏障的细胞运转过程取决于其分子质量,按浓度梯度由高向低运转。因此,大分子物质很难通过血-脑屏障,如清蛋白对脑组织细胞外液的效应影响很小。④一旦血-脑屏障受到损害(如低氧、头部外伤或肿瘤),则大分子物质可进入脑组织,结果是等渗胶体液和晶体液均可对脑水肿的形成和 ICP 产生同等的影响。因此,幕上肿瘤切除患者手术中液体管理的目标:维持正常的血容量、血管张力和血糖;Hct 保持在大约 30%;轻度高渗,手术结束时总血清渗透浓度<320 mOsm/L。

手术中应避免输注含糖溶液,可选择乳酸林格液(低渗)或 6%羟乙基淀粉。预计大量出血的患者手术中可进行血液回收,并且在良性肿瘤患者可将回收的血液回输。必要时手术前还可进行自体采血和手术中回输。根据具体的手术中出血量来决定异体红细胞和异体血浆的输入,维持凝血功能和 Hct。

(四)麻醉苏醒

1.目标

维持颅内或颅外稳态;预防脑出血,有效控制其诱因,例如咳嗽、颅内吸引、呼吸对抗和血压升高等。苏醒期患者应表现安静、合作和能够服从指令。回顾性研究证实,影响手术后并发症的主要因素包括肿瘤严重程度评分(肿瘤位置、大小、中线移位程度)、手术中失血量和输液量、手术时间超过 7 小时和手术后通气。因此,呼吸恢复和手术中维持情况对麻醉苏醒期尤为重要。

2.快速苏醒的条件

对于手术前意识状态良好、心血管系统稳定、体温正常、氧合良好、手术范围不大、无重要脑组织的损伤、不涉及后组脑神经(Ⅸ-Ⅻ)的颅后窝手术和非巨大动静脉畸形切除(避免手术后恶性水肿)的患者,手术后可进行快速苏醒。

3.苏醒前的准备和判断

在持续应用超短效镇痛药物(如瑞芬太尼)或吸入麻醉药时,停药前需要注意镇痛药物的衔接。在手术结束前可追加应用长效镇痛药物,如芬太尼或舒芬太尼或曲马多,待患者呼吸和保护性反射恢复后,拔出气管导管,连接手术后镇痛泵。

4.完善的手术后镇痛处理

对于神经外科手术患者，手术后镇痛处理尤为重要，其对于避免躁动和减轻患者痛苦具有非常重要的意义。可选择多模式镇痛方式，以阿片类药物为主，根据患者一般状态和不同手术部位，可采用不同的药物配方。推荐的配方如下：①镇痛药物（芬太尼或舒芬太尼）＋止吐药物（恩丹司琼）；②镇痛药物（芬太尼或舒芬太尼）＋非甾类抗炎药物（氟比洛芬酯）＋止吐药（恩丹司琼）；③镇痛药物（芬太尼或舒芬太尼）＋曲马多＋止吐药（恩丹司琼）。

5.神经功能评估

进行一系列简单的基础性评估，包括四肢运动、瞳孔大小和对光反应、能否理解简单的词语并遵循指令，对时间和空间的定位等。

（五）小结

对于幕上肿瘤切除术的患者，麻醉的主要目标如下。

(1)维持正常的血容量和血管张力、正常的血糖浓度、轻度高氧和低碳酸血症、轻度高渗。进而维持非受损区脑组织的稳态平衡，保心血管系统稳定，实施有效的神经保护。

(2)维持健全的 CBF 自动调节功能，保存脑血管对 CO_2 的反应性。

(3)提供和维持一个“松弛的脑”，具体方法如下：①降低 $CMRO_2$、CBF 和 CBV；②适度过度通气，维持 $PaCO_2 \approx 4.7$ kPa(35 mmHg)；③严格控制 CPP；④CSF 引流；⑤应用静脉麻醉药；⑥渗透性治疗。

(4)手术后早期拔管，以便于早期和持续性神经功能评估，促进并发症的及时诊断和治疗。

四、脑室镜手术的麻醉

微创外科学在医学领域兴起后，随着影像学、手术显微镜、神经导航、神经内镜、神经监测和手术器械等的发展与进步，神经外科也开始由显微神经外科阶段步入了微创神经外科(minimally invasive neurosurgery，MIN)阶段，并逐渐成为当代神经外科发展的主流。微创神经外科手术的概念是：在诊断和治疗神经外科疾病时以最小创伤的操作，最大限度地恢复患者的神经解剖、生理功能和心理功能，最大限度地为患者解决病痛，尽量减少医源性损伤和手术并发症。

脑室镜技术是微创神经外科领域的重要组成部分，在非交通性脑积水和脑室内病变治疗方面的应用越来越广泛。手术医师通过颅骨钻孔应用硬质或可曲内镜进入脑室或病变内部进行手术操作，主要适用于梗阻性脑积水的三脑室底部造瘘、内镜辅助的脑室分流、颅内囊性病变的穿刺抽吸以及有分隔的慢性硬脑膜下血肿的清除、脑内血肿清除引流、脑脓肿冲洗引流和内镜辅助的显微外科手术等。

脑积水是神经外科的常见疾病，传统的治疗方法是行脑室-腹腔分流术，但创伤较大，部分患者可发生分流管损坏和堵塞等，往往达不到永久治愈的目的，而通过脑室镜手术在第三脑室底部造口，打通第三脑室和小脑幕下蛛网膜下腔，恢复患者的正常生理解剖结构，使梗阻的 CSF 重新流通，达到治愈的目的。此手术的主要特点是创伤小、手术后恢复快和成功率高达 90%。

与常规手术相比，脑室镜手术的最大优点是避免了开颅手术对脑组织的暴露、切开和牵拉，从而可明显减少对脑组织的损伤，并且治疗效果确切。但是脑室镜也有其固有的缺点，出血可明显影响其可见度，所以手术中应尽量损伤脑血管。另外，目前常用脑室镜的止血设备不尽完善，出现大出血大多需紧急开颅止血。

(一)手术前准备

实施脑室镜手术患者的手术前准备同其他神经外科手术患者,并应需注意脑积水未满意纠正患者可能伴有ICP增高的症状,如呕吐、头痛和意识改变等;长期呕吐的患者可能存在严重脱水或电解质紊乱,手术前应尽量予以纠正。手术前应用镇静药物需慎重,最好避免使用。

(二)手术中管理

麻醉的具体目标是手术中制动和保持心血管系统稳定;手术后快速苏醒,以便进行神经功能评定。尽管颅骨钻孔在局部麻醉或满意镇静下亦可完成,但是为了保证手术中制动最好还是选择全身麻醉。据报道,大约15%的脑室镜手术后患者出现苏醒延迟,所以应尽量避免应用苯二氮䓬类药物和其他长效镇静药物。部分患者可能在手术前已进行了脑室-腹腔分流术,在进行上腔静脉穿刺时一定要注意避开分流管。N_2O有使脑室内气泡扩大的危险,应避免使用。

为了获得良好的手术视野,脑室镜手术中需要经内镜进行连续脑室内灌注清除血液和组织,最常用的灌注液为乳酸林格液和生理盐水,后者有引起发热和头痛等炎症反应的报道,灌注液体的种类和用量可影响CSF的成分,尤其是长时间手术,可能与手术后神经功能障碍有关。应预先将灌注液加温至37 ℃,以预防大量液体灌入引起的脑温度降低。有研究发现,内镜内压过高与手术后患者苏醒延迟和手术后并发症有关,所以手术中应注意保持灌入液体和引流液体的平衡,以防过度灌注引起ICP急剧升高和脑循环障碍。由于距中心脑血管中枢较近,手术中容易发生心律失常、高血压和心动过缓,大多属自限性,暂停手术后即可缓解。另外,快速灌注可扩张第三脑室,导致脑组织移位和激动下丘脑的某些神经核引起急性循环功能衰竭,甚至心搏停止,所以必须准备好复苏药品,如阿托品和肾上腺素。如果手术中损伤基底动脉引起大出血,通过脑室镜很难止血,有引起死亡的报道,应立即转为开颅手术。

(三)手术后管理

多中心研究发现,脑室镜手术的死亡率仅为0～1%,但手术中和手术后并发症的发生率为5%～30%。尽管属于微创手术,脑室镜手术后也必须严密监测。暂时性神经功能障碍是最常见的手术后并发症,发生率可高达38%,主要表现为苏醒延迟、高钾血症、精神错乱、瞳孔功能障碍、偏瘫和记忆丧失等。有婴幼儿内镜手术后数小时内发生呼吸停止的报道,故应进行呼吸监测。

研究发现,脑室镜手术后患者易发生尿崩症和下丘脑功能障碍,所以手术后应常规进行血电解质监测。晚期并发症(如脑膜炎和脑室炎)可显著增加患者的病死率,应注意预防和及时处理。

(杨永锋)

第八章

胸外科麻醉

第一节　食管手术的麻醉

食管手术以食管癌最为多见，其他有良性食管狭窄、贲门失弛缓症、食管裂孔疝等。

一、麻醉要点

（一）术前评估

该类患者往往营养状态差，伴有消瘦、贫血、低蛋白血症、脱水和电解质紊乱，术前应积极纠正。

（二）麻醉实施

1.麻醉方法

常规采用气管内全身麻醉，联合应用硬膜外阻滞或椎旁神经阻滞有利于术中循环的稳定，有利于术后快速康复。

2.麻醉过程

麻醉诱导时要注意预防误吸。为方便手术操作及避免手术操作对手术侧肺的机械损伤，常采用双腔支气管导管或支气管阻塞导管行单肺通气，按单肺通气常规加强呼吸管理，手术游离食管分离病变时可能损伤对侧胸膜，发生张力性气胸，造成呼吸循环严重扰乱，术中应严密观察，必要时可张肺后缝合胸膜裂口。

3.麻醉管理

加强围术期液体监测和治疗，避免发生输液不足或负荷过多，同时也需密切注意内环境稳定和体温稳定。术中常规监测血气。

二、麻醉配合

食管手术过程中应配合手术医师调整胃管位置，吸出胃内气体及液体，要防止切断食管时将胃管切断。关胸、张肺后接密封引流并作持续胸腔负压引流。

三、特殊类型手术

贲门失弛缓症系食管神经肌肉功能失常而致食管收缩无力，而食管下端括约肌保持紧张而不易松弛，因此，食物在食管中潴留。手术方式主要为食管肌层切开。麻醉前要注意营养状况，有无贫血、低蛋白血症。手术常在气管内麻醉下进行，麻醉诱导时要预防食管内容反流，可在诱导前放置胃管吸出胃内容物，并按饱胃处理，采用快速序贯诱导方案，麻醉维持按胸部手术常规处理。

食管裂孔疝可经胸或腹进行手术，麻醉前要注意插胃管，排空胃内容物，麻醉诱导时面罩加压用力不宜过大，以免大量气体入胃而加重肺受压。诱导时不用手按压腹部，以免增加腹压发生反流误吸，气管插管后行正压通气，其余处理与胸内手术麻醉相同。

（邱翠苹）

第二节　支气管哮喘手术的麻醉

支气管哮喘（简称哮喘）是一种由嗜酸性粒细胞、肥大细胞、中性粒细胞等多种细胞和细胞组分参与的以可逆性气流受限为特征的气道慢性炎症性疾病，这种慢性炎症与气道高反应性相关。哮喘在我国的患病率为1%～4%，儿童发病率高于成人，为3%～5%，临床上主要表现为反复发作性的胸闷、咳嗽及呼吸困难。

一、病情特点

（一）主要病理生理

（1）哮喘是一种有明显家族聚集倾向的多基因遗传疾病，它的发生受遗传因素和环境因素的双重影响。

（2）气道高反应性、IgE调节和特异性相关的基因可引起哮喘的发作，环境因素中的花粉、动物毛屑、灰尘、污染物及各种化学剂可引起患者哮喘发作，吸烟以及一些药物、气候的变化、剧烈运动、妊娠也可引起患者哮喘发作。

（3）广泛的气道狭窄是产生哮喘临床症状最重要的基础。哮喘发病早期或急性发作时产生的气道狭窄，多为气道平滑肌收缩和黏膜水肿，此时很少发现器质性改变，气道狭窄有较大的可逆性。

（4）哮喘反复发作，即可进入气道不可逆阶段，主要表现为支气管平滑肌肥大，气道上皮细胞下的纤维化及气道重塑，及周围肺组织对气道的支持作用消失，此时即使用大剂量皮质激素，效果仍较差。

（二）临床表现

（1）哮喘临床上主要表现为反复发作性的胸闷、咳嗽及呼气性呼吸困难。①部分哮喘患者常以发作性咳嗽作为唯一的症状，临床上常易误诊为支气管炎；有的青少年患者则以运动时出现胸闷，气紧为唯一的临床表现。②听诊双肺可闻及以呼气相延长为主的散在或弥漫性哮鸣音。③发作时的严重程度和持续时间个体差异很大，轻者仅有胸部紧迫感，持续数分钟，重者极度呼吸困难，持续数周或更长时间。

（2）哮喘症状具有可逆性，即经治疗后可在较短时间内缓解，部分自然缓解。

（3）哮喘发作常有一定的诱发因素，不少患者发作有明显的生物规律，在夜间或凌晨发作或加重，一般好发于春夏交接时或冬天，部分女性(约 20%)在月经前或期间哮喘发作或加重。要注意非典型哮喘患者。

(4)支气管哮喘患者因长期反复发作，最后可能归转为哮喘持续状态，常并发肺炎或肺心病。

(三)发作期体征

(1)胸部呈过度充气状态，胸廓膨隆，叩诊过清音，肺界下降，心界缩小。

(2)多数有广泛的呼气相为主的哮鸣音，呼气延长，吸气时三凹征明显。

(3)严重哮喘发作时常有呼吸费力、大汗淋漓、发绀、胸腹反常运动、心率增快及奇脉等体征，缓解期可无异常体征。

(四)实验室检查

(1)部分患者支气管哮喘发作时嗜酸性粒细胞增高，但多数不明显，如并发感染可有白细胞数增高。

(2)哮喘严重发作时可有低氧血症，由于过度通气可使 $PaCO_2$ 下降，pH 上升，表现呼吸性碱中毒。

(3)如病情进展，气道阻塞严重，可有缺氧合并 CO_2 潴留，$PaCO_2$ 上升，表现呼吸性酸中毒。如缺氧明显，可合并代谢性酸中毒。

(五)胸部 X 线检查

哮喘发作时可见两肺透亮度增加，呈过度充气状态。如并发呼吸道感染，可见肺纹理增加及炎症性浸润阴影，缓解期哮喘多无明显异常。

(六)肺功能有不同程度受损

(1)哮喘发作时呼气流速受限，表现为第一秒用力呼气量(FEV_1)、一秒率($FEV_1/FVC\%$)、最大呼气中期流速以及呼气峰值流量均减少。

(2)功能残气量、残气量和肺总量均增高。

(七)临床治疗

目前尚无特效治疗办法，但坚持长期规范化治疗可有效控制哮喘症状，减少复发。

(1)长期抗感染治疗是基础治疗，首选吸入激素。应急缓解症状的首选药物是吸入 β_2 受体激动剂。

(2)规律吸入激素后病情控制不理想者，宜加用吸入长效 β_2 受体激动剂、茶碱或白三烯调节剂。

(2)重症哮喘患者经过上述治疗仍长期反复发作时，可考虑给予大剂量激素，待症状完全控制、肺功能恢复最佳水平和 PEF 波动率正常 2 天后，逐渐减少激素用量。

二、麻醉前准备

近年来支气管哮喘不良预后的报道很多且死亡率很高，因此支气管哮喘患者必须进行充分的麻醉前准备，麻醉前准备越完善，预后越好。

(1)深入了解哮喘的发病机制，对哮喘及气道高反应性患者正确估计和处理，对于保障患者生命安全至关重要。

(2)麻醉前应全面了解哮喘患者的治疗史和对药物的反应，根据病情和手术方式选择合理的麻醉方法和麻醉用药。

(3)围手术期严密监测呼吸功能，术前合理用药积极预防哮喘发作。

(4)对于中、重度持续哮喘患者,术前进行最大气流率或 FEV_1 监测有助于评估患者的身体状况。

三、麻醉前用药

(1)麻醉性镇痛药抑制呼吸,尽量避免使用。

(2)抗胆碱能药物降低迷走神经张力,使支气管扩张,并减少气道分泌物,可用于急性哮喘发作,但不主张作为一线药物,其支气管扩张作用弱于 β_2 受体激动剂。

(3)阿托品一般不作为治疗急性哮喘的药物,术前应用可影响黏液清除。

(4)抗组胺药有镇静作用和抗组胺作用,术前可常规应用。

(5)支气管扩张药如色甘酸钠作为预防用药可一直用至麻醉诱导前。

(6)长期应用激素治疗,应继续应用至术晨,以防出现肾上腺皮质功能减退症。

四、麻醉选择

(一)局部麻醉

(1)局部浸润、神经阻滞和硬膜外阻滞对患者生理干扰小,较安全。手术过程中可保留自主呼吸,对肺功能影响小。但对于支气管哮喘患者,一般只适用于手术时间短、患者能耐受手术强制体位、阻滞效果完善及术中血流动力平稳的患者,但禁用于肺功能显著减退患者。

(2)无症状的哮喘患者选用椎管内麻醉,术中呼吸系统并发症并未见降低,但对于有症状的哮喘患者选用椎管内麻醉是有益的。同时注意高位硬膜外可阻滞胸交感神经,副交感神经相对兴奋,从而可诱发哮喘发作。

(二)全身麻醉

适用于大多数支气管哮喘患者,但应重视麻醉药物的选择和麻醉技巧的合理掌握。

(1)为降低气道反应性,应尽量减少应用气管内插管,采用喉罩可比气管导管更利于降低气道反应性。

(2)对于哮喘发作频繁或较难控制的患者,于施行头颈部、胸部及上腹部手术时,仍以选用气管内插管全麻最为安全。

五、麻醉管理

(一)麻醉诱导及维持药物

1.硫喷妥钠

硫喷妥钠有组胺释放作用,可引起强烈的支气管痉挛。硫喷妥钠还可通过抑制交感神经使副交感神经相对占优势,可引起支气管痉挛。故哮喘及气道高反应性患者不宜使用。

2.氯胺酮

氯胺酮通过抑制气道神经反射弧,降低平滑肌细胞钙离子浓度,直接松弛平滑肌。

(1)氯胺酮有拟交感作用,可增加内源性儿茶酚胺活性,促使支气管扩张,有利于哮喘和气道高反应性患者的麻醉诱导。

(2)氯胺酮有增加呼吸道分泌物的作用,使用前应常规使用抗胆碱类药物。

(3)注意氯胺酮有呼吸抑制的不良反应。

3.γ-羟丁酸钠

γ-羟丁酸钠可抑制交感神经，副交感神经兴奋性相对增强，使气道反应性增加，气管插管或支气管镜检的刺激后可诱发支气管痉挛。

4.苯二氮䓬类药物及乙托咪酯

苯二氮䓬类药物及乙托咪酯用于麻醉诱导，其抑制气道反射的作用较弱，不能保证避免气管插管刺激引起的支气管痉挛。

5.丙泊酚

丙泊酚可直接松弛离体气道平滑肌。丙泊酚诱导时哮喘发生率明显低于巴比妥类及乙托咪酯。

6.舒芬太尼

舒芬太尼不释放组胺，且使用后能抑制咳嗽反射和加深麻醉水平，这些都有利于哮喘患者的麻醉诱导和维持。但舒芬太尼等阿片类药物静脉快速注射可引起胸壁僵直，并兴奋肺部迷走神经而引起患者支气管痉挛，因此，麻醉诱导时应缓慢注射。

7.肌肉松弛药的应用

(1)筒箭毒、阿曲库铵和米库氯胺具有组胺释放作用，使支气管平滑肌收缩，引起支气管哮喘急性发作，故禁用。

(2)琥珀胆碱可引起组胺释放，同时可增强气道平滑肌张力，主要通过兴奋副交感神经所致。但琥珀胆碱引起支气管痉挛仅有少数个案报道。

(3)非去极化肌肉松弛药，维库溴铵和泮库溴铵组胺释放最小；顺阿曲库铵的组胺释放程度较轻微。

(4)新斯的明和其他胆碱酯酶抑制剂拮抗非去极化肌药残余作用时，理论上可诱发支气管痉挛，而当其和阿托品联合应用时，并不改变气道阻力。

(二)气管内插管时支气管痉挛的预防

麻醉诱导气管插管的刺激强度较大，易诱发支气管痉挛及哮喘发作，通常与麻醉深度过浅有关，未能完全抑制气道反射。因此，临床上可采用措施预防气管插管导致的支气管痉挛。

(1)静吸复合诱导后插管：在静脉麻醉药的基础上通过吸入麻醉剂以适当加深麻醉，气道反应被充分抑制后再行插管，能有效预防支气管痉挛发生。

(2)利多卡因具有抑制应激反应的作用，插管前静脉应用利多卡因 1～1.5 mg/kg，能减轻插管刺激引起的反射性支气管痉挛。但注意气管内局部应用利多卡因可促使气道高反应性患者发生支气管痉挛。心功能明显低下的患者静脉应用利多卡因可减少全身麻醉剂用量，进而减轻其对循环系统的抑制作用。

(三)麻醉维持时支气管痉挛的预防与处理

(1)为防止支气管痉挛急性发作，在气管插管前先吸入麻醉药 5～10 分钟。吸入麻醉药可以直接弥散进入气管壁内，故可快速作用于气道平滑肌，引起支气管扩张。插管前静脉注射利多卡因及麻醉性镇痛药，可能减轻气道反应性。吸痰及拔除气管导管时，尽量保持一定的麻醉深度，以免剧烈呛咳等诱发哮喘。

(2)七氟醚、安氟醚可扩张支气管，具有保护气道的作用，可适用于哮喘和哮喘持续状态的患者麻醉维持。

(3)丙泊酚通过抑制迷走神经张力间接舒张支气管平滑肌，1～2 mg/kg 丙泊酚即具有较强的舒张支气管平滑肌的作用,可用于反射性支气管痉挛。对致敏的支气管平滑肌,具有更为强烈的舒张作用,尤其适合哮喘患者支气管痉挛的预防与处理。

(4)阿片类药物:不释放组胺,且能加深麻醉水平,可用于麻醉维持。

(5)鉴别术中气道阻力增高的原因,除可能为支气管哮喘发作外,还应注意有无分泌物或胃液误吸、气管导管机械性梗阻、麻醉过浅时手术刺激引起气管支气管反射、气管导管插入过深、肺栓塞或肺水肿、张力性气胸、药物过敏、输血过敏等非哮喘性诱因。

(6)麻醉期间支气管痉挛的处理:①首先要快速明确诊断,去除诱因,提高吸入麻醉药浓度或丙泊酚 1~2 mg/kg 静脉注射,舒张支气管平滑肌。②若仍不能缓解,可吸入 β_2 受体激动剂,同时保证有效氧供以避免缺氧。③对严重支气管痉挛者可静脉注射糖皮质激素(氢化可的松),伴低血压时给予麻黄碱,紧急时注射肾上腺素,少量分次静脉注射,每次 5~10 μg,每隔 1~3 分钟重复 1 次。④麻醉中一般不使用氨茶碱,因其可引起心律失常,尤其吸入麻醉、缺氧和高碳酸血症时更为明显。可应用二羟丙茶碱(喘定)0.5 g 静脉滴注。

(邱翠苹)

第三节　肺切除术的麻醉

目前肺切除术多在电视辅助胸腔镜下完成,其优势在于住院时间缩短、出血少、疼痛减轻、肺功能影响小、炎症反应轻。

一、麻醉前评估

(一)一般情况

根据病变位置、性质及患者的全身和肺功能情况,最为多见的是肺段切除、肺叶切除和淋巴结清扫,其次为全肺切除、袖型切除并淋巴结清扫。

(二)肺功能评估

肺癌的罹患人群以老年人为主,术前做肺功能评估:如用力肺活量(FVC)或 FEV_1<预计值的 50%,或最大呼气流速<60%时,术前血气分析异常者肺切除术有较大危险性。

二、麻醉实施

(一)麻醉准备

常规建立动脉通路,以便监测血压和血气分析;建议常规放置深静脉通路,以便必要时快速输液。

(二)麻醉管理

1.低氧血症

低氧血症明显时,可积极与手术医师沟通,必要时临时阻断准备切除的肺叶血管。

2.肺复张

肺叶切除完成,支气管残端需要进行漏气测试,一般将压力控制在 2.9 kPa(30 cmH_2O)以下即可。

三、麻醉合作

外科医师在夹闭手术的支气管后要测试夹闭位置的正确与否,此时需要麻醉医师再次检测气管导管或封堵器的远端有无被加闭，常规吸痰，然后手控膨肺，此时仅需轻微压力即可，避免膨胀过猛不利于后续的手术操作。

四、特殊类型手术

（一）全肺切除术

所有肺切除术麻醉时均需警惕有无全肺切除可能。全肺切除术后的死亡率高于肺叶切除术，其术后第一个 30 天总手术死亡率高达 5%～13%。

全肺切除术患者管理重点在于：限制液体摄入，谨慎采用较低潮气量（5～6 mL/kg，理想体重）同时避免过高的气道压力。

（二）肺移植手术

肺移植是治疗终末期肺病的有效方法，常见受体类型有慢性阻塞性肺疾病（COPD）、肺纤维化、原发性肺动脉高压等。

1.麻醉前评估

麻醉前评估包括一般病情评估、心肺功能评估、心理评估等。

2.麻醉实施

（1）麻醉方法：常规全身麻醉，可考虑应用硬膜外麻醉或椎旁神经阻滞，但需警惕一旦需要体外膜肺支持情况下可能应用肝素影响凝血功能，增加区域阻滞并发症的风险。推荐常规使用 DLT，可直接连续地进行吸引和定位。

（2）麻醉评估：气管插管成功后实施单肺通气评估，结合术前心肺功能评估与手术医师共同决定手术方式的选择。维持氧合稳定及内环境平衡，积极早期评估，循环或氧合任一不能维持考虑选择体外膜肺辅助或体外循环辅助。

（3）麻醉监测：常规建立动静脉通路，肺动脉压力的监测常常是必需的，因此常常需要置入肺动脉漂浮导管，以获得更全面的血流动力学参数。实施体温监测，保温毯、液体加温等多种措施维持体温稳定。

（4）液体管理：该类患者往往营养差，合并低蛋白血症，围术期肺门阻断前注意限制液体摄入，肺门开放后根据需要选用清蛋白、血制品进行液体复苏，常常需要去甲肾上腺素等血管活性药物维持循环稳定。

3.术后

术中选择体外膜肺或体外循环的患者，术后积极评估，条件允许可考虑手术室内撤机。常规转入重症监护病房，转运途中麻醉医师全程护送，全面监护生命体征。

（邱翠苹）

第四节　肺动脉内膜剥脱手术的麻醉

肺动脉内膜剥脱手术是治疗慢性栓塞性肺动脉高压的最有效手段。慢性栓塞性肺动脉高压是由于肺动脉内反复栓塞和血栓形成而造成的肺动脉高压［平均肺动脉压≥3.3 kPa（25 mmHg）］。可由急性肺动脉栓塞演变而成，也可因下肢静脉血栓等反复栓塞肺动脉所致。

一、病理生理

(1)慢性肺栓塞导致右心室压力负荷增加,右心室显著扩张、肥厚,右心室收缩功能减低。

(2)右心室扩大造成三尖瓣瓣环扩大,三尖瓣反流,有效右心室输出量减少。

(3)扩张的右心室使室间隔左移,致使左心室舒张功能受损,左心排血量减低。

二、手术方法及潜在问题

(1)肺动脉血栓内膜剥脱术在深低温间断停循环下进行。在血栓起始部位的肺动脉内膜和中层之间剥离到亚肺段水平。

(2)手术可引起再灌注肺损伤、神经系统并发症和反应性肺动脉高压。

三、麻醉处理

麻醉处理的基本原则是维护右心功能、改善肺的气体交换和氧合功能、降低肺动脉压力及肺血管阻力、避免增加肺动脉压及损害右心功能的因素。同时注意脑及肺保护。

(1)麻醉诱导及维持:以依托咪酯、咪哒唑仑、芬太尼和哌库溴胺复合诱导,应特别注意药物对循环的影响。以大剂量芬太尼,辅以低浓度吸入麻醉药维持麻醉。

(2)监测:常规 ECG、桡动脉压及中心静脉压。大部分情况下需要放置 Swan-Ganz 导管,监测肺动脉压、连续心排血量(CCO)和混合静脉血氧饱和度(SvO_2)等,以便更全面地观察患者的血流动力学指标及氧代谢情况。TEE 在术中可用以评价右心功能。

(3)体外循环预充:以胶体液(血浆和血浆代用品)为主。手术需要在深低温停循环或深低温低流量下完成。

(4)由于患者术前就有右心功能不全,术中尤其是停体外循环后一般需使用正性肌力药。多巴酚丁胺在增加心排血量的同时能增加混合静脉血氧含量,降低肺血管阻力,改善酸中毒而不增加肺动脉压,故为首选。常用多巴酚丁胺 3～10 μg/(kg・min)静脉输注。

(5)联合使用肺血管扩张药,降低肺动脉压,改善右心后负荷。PGE_1 0.3～2 μg/(kg・min)或硝酸甘油 0.5～2 μg/(kg・min)持续泵入,可较好降低肺动脉压而对血压影响较小。吸入一氧化氮 20～40 ppm 可有效降低肺动脉压,而不影响血压。

(6)积极纠正缺氧和酸中毒,术中适当过度通气,维持 $PaCO_2$ 小于 4.7 kPa(35 mmHg)。

(7)脑保护:肺动脉栓塞范围广泛者,需要在深低温低流量或深低温停循环下施行手术,易导致脑损伤。建议尽量缩短停循环或低流量时间,停循环的时间不宜过长,以 20～25 分钟为宜。恢复流量灌注期间使静脉血氧饱和度达 75%以上。转流中给予甲泼尼龙、硫喷妥钠、利多卡因或丙泊酚等药物,可能有一定的脑保护作用。

(8)肺保护措施:①限制液体入量,体外循环预充液中增加胶体含量,复温时超滤和利尿,停机后输入血浆或人清蛋白。②机械呼吸时用 PEEP。严重肺出血的患者,有时机械呼吸难以适应机体气体交换和氧合的需要,须改用手控通气。手控通气时采取大潮气量,高气道压[3.9～4.9 kPa(40～50 cmH_2O)],在吸气末停顿,以增加吸气时间使气体较好氧合和交换。术后机械呼吸应使 SaO_2>95%,$PaCO_2$<4.7 kPa(35 mmHg)。早期需吸入高浓度氧(80%～100%),同时给予 PEEP 0.5～1.0 kPa(5～10 cmH_2O)。③必要时纤维支气管镜吸引。

(邱翠苹)

第九章

心外科麻醉

第一节　缩窄性心包炎手术的麻醉

一、病情特点与估计

心包由脏层与壁层纤维浆膜构成，两层浆膜之间的腔隙称心包腔，内含 15～25 mL 浆液。心包可因细菌感染、毒性代谢产物、心肌坏死波及心外膜等原因而发生炎症，偶尔因外伤而引起炎症。

(1)心包感染的主要菌源为结核菌和化脓菌，有的在渡过急性感染期后逐渐演变为慢性缩窄性心包炎，其特点是渗出物机化、纤维性变；钙盐沉积于冠状沟、室间沟、右心室和膈面；两层心包黏合成一层坚实盔甲状的纤维膜，逐渐增厚形成瘢痕和钙化，厚度一般为 0.5 cm，重者可达1.0～2.0 cm。

(2)由于心脏长时间受坚硬纤维壳束缚和压迫，跳动受限，心肌可出现不同程度萎缩、纤维变性、脂肪浸润和钙化，收缩力减弱，舒张期心室充盈不全、心室压上升而容量减少，导致心排血量下降，脉压缩小，心脏本身和全身供血障碍，心率代偿加快。

(3)左心室受压可影响肺循环，出现肺淤血而通气换气功能下降。

(4)心脏腔静脉回血受阻，尤以腔静脉入口和房室环瘢痕狭窄者，回心血量严重受阻，可致上腔静脉压增高，头、面、上肢、上半身血液淤滞和水肿；如果下腔静脉回流严重受阻时，腹腔脏器淤血肿大，下肢水肿，胸、腹腔渗液。

(5)临床症状：因病因不同、发病急缓、心脏受压部位和程度等不同而各异。如结核性缩窄性心包炎往往起病缓慢，但自觉症状进行性加重，同时有低热、食欲缺乏、消瘦等结核病症状，包括劳动时呼吸困难、全身无力、腹胀、下肢水肿，重症者出现腹水、全身情况恶化、消瘦、血浆蛋白减少、贫血、恶病质。

(6)体征：呈慢性病容或恶病质、面部水肿、黄疸或发绀；吸气时颈静脉曲张，端坐呼吸；腹部膨隆、肝脏肿大压痛、漏出液性腹水；下肢凹陷性水肿、皮肤粗糙；心音遥远但无杂音，心前区无搏动，脉搏细速，出现奇脉(即脉搏在吸气时明显减弱或消失，是心脏舒张受限的特征)、血压偏低、脉压缩小，可测出吸气期血压下降，静脉压升高；叩诊胸部有浊音，漏出液性胸腔积液，呼吸音粗，有啰音。

(7)X线：心脏大小多无异常，心影外形边缘平直，各弓不显，心包钙化(占15%～59%)，心脏搏动弱或消失，上腔静脉扩张，肺淤血，胸腔积液约55%。

(8)CT：可了解心包增厚程度。

(9)超声心动图：为非特异性改变，可见心包增厚，心室壁活动受限，下腔静脉及肝静脉增宽等征象。

(10)心电图：T波平坦、电压低或倒置，QRS低电压，可在多导联中出现；T波倒置提示心肌受累，倒置越深者心包剥离手术越困难；常见窦性心动过速，也可见心房颤动。其他检查有心导管、心血管造影、核素心肌灌注显像等检查。

二、术前准备

缩窄性心包炎为慢性病，全身情况差，术前应针对具体情况进行全面性积极纠正。特殊准备包括以下几方面。

(1)胸、腹水经药物治疗效果不显时，为保证术后呼吸功能，可在术前1～2天尽量抽尽胸腔积液；腹水也可在术前1～2天抽吸，但抽出量不宜过多，速度应避免过快，否则容易发生血压下降。术前抽出胸腔积液、腹水，除改善通气功能外，还有防止心包缩窄一旦解除后，因胸腔积液、腹水大量回吸入体循环而诱发急性心力衰竭的危险。

(2)对结核性心包炎首先抗结核病治疗，最好经3～6个月治疗待体温及血沉恢复正常后再手术。若为化脓性心包炎，术前应抗感染治疗，以增强术后抗感染能力。

(3)准备呼吸循环辅助治疗设施。特别对病程长，心肌萎缩，估计术后容易发生心脏急性扩大、心力衰竭者，应备妥机械呼吸机及主动脉内球囊反搏等设施。术中可能发生严重出血，或心室颤动，需准备抢救性体外循环设备。

(4)备妥术中监测设备，包括无创动脉血压、心电图、脉搏血氧饱和度、呼气末CO_2等；必要时准备有创动脉血压、中心静脉压等监测。化验监测包括血气分析、血常规、血浆蛋白、电解质等，对围术期应用利尿剂者尤其重要，对维持血钾水平，预防心律失常和恢复自主呼吸有利。记录尿量、检验尿液，了解血容量和肾功能。

三、麻醉方法

缩窄性心包炎患者多数全身虚弱，麻醉前用药以不引起呼吸、循环抑制为准。术前晚及手术当日晨可给予镇静催眠药以充分休息。麻醉前30分钟一般可用吗啡0.1 mg/kg和东莨菪碱0.2～0.3 mg肌内注射。

(1)麻醉诱导：对缩窄性心包炎患者是极其重要的环节，由于血压偏低和代偿性心动过速，循环代偿功能已十分脆弱，处理不当可能猝死。因此，必须在严密监测血压、心电图下施行缓慢诱导方法，备妥多巴胺、去氧肾上腺素等药，根据当时情况随时修正麻醉用药处理方案。诱导前应尽早面罩吸氧；诱导必须掌握影响循环最小、剂量最小、注药速度最慢的原则，避免血压下降和心动过缓，可采用羟丁酸钠、依托咪酯或氯胺酮结合芬太尼诱导；肌肉松驰药以选用影响循环轻微而不减慢心率的药物，如泮库溴铵，借以抵消心动过缓，也可选用影响血压心率较小的阿曲库铵。

(2)麻醉维持：以采用对循环影响轻的芬太尼为主的静吸复合或静脉复合麻醉。对心功能较好的患者可在手术强刺激环节(如切皮、劈开胸骨或撑开肋骨)时，加吸低浓度异氟烷、七氟烷或地氟烷；肌松用泮库溴铵、哌库溴铵或阿曲库铵等维持。

(3)麻醉期管理：首先需严格管理液体入量；在心包完全剥离前执行等量输液或输血原则；待剥离开始至完成期间应及时改为限量输液原则，否则可因心包剥脱、心肌受压解除、腔静脉回心血量骤增而引起心脏扩大，甚至诱发急性心脏扩大、肺水肿、心力衰竭。因此，除严格控制液体入量外，有时还需及时施行洋地黄制剂及利尿药治疗。心包剥离过程中手术刺激可诱发心律失常，应立即暂停手术，静脉注射利多卡因治疗。如果血压偏低，采用微量泵持续输注小量正性肌力药。机械通气的潮气量避免过大，以防进一步阻碍回心血量而引起血压下降。

(4)手术结束后应保留气管插管在ICU继续机械通气，维持正常血气水平，控制输液输血量，继续强心、利尿，保护心脏功能，防止低钾、低钠，应用止血药以减少术后出血量。

(韩　琪)

第二节　心脏瓣膜病手术的麻醉

一、病理生理特点

在我国，心脏瓣膜病主要由风湿性心脏病引起，近年老年性瓣膜疾病显著增多。由于心脏瓣膜病变术前病程长，心功能差，加之各患者的受损瓣膜类别、性质及严重程度可有显著不同，故对血流动力学的影响也很不一致。因此麻醉医师需要全面了解心脏瓣膜疾病的病理生理特点及引起的血流动力学改变，从而根据具体情况选用麻醉药、血管活性药以及围术期管理，才能维持平稳的麻醉和良好的患者预后。

(一)左心正常压力-容量环

依据单次心动周期，压力-容量环可分成4个不同时相。

(1)舒张期充盈期常以舒张末压力-容量之间的关系为代表(EDPVR)。

(2)等容收缩期心室内容积不变，称为等容收缩或等长收缩。

(3)左心室射血期：心脏射出的每搏容量相当于舒张末容量减收缩末容量，即SV＝EDV－ESV。

(4)等容舒张期为主动脉瓣关闭至二尖瓣开放，再次心动周期开始。常用做分析左心室功能。

(二)心脏瓣膜病的病理生理特点

1.二尖瓣狭窄

正常二尖瓣瓣口面积为4～6 cm^2，当瓣口面积减少至2.5 cm^2时，中等程度的活动会出现临床症状。瓣口面积2.0～1.5 cm^2为轻度狭窄，1.5～1.0 cm^2为中度狭窄，<1.0 cm^2为重度狭窄。二尖瓣狭窄会引起左心房压增加，左心房扩大，肺静脉压增加，肺血流瘀滞，导致右心排血受阻，肺动脉压力增加，右心室压增加，从而引起右心房扩大。由于左心室容量负荷减少，左心室收缩功能减低，左心室容积变小。长期心房扩大导致心房纤维化，心房传导束受损，发生心房纤颤，血流速度减慢导致心房血栓形成，血栓脱落可以引起全身栓塞症状。在二尖瓣狭窄的患者，左心房收缩占左心室充盈的30%，因而出现心房颤动时会引起心排血量的显著下降。二尖瓣重度狭窄患者，左心房压的不断升高，处于诱发充血性心力衰竭的边缘，心排血量也急剧下降。反应性肺

血管阻力增加引起右心室扩张和右心室衰竭，扩张的右心室可引起室间隔的左移，使左心室容积进一步减小，心排量进一步降低。

二尖瓣狭窄典型的压力-容量环：二尖瓣狭窄典型的压力-容量环与正常相近。通常舒张末压降低，左心室前负荷和每搏心排血量降低，收缩压峰值较正常为低。

2.二尖瓣关闭不全

二尖瓣关闭不全包括急性和慢性两种类型，根据反流量的多少分为轻度、中度和重度反流三种。急性二尖瓣关闭不全多由于腱索断裂、乳头肌功能不全或乳头肌断裂所致，导致左心房容量明显的超负荷。急性增加的左心房压作用于肺循环，引起肺淤血、肺水肿和右心室功能衰竭。慢性二尖瓣关闭不全病程进展缓慢，左心房扩张的同时左心室会出现离心性肥厚；左心房扩张大多会引起房颤，持续性的左心房扩张因牵张二尖瓣环会导致反流量进一步加大，最终出现肺高压，肺淤血和右心衰竭。二尖瓣反流患者，左心室收缩时向两个方向射血，左心室射血分数增加，部分血液射入低压的肺循环。当射血分数低于50%时提示左心室收缩功能严重受损。

二尖瓣关闭不全压力-容量环：左心室舒张末压仅在左心室舒张末容量显著增加时才升高，表示左心室顺应性显著增加，左心室等容收缩期几乎完全消失，因为左心室开始收缩，早期主动脉瓣尚未开放就立即射血(反流)入左心室。

3.主动脉瓣狭窄

主动脉瓣跨瓣压差＜3.3 kPa(25 mmHg)时为轻度狭窄，3.3～6.7 kPa(25～50 mmHg)为中度狭窄，＞6.7 kPa(50 mmHg)为重度狭窄。主动脉瓣狭窄时左心室后负荷增加，左心室收缩期压力负荷增加，导致心肌纤维肥厚，左心室向心性肥厚，心脏重量增加，心肌氧耗增加，而心肌毛细血管并不增加，左心室压增加及肥厚心肌纤维的挤压，使壁内心肌血管血流量减少，而左心室收缩压增加与外周动脉舒张压降低严重影响冠脉的血流供应。

主动脉瓣狭窄压力-容量环表现为舒张压容量曲线升高、陡峭，反映心室顺应性降低，收缩时压力极显著升高。早期由于心肌收缩性保持正常，因此每搏量改变不大。

4.主动脉瓣关闭不全

急性主动脉瓣关闭不全常导致左心室容量负荷增加，从而引起舒张期左心室急性扩张，左心室舒张末期压力上升，二尖瓣提前关闭致每搏量和前向血流减少。慢性主动脉瓣关闭不全引起左心室容量负荷的增加和离心性左心室肥厚，左心室舒张末期容积增加缓慢，左心室舒张末期压力仍可相对正常；随着病情的不断发展，冠脉的灌注最终会减低，导致不可逆性左心室心肌受损和功能失常，心排血量也会进一步降低。

主动脉瓣关闭不全压力-容量环：急性主动脉瓣关闭不全心室舒张末充盈压显著升高，每搏容量、射血分数均下降。

二、麻醉前评估和准备

(一)心理准备

瓣膜病患者病程不一、病情严重程度不同、家庭背景，甚至经济条件等因素导致术前精神状态、心理准备等有巨大差异，术前医护人员应根据不同情况区别对待。无论瓣膜成形术或瓣膜置换术都使患者经受创伤和痛苦；置换机械瓣的患者还需要终身抗凝，给患者带来不便。这些都应在术前给患者从积极方面解释清楚，给予鼓励，使之建立信心，精神安定，术前充分休息，做到在平静的心态下接受手术。

(二)术前治疗

术前比较完善处理与瓣膜置换术患者围术期并发症、预后等直接相关,应特别重视术前处理,选择良好的手术时机。

(1)除急性心力衰竭或内科久治无效的患者以外,术前都应加强营养,改善全身情况和应用强心利尿药,以使血压、心率维持在满意状态后再接受手术。

(2)术前重视呼吸道感染或局灶感染的积极防治,必要时延期手术。

(3)长期使用利尿药者可能发生电解质紊乱,特别是低钾血症,术前应予调整至接近正常水平。

(4)重症患者在术前3～5天起应静脉输注极化液(含葡萄糖、胰岛素和氯化钾)以提高心功能和手术耐受力。

(5)治疗药物可根据病情酌情使用,如洋地黄或正性肌力药及利尿药可用到手术前日,以控制心率、血压和改善心功能。但应注意,不同类型的瓣膜病有其各自的禁用药,如β受体阻滞剂能减慢心率,用于主动脉瓣或二尖瓣关闭不全患者,可能反而增加反流量而加重左心负荷;心动过缓可能促使主动脉瓣狭窄患者心搏骤停。二尖瓣狭窄合并心房纤颤,要防止心率加快,不应使用阿托品。主动脉瓣狭窄患者不宜使用降低前负荷(如硝酸甘油)及降低后负荷(钙通道阻滞剂)的药物以防心搏骤停。

(6)术前合并严重病窦综合征、窦性心动过缓或严重传导阻滞的患者,为预防麻醉期骤发心脏停搏,麻醉前应先经静脉安置临时心室起搏器。

(7)对药物治疗无效的病情危重或重症心力衰竭患者,在施行抢救手术前应先安置主动脉内球囊反搏(IABP),并联合应用正性肌力药和血管扩张药,以改善心功能和维持血压。

(三)麻醉前用药

瓣膜置换术患者多数病程长、病变重、对手术存在不同程度的顾虑,因此除了充分的精神准备外,必要的手术前用药绝不可少,一般以适中为佳。常用哌替啶1 mg/kg和东莨菪碱0.3 mg作为成人换瓣患者术前用药,达到解除焦虑、镇静、遗忘和防止恶心、呕吐等有益的效果,而无显著呼吸和循环抑制。为达此目标用几种药物联合就比单独用药更好。除抢救手术或特殊情况外,应常规应用麻醉前用药,包括术前晚镇静安眠药。手术日晨最好使患者处于嗜睡状态,以消除手术恐惧。麻醉前用药不足的患者其交感神经处于兴奋状态,可导致心动过速等心律失常,同时后负荷增加和左心负担加重,严重者可诱发急性肺水肿和心绞痛,从而失去手术机会。一般麻醉前可用吗啡0.2 mg/kg,东莨菪碱0.3 mg;如若患者心率仍快,麻醉后可再给东莨菪碱。

(四)麻醉监测

瓣膜置换术期间监测应按体外循环心内直视手术监测常规,如ECG、有创动脉压、中心静脉压,无创脉率血氧饱和度、体温、尿量、血气分析和电解质等。ECG除监测心率与节律外,可同时监测心肌缺血表现即ST段改变,对麻醉、手术对循环影响、血流动力学处理效果等有重要意义。通过对动脉压及其波型分析,结合患者实际情况,并参照中心静脉压的高低,就可对患者情况作出符合实际的判断。瓣膜置换术患者,术前左心室功能良好,用中心静脉压作为心脏前负荷的监测指标,虽然左、右心室有差别,特别对左心室监测会失实,但毕竟简单、方便,且对右心功能不全监测有肯定价值,中心静脉压监测是瓣膜置换术患者监测常规。肺动脉、肺小动脉楔压监测则按患者需要选用。肺小动脉楔压在监测左心室前负荷较中心静脉压更为直接和可靠,但有些瓣膜患者左心室舒张末压、左心房压和肺毛细管楔压之间的一致性有差异;肺动脉高压和肺血管硬化也会使监测结果失实。因此，在监测时应根据病情合理判断。麻醉、手术、体位等均可影响监测值，观察动态变化更有意义。左心房压监测作为左心室前负荷指标，术中经房间沟插入细导管潜行经胸壁切口引出用于术后监测左心房压，结合中心静脉压与动脉压及其波形监测和分析，就可较正确地监测左右心室前负荷，从而指导容量负荷治疗，对于术后需用扩血管药物的患者尤其有价值。由于操作简单、方便，可供术后连续监测 2～3 天，一般只要预防气体进入导管，并在拔出外科引流管之前先拔出此导管，极少发生出血或其他并发症。经食管超声心动图(TEE)监测在瓣膜置换术期间有特殊价值，近年已广泛应用。麻醉诱导后置入食管超声，确认瓣膜疾病，判断瓣膜狭窄或关闭不全程度、心室心房腔大小、活动度等有重要意义。在瓣膜置换后瓣膜功能、心脏活动情况，特别是瓣膜成形术的效果有特别意义。也可用于监测换瓣患者瓣周漏。目前认为麻醉期间必要的常规监测决不可少，并应该依据患者的情况，外科手术的类别，术中血流动力学干扰的程度而增减。切忌主次不分，将精力集中于烦琐的操作，因此而忽略了临床判断、分析和紧急处理。

三、麻醉和围术期管理

(一)麻醉处理原则

对瓣膜病患者选择麻醉药物应作全面衡量，通常考虑以下几方面问题。

(1)对心肌收缩力是抑制还是促进。

(2)对心率是加快还是减慢。某些病例因心率适度加快而可增加心排血量；心率减慢对心力衰竭、心动过速或以瓣膜狭窄为主的病例可能起到有利作用，但对以关闭不全为主的瓣膜病则可增加反流量而降低舒张压，增加心室容量和压力，使冠状动脉供血减少。

(3)是否扰乱窦性心律或兴奋异位节律点，心律失常可使心肌收缩力及心室舒张末期容量改变，脑血流及冠状血流出现变化。

(4)对前负荷的影响，如大剂量吗啡因组胺释放使血管扩张，前负荷减轻，对以关闭不全为主的瓣膜病则可能引起低血压；对以狭窄为主的瓣膜病也应维持一定的前负荷，否则也可因左心室充盈不足而减少心排血量。

(5)用血管收缩药增加后负荷，对以关闭不全为主的瓣膜病可引起反流增加和冠脉血流减少，从而可加重病情，此时用血管扩张药降低后负荷则有利于血压的维持。

(6)对心肌氧耗的影响，如氯胺酮可兴奋循环，促进心脏收缩及血压升高，但增加心肌氧耗，选用前应衡量其利弊。

心脏瓣膜置换术的麻醉要求，力求使各种药物对心血管功能减损降至最低限度为原则。对气管内插管和外科操作无强烈、过度的应激反应，改善心脏的负荷状况，保持血流动力学的相对稳定，并按药效和病情随时加以调整，复合全麻的用药配合得当、品种和用量适宜、注药速度掌握合理。目前仍以芬太尼、舒芬太尼作为复合全麻主药，配合适当的镇静用药，并按需吸入低浓度的卤族全麻药，以维护心血管系统功能。

(二)几种常见瓣膜病手术的麻醉管理

1.二尖瓣狭窄

(1)围术期避免使用导致心动过速、肺血管阻力增加、前负荷下降或者心肌收缩力降低的药物；适当的补充血容量，严密监测血流动力学的变化。

(2)对于术前已存在的房颤，药物控制持续用至术前；对于新出现的房颤，尝试电复律，以期恢复窦性心律。原有房颤出现室性心动过速者，应立即药物控制，避免血流动力学恶化。

(3)避免使用加重肺动脉高压的药物，围术期肺动脉漂浮导管监测有益，但是应注意肺动脉破裂的风险。

(4)术中 TEE 有助于探查二尖瓣成形或者置换情况，判断有无反流和瓣周漏，评估心肌收缩力和容量负荷情况。

(5)围术期努力避免心室率过快。一般转前维持心室率 60～80 次/分较合适。停机后，心室率维持在 90～110 次/分较合适。

(6)停机前应充分强心扩血管，增强心肌收缩力，降低后负荷，同时注意输血输液的速度，避免心脏过胀，在维持血流动力学稳定的情况下，使心脏处于相对欠容的状态。停机后注意控制血压，一般维持收缩压 13.3～16.0(100～120 mmHg)为宜。

2.二尖瓣关闭不全

(1)患者在转机前注意勿让心率过慢，一般维持心室率 90～100 次/分为宜。维持较低的体循环阻力，减少二尖瓣反流，但应维持心室的收缩力。

(2)围术期使用 TEE 评估左心室的功能，同时监测心脏的容量负荷，指导液体输注。对于二尖瓣成形或者置换后是否伴有瓣周漏和监测跨瓣的压力梯度有重要的意义。

(3)停机后一般需要使用小剂量的多巴胺与硝酸甘油或硝普钠强心扩血管支持治疗，停机后需要适当补充血容量。但围术期反流的严重程度，左心室的射血分数，肺高压的程度和升主动脉的阻断时间是选择血管活性药物需要考虑的因素。

3.主动脉瓣狭窄

(1)在体外循环转机前应维持心室率勿过慢或过快，以免心室压力过大，加重心内膜下心肌缺血。一般维持 70～90 次/分为宜。

(2)麻醉诱导前，应做好随时因血流动力学的剧烈变化需要紧急转机的准备。麻醉诱导时，应避免使用负性肌力药和血管扩张药，否则会显著减低心脏的前后负荷和心肌收缩力，引起血流动力学剧烈波动，严重者危及生命。

(3)围术期可使用强效的 α 肾上腺素受体激动剂如去氧肾上腺素，处理血压的降低，维持血流动力学的稳定。

(4)使用肺动脉漂浮导管监测肺动脉压，外周阻力，评估心排量和心脏指数的变化，指导治疗。

(5)主动脉瓣狭窄患者一般由于左心室压力负荷过重，术中需要加强心肌保护，心脏复跳后舒张压不能过低，以保证心脏舒张期灌注。

(6)结合 TEE 评估心脏左心室的收缩功能，心脏的前后负荷，测量瓣环的大小，术后评估有无瓣周漏和反流量的大小；指导停机前心腔排气，避免大量气体进入冠脉引起心室颤动等恶性心律失常，引起血流动力学的剧烈波动。

4.主动脉瓣关闭不全

(1)患者在体外循环转机前应注意心率不要过慢，一般心率维持 80～100 次/分为宜。

(2)麻醉诱导后外周阻力适当下降有助于增加有效心排血量，但应注意勿使舒张压过低，降低心脏舒张期供血，必要时应加快输液或使用小量去氧肾上腺素提升舒张压。

(3)使用肺动脉漂浮导管检测围术期患者的心排量和心脏指数，有助于指导临床用药。停机后有助于指导临床药物治疗和液体输注，维持最佳的前负荷和心肌的收缩功能。

(4)TEE监测技术有助于评估术前左心室功能和主动脉瓣反流量的大小，测量瓣环大小和瓣膜置换后监测有无瓣周漏、反流量和跨瓣压力梯度。

(5)左心室大的患者术后一般需要正性肌力药物支持，必要时使用硝酸甘油类药物扩张冠状动脉，预防心肌缺血。

(韩　琪)

第三节　冠心病手术的麻醉

一、缺血性心脏病的病理生理

当心肌能量需求增加，冠脉血流的调节不能满足心肌代谢的需求，出现氧供和氧需失衡时，便会出现心肌缺血。缺血性心脏病即冠心病属于心肌缺血的一种，从病理生理的角度分析，缺血性心脏病是由于冠状动脉粥样硬化导致冠状动脉狭窄或者闭塞，冠脉的血流量不能满足心肌代谢的需求，导致心肌缺血缺氧，急剧的、暂时的缺血缺氧引起心绞痛，严重的、持续的心肌缺血可引起心肌坏死即心肌梗死。

麻醉医师熟悉冠状循环解剖，有助于了解麻醉手术期间心肌缺血和梗死的范围及程度，以及病变的部位和手术步骤。冠状循环包括冠状动脉供血和冠状静脉回流。冠状动脉起始于主动脉根部的左、右主动脉窦，沿房室沟分左、右行走，分别提供左、右心的灌注。左冠状动脉主干在前室间沟处分为两支。沿前室间沟向下者称左前降支(LAD)；沿左心房室沟到达左心室后壁者称左回旋支(LCX)，LAD提供左心室前壁、室间隔前2/3、心尖以及部分右心室前壁和希氏束的血供。LCX为左心室外侧壁、前壁、后壁(下壁)的一部分和左心房供血。右冠状动脉(RCA)沿右心房室沟前行，发出右心房支，约59%窦房结动脉来自RCA；RCA在后十字交叉附近分支，向下沿后室间沟行走的一支为后降支(PDA)，提供左心室膈面血供。

满足心肌氧供需平衡是整个麻醉管理的目标。而心肌氧供的决定因素包括动脉血氧含量和冠脉血流。动脉血氧含量=血红蛋白×1.34×氧饱和度%+0.003×氧分压。凡影响血红蛋白含量、动脉血氧饱和度和氧分压的因素，都可以影响动脉血氧含量。决定心肌耗氧的因素有以下几种。①心率：实际上心率加快时，心肌氧耗超过心率增快的倍数；②心肌收缩性：反映了心脏的泵功能，心肌收缩增强，氧耗也增加。但至今尚无方法定时测定心肌收缩性，以计算心肌氧耗；③室壁张力：与收缩时心腔内压(后负荷)、心腔大小(前负荷)乘积成正比，而与室壁厚度成反比。

二、麻醉前的评估与准备

(一)患者的一般情况

1.年龄和性别

年龄是该类手术的显著危险因素，随着年龄的增加，心血管手术患者的并发症和死亡率会增加；综合分析不同年龄段患者发现，女性患者手术并发症和死亡率是男性患者的两倍多。

2.运动耐量

运动耐量可以反映患者整体的功能状态，是一种简单而且敏感的评价心血管风险的指标。

3.并存疾病和外科手术的相关问题

患者如果合并严重其他系统疾病如合并重度阻塞性、限制性或者混合型呼吸功能障碍等，手术并发症发生的风险就会增加；外科手术本身的复杂程度或者再次手术等也是影响围术期并发症和预后的重要的危险因素。

(二)术前心功能评估

冠心病外科治疗的患者术前应全面地进行心脏功能的评估。除了是否有心绞痛或心肌梗死的病史，以及是否存在左心或右心功能衰竭的症状和体征之外，还应通过实验室和辅助检查全面的判断心血管功能。

1.心电图和运动试验

采用动态心电描记和记录装置，以及连续测定ST段变化趋势，可提高术前患者心肌缺血的检出率。通过ECG还可发现心肌梗死的部位，估价严重程度；估计左、右心室肥厚和左、右心房扩大；检测心律失常等。但正常心电图不能排除冠心病的存在。术前进行运动试验，有助于胸痛的诊断，估价冠心病严重程度，以及估计治疗心绞痛的疗效等。对于不能进行运动试验的患者，可做多巴酚丁胺负荷试验。

2.X线检查

普通胸部X线片后前位和侧位片，两侧肺门充血，提示收缩功能不全。冠心病患者的心胸比例＞50％，心阴影增大，提示心功能差，射血分数下降。而心胸比例＜50％，表明射血分数可正常或下降。

3.超声心动图检查

围术期经胸超声心动图检查不仅有助于定量和评估患者瓣膜病变情况、肺动脉高压的严重程度以及了解节段性室壁的运动情况，也能够评估心室的整体功能和评估心脏的射血分数；此外，还能发现心脏解剖结构的异常，如房室间隔缺损、室壁瘤、SAM征及有无附壁血栓等。术中应用TEE实时动态了解心脏围术期的情况。

4.心导管检查和心血管造影

心导管检查目前仍然是心脏手术诊断心脏病变情况和确定冠状动脉病变的金标准。心导管检查可以评估冠状动脉血管有无解剖异常及血管狭窄的严重程度，评价左心室壁的整体和局部功能如左心室舒张末压、左心室射血分数、二尖瓣反流、舒张容积指数及节段性室壁的运动情况等，和对急慢性瓣膜病变严重程度的评估。心血管造影有助于详细地了解冠状动脉血管及其分支血管的病变情况。

5.其他的辅助检查

如放射性核素显像技术有助于评价心肌灌注和存活区域，但不能提供心脏病变的解剖情况；平板运动试验常作为原因不明的胸部疼痛的初步检查，也可用于测定功能耐量以及评价术前缺血和心律失常对预后的影响。

(三)术前用药

术前访视患者除按全麻常规要求外，针对心脏手术患者的特点，冠心病患者术前需进行良好的医患沟通，根据患者的心肺功能耐受情况给予较大剂量的术前药物以充分镇静，可以避免严重不良事件发生。但对使用术前用药的患者应密切观察，注意患者呼吸和循环的稳定。

术前不需要停止服用β受体阻滞剂。β受体阻滞剂可减轻血流动力学对手术的反应，降低与心率增快有关的心肌缺血发病率。术前突然停止用药可发生心肌缺血、高血压，以及因β受体密度增加而继发心动过速。但服用长效的β受体阻滞剂患者出血和低血容量时，反射性心率增快常不明显，不能作为判断的指标。

术前服用钙通道阻滞剂者不必停药。但许多抗高血压药物均可降低房室传导，引起心动过缓和心肌抑制，尤其是合并β受体阻滞剂时，可能发生严重的心脏阻滞，应予以高度警惕。

服用ACEI抑制剂患者术中容易发生严重低血压，服用利尿剂患者容易发生电解质紊乱以及各种心律失常。脑血管病患者术中、术后需要维持较高的脑灌注压。

洋地黄类药物应在术前24小时停药。如心力衰竭合并快室率房颤，则洋地黄可持续给药直至手术日晨。但CPB后洋地黄中毒的问题必须加以重视，及时纠正低钾血症，避免血钙增高和酸碱失衡。

抗心律失常药物一般应持续用药至手术日晨。

抗凝药物如华法林应在术前3～5天停药，改为小剂量肝素静脉滴注或低分子肝素皮下注射，普通肝素术前6小时停药，低分子肝素术前12小时停药。或监测INR，保持在1.5左右。急诊手术或INR大于1.8时，可用凝血酶原复合物或新鲜冰冻血浆逆转其抗凝作用。

抗血小板药如阿司匹林、氯吡格雷术前5天停药。急诊手术可输注血小板改善凝血功能。

三、冠脉搭桥术麻醉和围术期管理

冠脉搭桥术有不停跳冠脉搭桥和体外循环下冠脉搭桥手术。其麻醉处理原则为维持血流动力学稳定，维持心肌氧供需平衡，维持或增加心肌血液供应，减少心肌氧耗，维持血容量、水、电解质与酸碱平衡，保护心、脑、肺、肾等重要脏器功能。

（一）体外循环下（On-pomp）冠脉搭桥手术麻醉管理

1.麻醉监测

入手术室后，即以ECG监测，术中通常仅有Ⅱ和V_5导联。连接指端氧饱和度，应面罩或鼻导管吸氧。常规做桡动脉穿刺置管，直接动脉测压，同时抽动脉血进行血气分析。经颈内静脉或锁骨下静脉，置管测CVP，并经静脉输液、给药。对于左心室收缩功能减退，大面积室壁收缩低下，局部室壁无收缩或反常运动，存在室壁瘤，或新出现的心肌梗死或重度3支冠状动脉疾病，以及大面积心肌病变，肺动脉高压的患者建议放置漂浮导管监测肺动脉压力。在放置PAC过程中应严密监测ECG、MAP等，及时处理心律失常、心肌缺血、血压波动等。

2.麻醉诱导

患者左心室收缩功能差诱导方法主要以静脉为主，避免吸入强效全麻药。依托咪酯诱导量（0.3 mg/kg）不影响心率和心排血量，适用于心功能差的患者，但气管插管时不能防止心率和血压升高。其他静脉全麻药如异丙酚、咪达唑仑等，均有不同程度地抑制心肌收缩力，降低SVR和MAP，以及HR增快，故心功能差的患者不宜选用。但异丙酚若采用靶控输注（TCI）方法诱导，血流动力学稳定性好，常用剂量为2～2.5 μg/mL。对于高龄、体弱和心功能低下者血浆TCI较安全，反之，选用效应室TCI更为合理。右美托咪定是高选择性α_2肾上腺素能受体激动剂，具有强效镇静作用，及抗焦虑和镇痛作用，有利于术中控制心率和血压，对缺血性心脏病手术更为合适。诱导前使用可降低气管插管时的血流动力学波动，对于严重心动过缓、Ⅱ度以上房室传导阻滞、低血压和容量不足者慎用右美托咪定。舒芬太尼在心脏手术麻醉中的应用日益广泛，其具有镇痛作用强，时效长，血浆浓度稳定，无蓄积等优点。常用量为1～4 μg/kg缓慢静脉注射。肌松剂罗库溴铵在临床麻醉中已广泛使用，尤其适合于心功能差的患者做气管插管术；若患者左心室收缩功能尚佳(EF大于40%)患者常伴有高血压，常用的静脉麻醉药是咪达唑仑和异丙酚，辅用右美托咪定。同样可以选用异丙酚效应室TCI、右美托咪定持续注射联合的方式。舒芬太尼的用量可根据患者的具体情况选择。诱导初尚可静滴硝酸甘油(用微泵控制滴速)，以预防血压升高，又避免深麻醉抑制循环作用；左冠状动脉主干疾病及危重患者需要依赖较高的交感张力维持血流动力学稳定。因此，诱导时应避免突然降低交感张力。诱导静脉麻醉的用药剂量更应按患者对药物的心血管反应加以调整，患者的个体差异很大，切忌使用快速诱导法，或按药物常规剂量给药。必要时，可用小剂量多巴胺或去甲肾上腺素持续泵注，或术前放置IABP，改善冠脉灌注压。

3.麻醉维持

麻醉维持方法通常采用静吸复合麻醉。现在常用的吸入麻醉剂如七氟烷、地氟烷、异氟烷等，都有不同程度的心肌保护作用，而七氟烷因不增加交感兴奋性，更适合于CABG术。有临床和实验研究证实术中七氟烷持续吸入保护心肌的作用更佳。右美托咪定的药物作用特点，使其可以在麻醉维持期持续静脉注射，从而减少静脉麻醉药用量，有助于体外转流中维持血流动力学稳定。应熟悉CABG手术程序，通常在切皮、锯胸骨、分离主动脉根部、游离上下腔静脉、置胸导管和缝合胸骨等操作时刺激较大。心功能差、左冠状动脉疾病及其相当的冠心病患者，应避免吸入高浓度全麻药。在强刺激操作前，可先静脉注射舒芬太尼0.25～0.5 μg/kg。体外循环转流前和转流中，也应适当追加肌肉松弛药、静脉全麻药等，以维持转流中足够的麻醉深度，避免发生术中知晓。若有麻醉深度监测则更佳。体外转流后到手术结束前，仍应维持合适的麻醉深度，继续使用异丙酚、小剂量吸入全麻药，按需追加舒芬太尼以及非去极化肌肉松弛药，防止浅麻醉引起体动、心率增快和血压升高。

4.CPB后处理

转流后继续维持循环稳定，预防心动过速、高血压等，以避免各种原因诱发心肌缺血。通常采取以下措施：①保持患者完善的镇痛和镇静。②充分给氧，维持良好通气。③加强各项监测。④维持循环平稳。⑤预防感染，防止术后高热。⑥预防和治疗术后并发症。

(二)不停跳(Off-pomp)冠脉搭桥术麻醉管理

1.麻醉诱导

原则与On-pomp CABG术相同。

2.麻醉监测

进行CABG手术时，暂时钳闭冠状动脉分支难免造成心肌局部缺血。在冠状动脉分支重度狭窄患者，由于心肌局部侧支循环较丰富，足以代偿以免发生心肌缺血；当冠状动脉分支狭窄程度不严重时，因局部侧支循环不够丰富而不能代偿时，可诱发心肌缺血，常表现心律失常、低血压或急性循环虚脱，因此，加强监测十分重要。除常规心电图外，有条件的可选择漂浮导管和经食管超声心动图。

缺血性预处理指吻合血管前以机械或药物造成短时间的冠状动脉缺血的状态，如钳闭冠状动脉、吸入全麻药或阿片类药物等，预处理可减少缺血再灌注损伤。目前药物预处理的临床研究正在深入的进行，已有越来越多的证据表明吸入全麻药对心肌具有明显的保护作用，可以减少再灌注后心肌的损伤。

为预防血管吻合口血块凝集，即使在非体外情况下也应部分或全部肝素化，可按肝素1 mg/kg静脉注射给药，ACT数值应大于300秒，根据术中结果追加剂量。

在探查病变血管、放置固定器时，心脏的位置发生扭转，心腔变形，以 LCX 或 OM 为最甚，其次是 PDA 和 PL，常需要给予血管后活性药和扩容，部分严重心脏抑制的患者需要正性肌力药支持，包括多巴胺、肾上腺素等。血管活性药物包括去氧肾上腺素和去甲肾上腺素。

对伴有心室舒张功能障碍，左心衰和肺动脉高压的患者，应注意保护心肌的收缩力，米力农具有正性肌力作用的同时可以改善心肌的顺应性，并可舒张肺动脉和体循环阻力血管，降低左右心的后负荷，对上述患者极为有利。

严重心脏抑制时可加用肾上腺素，安装临时起搏器。

OPCAB 术中对心肌的刺激无法避免，保持稳定的内环境和正常的电解质，可以降低心肌的应激性，减少心律失常的发生。低碳酸血症可使冠状动脉发生痉挛，血钾降低，可导致心肌缺血和心律失常。应维持 $PaCO_2$在 5.1～6.0 kPa(38～45 mmHg)，血钾 4～5 mmol/L。

OPCAB 术的患者保温非常重要，过低的体温可能导致冠脉或移植血管痉挛，并影响凝血功能。围术期患者体温应保持在 36 ℃以上。

在非体外情况下行 CABG 手术，有可能因估计不足而发生意外如乳内动脉显露不够满意；冠状动脉分支病变估计不足；术中出现血流动力学严重不平稳等。为保证手术安全顺利地进行，需改行体外循环下 CABG 手术，故应备好体外循环。

（韩　琪）

第四节　先天性心脏病手术的麻醉

一、先天性心脏病的病理生理

先天性心脏病（简称先心病）种类繁多，同种病变之间的差别也很大。病理生理取决于心内分流和阻塞性病变引起的解剖和生理变化。从血流动力学角度可以分以下四种类型：分流性病变、梗阻性病变、反流性病变和混合性病变。

（一）分流性病变

分流性病变的病理生理特点是在体循环和肺循环之间存在交通，通过交通产生分流。分流可能是某种病变的主要表现，也可能是减轻某种严重病变症状的代偿现象。分流包括心内分流（如房、室间隔缺损）、心外分流（如动脉导管未闭和体肺侧支）。分流的流速取决于分流两端的压力梯度和相关的血管床血管阻力，而分流量的大小取决于解剖缺损的大小。

1.非限制性分流

解剖缺损较大，两端压力梯度较小，分流量的大小主要由影响分流的血管床的阻力决定。

2.限制性分流

解剖缺损较小，分流量较为固定，血管床阻力对分流的影响不明显。

（二）梗阻性病变

梗阻性病变可发生在主动脉和肺动脉的瓣膜上、瓣膜或瓣膜下。无论左侧还是右侧心室流出道发生梗阻性病变，都会引起相应心室的肥厚和扩大。心肌肥厚则氧需增加，最后发展到冠状动脉供血不足，可导致心肌缺血。

1.右侧梗阻病变

早期即发生肺血流减少和可能出现低氧血症。长期低氧引起凝血功能异常和侧支循环的形成等。

2.左侧梗阻病变

表现为心排血量下降和体循环灌注不足，长期可引起左心室肥厚导致心肌缺血或纤维化。任何影响心率和容量的因素，都可能诱发心肌缺血和心脏骤停。

3.动力性梗阻和固定性梗阻

动力性梗阻(右心室流出道梗阻和肥厚性心肌病)的心肌收缩性降低可以减轻梗阻的程度。固定的梗阻(肺动脉闭锁或瓣膜狭窄)的程度不受心肌收缩性的影响。

(三)反流性病变

反流性病变可以是先天的(如艾伯斯坦畸形、房室通道缺损和二尖瓣裂等)，但更常见的是因先天性心脏病变而带来的继发改变。长期的容量和压力负荷引起心脏解剖和生理改变，导致瓣膜反流。反流量的大小取决于心脏的前负荷、后负荷和心率。

(四)混合性病变

混合性病变是先天性的缺陷引起氧合血和非氧合血在心腔或大血管内混合，如三尖瓣闭锁、单心室、共同动脉干和肺静脉畸形引流等。由于存在非限制性的血流交通，肺血管阻力和体循环血管阻力则明显影响分流量。

二、麻醉前准备

(一)术前禁饮食

(1)小于 6 个月患儿，可在术前 4 小时喂奶和固体食物，术前 2 小时喂清水(如苹果汁、糖水或白水)。

(2)6 个月至 3 岁患儿，可在术前 6 小时喂奶和固体食物，术前 2～3 小时喂清水。

(3)3 岁以上患儿，术前 8 小时可食奶和固体食物，3 小时喝清水。

(二)手术室内准备

1.麻醉操作时室内温度

麻醉操作使小儿身体大部分暴露在空气中，半岁以内小儿应使室内温度保持在 23 ℃以上，变温毯保温，新生儿最好使用保温气毯。

2.麻醉相关仪器准备

麻醉机、吸引器、监护仪和急救设备(如除颤器)常规检查、待用。

3.呼吸参数设定

潮气量 10～12 mL/kg；呼吸次数：新生儿 30～35 次/分，2 岁以内 25～30 次/分，2～5 岁 20～25 次/分，5～12 岁18～20 次/分。

(三)气管插管准备

经鼻气管插管易于固定，便于口腔护理，患儿易于耐受，可用于插管时间长的患儿。但操作要轻柔，以免鼻腔出血。注意鼻道的清理，避免鼻内容物堵塞和污染气管导管。经口腔插管适于插管时间短的患儿。低压气囊导管对于预防术后肺内感染和避免气管压伤更为有利。

1.导管内径(mm，ID)选择

早产儿 2.5～3.0；新生儿 3.0～3.5；1～6 个月 3.5～4.0；6 个月至 1 岁 4.0～4.5；1～2 岁导管

为4.5～5.0;2 岁以上可以按 4+年龄/4 计算。

2.鼻腔插管深度(cm)

(1)早产儿:鼻翼至耳垂的距离+2;0～4 岁为 10+体重(kg)/2;4 岁以上为 14+年龄/2。

(2)气管导管上有刻度,点状线一般为鼻插管和口插管深度之间的标记。

(3)口腔插管深度为鼻腔插管深度减 2 cm。

(4)气管导管插入后要在听诊双肺呼吸音对称后方可固定。

3.插管物品准备

(1)气管导管:准备所插导管和上、下 0.5 号的气管导管各 1 根。

(2)吸痰管两根:粗的插入导管内作引导管,细的用来气管内吸痰。

(3)喉镜、镜柄和插管钳;润滑油和棉签等。

4.插管后处理

用吸痰管排出胃内气体;双眼涂抹眼药膏保护眼睛。

(四)常规准备的紧急用药

山莨菪碱(2 mg/mL)、10%葡萄糖酸钙、异丙肾上腺素(4 μg/mL)、麻黄碱(1.5 mg/mL)、去甲肾上腺素(4 μg/mL)或去氧肾上腺素(40 μg/mL)。

三、麻醉管理

(一)基础麻醉

患儿接入手术室后一般采取以下两种方法使其安静入睡,然后连接心电图、脉搏血氧饱和度和无创血压袖带监护,再立即进行动脉和外周静脉穿刺置管。

(1)吸入七氟烷:先面罩吸入 8%的七氟烷诱导入睡,然后降低吸入浓度至 5%,保持气道通畅。

(2)氯胺酮 5～7 mg/kg 和阿托品 0.01～0.02 mg/kg 或长托宁 0.02～0.04 mg/kg 混合肌内注射。

(二)麻醉诱导

(1)诱导药物:患儿开放静脉后可开始静脉诱导。常用药物有咪哒唑仑、维库溴铵、芬太尼和地塞米松等。

(2)面罩通气时,可以根据病种和患儿当时状态选择吸入氧浓度。新生儿和左向右分流量大的患儿尽量避免吸入纯氧,依赖动脉导管循环的患儿可吸入低浓度氧或空气。

(3)气管插管:插管动作要轻柔,注意小儿最狭窄处在声门下,送入导管困难时,及时更换 0.5 号气管导管。

(三)麻醉维持

(1)麻醉用药:可以间断给予阿片类药(芬太尼、舒芬太尼)、肌肉松驰药(维库溴铵、哌库溴铵等)和镇静药(咪哒唑仑等),或经体外循环机给予异氟烷。

(2)一个月以上的小儿在体外循环中可用丙泊酚(200 mg)加氯胺酮(50 mg)静脉输注。

(四)特殊注意事项

(1)存在心内分流病变,尤其是右向左分流,在静脉给药时,要注意排气避免气栓。

(2)高危出血风险或预计时间较长的体外循环手术,建议准备血小板。

(3)先心病小儿静脉注射肝素后,动脉和静脉血的全血凝固时间(ACT)在一定时间内存在很大差别，故 ACT 测定应以静脉血为准。

(4)常温非体外全麻手术，常规准备自体血回输装置。

四、呼吸管理

(1)可以采取容控或压控通气模式，吸呼比 1∶(1～2)，气道压力不宜超过 2.9 kPa(30 cmH_2O)。

(2)发绀患儿吸入氧浓度 80%以上；严重左向右分流患儿吸入氧浓度 50%以下。

(3)欲行体-肺动脉分流术者，在避免缺氧的情况下，尽量吸入 30%～50%的低浓度氧，以观察和比较分流前后的氧供情况。

(4)增加肺血管阻力轻度高碳酸血症、调节通气量使呼气末 CO_2 分压在 6.0～7.3 kPa(45～55 mmHg)、吸入低浓度氧或空气。

(5)降低肺动脉压力吸入高浓度氧、轻度过度通气、呼气末 CO_2 分压维持在 3.3～4.0 kPa(25～30 mmHg)等。

(6)体外循环期间静态膨肺，气道压力维持在 0.5～0.8 kPa(5～8 cmH_2O)，氧流量 0.3～0.5 L/min，氧浓度 21%。

(7)开始通气前气管内吸痰，开放升主动脉适时膨肺，但压力不宜超过 2.9 kPa(30 cmH_2O)。明显肺不张时，膨肺偶可达到 3.9 kPa(40 cmH_2O)，但要避免肺损伤。

五、循环管理

(一)心率和心律

1.维持循环稳定的参考心率

(1)体外循环前：新生儿 150 次/分以上；6 个月以内婴儿在 130 次/分以上；2 岁以内小儿 120 次/分以上；3 岁以内小儿在 110 次/分以上；5 岁以内小儿在 100 次/分以上。

(2)体外循环后：新生儿 160 次/分以上；6 个月以内婴儿在 140 次/分以上；3 岁以内小儿在 130 次/分以上；5 岁以内小儿在 110 次/分以上。

2.药物不能维持满意心率，往往需要安装临时起搏器

(1)窦性心动过缓时，起搏电极放置在心房外膜，可维持满意的心排血量。

(2)心房和房室传导阻滞时，电极需放置在心室外膜。

(3)瓣膜反流时，需要安装双腔临时起搏器，心房和心室均需放置起搏电极。

3.室上性心动过速治疗(小儿心脏手术中较易发生)

(1)喷洒冰水在窦房结区，有时可以暂时缓解。

(2)适当牵拉窦房结区，可以部分中止发作。

(3)使用去氧肾上腺素、腺苷(50 μg/kg)、美托洛尔等治疗。

(4)顽固性室上性心动过速，可持续静脉输注艾司洛尔[负荷量：250～500 μg/kg，维持量：50～300 μg/(kg·min)]。

(5)严重影响循环时，可以电击(同步或非同步)除颤复律。

(二)体外循环前重症小儿维持循环稳定

(1)发绀患儿可以给予 5%碳酸氢钠(2 mL/kg)+5%葡萄糖液共 50 mL 输注。

(2)低血容量者，可以适量补充 5%清蛋白和洗涤浓缩红细胞。

(3)肺内分流过多者，外科适当束缚肺动脉，增加体循环流量。

(4)肺血过少者,以补充容量为主,适当增加外周血管阻力。

(5)必要时补充钙剂和持续输注正性肌力药(如多巴胺)支持。

(三)脱离体外循环机困难的处理

1.重度肺动脉高压

(1)适当过度通气,不使用 PEEP;吸入 NO。

(2)通过中心静脉输注血管扩张药,降低肺动脉压;左心房管输注血管加压药物,提高灌注压。

(3)适当给予碳酸氢钠维持血液偏碱状态。

(4)维持足够的右心室前负荷。

2.左心功能异常

(1)根据左心房舒张末压缓慢还血,维持较快的心率,降低左心室前负荷。

(2)在使用其他血管活性药基础上,可以经左心房管加用肾上腺素输注。

(3)心律存在问题时使用双腔起搏器为宜。

(四)重症患儿体外循环后循环维持

(1)根据心脏饱满程度和左、右心房舒张末压回输机器血。

(2)鱼精蛋白中和后最好使用洗涤后的红细胞。

(3)通气调整肺循环血管阻力。

(4)使用正性肌力药或其他血管活性药。

(5)必要时持续输注葡萄糖酸钙(5～10 mg/h)。

(五)体外循环后早期反常性血压

(1)部分患儿体外循环后出现主动脉压和外周动脉压反转现象,术后可以持续数小时而逐渐恢复正常。

(2)停机过程中外周动脉压过低时,要进行主动脉根部测压:①当主动脉根部压与外周动脉压差别大时,先缓慢还血以补充容量,不急于加大正性肌力药的剂量。如果还血主动脉根部压力增高,左心房舒张末压也升高,而外周动脉压无变化时,有可能主动脉插管过粗,需尽快调整停机,拔出主动脉插管。②主动脉根部压与外周动脉压均低时,输血后左心房舒张末压升高,往往存在心功能异常,需调整呼吸循环状态,加大正性肌力药物的支持。

六、凝血管理

(一)鱼精蛋白中和肝素

(1)鱼精蛋白和肝素之比为(1～1.5)mg∶100 U。

(2)重度肺动脉高压者可经主动脉根部或左心房管推注鱼精蛋白,亦同时可推注葡萄糖酸钙(15～30 mg/kg)。

(3)静脉推注鱼精蛋白要缓慢,一旦推注过程中血压逐渐下降,暂停推注鱼精蛋白。心率未减慢者可首选推注钙剂和小量回输机血。伴心率有减慢者,首选山莨菪碱处理,必要时给予小量肾上腺素。

(二)改善凝血功能(重症手术和长时间体外循环手术)

(1)手术切皮前即持续输注抑肽酶和乌司他丁。

(2)推注鱼精蛋白后,立即开始输入血小板和血浆。

(3)渗血明显多时,可使用凝血酶原复合物和纤维蛋白原等。

(4)输入洗涤的机器剩余血,而非肝素化的机血。

七、其他管理

(一)手术室内吸入 NO 的注意事项

(1)有效吸入浓度(10～80)×10^{-6},吸入接口在气管导管与螺纹管的弯接头处。

(2)NO 流量=吸入浓度×分钟通气量/NO ppm(NO 入口呼吸环路内时)。

(3)NO ppm 为 NO 钢瓶内的浓度。

(4)新鲜气体流量不得小于 2 倍分钟通气量,以保证有毒气体 NO 的排出。

(5)如存在心肌抑制和顽固性低血压,需立即停止吸入 NO。

(二)微量泵输注常用药液的配制(50 mL 液体所含药量 mg)

(1)多巴胺/多巴酚丁胺:体重(kg)×3。

(2)肾上腺素:体重(kg)×0.3。

(3)异丙肾上腺素:体重(kg)×0.03。

(4)硝酸甘油:体重(kg)×0.9(新生儿 kg×3)。

(5)米力农:体重(kg)×0.6/0.9/1.2(负荷量体重(kg)×25～50 μg,需在复温时经体外循环机注入)。

(三)药物输入速度计算

(1)当 50 mL 药液中药物含量是体重(kg)×3 mg 时,泵入 1 mL/h 相当于输入速度:1 μg/(kg·min)=kg×3(mg)÷50(mL)÷60(min)÷kg×1 000(μg)。

(2)其他按配制的倍数不同,用上式依次推算。

(四)补充碳酸氢钠的计算方法

(1)补碱按细胞外液总量来补充:即补碱量(mmol)=Kg×ΔBE×0.2。

(2)1 g $NaHCO_3$=12 mmol HCO_3^-;1 g $NaHCO_3$=20 mL 5%$NaHCO_3$。

(3)故补 5%的碳酸氢钠量(mL)=Kg×ΔBE×0.2×20/12=Kg×ΔBE/3。

(五)补充氯化钾的方法

(1)低钾小儿补钾量安全范围:0.2～0.5 mmol/(kg·h)。

(2)小儿钾浓度:>3.0 mmol/L 不主张积极补钾。

(3)50 mL 不同浓度的溶液含钾量:3‰,2 mmol;6‰,4 mmol;9‰,6 mmol;12‰,8 mmol;15‰,10 mmol;30‰,20 mmol。

(4)安全补钾速度简易用法:30‰KCl 每小时泵入毫升数≤体重数;15‰KCl 每小时泵入毫升数≤2 倍体重数。

八、不同病种先心病的麻醉

(一)动脉导管未闭(PDA)

1.病理生理

(1)分流量的大小取决于导管的直径和外周血管阻力(SVR)与肺血管阻力(PVR)之比值(SVR/PVR)。

(2)动脉导管分流,使主动脉舒张压降低,心肌灌注减少。

(3)主动脉分流使肺血增多,左心室舒张末容量增大,导致左心室扩张、肥厚和舒张末压力升高。

(4)当左心房舒张末压增高时导致肺水肿,肺血管阻力增高,从而右心负荷增加。

2.外科处理

(1)小婴儿常温全身麻醉下导管结扎或切断缝合术,左后外侧切口。

(2)年龄大的合并严重肺动脉高压的患者,一般在体外循环下正中切口行导管闭合术。

(3)大部分单纯PDA可以在放射科介入封堵。

3.麻醉管理

(1)同时监测右上肢和股动脉血压,辅助判断主动脉缩窄和避免外科误操作。

(2)常温全麻结扎动脉导管时,可用硝普钠控制性降压,平均动脉血压可暂时维持在5.3～6.7 kPa(40～50 mmHg)。

(3)深低温低流量体外循环经肺动脉缝闭时,采取头低位,避免主动脉进气和利于头部灌注。

(二)主-肺动脉间隔缺损

1.病理生理

(1)与动脉导管未闭相似。

(2)分流直接从主动脉灌入肺动脉,缺损较大,分流量多。

(3)缺损较大时,早期即出现充血性心力衰竭。

(4)肺动脉高压和肺血管阻塞性病变发生早。

2.外科处理

(1)体外循环下缺损修补。

(2)深低温停循环。

3.麻醉管理

(1)小婴儿体外循环前控制肺血流,使氧饱和度维持在80%～85%。

(2)体外循环前控制肺血流量呼吸管理外,外科可临时环缩肺动脉,增加肺血管阻力。

(3)术前存在营养不良和肺血管病变严重者,麻醉诱导时吸80%以上浓度的氧,呼吸管理要避免诱发肺动脉高压危象。

(4)体外循环后要降低肺血管阻力,镇静、适当过度通气。

(5)使用硝酸甘油、米力农,必要时吸入NO。

(三)共同动脉干

1.病理生理

(1)主动脉和肺动脉共干,同时给冠状动脉、肺动脉和体循环动脉供血。根据肺动脉在共干上的发出位置不同分为4型。一组半月瓣连接两个心室。

(2)新生儿初期,随着PVR的下降,肺血流逐渐增加,最后导致充血性心力衰竭(CHF)。

(3)肺静脉血和体循环静脉血通过室间隔缺损不同程度双向混合。

(4)肺血过多,心脏做功增加,舒张压降低,容易发生心肌血供不足。

(5)婴儿早期即可发生肺血管梗阻性病变。

2.外科处理

(1)由于肺动脉高压出现早,新生儿期是外科手术的最佳时间。

(2)从共干根部离断肺动脉,修补共干;修补室间隔缺损;使用带瓣同种血管重建右心室-肺动脉通道。

(3)术后早期死亡率5%～18%。

(4)由于残余室缺和共干瓣膜狭窄或反流，可能出现右心功能不全。

(5)由于修补室缺或右心室切口，易发生完全性右束支阻滞、完全性房室传导阻滞、房室交界性心动过速等心律失常。

3.麻醉管理

(1)体外循环前的管理与主-肺动脉间隔缺损相似。

(2)存在CHF可使用正性肌力药支持。

(3)使用大剂量芬太尼麻醉(大于50 μg/kg)，以保持血流动力学稳定。

(4)术中尽量维持Qp/Qs平衡，避免过度通气和吸入高浓度氧。

(5)当平衡难以调整时，手术者可暂时压迫肺动脉来限制肺血流，以改善体循环和冠状动脉灌注。

(6)已经有明显肺动脉高压的较大婴儿，麻醉中吸入氧浓度可提高到80%以上。

(7)体外循环后，大部分患儿需要正性肌力药支持，降低心脏前后负荷，维护左右心脏的功能。

(8)由于此类患儿常合并有DiGeorge综合征，静脉持续输注钙剂有利于维持循环稳定。

(9)体外循环后，要适当过度通气，纯氧通气，纠正酸中毒和吸入NO。

(10)术后镇静和机械通气至少24小时，以避免发生肺动脉高压危象。

(四)房间隔缺损(ASD)

1.病理生理

(1)分流量取决于缺损的大小和右心室与左心室的相对顺应性。

(2)右心室容量超负荷，导致右心室肥厚，顺应性逐渐下降。

(3)肺血增多，随年龄增长，肺血管发生病变。

(4)分流量大的发生房性心律失常的比例增加。

(5)肺动脉高压发生较晚，一般10岁以内没有症状，很少发展为Eisenmenger综合征。

2.外科处理

(1)常规外科治疗体外循环下房间隔直视修补。

(2)杂交手术右侧胸部切口显露右心房，在食道超声的引导下，经右心房直接将封堵器置于缺损处。

(3)部分ASD可以在放射科介入封堵。

3.麻醉管理

(1)由于婴幼儿期很少有心肺功能改变，所以麻醉无特殊要求。

(2)体外循环后不可以参考中心静脉压值回输液体，以免发生急性肺水肿。

(3)杂交手术是常温全麻下进行，注意保温，准备自体血回输装置。

(4)放置封堵器过程中，位置不当时可引起二尖瓣位置异常，血压会发生明显变化。

(5)无特殊情况，一般不需使用正性肌力药和血管活性药。可以手术室内气管拔管。

(五)室间隔缺损(VSD)

1.病理生理

(1)缺损分4种类型：膜周型、肺动脉干下型、肌型和混合型。是最常见的先天性心脏病(占20%)。

(2)缺损大小与临床症状相关。肺血多,常表现左心室肥厚。

(3)心脏杂音由大变弱甚至消失,是肺动脉压进行性增高的发展过程。

(4)限制性 VSD 分流量取决于缺损的大小和左右心室间压力差。

(5)非限制性 VSD 分流量仅依赖于 PVR/SVR 之比,左右心室间无压差。

(6)15%的患者在 20 岁左右发展为不可逆的严重肺血管梗阻性病变。

(7)非限制性 VSD 婴儿在生后 3 个月内可发生 CHF。

2.外科处理

(1)正中或右侧胸部切口,体外循环直视下 VSD 修补。

(2)杂交手术正中切口开胸,在经食管超声心动图检查的引导下,直接经右心室放入封堵器。

3.麻醉管理

(1)非限制 VSD 小婴儿麻醉管理,体外循环前要适当限制肺血流,避免肺损伤和体循环灌注不足。

(2)严重肺动脉高压患儿要防止 $PaCO_2$ 增高,以避免肺动脉压进一步升高,肺血流减少。脱离体外循环机困难时,首先排除外科因素(残留 VSD 和存在 PDA),联合使用正性肌力药和血管活性药。留置左心房管为脱离体外循环机时泵入药物使用。术后早期加强镇静镇痛,降低肺血管的反应性。

(3)房室传导阻滞时有发生,常用山莨菪碱和异丙肾上腺素治疗,必要时使用临时起搏器。

(4)有明显心室肥厚和扩大者,常需使用多巴胺、多巴酚丁胺、米力农和硝酸甘油等药物。

(六)心内膜垫缺损

1.病理生理

(1)可分为部分、过渡和完全 3 型。常伴发各种综合征,如 21-三体、Noonan 综合征和 Elisvan Creveld 综合征。

(2)部分型心内膜垫缺损(PECD)发生 CHF 取决于左向右分流量和二尖瓣反流程度。

(3)过渡型的症状相对最轻。

(4)完全型心内膜垫缺损(TECD)缺损为非限制性,早期即可出现肺动脉高压或 CHF。

2.外科处理

(1)PECD 可在 2～5 岁时修补,手术与房间隔缺损类似,二尖瓣反流纠正如何影响术后效果。

(2)TECD 最佳手术期为 3～6 个月,较为安全,控制 CHF,防止发生肺血管梗阻性病变和减轻瓣环扩张。根治手术:体外循环下闭合房间隔和室间隔缺损,修复两个房室瓣。对反复肺内感染和解剖上不能做双心矫治的,先行肺动脉环缩手术,再择期二期手术。

3.麻醉管理

(1)体外循环前控制肺血流,限制吸入氧浓度和防止过度通气。

(2)经食管超声心动图检查评估矫治后房室瓣功能和心室功能。

(3)术中放置左心房测压管,指导容量管理和使用正性肌力药等血管活性药物。

(4)体外循环后肺动脉高压的处理:吸入 100%的氧,过度通气,用大剂量阿片类药加深麻醉,吸入 NO。适当给予碳酸氢钠可以降低肺动脉压力。对于吸入 NO 无反应的肺动脉高压,可能对硫酸镁有效,初始剂量 20 mg/(kg·h)。

(5)大部分脱离体外循环时需要正性肌力药支持。

(6)脱离体外循环机困难，可以从左心房管使用缩血管药物，而右心房管使用血管扩张药。

(7)对于有房室瓣反流和残余 VSD，使用米力农和降低后负荷。

(8)房室传导功能异常者，使用房室顺序性起搏对于减少房室瓣反流和改善心脏功能有益。

(七)右心室双出口

1.病理生理

(1)大动脉转位型(Taussig-Bing 畸形)肺动脉下 VSD，伴有或不伴有主动脉狭窄。表现类似伴有 VSD 的大动脉转位(TGA)。肺血流增加，易发生 CHF 和肺血管病变。

(2)伴大 VSD 型主动脉下 VSD，不伴有肺动脉狭窄。由于肺血管阻力低，故肺血过多。

(3)法洛四联症型主动脉下 VSD，伴有肺动脉狭窄。肺血流梗阻为固定性。

2.外科处理

(1)室间隔修补＋将肺动脉与左心室连通＋大动脉调转术。

(2)室间隔修补＋将主动脉与左心室连通。

(3)姑息手术 Block-Taussig 分流术；肺动脉环缩术。

(4)单心室矫治分期双向格林和全腔静脉与肺动脉吻合术。

3.麻醉管理

(1)肺血过多者应注意避免降低肺血管阻力，维持脉搏氧饱和度在 80%～85%。

(2)肺血少者应注意改善肺血流，避免增加肺血管阻力。

(3)围术期肺动脉高压者需过度通气、吸入 100%的氧、适当碱化血液、深镇静和保持肌松。

(4)及时诊断和处理心律失常。

(5)常需使用正性肌力药物支持。

(八)肺静脉畸形引流

1.病理生理

(1)部分性肺静脉畸形引流。病理生理变化与单纯的房间隔缺损类似。左向右分流导致肺血增加，右心房和右心室扩大，肺动脉扩张。分流量大小取决于参与畸形引流的肺静脉支数，畸形引流的肺叶，肺血管阻力和右心房室的顺应性。

(2)完全性肺静脉畸形引流。完全性肺静脉畸形引流分四型：心上型、心内型、心下型和混合型。肺血管梗阻性病变发生早。伴有梗阻的肺静脉畸形引流，患儿生后的第一周即出现明显的发绀和呼吸窘迫，需紧急外科治疗。无梗阻的肺静脉畸形引流，肺血过多，轻微发绀。氧饱和度一般为 85%～90%。右侧房室扩张，限制性的卵圆孔(或房间隔缺损)供给左心容量，左心发育小。室间隔向左侧移位，导致左心室心排血量进一步减少。

2.外科处理

(1)部分性肺静脉畸形引流无症状和无房间隔缺损，分流量少，可不手术。左向右分流量较大，Qp：Qs大于 2：1，需要外科手术治疗。反复肺内感染，尤其是伴有“镰刀”综合征的，需要外科手术治疗。

(2)完全性肺静脉畸形引流有梗阻的一旦诊断明确，需要急诊外科手术治疗。无引流梗阻伴有限制性房水平分流的，需要行房间隔切开或球囊扩张术，以及药物治疗，在 1 岁内择期行矫治术。

(3)有非限制性房水平分流的，可择期 1 岁内行矫治术。

(4)部分患者可能需要深低温停循环下行修补术。

(5)外科手术一般是切开和扩大肺静脉畸形连接处,与左心房吻合。

3.麻醉管理

(1)部分性肺静脉畸形引流的麻醉类似于肺血多的 ASD。

(2)完全性肺静脉畸形引流:体外循环前吸入 100%的氧,过度通气,纠正代谢性酸中毒,使用正性肌力药维持循环稳定。体外循环后吸入 NO,降低肺血管阻力。防止肺动脉高压危象(过度通气,吸入 100%的氧,碱化血液,充分镇静和肌松)。严重肺动脉高压可以使用硫酸镁和前列腺素 E_1。体外循环后,避免左心房舒张末压过高,维持低水平血压有助于防止未适应的左心过度负荷所致损伤。术前存在肺水肿,体外循环产生的炎性反应,采用压力控制通气的方式,给予适当变化的 PEEP,改善肺的顺应性。使用正性肌力药物如多巴胺,多巴酚丁胺和肾上腺素等,使用降低肺血管阻力和体循环阻力药物如米力农、硝酸甘油和酚妥拉明等,减少心脏做功和增加心排血量。使用药物或临时起搏器最佳化心率和节律,减轻左心室负荷。

(九)主动脉瓣狭窄

1.病理生理

(1)重度的主动脉瓣狭窄常与左心发育不良并存。

(2)重度单纯的主动脉瓣异常新生儿常有心内膜下纤维弹性组织增生(开始于胎儿期)。心肌的舒张功能下降,使左心室舒张末容积减少,射血分数降低。

(3)中等程度的主动脉瓣狭窄,左心明显肥厚扩大。

(4)跨瓣压差大于 6.7 kPa(50 mmHg)的为重度,常表现呼吸困难,代谢性酸中毒和心源性休克。

2.外科处理

(1)新生儿重度主动脉狭窄需要急诊经皮球囊扩张术才能存活,等待进一步的外科治疗。

(2)非重度狭窄的年长患儿一般可行主动脉瓣修补或置换(Ross 手术)。

3.麻醉管理

(1)心肌肥厚,注意维持心肌氧供与氧耗的平衡。

(2)避免心动过速,以免影响心脏舒张期充盈。

(3)积极处理心律失常,心房功能的异常严重影响心排血量,可以静脉注射利多卡因,冷盐水心脏表面刺激和超速起搏处理心律失常,严重影响循环的心律失常,需紧急电转复。

(十)主动脉瓣下狭窄

1.病理生理

(1)主动脉瓣下狭窄常在生后 1 年内发现,是进行性发展的疾病。

(2)梗阻程度与年龄相关。

(3)50%的患儿伴有主动脉反流。

2.外科处理

(1)手术切除纤维性隔膜或狭窄环。

(2)由于病情发展较快,且易发生主动脉瓣反流,故多主张早期手术治疗。

(3)术后易发生轻度主动脉瓣反流,狭窄复发率较高。

3.麻醉管理

(1)管理类似于主动脉瓣狭窄。

(2)降低心肌氧耗,维持氧供需平衡。

(3)保证心脏的前后负荷,避免低血压的发生。

(十一)主动脉瓣上狭窄

1.病理生理

(1)常合并脏器动脉狭窄,部分患者合并 Wiliam 综合征(智力低下、特殊面容和高钙血症)。

(2)狭窄部常累及冠状动脉窦,易造成冠状动脉缺血。有猝死的危险。

2.外科处理

切开升主动脉狭窄内膜,自体心包加宽补片。

3.麻醉管理

同主动脉瓣狭窄。

(十二)主动脉缩窄

1.病理生理

(1)典型的主动脉缩窄位于左锁骨下动脉远端到动脉导管开口的周围。

(2)严重主动脉缩窄在生后的最初几周内可出现呼吸困难和呼吸衰竭。狭窄远端体循环低灌注、代谢性酸中毒。动脉导管的闭合可以导致左心室后负荷急剧增加,引起 CHF 和心源性休克。

(3)中度缩窄出现症状较晚,逐渐出现缩窄近端体循环高血压和左心功能不全。

2.外科处理

(1)左侧开胸主动脉修补左锁骨下动脉片翻转成形术;缩窄切除端端吻合术;人工补片主动脉成形术等。

(2)并发症术后高血压;残余狭窄或再复发;截瘫;动脉瘤形成。

3.麻醉管理

(1)新生儿最初几天,由于动脉导管未闭,上、下肢的压差不明显。

(2)新生儿左心室衰竭需静脉持续输注前列腺素 E_1 来维持动脉导管开放。

(3)重度狭窄的小儿术前需要气管插管机械通气,以减轻心、肺做功。

(4)减少肺血的呼吸管理(高二氧化碳通气、限制吸入氧浓度)。

(5)纠正酸中毒和使用正性肌力药来维护心脏功能。

(6)常温全身麻醉,术中监测右侧上肢动脉压和下肢股动脉压。

(7)术中中心温度不宜超过 37.5 ℃,且可以适度降温至 35 ℃。

(8)动脉阻断或钳夹动脉前,静脉注射肝素 200 U/kg(ACT>200 秒),并使用自体血回收装置。

(9)动脉阻断或钳夹后,注意控制血压和维护心脏功能。

(10)术后早期可出现高血压,持续 2 周左右,可使用血管扩张药和β受体阻滞剂。

(十三)主动脉弓中断

1.病理生理

(1)分型。A 型:中断末端紧靠左锁骨下动脉远端。B 型:中断位于左锁骨下动脉和左颈总动脉之间。C 型:中断位于无名动脉和左颈总动脉之间。

(2)新生儿早期可无症状,一旦动脉导管闭塞,则出现 CHF 和代谢性酸中毒。

(3)27%的患儿合并 DiGeorge 综合征(低钙血症、胸腺缺如、面部发育异常)。

2.外科处理

(1)深低温体外循环。

(2)深低温停循环+区域性脑灌注。

(3)一期手术根治。

3.麻醉管理

(1)一经诊断静脉持续输注前列腺素 E_1,使用正性肌力药和利尿药。

(2)麻醉选择以大剂量阿片类药为主,维持循环的稳定。

(3)动脉压选择左、右上肢和下肢同时监测。

(4)使用血液回收装置、新鲜冰冻血浆和血小板。

(5)体外循环后需要正性肌力药物支持。

(6)DiGeorge 综合征体外循环后需要补充较大剂量钙。

(十四)三尖瓣下移(Ebstein 畸形)

1.病理生理

(1)三尖瓣瓣叶下移至右心室腔,右心房扩大,右心室房化,右心室腔发育异常。可发生右心功能不全。常有卵圆孔未闭和房缺,可产生右向左分流。

(2)新生儿早期血流动力学不稳定,随着肺动脉阻力的降低,可有改善。

(3)易发生室上性心律失常、右束支传导阻滞和预激综合征(10%~15%)。

2.外科处理

(1)三尖瓣成形术适于前瓣叶发育好,右心室腔发育尚可者。

(2)Starnes 手术适于重症新生儿。扩大房间隔缺损,闭合三尖瓣口,建立体肺分流。

(3)严重右心系统发育不良,可行分期单心室生理根治术或一个半心室矫治术。

3.麻醉管理

(1)维持前负荷,避免心肌抑制和外周血管扩张。

(2)麻醉以大剂量阿片类药(芬太尼)为主,辅以低浓度异氟烷。

(3)体外循环前易发生室上性心律失常,有时需要紧急建立体外循环。

(4)由于右心房室严重扩张肥厚,体外循环后易发生室性心律失常,故可预防性持续输入利多卡因或胺碘酮。

(5)使用正性肌力药米力农、多巴酚丁胺等改善右心功能。

(6)术后早期充分镇静和镇痛。

(十五)法洛四联症

1.病理生理

(1)病理解剖特点非限制性室间隔缺损;右心室流出道梗阻(RVOT);主动脉骑跨;右心室肥厚。

(2)RVOT 程度不同,表现为发绀轻重有别,梗阻轻的可无发绀。

(3)缺氧发作与 RVOT 梗阻性质有关:动力性梗阻是由于漏斗部肥厚和心室异常肌束形成。漏斗部痉挛引起急性的肺血减少,低氧的静脉血分流至体循环,表现缺氧发作。固定性梗阻由肺动脉瓣增厚,发育不良和二瓣化导致肺血减少引起。

(4)肺动脉瓣完全梗阻(肺动脉瓣闭锁)时,肺血流来源于 PDA、支气管动脉和体肺侧支。

(5)常有主肺动脉或分支不同程度的发育不良。

(6)常合并的畸形房间隔缺损、动脉导管未闭、完全性的心内膜垫缺损、多发室间隔缺损。

(7)少见合并畸形永存左上腔,冠状动脉起源异常和左、右肺动脉起源异常。

2.外科处理

(1)姑息手术体-肺动脉分流术。

(2)根治手术。

(3)问题和并发症室缺残余漏;房室传导阻滞;右心室流出道残余狭窄;灌注肺和低心排血量综合征。

3.麻醉管理

(1)缺氧发作防治:术前避免过度控制液体摄入,麻醉前2～4小时可以喝适量的清水。发绀较重者,麻醉诱导后,经静脉持续输入碳酸氢钠1～2 mL/(kg·h)。5%清蛋白(20%清蛋白10 mL+林格液30 mL)扩充容量。心率过快,氧饱和度迅速降低时,可用艾司洛尔(10 mg/mL)单次静脉注射,剂量0.5～1.0 mg/kg;氧饱和度迅速降低,心率快,血压也明显降低时,可用去氧肾上腺素(20 μg/mL),单次静脉注射1～10 μg/kg。

(2)麻醉管理原则:使用降低心肌兴奋性的麻醉药物,吗啡类药麻醉为主。避免使用明显降低外周血管阻力药物。手术使右心室解剖发生改变,功能受到影响,常需要正性肌力药支持。心室压力测定收缩压RV/LV>0.7,常需要重新进行右心室流出道的疏通。体外循环时间较长时,肺血管阻力增加,可采取降低肺血管阻力的处理。由于右心室流出道的疏通和肺血管阻力较低,以及左心室术前发育较差,体外循环后,左心房舒张末压有时偏高。此时一般需要微量泵持续输注肾上腺素,根据左心房舒张末压适当限制循环容量。术前发绀较重者,体外循环后渗血可能较多,常需输入血浆,血小板和止血药等促进凝血功能。对房室传导紊乱,需要安置临时起搏器。

(十六)大动脉转位(TGA)

1.病理生理

(1)循环特点:肺循环与体循环关系为平行循环,而非顺序循环。两循环之间的交通有房间隔、室间隔或动脉导管未闭,是患儿赖以生存的条件。两循环之间的交通为通常为双向分流。

(2)分类。①室间隔完整TGA(TGA-IVS):若限制性的房水平分流量,可影响动脉氧饱和度。在伴有非限制性的PDA时,动脉氧饱和度较高,但容易发生CHF。在伴有ASD和PDA分流不能满足机体氧需时,患儿表现为酸中毒和循环衰竭。②室间隔缺损TGA(TGA-VSD):房水平的混合是左心房到右心房;室水平的混合是从右心室到左心室,但也存在双向分流;易发生CHF。一般4～6周肺血管阻力达到生后最低,故是有症状CHF期。伴有主动脉梗阻的易早期发生肺血管病变。③室间隔缺损和解剖左心室流出道梗阻TGA(TGA-VSD/LVOTO):常伴有室间隔缺损,LVOTO限制肺血流,并决定肺循环和体循环血流的平衡。梗阻导致肺血减少可发生发绀。

2.外科处理

(1)TGA-IVS:应在生后3周内行解剖矫治术(ASO);酸中毒,循环衰竭患儿需要机械通气和持续静脉输注前列腺素 E_1 维持动脉导管开放,球囊房间隔扩开术为增加房水平的血混合。以上处理无效,提示存在肺动脉高压,需急诊外科治疗。三周以上则根据术中测压结果决定一期手术或二期手术。左心室收缩压大于右心室收缩压的60%,则行一期手术。左心室收缩压占右心室收缩压的50%～60%,一期手术后可能需要辅用ECMO治疗。左心室收缩压小于右心室收缩压的50%,则行二期手术治疗,即一期行肺动脉环缩术,同时加做改良的BT分流术,训练左心室功能。在训练1～2周尽快行二期矫治术。

(2)TGA-VSD:6个月内行ASO和VSD修补术。6个月以上导管检查评估肺血管阻力决定是否可行ASO手术。

(3)TGA-VSD/LVOTO:根据年龄和狭窄程度决定做REV、Nikaidoh和Rasteli手术。

3.麻醉管理

(1)ASO:多为新生儿和婴儿手术,注意保温,避免酸中毒。前列腺素E_1使用直到开始体外循环。避免使用对心脏功能抑制作用较强的药物。体外循环后避免高血压,收缩压维持在6.7～10.0 kPa(50～75 mmHg)。尽量低的左心房舒张末压[0.5～0.8 kPa(4～6 mmHg)],来维持适当的心排血量。维持较快心率,避免心动过缓。体外循环后需要正性肌力药和血管活性药的支持。

(2)REV、Nikaidoh和Rasteli手术:一般为TGA(VSD和LVOTO),患儿年龄相对较大,心脏功能较好。手术难度大,时间较长,创伤面大,渗血较多,需要输入血小板,凝血酶原复合物和血浆等。备洗红细胞机,在鱼精蛋白中和后使用。需要血管活性药支持,多巴胺和多巴酚丁胺等。较易发生肺动脉瓣反流,给予降低肺血管阻力处理(呼吸管理和药物)。

(3)肺动脉环缩术+BT分流术:常温全麻下手术,备自体血回输装置。动脉压力监测在非锁骨下动脉分流侧(一般在左侧)或股动脉。环缩后右心室收缩压为主动脉收缩压的60%～80%。需要正性肌力药支持。

(十七)矫正性大动脉转位

1.病理生理

(1)心房与心室连接不一致和心室与大动脉连接不一致。

(2)常合并畸形:室间隔缺损,肺动脉瓣狭窄伴解剖左心室流出道狭窄,以及三尖瓣畸形导致的解剖右心室房室瓣反流。

2.外科处理

(1)功能性矫治术纠正伴随的其他畸形(如室间隔缺损)。

(2)解剖矫治术包括双调转手术(心房调转+动脉调转;心房调转+Nikaidoh手术)和双调转+双向格林手术。

3.麻醉管理

(1)解剖矫治术手术时间较长,调整好麻醉深度。

(2)食道超声和压力测定可以发现腔静脉和肺静脉梗阻。

(3)放置房室顺序起搏电极,在术中和术后心率和循环的维持起重要作用。

(4)手术开始即持续静脉微量泵输入抑肽酶和乌司他丁,停机后输入血小板和血浆等促进凝血功能。

(十八)左心发育不良综合征

1.病理生理

(1)二尖瓣狭窄或闭锁,左心室严重发育不良,主动脉瓣狭窄或闭锁,主动脉根部细小。

(2)体循环血运来源于未闭的动脉导管。生后肺血管阻力的降低,使体循环灌注受损。

(3)体循环阻力代偿增高,肺血容量进一步增加。代谢性酸中毒和器官功能紊乱。

(4)肺充血和组织低灌注,可导致突然的动脉导管闭合。患儿常常在生后1个月内死亡。

2.外科处理

(1)介入治疗(替代NorwoodⅠ):包括动脉导管放置支架,然后适当扩大房间隔缺损以改善体循环血供，待患儿 6 个月后再行 NorwoodⅡ、Ⅲ期手术。

(2)NorwoodⅠ期手术：一般在生后 1 个月内进行；手术将房间隔切除开；近端肺动脉与升主动脉吻合，同种血管补片扩大主动脉弓。体肺分流(或右心室-肺动脉人工血管)，需要深低温停循环(18 ～20 ℃)。

(3)NorwoodⅡ期手术：在 NorwoodⅠ期手术后，生后 4～10 个月进行双向 Glenn 或 Hemi-Fontan 手术。

(4)NorwoodⅢ期手术：在 NorwoodⅡ期手术后，在生后 18～24 个月进行全腔肺动脉吻合术或 Fontan 手术。

(5)心脏移植根治，供体心脏包括整个动脉弓，但供体来源有限。

3.麻醉管理

(1)持续静脉输入前列腺素 E_1[0.02～0.1 μg/(kg · min)]直到开始体外循环。

(2)麻醉诱导开始即给予正性肌力药支持心脏功能[多巴胺 2～5 μg/(kg · min)，肾上腺素 0.02～0.05 μg/(kg · min)]。

(3)动脉监测避免使用右侧桡动脉(体肺分流影响测压)。

(4)麻醉以吗啡类药为主，小量的镇静药为辅。

(5)体外循环开始至术后恢复期，适当使用 α 受体阻滞剂改善体循环的器官灌注。

(6)混合静脉血氧饱和度的监测对于调整体肺循环的平衡和器官灌注至关重要。

(7)体外循环后改变体循环血管阻力更容易调整 Qs/Qp。

(8)维持较高血红蛋白，满足器官的氧供。

(9)停体外循环早期使用新鲜血浆和血小板促进凝血功能。

4.ECMO 使用

(1)排除外科原因，经过调整体肺循环的平衡和使用正性肌力药均不能满足脏器的氧供。

(2)脑氧饱和度持续低于 40%，混合静脉血氧饱和度低于 30%。

(3)一般 ECMO 术后支持时间 48～96 小时。

(十九)单心室

1.病理生理

(1)一个心室腔通过两个房室瓣或共同房室瓣与两个心房连接。

(2)体循环和肺循环的静脉血在心室水平完全混合。

(3)SVR 与 PVR 的平衡和心排血量影响脏器的氧供。

(4)肺血过多时，氧饱和度＞85%，肺顺应性减低，心室扩张，低心排。

(5)肺血过少时，氧饱和度＜75%，发绀，心肌缺氧，心排血量减少。

2.外科处理

(1)肺动脉束带术：适于肺血多者，减少肺血，为后期手术治疗做准备。

(2)体肺分流术：适于肺血少者，增加肺血，为后期手术做准备。

(3)双向 Glenn 手术：上腔静脉与肺动脉端侧吻合，减轻单心室的容量负荷。

(4)全腔静脉-肺动脉吻合术：在双向 Glenn 手术的基础上，使用外管道使下腔静脉和主肺动脉端端吻合。生理水平上达到根治的目的。

3.麻醉管理

(1)双向 Glenn 手术：一般不需要体外循环辅助，常温，全身麻醉。颈内静脉穿刺点要尽量取高位，留置双腔套管不宜过深，以避免影响手术操作。双腔套管用于测压和术后持续输入硝酸甘油，降低肺动脉压。股静脉留置双腔套管，为输入血管活性药（多巴胺）和备快速输液使用。阻断血管前给予肝素（200～400 U/kg）吻合结束后鱼精蛋白可以按 1：（0.5～0.8）的比例中和。上腔静脉阻断期间，尽管经导管引流上腔血至右心房，但上腔静脉压仍然较高[2.7～5.3 kPa（20～40 mmHg）]，故应维持较高体循环压力，以保障脑灌注。备自体血简易回输装置；术中失血较多时，从股静脉快速输血补液。手术开始后即经股静脉泵入多巴胺 2～3 μg/（kg·min），在体循环压力低时可增至 5～8 μg/（kg·min）。吻合后，需要输入 5%清蛋白、血浆和红细胞提高上腔静脉压（肺动脉压）在 1.9～2.1 kPa（14～16 mmHg），以维持循环的稳定。呼吸管理降低肺血管阻力，必要时吸入 NO。

（2）全腔静脉-肺动脉吻合术：体外循环辅助或非体外循环下常温全身麻醉完成手术。体外循环辅助下吻合术麻醉管理较容易。非体外循环下手术需颈内静脉和股静脉均留置套管，为使用血管活性药和快速输血补液用。呼吸管理降低肺血管阻力，必要时吸入 NO。吻合后需要输入 5%清蛋白、血浆和红细胞提高静脉压（肺动脉压）在 1.9～2.1 kPa（14～16 mmHg）以维持循环的稳定。

（韩　琪）

第五节　心脏病患者施行非心脏手术的麻醉

一、手术前评估

心脏病患者能否承受麻醉与手术，主要取决于心血管病变的严重程度和代偿功能，以及其他器官受累情况和需要手术治疗的疾病等。因此情况较为复杂，需要对患者做全面了解与评估。病史、体格检查、实验室资料和各项必要的特殊检查应该完全。至于心功能方面，检查项目可按患者心脏病变情况和具体条件拟订，并结合各项检查所需价格与对患者有无价值全面评估，应避免对病情处理无益的过多检查，耗费医疗资源。

（一）心功能分级

依据患者活动能力和耐受性估计心脏病的严重程度，从而预计对麻醉和手术的耐受情况，在临床实际工作中有价值。目前多采用纽约心脏病协会（NYHA）四级分类法，对心脏病患者心功能进行分级：Ⅰ级为体力活动不受限，无症状，日常活动不引起疲乏、心悸和呼吸困难等；Ⅱ级为日常活动轻度受限，且可出现疲劳、心悸、呼吸困难或心绞痛，但休息后感舒适；Ⅲ级为体力活动显著受限，轻度活动即出现症状，但休息后尚感舒适；Ⅳ级为休息时也出现心功能不全症状或心绞痛综合征，任何体力活动都会增加不适感。此是多年来传统分级，就原则而论仍有实用价值。若心功能为Ⅰ～Ⅱ级患者进行一般麻醉与手术安全性应有保障。Ⅳ级患者则属高危患者，麻醉和手术的危险性很大。Ⅲ级患者经术前准备与积极治疗，可使心功能获得改善，增加安全性。由于心功能分级参差太大，量化程度不够，许多有关因素无法概括，因此目前采用多因素分析法作为补充。

(二)心脏危险指数

Goldman 等在临床实际工作中把患者术前各项相关危险因素与手术期间发生心脏并发症及结局相互联系起来,依据各项因素对结局影响程度的大小分别用数量值表示,从而对心脏病患者尤其是冠心病患者行非心脏手术提供了术前评估指标,并可用于预示围术期患者的危险性、心脏并发症和死亡率。虽然有些学者如 Detsky 对此做了更改和补充了心绞痛内容,但原则上仍大同小异。表 9-1 为 Goldman 等提出的多因素心脏危险指数(cardiac risk index,CRI),共计 9 项,累计 53 分。此外,传统认为心脏危险因素如吸烟、高血脂、高血压、糖尿病、周围血管病变、心绞痛、心肌梗死时间超过 6 个月等均未包括在内,可能认为这些均是非直接相关因素,以及病例数不足,相当一部分的心肌缺血、心绞痛为无痛性,因此未达到统计上有意义的程度。由于此分类法简单方便,目前仍有临床参考价值。其后,Zeldin 等做了前瞻性研究,证实多因素心脏危险指数的实用价值,且阐明了心功能分级与心脏危险因素记分对围术期心脏并发症与死亡之间的相关性,两者联合评估可有更大的预示价值。从表 9-1 中可看出,累计分数 13~25 分相当于临床心功能Ⅲ级,术前若进行充分准备,病情获得改善,心脏代偿功能有所好转,心功能改善成Ⅱ级或早Ⅲ级,麻醉和手术安全性就可提高。若累计值超过 26 分,心功能Ⅳ级,麻醉和手术必然存在较大危险,围术期死亡的患者中半数以上发生于此组。值得注意的是,在总计数值 53 分中有 28 分如第 3、5、6、7 项(表 9-2)通过适当的术前准备或暂缓手术,等待病情获得改善后就可减少麻醉和手术危险性。

表 9-1 Goldman 多因素心脏危险指数

项目	内容	记分
病史	心肌梗死<6 个月	10
	年龄>70 岁	5
体检	第三心音、颈静脉怒张等心力衰竭表现	11
	主动脉瓣狭窄	3
心电图	非窦性节律,术前有房早	7
	持续室性期前收缩>5 次/分	7
一般内科情况差	PaO_2<8.0 kPa(60 mmHg),$PaCO_2$>6.7 kPa(50 mmHg),K^+<3 mmol/L,Bun>18 mmol/L,Cr>260 mmol/L,SGOT 升高,慢性肝病征及非心脏原因卧床	3
腹内、胸外或主动脉手术		3
急诊手术		4
总计		53

表 9-2 心功能分级与心脏危险因素积分对围术期心脏并发症及心脏原因死亡的关系

心功能分级	总分数	心因死亡(%)	危及生命的并发症*(%)
Ⅰ	0~5	0.2	0.7
Ⅱ	6~12	2.0	5.0
Ⅲ	13~25	2.0	11.0
Ⅳ	≥26	56.0	22.0

注:*非致命心肌梗死、充血性心力衰竭和室速。

(三)常规与特殊检查

1.心电图

(1)常规心电图:心脏病患者术前常规心电图检查可以正常,如冠心病患者休息时常规心电图至少有15%在正常范围。但多数患者存在不同程度的异常,如节律改变、传导异常和心肌缺血表现等,不仅可作为术前准备与治疗的依据,且有助于术中、术后处理和鉴别因代谢、电解质紊乱及其他系统病变引起心电图改变的参考。

(2)运动试验心电图:运动试验心电图可用于判断冠状动脉病变,部分冠心病患者常规心电图虽可以正常,但通过运动试验心电图就会显示异常。运动增加心率、每搏容量、心肌收缩性和血压,共同引起心肌氧需量增加。因此,可作为围术期患者对应激反应承受能力的估计。最大心率与收缩压乘积(RPP)可粗略反映患者围术期的耐受程度。Gutler 等在血管外科手术患者中发现,术前运动试验心电图阳性者,术后心肌梗死发生率高。在心电图平板运动试验,若患者不能达到最大预计心率的85%即出现明显 ST 段压低,围术期心脏并发症发生率高达24.3%。而患者运动可达预计心率,且无 ST 段改变者,心脏并发症发生机会仅6.6%。心电图运动试验时出现 ST 段压低,反映心内膜下心肌缺血,而 ST 段升高则提示跨壁心肌缺血或原心肌梗死区室壁运动异常。血压下降常表示存在严重心脏病,应立即终止试验。运动试验心电图阳性定义为 ST 段压低大于1 mm 伴典型心前区疼痛或 ST 段压低大于2 mm,常可帮助临床冠心病的诊断,但试验阴性并不能完全排除冠心病的可能,尤其是存在典型冠心病病史者。若患者存在左心室肥厚、二尖瓣脱垂、预激综合征及服用洋地黄类药等常会出现假阳性。若患者无法达到预计心率,运动耐受差,血压下降,以及服用β受体阻滞剂会引起判断困难和假阴性。运动试验虽然有用,但在危重患者、血管外科患者,由于无法达到必要的运动量而使应用受限。

(3)动态心电图:连续心电图监测不仅用于术前24小时动态心电图检查,判断是否存在潜在的心肌缺血、心率变化和有无心律失常,且可应用于术中和术后连续监测。最近有学者对176例外周血管手术患者术前做24小时动态心电图检查,发现有静止缺血表现的32例中的12例(37.5%)发生术后心脏并发症。相反,术前动态心电图未见静止缺血表现的144例,仅1例发生心脏并发症。表明24小时动态心电图检查无心肌缺血和心律异常发现,围术期发生心脏并发症机会不多。对于运动受限患者,休息时心电图正常,采用动态心电图检查有其价值。因为此项检查可了解患者心肌有无静止缺血,一旦存在可及早进行药物处理。一般认为此项检查心肌缺血敏感性可达92%,特异性88%,阴性预示值99%,且由于是非创伤性检查可较多采用。

2.超声心动图

(1)常规超声心动图:目前一般医疗单位均已开展此项技术,观察心脏搏动时声波反射,了解心室腔二维图形,可了解室壁运动情况、心肌收缩和室壁厚度、有无室壁瘤和收缩时共济失调、瓣膜功能是否良好、跨瓣压差程度及左心室射血分数等。若左心室射血分数小于35%常提示心功能差,围术期心肌梗死发生率增高,充血性心力衰竭机会也增多。围术期采用经食管超声多普勒,可动态连续监测上述指标,及早发现心肌缺血、心功能不全,且可评估外科手术效果。虽然价格昂贵,技术要求也高,但近年来在一些医疗中心已作为术中监测项目。

(2)超声心动图:应激试验在进行超声心动图检查时,采用药物使患者心脏产生应激,心率增快,观察心室壁是否出现异常或原有壁活动异常有无加重,从而判断心肌缺血及其严重程度。常用药物为多巴酚丁胺,每分钟10～40 μg/kg 或阿托品0.25～1.0 mg 静脉注射,使心率增快到预计目标。此项检查适用于不能进行运动耐量试验、休息时 ECG 正常的患者，其结果对预示围术期并发症发生有帮助。检查结果若心室壁异常活动范围越大，围术期发生心脏原因并发症的机会也越多，具有一定的量化价值。

3.双嘧达莫-铊闪烁照相

静脉注射放射性物质^{201}Tl，随血流进入心肌细胞，分布程度与供应心肌细胞血流成比例。在心脏^{201}Tl 闪烁照相时，缺血区的心肌血流灌注不足将表现为放射性物质减少或缺失。双嘧达莫（潘生丁）是一个血管扩张剂，引起正常冠状动脉、周围血管扩张和血流增加，并反射性引起心动过速。粥样硬化的冠状动脉由于狭窄不能扩张，使供应该区域血管的血流降低而发生冠状动脉窃血现象，使相应的心肌血供减少。因此，当双嘧达莫与^{201}Tl 联合应用时，缺血区心肌摄取^{201}Tl 将比正常心肌为少，表现为充盈缺损，然后停止注射双嘧达莫，数小时后再行闪烁摄片观察双嘧达莫是否存在再分布，判断^{201}Tl 分布缺损是否可逆。若不可逆，提示以往曾发生心肌梗死，冠状血管阻塞造成固定缺损。相反，若存在可逆性缺损，常提示心肌缺血。该方法用于判断冠状动脉病变敏感性和特异性均胜过运动试验心电图，但不能提供心脏功能情况信息。双嘧达莫-^{201}Tl 闪烁照相显示有再分布及左心室腔明显增大，围术期心脏事件并发症明显增加。若检查正常，无灌注缺损，则围术期并发症机会很少。问题是此项检查的阳性特异性较低（10%～25%），且发现再分布缺损与不良结局并无绝对绝对相关。有许多严重不良结局可出现在无再分布缺损的患者。再分布缺损与围术期缺血也无相关，严重缺血意外可发生在并无再分布缺损的患者。有学者在 457 例随机腹主动脉外科手术患者也证实^{201}Tl 再分布与围术期心肌梗死、较长时间心肌缺血和其他不良结局并无显著相关。因此提出避免常规使用^{201}Tl 闪烁照相术。

4.冠状动脉造影

冠状动脉造影是判断冠状动脉病变的金标准，可观察到冠状动脉精确的解剖结构，冠状动脉粥样硬化的部位与程度。同样可进行左心室造影，了解左心室收缩功能、射血分数和左心室舒张末充盈压。进行冠状动脉造影指征如下：①药物难以控制的心绞痛或休息时也有严重的心绞痛发作；②近期心绞痛症状加重；③运动试验心电图阳性；④双嘧达莫-^{201}Tl 闪烁照相存在可逆性缺损；⑤超声心动图应激试验有异常，提示缺血。通过冠状动脉造影可判断患者是否需做冠状动脉旁路手术。

（四）术前评估指南

心脏病患者进行非心脏手术，传统的术前评估方法常依据病史、体格检查、临床表现及各项常规与特殊检查结果进行评估，存在一定的局限性。如许多血管外科手术患者常可伴有冠状动脉病变，但仅有少数在围术期发生心脏原因的并发症。目前各项检查对发现冠状动脉病变的敏感性相对较高，而特异性较低。若试验结果为阴性，一般表示情况良好，预计发生心脏并发症的机会很少。

1.心血管危险因素临床预示

根据病史、体格检查、各项常规和特殊试验结果估计患者围术期发生心脏原因并发症的机会而分成高危、中危和低危。

（1）高危：①近期心肌梗死病史（心肌梗死后 7～30 天）伴严重或不稳定心绞痛。②充血性心力衰竭失代偿。③严重心律失常（高度房室传导阻滞、病理性有症状的心律失常、室上性心动过速心室率未得到控制）。④严重瓣膜病变。

（2）中危：①心绞痛不严重；②有心肌梗死病史；③曾有充血性心力衰竭史或目前存在代偿性心力衰竭。④糖尿病（需治疗）。

(3)低危:①老年;②心电图异常(左心室肥厚、束支传导阻滞、ST-T段异常);③非窦性节律(房颤);④有脑血管意外史;⑤高血压未得到控制。

2.体能状态

患者的体能状态也是很重要的指标,通过对患者日常活动能力的了解,估计患者的最大活动能力。现用代谢当量水平(metabolic equivalen tlevels,METs)表示。1 MET是休息时的氧消耗,如40岁男性、体重60 kg,分钟氧耗约相当于3.5 mL/kg,依此为基础单位,对不同的体力活动就可计算出不同的METs。良好的体能状态,体能活动一般可大于7 METs;中等体能状态为4～7 METs。若METs小于4则提示患者体能状态差。由于METs与患者体力活动时氧消耗密切相关,目前已有不同的体力活动测试出的METs值(表9-3)。

表9-3 不同体力活动时的能量需要(METs)

体力活动	METs
休息	1.00
户内行走	1.75
吃、穿、洗漱	2.75
平地行走100～200 m	2.75
轻体力活动,如用吸尘器清洁房间等	3.50
整理园林,如耙草、锄草等	4.50
性生活	5.25
上楼或登山	5.50
参加娱乐活动,如高尔夫、保龄球、双打网球、投掷垒球、足球	6.00
参加剧烈体育活动,如游泳、单打网球、足球、篮球	7.50
重体力活动,如搬运重家具、擦洗地板	8.00
短跑	8.00

3.外科手术危险性

不同的外科手术类型会使患者产生不同的应激反应而产生不同的影响。如老年急诊患者行胸、腹腔内手术可能伴有大出血或体液丢失,因此属高危。而血管外科手术不仅对患者血流动力学影响大,且常伴有冠心病或术前存在心肌梗死。根据不同类型的非心脏外科手术操作与围术期发生心脏原因并发症或死亡的机会而分为高、中、低危。

(1)高危手术:预计心脏意外危险、心源性死亡发生率大于5%。①急诊大手术,特别是老年患者;②主动脉或其他大血管手术;③周围血管手术;④预计长时间的外科操作,伴大量体液和/或血液流失。

(2)中危手术:心脏意外危险发生率小于5%。①颈动脉内膜剥脱术;②头、颈部手术;③胸、腹腔内手术;④矫形外科手术;⑤前列腺手术。

(3)低危手术:心脏意外危险发生率小于1%。①内镜操作;②体表手术;③白内障手术;④乳房手术。

因此,根据患者的危险因素、体能状况和外科手术的危险性,1996年,美国心脏学会/美国心脏协会(American College of Cardiology/American Heart Association,ACC/AHA)对非心脏手术患者围术期心血管评价制定了指南(图9-1),可作为判断和处理患者的流程。

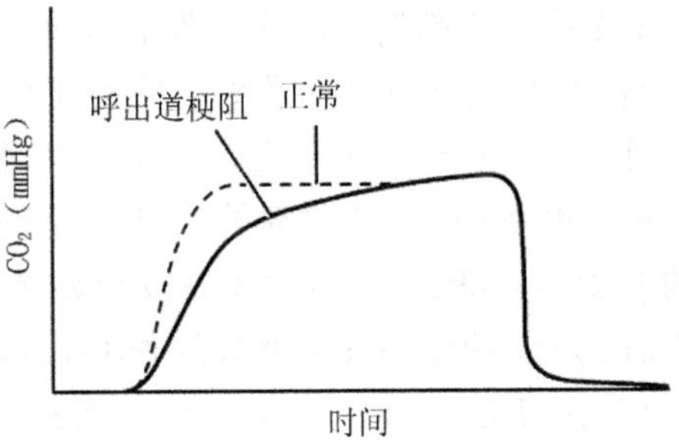

图 9-1 心脏病患者进行非心脏手术围术期心血管评估指南 ACC/AHA

二、麻醉前准备与用药

(一)调整心血管用药

心脏病患者一般需药物治疗，术前应对常用的药物品种进行调整。抗心律失常药、抗高血压药应继续应用至手术日。突然停用β-受体阻滞剂、中枢作用的抗高血压药(甲基多巴、可乐定)、硝酸甘油或钙通道阻滞剂会引起心肌缺血、高血压意外和心律失常。因此，原则上均不能随便停药。

1.洋地黄类药

洋地黄类药用于充血性心力衰竭、房颤或房扑等，以改善心功能和控制心室率，目前多用地高辛。洋地黄类药由于治疗窗小，逾量会引起心律失常，如室性期前收缩、不同程度的房室传导阻滞、房性心动过速甚至室颤。术前可按需测定地高辛血药浓度以便结合临床实际情况调整药量。低钾会加重洋地黄引起心律失常作用，因此要注意血钾水平，尤其是急性低钾影响更大。目前一般主张在术前 1 天或手术当天停止服用地高辛，然后术中、术后按具体情况经静脉用药。

2.利尿药

常用吩噻嗪类药治疗心功能不全、充血性心力衰竭，纠正体液负荷过度。因为利尿药缓解心力衰竭症状最为迅速而确切，所有有症状的心力衰竭患者均需应用。但较长时间应用会引起低钾。通常用药两周以上，即使血钾在正常范围，体内总钾量常会下降 30%～50%，应重视术前补钾并维持血钾在 3.5 mmol/L 以上。此外，血容量不足也不能忽视，过度利尿会使血容量减少，心排血量降低，组织灌注不足，造成麻醉期间低血压，因此应适当纠正血容量。目前，已有大量证据表明，神经内分泌的激活在慢性心力衰竭的发生发展中起关键作用。国际心力衰竭治疗指南的综合意见：全部心力衰竭患者，均需应用血管紧张素转化酶抑制剂(ACE 抑制剂)，并建议与利尿剂合用。ACE 抑制剂可抑制利尿剂引起的神经内分泌激活，而利尿剂可加强 ACE 抑制剂缓解心力衰竭症状的作用。轻度心力衰竭选择利尿剂吩噻嗪类，中度以上一般均需应用襻利尿剂，必要时可合用，二者有协同作用。此外，保钾利尿剂纠正低钾血症，优于补充钾盐。螺内酯是醛固酮受体拮抗剂，对抑制心肌间质纤维化可能有作用，因而优于其他的保钾利尿剂。小剂量螺内酯(25 mg/d)与 ACE 抑制剂及襻利尿剂合用，可作为严重充血性心力衰竭患者的术前准备。

3.β受体阻滞剂和钙通道阻滞剂

β-受体包括主要分布于心肌的β_1-受体和分布于支气管及血管平滑肌的β_2-受体。心肌上的β-受体中有 20%～25%为β_2-受体。β受体阻滞剂具有抑制窦房结、房室结及心肌收缩力的功能，即所谓负性频率、负性传导和负性肌力作用。其中负性频率和负性肌力效应可明显地降低心肌耗氧量而与心绞痛的治疗作用相关。对房室结的抑制作用主要用于室上性心动过速的治疗，或在心房颤动时控制心室率。β受体阻滞剂对于除变异性心绞痛以外的缺血性心脏病所有阶段都是一项有效的治疗方法，可降低心肌梗死急性期及梗死后的死亡率。

不同的β受体阻滞剂的一个显著差异在于药代动力学。药物的半衰期从10分钟左右到30小时以上不等，脂溶性或水溶性也不同，不同制剂的不良反应也有差异。应根据药物的特性和患者的具体情况选择合适的β受体阻滞剂，以求将不良反应减至最小。例如，对于有慢性阻塞性肺疾病的患者应使用具有心脏选择性的制剂；伴凌晨发作心绞痛的患者则需要超长效的β受体阻滞剂；而对于一个四肢发凉或休息时心动过缓的患者，具有扩血管特性的β受体阻滞剂可能更有益。

β受体阻滞剂的不良反应有三种主要机制：①平滑肌痉挛（导致支气管痉挛和肢体发凉）。②过度的心脏抑制作用（导致心动过缓、心脏传导阻滞、过度负性肌力作用）。③穿过血-脑屏障（导致失眠、抑郁）。因此，β受体阻滞剂的使用有其禁忌证。

其绝对禁忌证如下：①严重心动过缓、高度心脏传导阻滞、明显左心衰竭。②严重哮喘或支气管痉挛。对于任何患者在给予β受体阻滞剂治疗前应询问过去或现在有无哮喘。若忽视这条规则，可能产生致命后果。③严重抑郁。④坏疽、皮肤坏死、严重或恶化的间歇跛行、休息痛等外周血管疾病、雷诺现象。

通常认为β受体阻滞剂对变异性心绞痛无效甚至有害。变异型心绞痛的性质与卧位型心绞痛相似，也常在夜间发作，但发作时心电图表现不同，显示有关导联的ST段抬高，而与之相对应的导联中则ST段压低（其他类型心绞痛则除aVR及V_1外各导联ST段普遍压低）。目前已有充分资料证明，变异型心绞痛是由于在冠状动脉狭窄的基础上，该支血管发生痉挛，引起一片心肌缺血所致。但冠状动脉造影正常的患者，也可由于该动脉痉挛而引起本型心绞痛。冠状动脉的痉挛可能与α-肾上腺素能受体受到刺激有关，患者迟早会发生心肌梗死。β-受体阻断后，α-受体活性增强，可能导致冠脉痉挛。钙通道阻滞剂是变异性心绞痛的标准治疗药物，具有非常好的临床效果。

β受体阻滞剂主要用于治疗缺血性心脏病、频发性心绞痛、室性和/或房性心律失常及中、重度高血压，尤其适用于高血压并发心绞痛、心肌梗死后患者以及心率较快者。文献报道在心肌梗死后合并心力衰竭，同时有糖尿病患者最适合使用美托洛尔（倍他洛克），可使心脏猝死率下降40%～50%。此外，使用β受体阻滞剂能改善患者心功能、运动能力和生活质量，降低患者住院率和各种病残发生率。目前对心脏病患者使用β受体阻滞剂已有了新的认识：①这类制剂可能是有效的抗室性心律失常药物。②低剂量的β受体阻滞剂可用于充血性心力衰竭，以对抗心力衰竭时增强的肾上腺素能活性及β-受体下调。β受体阻滞剂单独使用或与其他药物联合，对于70%～80%的典型心绞痛患者是非常有效的治疗方法。对于轻至中度的高血压患者治疗有效率为50%～70%。在缺血性心脏病变患者，术中心肌缺血大多与心动过速有关，术前应用β-受体阻断剂有预防作用，对患者有益。

钙通道阻滞剂一般对围术期心肌缺血无保护作用，由于其对交感肾上腺素无抑制作用，因此对麻醉与外科引起的伤害性刺激无保护作用。遇有患者用β受体阻滞剂治疗效果欠佳，则联合应用钙通道阻滞剂，如硝苯地平、尼卡地平可有效地控制顽固性胸痛。由于硝苯地平对心脏传导、节律和心肌收缩的抑制作用不及维拉帕米显著，因此在心功能正常或左心室功能轻度抑制患者，硝苯地平与β-受体阻滞剂联合应用仍属安全。但要注意硝苯地平的降压作用会被β-受体阻滞剂加强而造成不良结果。在所有的钙通道阻滞剂中，维拉帕米一般不主张与β受体阻滞剂联合应用，尤其是存在传导异常或左心室功能受损者。

4.抗高血压药

高血压患者术前应该用抗高血压药，控制血压于适当水平，否则术中、术后心肌缺血的机会增多。目前对高血压患者术前血压应控制于何水平、控制多长时间才能手术，尚无定论，但理想的血压应控制在 18.7/12.0 kPa(140/90 mmHg)。Prys-Roberts 发现若舒张压大于 14.7 kPa(110 mmHg)，围术期心肌缺血、心肌梗死、心律失常、神经并发症和肾功能不全机会明显增加；而舒张压低于 14.7 kPa(110 mmHg)，其结果与非高血压患者相似。抗高血压药物有中枢肾上腺素能神经阻滞剂、神经节阻滞剂、肾上腺素受体阻断剂、扩血管药、ACE 抑制剂、钙通道阻滞剂和利尿药等，种类繁多。但目前仍以 β 受体阻滞剂和吩噻嗪类利尿药为一线药物，然后按需选用 ACE 抑制剂、钙通道阻滞剂和 α 受体阻滞剂等。若患者有心功能不全，使用 ACE 抑制剂显然优于 β-受体阻滞剂。高血压患者术前控制高血压的药物一般不必停用，而可用至术日晨。患者术前口服可乐定后，血压控制良好，则连续用药或暂时改为贴片。因骤停可乐定会引起急性高血压反跳，而改用可乐定贴片替代口服用药，高血压反跳就相对少见，且对术后暂时不能进食的患者有利。至于常用量的硝酸甘油类的扩血管药、钙通道阻滞剂硝苯地平、ACE 转化酶抑制剂如卡托普利、依那普利等原则上也不必提早停药。

(二)麻醉前用药

麻醉前用药的主要目的是解除患者对手术的焦虑、紧张情绪，做好术前对患者的解释工作。一般术前用药以略重为宜。由于苯二氮䓬类药对呼吸循环影响较小，可用咪达唑仑 7.5 mg 术前两小时口服或 0.05～0.075 mg/kg 术前 30 分钟肌内注射。阿托品可由常规改成选择性应用，冠心病、高血压及存在房颤的患者原则上不使用。一般心功能良好、心率不快患者可用阿托品 0.3 mg加苯巴比妥钠 0.1 g 肌内注射，心率大于 80 bpm 可用东莨菪碱 0.3 mg 替代阿托品；也可用哌替啶 1 mg/kg(50 mg 为限)加阿托品或东莨菪碱。高血压、冠心病患者应酌量增加手术前用药量，哌替啶 1 mg/kg(或吗啡 0.1 mg/kg)加氟哌利多 2.5～5 mg 肌内注射，并按需加用小剂量 β 受体阻滞剂，如普萘洛尔 10 mg 或美托洛尔 12.5～25 mg，术前 2 小时口服，以缓和气管插管时的应激反应。心动过缓患者若心率小于 55 bpm，阿托品用量可增至 0.5 mg。中枢作用的 α_2-肾上腺能受体激动剂，如可乐定具有抗焦虑、镇静、镇痛、止吐、减少唾液腺分泌和稳定血流动力学作用，常用 5 μg/kg 术前 1.5 小时口服。但心力衰竭、低血容量、房室传导阻滞或窦房结功能不全患者则不宜使用。

(三)术前准备和监测

心脏病患者进行非心脏手术，术中和术后监测应该依据患者心脏病变状况、手术类型、创伤大小及时间、急诊或择期手术、监测装备、技术水平、有无 SICU 供术后监测治疗、价格和效果分析而采取不同的监测项目。一般心脏病患者心功能良好，进行中、低危择期手术，常规监测可采用非创伤性测血压、脉搏、血氧饱和度，听诊器听心音、呼吸音，以及连续心电图监测心率、心律。较重患者或一般心脏病患者施行大手术，术中预计血流动力学波动较大时，除上述监测外，应经皮做动脉和中心静脉置管直接连续监测动脉压和中心静脉压，并插入导尿管监测尿量和进行体温监测。严重心功能不全或心脏病变严重，特别是左、右侧心脏功能可能不一致时，除上述监测外，应做肺动脉压、肺毛细血管楔压和心排血量的监测，从而对血流动力学的评判提供较全面的依据，有利于调整麻醉和指导临床治疗用药。所有患者均应随时按需做血气、pH、血液生化和电解质测定。备好各种抢救药物及装备，建立良好的静脉通路。通过很好的训练，经食管超声心动图(TEE)监测是一个比较有用的监测技术,可监测心室大小改变、收缩效能、新旧心肌异常活动区和急性、慢性瓣膜病变。目前认为用 TEE 可较 ECG 和血压监测更早地发现心肌缺血。

三、麻醉原则与选择

无论先天性还是后天性心脏病,麻醉时首先应该避免心肌缺氧,保持心肌氧供/需之间的平衡。影响心肌氧供/需的主要因素见表 9-4。

表 9-4 影响心肌氧供/需的因素

心肌氧供降低	心肌氧需增加
1.冠脉血流量降低	1.心动过速
心动过速	2.心肌壁张力增加
舒张压过低	前负荷增加
低碳酸血症	后负荷增加
冠状动脉痉挛	3.心肌收缩力增加
2.血液氧含量降低	
贫血	
低氧血症	
2,3-DPG 降低	

在明确上述关系的基础上,麻醉实施时应特别注意以下问题:①心动过速不仅增加心肌需氧量,且会使心肌氧供减少,对有病变心脏甚为不利,应力求预防和积极针对病因处理。②避免心律失常,心律失常可使心排血量降低,并使心肌氧需增加。③保持适当的前负荷是维持血流动力学和血压稳定的基础。血压显著的升高或下降均应避免。因此,升压药与降压药的应用要及时,并注意适应证和用法用量。④避免缺氧和二氧化碳蓄积,或 $PaCO_2$ 长时间低于 4.0 kPa (30 mmHg)。⑤及时纠正电解质和酸碱紊乱。⑥避免输血、输液过多引起心脏前负荷增加造成氧供/需失平衡和肺间质体液潴留过多影响气体交换,同时也要防止输血、输液不足造成低循环动力。⑦加强监测,及早处理循环功能不全的先兆和各种并发症。⑧尽可能缩短手术时间并减少手术创伤。

心脏病患者手术麻醉选择应依据手术部位、类型、大小及对血流动力学影响等全面考虑。不论选用何种麻醉方式虽不会影响患者结局,但均应达到以下目标:①止痛完善。②不明显影响心血管系统的代偿能力。③对心肌收缩力无明显的抑制。④保持循环稳定,各重要脏器如心、肺、脑、肝、肾的血流量不低于正常生理限度。⑤不促使心律失常和增加心肌耗氧量。

(一)局部麻醉

适合上述要求的局麻神经阻滞,仅能完成体表、肢体小手术。注意局麻药的用量和用法,局麻药中加入肾上腺素可使局麻药安全剂量增加,但应避免逾量而引起心动过速。为提高局麻效果,可于术前半小时肌内注射哌替啶 1 mg/kg 和氟哌利多 2.5～5 mg,并按需静脉注射芬太尼 0.05～0.1 mg 辅助局麻,应指出,心脏病患者手术,若不适当地选用局麻而导致完成手术有困难时,会陡增心脏负担和危险性。

(二)椎管内阻滞

心脏病患者进行非心脏外科手术,椎管内阻滞是否优于全麻一直有争论。有学者认为椎管内阻滞患者麻醉过程中，可基本保持清醒，遇有胸、颈、膊等部位疼痛常是心绞痛开始，提示心肌缺血。但最近证明术中心肌缺血70%以上为无痛、静止型，因此认为心肌缺血指标可靠性很差。但有证明在曾发生过心肌梗死的患者，在蛛网膜下腔阻滞下手术，再次心肌梗死发生率小于1%，而全麻下手术为2%～8%，并在全髋置换患者得到同样证明。究其原因，可能此项麻醉使术中出血减少，降低了血栓形成和栓塞机会，对肺功能影响较小，以及术后良好镇痛。

骶麻对血流动力学无显著影响，阻滞完全可适应肛门、会阴区手术和膀胱镜检查等。蛛网膜下腔阻滞，若阻滞平面控制欠妥，对血流动力学影响大，会引起血压急剧下降，用于心脏病患者有一定危险，因此仅适用于会阴、肛门和下肢手术，且平面必须控制在 T_{10} 左右，但蛛网膜下腔阻滞用药量小，阻滞完全是其优点。连续硬膜外阻滞可分次小量经导管注入局麻药液，阻滞范围可以适当控制，对血压影响也较缓和，只要患者心功能良好，即使是上腹部手术也可选用。术中加强管理，适当补充液体，维持血流动力学相对稳定并不困难。术后可保留导管进行镇痛，效果确切，尤其对危重患者有利，对减少心、肺并发症有利。

（三）全身麻醉

心脏病患者进行非心脏手术，全麻是经常采用的麻醉方法。对病情严重、心功能储备差、手术复杂、术中会引起显著的血流动力学不稳定及预计手术时间冗长的患者均主张采用气管内全麻，可维持呼吸道畅通，有效的给氧和通气，术中遇有意外事件发生，抢救复苏均较方便。全麻诱导应充分给氧，理想的全麻诱导应该是迅速、平稳而无兴奋，使患者从清醒状态进入适当的麻醉深度，对交感和副交感神经系统不发生过分的兴奋或抑制，尽量减小对血流动力学影响。因此，要注意由于气管插管所造成强烈应激反应的不良后果，常用的静脉诱导药如咪达唑仑、硫喷妥钠、依托咪酯、异丙酚和氯胺酮均各有利弊，优劣也是相对而言，重要在于麻醉者能根据患者不同情况灵活掌握达到扬长避短。为了缓和气管插管时的应激反应，应该加用适量的阿片类药如芬太尼2～4 μg/kg，并按需加小量β-受体阻滞剂艾司洛尔0.25～0.5 mg/kg或拉贝洛尔2.5～5 mg及利多卡因1 mg/kg。肌松药可用琥珀胆碱或短效非去极化肌松药。麻醉维持用强效吸入全麻药如氟烷、恩氟烷和异氟烷等，通过调节吸入麻醉药浓度可迅速、方便地调整麻醉深浅。但所有强效吸入全麻药当吸入浓度超过1.0 MAC均会抑制心肌，扩张动静脉血管和抑制交感活动，使心肌氧耗减少，对患者有益。问题是这些药同样会抑制心血管功能，特别是心血管功能储备有限的患者，往往在未达到适当的麻醉深度之前就可引起心血管系统的抑制。目前已较少地单独应用强效吸入全麻药，而大多采用与静脉镇痛药复合应用的方式。大剂量镇痛药如芬太尼镇静镇痛作用强，对血流动力学影响小，无组胺释放，作用时效相对较短，易于掌握。芬太尼可使心率缓慢，减少心肌氧耗，与肌松药潘库溴铵合用可调整心率，同时避免胸壁僵直，曾被一度认为是心脏病患者手术麻醉较理想的麻醉方式与药物。但芬太尼用量即使高达40～50 μg/kg，术中遇有强烈刺激，血流动力学仍会引起波动，进一步追加用量也未必完全有效，少数患者麻醉期间意识并不能保证完全消失，且用量大，在心脏病患者进行非心脏手术，术后发生长时间呼吸抑制而需机械通气机会多，陡增术后呼吸管理的麻烦。为此可采用以芬太尼为基础，通常用量控制在0.5～0.7 mg（8～12 μg/kg），术中可按麻醉深浅，血流动力学变化情况随时调整吸入全麻药，显然较单纯采用大剂量芬太尼全麻更为理想。近年有在心脏病患者进行非心脏手术采用阿芬太尼、苏芬太尼和雷米芬太尼替代芬太尼，临床实践提示，其仅在时效和效能方面有所差别，本质上并无多大异同。以往曾对异氟烷会引起冠状动脉窃血问题的争论，但至今临床尚无可信赖的证据。事实上异氟烷用于血管外科或心脏外科患者麻醉，围术期心脏并发症或心肌缺血意外发生率并无增加。曾认为氧化亚氮用于心脏病患者特别在心力衰竭患者可增加肺血管阻力和局部心肌缺血,目前看来并不重要。

(四)联合麻醉

在硬膜外阻滞基础上加用全麻而形成的联合麻醉于20世纪80年代中期在复旦大学附属中山医院就已开展,近年来已广泛应用于临床。硬膜外阻滞加全麻,气管插管和机械通气用于上腹部手术、大血管手术和胸科手术在欧洲同样获得了普遍采用,而美国使用则比较少,最近有增加的趋势。由于此种联合麻醉技术会增加手术期间处理的复杂性,因此要求麻醉工作者有一定的技术与经验。心脏病患者进行胸腹部手术,包括胸腹主动脉瘤手术,采用联合麻醉只要配合恰当,用药合理,并注意容量调整,确有优点可取。对缓和术中应激反应,稳定心率和血流动力学有益,麻醉操作并不困难,且术后可保留硬膜外导管供术后镇痛,可降低危重患者术后呼吸和循环系统并发症。已知,支配心脏的交感神经激活引起冠状血管收缩是引起心肌缺血的主要因素。硬膜外阻滞,尤其是高位硬膜外阻滞不仅可消除外科手术带来的伤害性刺激引起的交感肾上腺系统应激反应,且可不同程度地阻滞支配心脏的交感活动,消除冠状动脉反射性的血管收缩。在高血压和冠心病患者采用联合麻醉,虽然麻醉和手术期间低血压机会增多,但血压波动尤其是高血压机会少见,只要及时补充、调整容量,采用血管活性药预防和处理,麻醉管理一般并不困难。文献报道,在清醒有严重冠状动脉病变患者,行冠状动脉造影,硬膜外阻滞可增加狭窄段冠状动脉内径,而对非狭窄区冠状动脉则无影响,同时不改变冠状动脉灌注压,心肌血流,氧消耗和乳酸摄取。同样在血管外科手术患者,硬膜外阻滞联合全麻与单纯全麻(芬太尼/咪达唑仑/N_2O)相比,前者对心室收缩时壁活动异常并无增加。Yeager等在高危患者术中、术后采用硬膜外阻滞比单纯全麻术后用阿片类药静脉镇痛围术期并发症显著降低。联合麻醉,术后采用硬膜外镇痛,患者苏醒质量好,可早期拔管,发生心肌缺血、心律失常和高血压机会也少。有学者在冠状动脉旁路手术患者进行了随机研究,胸部硬膜外阻滞用丁哌卡因(0.375% 8 mL)加苏芬太尼联合麻醉与苏芬太尼/咪达唑仑/N_2O全麻比较,联合麻醉术中、术后血流动力学不稳定和心肌缺血机会明显减少。当然联合麻醉对患者结局并无多大影响,是否有广泛采用价值,仍需更多的临床实践验证。

四、麻醉和手术期间常见并发症处理

(一)低血压

麻醉与手术期间多见低血压,主要原因如下:①失血,血容量绝对或相对不足;②全麻过深或麻醉药对心血管的抑制作用;③心律失常;④体位改变;⑤缺氧和/或二氧化碳蓄积;⑥椎管内麻醉阻滞平面过高;⑦心力衰竭或心肌梗死等。原则上应该预防为主,然后针对原因加以纠正。参照中心静脉压或PCWP补足血容量,调整麻醉深度和维持良好通气。至于由于外周血管阻力降低(全麻药的血管扩张作用、脊麻、硬膜外阻滞)所引起的低血压,可在积极扩容的基础上,应用α-肾上腺素受体激动药如去氧肾上腺素0.1～0.2 mg或甲氧明2～3 mg静脉注射以维持血压于安全水平上,由于剂量小、作用时效短,可按需重复使用。若同时伴有心率减慢可加用阿托品0.15～0.2 mg或麻黄素5～8 mg静脉注射,疗效不够理想可改用多巴胺1.0～1.5 mg静脉注射。低血压因心功能不全引起时,常伴有血管阻力增加、心排血量低,除强心外,合理调整血容量后,应及早使用血管扩张药。

(二)高血压

引起高血压的原因:①患者精神紧张、术前用药量不足,入手术室时血压增高,尤其是高血压患者术前降压治疗不满意。②全身麻醉深度不够或部位麻醉止痛不全。③气管插管或外科操作引起强烈的交感应激反应。④早期缺氧、二氧化碳蓄积。⑤输血、输液过量等。

针对高血压的处理:①针对原因预防为主。②调整麻醉深度,保证完全止痛。全凭静脉麻醉时,常有麻醉深度不足,止痛不全,理应及时加用吸入全麻药。部位阻滞不完善时,应按需辅以镇痛药。③保持良好的通气,使动脉血气 pH 在正常范围。④经上述处理血压仍高且伴心率快速时,可静脉注射普萘洛尔 0.25～0.5 mg,需要时可重复,总量一般不宜超过 2 mg;或静脉注射拉贝洛尔 5 mg,效果不明显时可追加 10 mg;亦可用短效 β-受体阻滞剂艾司洛尔 0.25～0.5 mg/kg 并可按需重复使用,尤适用于交感肾上腺能应激引起的血压增高。如果舒张压升高为主则可采用肼苯达嗪或双氢肼苯达嗪静脉注射,初量 5 mg,必要时可追加 10 mg,此药起效较缓,持续时间较长,由于具有直接血管扩张作用可降低外周血管阻力。乌拉地尔具有外周和中枢双重的作用机制,在外周阻断突触后 α-受体,扩张血管;同时作用于中枢 5-HT_{1A}受体,降低延髓心血管中枢的反馈调节而起降压作用。此药降压作用缓和,降低血压的同时对心率影响甚小,自限性降压,极少将血压降至较低水平,无血压反跳,使用相对比较安全,静脉注射初量 25 mg,需要时 5 分钟重复,或以 9～30 mg/h 静脉滴注维持。

(三)心功能不全

心功能不全主要指左心衰竭和心排血量减少伴急性肺水肿,常见于严重高血压、冠心病患者。至于右心衰竭相对少见,以中心静脉压升高为主要表现,但临床症状与体征常不够明确而容易忽略。心脏病患者进行非心脏手术,麻醉处理得当一般发生机会不多。治疗原则以改善心肌收缩力、降低心室射血阻力、减轻肺充血。改善氧合和预防严重的心律失常。一般采用强心、利尿和改善心脏负荷等措施。具体步骤:①建立良好的通气,充分供氧,使用气道持续正压或呼气末正压,一般为 0.5～0.9 kPa(4～7 mmHg)。②静脉注射吗啡 10 mg(非全麻患者)。③心率快,呈室上性心动过速或快速房颤等可应用洋地黄类药,如近期未服用过此类药时采用地高辛 0.5 mg静脉注射,以后隔 2～4 小时追加 0.25 mg;或用去乙酰毛花苷 C 0.4～0.6 mg,以后隔 1～2 小时追加 0.2 mg。④肺水肿伴可疑容量过荷时静脉注射呋塞米(速尿)10～20 mg。⑤应用增强心肌收缩力的药物。异丙肾上腺素适用于心率过缓、心排血量低下的患者,每 100 mL 液体内加 0.1～0.2 mg,开始以 1～2.5 μg/min 滴注,依据效应及是否出现室性期前收缩而调节用量。肾上腺素同样可增加心肌收缩力和心率,小剂量时扩张外周血管(β 作用),较大量时收缩血管(α 作用),适用于心功能损害、动脉压降低和心排血量不足患者,常用 1～5 μg/min 试探,依据效应调节用量。多巴胺除增加心肌收缩力和心率外,小剂量 2～4 μg/(kg・min)使肾血管阻力降低,肾小球滤过率增加,外周血管阻力降低或不变;用量超过 10 μg/(kg・min)时外周 α-受体作用占优势,引起外周和肺血管阻力均增高。⑥应用血管扩张药减轻心脏前、后负荷和心肌耗氧量。硝普钠可使动静脉血管均扩张,作用迅速,效果确切,开始 20～50 μg/min,依据效应逐渐调节直至达到理想的血流动力学状态,逾量会发生血压显著下降,尤其血容量不足的患者。硝酸甘油扩张静脉、降低心脏前负荷为主,由于较少引起动脉舒张压下降,特别适用于冠心患者,可舌下含 0.3～0.6 mg,2～3 分钟显效,持续约 30 分钟;或每分钟 0.2～1.0 μg/kg 静脉滴注;硝酸甘油贴片则可起预防和维持治疗作用。酚妥拉明以扩张动脉为主,能兴奋心脏 β-受体,出现正性肌力作用和心率加速。常以每分钟 1.5～2.0 μg/kg 静脉滴注,超量会引起心动过速及低血压。临床上心功能不全常属多种因素的综合表现，应按具体情况选用或联合选用上述各种方法与药物。低血容量常常也是循环功能不全的重要原因，治疗时必须注意血管内容量是否足够，特别是外科手术患者，不得忽视。

（四）心律失常

心律失常是麻醉期间常见并发症。手术前有心律失常者，麻醉和手术期间常易再发。反之，经过适当的麻醉处理也常可使之消失。

1.窦性心动过速

心率达 120～160 bpm，主要不是心脏本身异常，常反映其他病因。首先应纠治病因，如低血容量、发热、焦虑、低氧血症、充血性心力衰竭、全麻过浅、部位麻醉止痛不全或范围不够等。因此，药物治疗直接减慢心率常非恰当之举，应该纠正基本原因。当窦性心动过速发生心肌缺血，损害心脏功能时则在心电图和动脉压监测下缓慢静脉注射普萘洛尔 0.25～0.5 mg，可渐增至总量达 5 mg；或拉贝洛尔 5 mg；短效艾司洛尔 0.25～0.5 mg/kg 静脉注射，必要时行连续点滴，效果确切。

2.窦性心动过缓

首先解除原因，循环良好，心率在 50 bpm 以上可不必处理；若心率慢伴血压下降，可用阿托品 0.2～0.3 mg 静脉注射，并加用麻黄碱 5～6 mg 静脉注射；或用多巴胺 0.5～1.0 mg 静脉注射。窦房结功能低下伴有症状，术前应考虑装起搏器。

3.室上性心动过速

可使用各种方法刺激迷走神经，常可终止室上性心动过速，或用去氧肾上腺素 0.1～0.2 mg 静脉注射使血压升高，亦可酌用洋地黄类药，尤其是联合应用地高辛和β-受体阻滞剂可显著降低术中和术后室上性心律失常。钙通道阻滞剂如维拉帕米、地尔硫䓬（硫氮䓬酮）亦有效，若同时用β-受体阻滞剂会增加心肌抑制作用。若患者血压低、升压药作用不显著，上述药物作用效果不良时可采用电复律或超速心脏起搏。

4.室性期前收缩

偶然发生可不必治疗，若每分钟期前收缩超过 5 bmp、多源性、连续 3 次以上或期前收缩发生在前一个 QRS 综合波接近 T 波峰值时则应处理，室性期前收缩由洋地黄类药逾量引起，可用苯妥英钠 100 mg 静脉注射，必要时可每 5 分钟 1 次重复使用，直至期前收缩消失。通常室性期前收缩首选利多卡因 50～75 mg 静脉注射，隔 20 分钟可重复 1 次，维持用 1～4 mg/min。普鲁卡因胺作用类似于利多卡因，首次静脉注射 100 mg，每 4～5 分钟重复，直至控制室早或总量15 mg/kg，维持用 2～6 mg/min。β-受体阻滞剂艾司洛尔单独应用并不一定有效，但在围术期由于交感肾上腺素能活性增加而引起室性期前收缩则特别有效。溴苄胺静脉注射负荷量 5 mg/kg，然后用 1～10 mg/min静脉滴注维持，特别当室早对利多卡因或普鲁卡因胺无效时可能有效，但伴低血压患者应慎用或禁用。室性期前收缩患者除注意血钾外，血镁也要注意，低镁使钠钾泵活动受限而增加钠钙交换，细胞内钙升高，降低细胞内钾。慢性缺镁常见于用利尿药、嗜酒、胃肠道吸收差等情况，此时血镁并不反映细胞内镁。因此，临床上对洋地黄中毒心律失常、顽固性室性心律失常，用利多卡因和普鲁卡因胺无效时，即使血镁正常，仍可试用镁治疗。可用硫酸镁每2～3 分钟静脉注射 2 g，然后 10 g/10 h 静脉滴注；控制良好则再 10 g/5 h 维持，以恢复细胞内镁。常见不良反应为低血压，用少量钙即可逆转。

五、手术后处理

心脏病患者进行非心脏手术，虽手术完成但麻醉药的作用并未消失，机体的各项代偿功能并未恢复，因此麻醉工作者应对具体情况做全面评估。应重点注意以下情况。

(1)依据病情与手术情况，选择适当的拔管时间。若患者情况良好，手术创伤不大，术后可早期拔管，拮抗残余肌松药作用可用新斯的明 30 μg/kg，静脉注射后 15 秒再注阿托品 15 μg/kg 以减少拮抗药对心率的影响。若病情较重，手术范围广，创伤大，术中血流动力学不稳定及出血，体液丧失较多，则患者应带气管导管入 PACU 或 SICU 进行数小时机械通气，待患者完全清醒，血流动力学稳定，氧合良好才拔除气管导管。拔管前若需进行气道吸引，则应在血压、心率稳定的条件下进行，避免强烈的应激反应。

(2)对疑有术中阿片类药用量过多、术后通气功能恢复不全的患者，均不主张用纳洛酮拮抗阿片类药物的作用，以防引起患者剧痛、循环亢进、心率、血压骤然上升甚至心力衰竭等不良后果。

(3)椎管内阻滞术后原则上应待阻滞平面开始消退，血流动力学稳定，才能搬动。否则，直立性低血压的危险依然存在，应注意预防。

(4)术后注意血容量及体液容量调整，保持血流动力学稳定，并按需及时应用血管活性药和正性肌力药，保持足够的尿量与电解质平衡。

(5)提供良好的镇痛，尤其是硬膜外阿片类药与低浓度的局部麻醉药联合镇痛对重症患者有帮助。

(6)维持体温于正常范围。手术后低体温常引起患者寒战，机体氧耗可增加 2～3 倍，造成氧供需失衡，尤其对冠心病患者不利，常由此引起心肌缺血。若体温＜35 ℃，ECG 显示心肌缺血的机会增加 3 倍。并有证明中度低温(34 ℃)会引起心脏收缩与舒张功能异常。

(7)加强监测及早发现病情变化，以便及时处理。连续监测 ECG 不仅可了解心率与节律的变化，对发现心肌缺血仍是目前临床上最方便且有用的手段。冠心病患者术后心肌缺血常是心肌梗死的先兆，因此，在术后 12 小时及 1～3 天每天做 12 导联心电图检查、记录，对及早预防心肌梗死有帮助。

(8)加强呼吸管理，注意肺水肿发生先兆。术后和拔除气管导管后 2～3 小时常是肺充血和肺水肿好发时期。可由于麻醉与手术期间输血、输液过量，尤其是伴有肾功能不全、患者气道不畅，术后镇痛不全，外周血管收缩，血压升高，心率增快，心肌缺血，引起左心房压、肺动脉压和肺血管滤过压增加，以及术中出血而过多地输注晶体液造成胶体渗透压下降。早期临床表现为呼吸频率增加，呼吸困难和肺底部啰音，并常伴有动脉低氧血症。处理原则：首先应及时发现，解除病因。对症处理使患者镇静，并静脉注射呋塞米10～20 mg，但必须注意血清钾浓度。按需应用血管扩张药，如硝酸甘油、硝普钠、转换酶抑制剂和/或正性肌力药物，如小剂量多巴胺、多巴酚丁胺，同时面罩吸氧、正压气道通气。经采用上述措施 1～2 小时后，病情未得到控制与改善，则应进一步做创伤性血流动力学监测，并考虑行正压机械通气。

(杨永锋)

第六节　体外循环麻醉

体外循环指将血液从上下腔静脉或右心房引流出来，经氧合器完成气体交换，进行氧合与排除CO_2，再将氧合好的血液泵入动脉的人工循环。在体外循环下可以阻断心脏与大血管血流，切开心脏及大血管，进行心血管直视手术。体外循环自1953年成功应用于临床以来，已广泛应用于各种心血管手术、心肺移植、介入支持治疗、中毒抢救等方面。

一、基本装置

体外循环基本装置包括灌注泵、氧合器与变温器、回流室、过滤器、超滤器等。其基本原理是未氧合的静脉血通过上下腔静脉插管或右房管从上下腔静脉或右心房以重力引流的方式至静脉回流室，经滚压泵或离心泵抽吸进入变温器与氧合器(变温器一般和氧合器制作成一个整体)，完成气体交换和血液变温，氧合后的血液经动脉滤器滤除栓子，经动脉管道与动脉插管进入人体动脉，完成人工血液循环。

(一)灌注泵

灌注泵包括滚压泵和离心泵，一般以滚压泵为主，为体外循环的动力部件，相当于人工心脏的作用，驱动引出体外的静脉血液单向循环至体内动脉系统。常用的滚压泵由泵头和泵管组成，泵头的转子松紧适度地挤压泵管驱使血液单向流动，其流量即人工心排血量＝每分钟转头的转速×每转泵管的排空容积。滚压泵的主要缺点是容易引起血液的挤压破坏。离心泵的最大优点是减少血液成分破坏和大量空气栓塞的危险，可较长时间转流，其工作原理是由旋转磁场驱动泵头中的磁性椎体旋转，依靠离心力驱动血流沿椎体表面流动。

(二)氧合器

氧合器包括鼓泡式氧合器和膜式氧合器(简称膜肺)。氧合器一般与变温器制作成一个整体，起到血液氧合、排除CO_2的气体交换与血液降温或复温作用，相当于人工肺。鼓泡式氧合器将氧气发散成微小气泡，在氧合室内与血液充分混合成微小血泡，血液与氧气直接接触完成氧合，同时进行血液变温，再经过特制的祛泡装置成为含氧丰富的动脉血流入储血器。其特点是结构简单、氧合性能好和价格低，缺点是由于血、气直接接触，易引起血液蛋白变性，血细胞破坏。目前临床上一般使用膜式氧合器。膜式氧合器通过特制的高分子薄膜或中空纤维管分隔血液与氧气，依靠薄膜或纤维管壁对气体的弥散作用完成对血液的气体交换，进行血液氧合，排除CO_2，同时完成变温过程。膜式氧合器中的血、气不直接接触，无须祛泡过程，对血液破坏少，性能优于鼓泡氧合器，临床上已几乎完全取代鼓泡式氧合器。

(三)过滤器

体外循环中会产生许多栓子，包括血栓、气栓、组织碎片、赘生物、滑石粉、小线头等。体外循环动、静脉系统均安装有过滤器，静脉系统过滤器主要对库血、心内外吸引来的血液以及预充液体进行过滤，动脉过滤器一般置于灌注泵之后，作为体外循环的最后一道安全屏障，可以显著减少心血管手术的脑部及全身栓塞并发症。

(四)超滤器

体外循环常用超滤器来排除多余的水分或进行血液浓缩。超滤器一般由聚丙烯树脂或醋酸纤维素膜组成半透膜,入血口接体外循环动脉端,出血口接体外循环静脉端,由于半透膜两端存在静水压差,从而产生超滤液。婴幼儿手术一般采用改良超滤,为一种在体外循环结束后仍可以进行超滤的方法。其方法为血液通过动脉插管引出,经过超滤器超滤后,最终回流入右心房;或血液经滚压泵从下腔静脉引出,经过超滤器超滤后回流入上腔静脉。

二、机器预充及稀释度

转流前,体外循环的部分管道必须使用液体或血液充满,包括静脉引流管、氧合器、灌注泵管以及动脉管道等,充分排除管道内气体,防止气体栓塞,这部分液体及血液即预充液,这一过程叫机器预充。预充液的量除了与体外循环管道的粗细、长短有关外,还与氧合器的类型、型号有关,氧合器贮血器内最低安全液面所需的液体量是预充液的主要部分。

可作为预充的液体有5%葡萄糖、生理盐水、乳酸林格液等晶体液和血浆、清蛋白、胶体羧甲淀粉、库血或自体血等。取何种液体和预充多少量,按患者的年龄、体重、术前血红蛋白浓度、预计的血液稀释度而定。多采用中度稀释,使患者转流后血细胞比容达到20%~25%,或血红蛋白达到70~80 g/L。血液稀释不仅可以节约用血,降低血液黏滞度,改善微循环,增进组织灌注,而且可以减少血细胞破坏、血栓形成及全身栓塞症状,降低脑血管并发症的发生率。成人一般完全采用晶胶体液混合预充即可,小儿一般需要一定比例的晶胶体液与血液混合预充,以避免血液过度稀释。

三、体外循环环路

体外循环环路如图9-2所示。

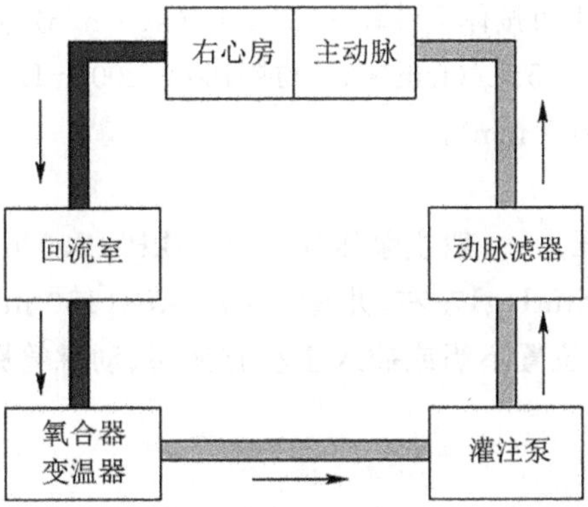

图9-2 体外循环环路

四、监测

体外循环中应密切监测灌注流量、灌注压力与动脉压力、中心静脉压力、鼻咽温度与直肠温度、尿量、血液平面、动脉血气、电解质及酸碱平衡、胶体渗透压、肝素抗凝等。

(一)生理指标的监测

1.动脉压力

动脉压力是反映血容量、有效灌注流量和血管阻力三者关系的一个指标,与组织灌注密切相关。在体外循环中,平均动脉压一般维持在6.7~10.7 kPa(50~80 mmHg),高龄、高血压、糖尿病、颈动脉狭窄等患者应维持较高的动脉压力,婴幼儿及儿童一般维持在4.0~9.3 kPa(30~70 mmHg)。转机中,动脉压力过高可加重溶血或脑出血,可采用加深麻醉、扩张外周血管等处理;动脉压力过低时,应增加灌注流量、停用扩血管药或使用缩血管药物如去氧肾上腺素处理。

2.中心静脉压

在体外循环中,由于落差虹吸效应,静脉引流通畅时,中心静脉压一般为零或负值。如果中心静脉压增加,如上腔静脉插管过深可以导致脑静脉回流不畅致脑水肿,下腔静脉插管过深可以导致肝静脉或下半身静脉回流不畅,导致腹腔脏器水肿。

3.温度

一般监测鼻咽温度与直肠温度,也可以监测鼓膜、膀胱等部位的温度。鼻咽温近似脑温,直肠温近似中心温度。体外循环一般需要将机体降至适当温度,以降低组织代谢率。机体代谢与体温直接相关,体温每下降7 ℃,组织代谢率下降50%。临床一般将低温分为浅低温(28~32 ℃)、深低温(20~27 ℃)与超深低温(11~20 ℃)。

4.尿量

体外循环要求尿量一般>1 mL/(kg·h)。转机时间过长,血细胞溶解破坏可致血红蛋白尿,尿液呈淡红色至棕褐色,需要用碳酸氢钠碱化尿液,以防肾小管堵塞。

(二)灌注指标的监测

1.灌注流量

灌注流量即人工心排血量,成人高流量为>2.4 L/(min·m^2),中流量为1.8~2.4 L/(min·m^2),低流量为<1.8 L/(min·m^2);也可按体重计算,<50 mL/(kg·min)为低流量,>80 mL/(kg·min)为高流量。婴幼儿高流量可达3.5 L/(min·m^2)或150~200 mL/(kg·min),而成人很少超过3.0 L/(min·m^2)或100 mL/(kg·min)。

2.泵压

泵压指动脉供血管路的压力,一般主泵压应<26.7 kPa(200 mmHg)为宜,成人的停搏液灌注管路压力为32.0 kPa(240 mmHg)左右,儿童为20.0 kPa(150 mmHg)左右。应注意转中泵压突然增加,一般与主动脉插管位置不当或插入主动脉夹层、动脉管路扭曲有关,应及时处理,避免泵管破裂发生危险。

3.氧合器血平面

氧合器血平面反映体内容量平衡,应特别注意氧合器血平面排空致空气栓塞。

4.肝素抗凝与鱼精蛋白拮抗

体外循环一般需要使用肝素3 mg/kg静脉注射抗凝,使激活全血凝固时间>480秒。转中由于肝素代谢,应定时检测激活全血凝固时间,维持其在480秒以上。体外循环结束后,应使用鱼精蛋白中和肝素,用量一般为肝素总量的1.0~1.5倍,使激活全血凝固时间回复至基础值水平。体外循环后,将氧合器和管道内剩余血回输时也需用鱼精蛋白3~5 mg/100 mL拮抗。

5.血气酸碱电解质分析

在体外循环中,应维持血气酸碱电解质均在正常范围,避免缺氧、代谢性酸中毒、高钾血症或低钾血症、低钙与低镁等的发生。注意血糖、乳酸水平的变化，如果乳酸水平持续增高，说明体外循环中组织灌注不充分，应积极调整。静脉氧饱和度应维持在70%～80%。

五、体外循环基本方法

体外循环一般根据手术部位及手术种类采用相应的体外循环方法，包括完全体外循环与部分体外循环。①完全体外循环指患者的心脏及肺完全停止工作，患者完全依靠体外循环提供气体交换与血液循环灌注，包括浅低温体外循环、深低温停循环或深低温低流量体外循环以及常温体外循环。②部分体外循环指在体外循环辅助下维持患者自主心跳，维持自主循环、患者的自主循环与体外循环同时并存的一种状态。常见于体外循环主动脉阻断前、主动脉开放后至停机前的一段时间，称为并行循环，也可在体外循环不阻断主动脉维持心脏自主跳动下进行房间隔缺损修补、动脉导管未闭结扎等手术。部分体外循环还包括左心转流等。

(一)浅低温体外循环

浅低温体外循环为最常用的体外循环方式，体外循环中鼻咽温维持在28～32 ℃，适用于大多数心血管手术。成人灌注流量为50～80 mL/(kg·min)，维持动脉压力在6.7～10.7 kPa (50～80 mmHg)，血红蛋白稀释至60～80 g/L，10～15 kg儿童的灌注流量一般为125 mL/(kg·min)，15～30 kg儿童为100 mL/(kg·min)，35～50 kg儿童为75～80 mL/(kg·min)，小儿灌注压力可稍低于成人，血细胞比容维持在25%左右，停机时血细胞比容达到30%左右。体外循环中一般使用α稳态管理，不必向体外循环中吹入CO_2，即pH稳态管理。心脏停搏液采用晶体停搏液或含血停搏液，根据手术种类以及医院习惯具体使用。

(二)深低温停循环或深低温低流量体外循环

许多手术需要在无血流条件下进行，则需要深低温停循环，一般包括新生儿和婴幼儿复杂心内畸形、成人主动脉弓部手术以及胸主动脉手术。体外循环中一般将鼻咽温慢慢降至20～22 ℃，然后停止体外循环。应注意停循环期间重要脏器如脑、脊髓、肾脏功能保护，如头部重点低温，放置冰帽，脊髓蛛网膜下腔穿刺脑脊液引流，静脉注射甲泼尼龙15 mg/kg，降温、复温均匀等。小儿深低温停循环时间一般不超过60分钟，成人不超过45分钟。为缩短停循环时间，减少术中重要脏器损伤，在深低温停循环时，成人常同时采用右锁骨下动脉或腋动脉插管低流量选择性脑灌注，以及下半身通过股动脉插管分别灌注的方法。

(三)常温体外循环

常温体外循环时，需维持患者体温接近正常。由于没有低温保护作用，常温体外循环需要维持较高的灌注流量与灌注压力，以满足机体代谢需要。其主要优点是能减少低温对凝血系统的影响，减少机体缺血再灌注损伤等。

(四)左心转流

左心转流适合胸主动脉瘤手术，或左心功能不全时行左室辅助左心减压等。维持患者自主心跳，上半身血流由患者自主循环供应，下半身血流由体外循环供应，经左房插管→回流室→动脉泵→变温器→动脉滤器→股动脉。由于左房血为氧合血，故一般不用氧合器。肝素用量为3 mg/kg。

六、体外循环及麻醉处理

体外循环中应维持患者全身灌注满意，维持血气、酸碱、电解质及渗透平衡。一般在心包切开后静脉注射肝素 3 mg/kg,使激活全血凝固时间达到 480 秒以上才能开始转机。由于体外循环预充液对麻醉药物浓度具有稀释作用,体外循环开始前应加深麻醉,一般在转机前给予地西泮 0.2 mg/kg 或咪达唑仑 0.1 mg/kg,芬太尼 10～20 μg/kg,非去极化肌松药如维库溴铵 0.2 mg/kg等。体外循环中可以经体外循环回路给予吸入麻醉药维持麻醉。转中一般维持平均动脉压在 6.7～10.7 kPa(50～80 mmHg),高龄、高血压、糖尿病、颈动脉狭窄等患者应维持较高的动脉压力,婴幼儿及儿童一般维持平均动脉压在 4.0～8.0 kPa(30～60 mmHg)。转机中动脉压力过高可加重溶血或脑出血,可采用加深麻醉、扩张外周血管等方法处理,动脉压力过低可增加灌注流量,停用扩血管药或使用缩血管药物如去氧肾上腺素处理。心脏复跳后,辅助循环时间一般为主动脉阻断时间的 1/5～1/3。辅助足够时间后,待动脉灌注流量减至 15～20 mL/(kg·min),心脏前负荷适度,心肌收缩有力,心电图基本恢复正常或术前状态,鼻咽温度为 37 ℃,直肠温度为 36 ℃,末梢温暖,血红蛋白浓度>80 g/L,血气、酸碱、电解质正常,即可缓慢停机。当自主循环满意,拔除上下腔插管或右房管、左心引流管,术野无明显出血后,使用 1.0～1.5 倍肝素量的鱼精蛋白中和肝素,拔除主动脉插管。

七、体外循环的并发症

(一)中枢神经系统损伤

中枢神经系统损伤包括脑梗死、脑缺氧,术后认知功能障碍,脊髓缺血致截瘫、偏瘫等,与体外循环中栓子、脑灌注压力、流量异常,深低温停循环脊髓缺血缺氧再灌注损伤有关。

(二)肺损伤

肺损伤包括体外循环后肺不张、灌注肺、膈神经与膈肌功能受损,与体外循环中肺萎陷导致肺泡表面活性物质合成减少、手术刺激压迫肺脏、体外循环中各种炎性因子激活、膈神经损伤及膈肌功能下降有关。

(三)肾损伤

肾损伤包括体外循环后急性肾功能不全或肾衰竭、需要透析治疗等,与体外循环中灌注压过低、术后低心排血量等有关。

(四)消化系统并发症

消化系统并发症包括应激性溃疡、肠出血、肝功能障碍等,与体外循环中灌注压力过低、消化系统缺血缺氧有关。

(五)凝血功能障碍

凝血功能障碍与体外循环激活凝血、纤溶系统,导致红细胞、血小板与凝血因子大量破坏消耗有关,临床表现为术中术后出血增加。

(杨永锋)

第十章

消化科麻醉

第一节　消化性溃疡手术的麻醉

一、外科要点

(一)概述

消化性溃疡(peptic ulcer disease,PUD)与年龄增长相关,患者常伴发心血管和肺部等其他疾病。近年来胃酸抑制药(甲氰咪胍和雷尼替丁)及质子泵抑制剂(proton pump inhibitor,PPI)对幽门螺杆菌的治疗,使PUD成为罕见的外科急症。目前所有的PUD手术都采用上腹部中线或右肋下切口,术式选择取决于急诊手术还是择期手术;手术原因(出血、穿孔、难治性溃疡或胃排空受阻等);症状持续时间;患者的基本状况;医师的经验等。

(二)术式

1.迷走神经切断和胃窦切除术

治疗PUD最广泛的术式,一般用于难治且无其他疾病的患者。术中暴露食管裂缝,分离膈食管韧带,在食管裂缝处分离所有迷走神经。胃窦部切除先结扎胃右和胃网膜血管,再结扎胃窦血管,分离肝胃韧带将胃从与横结肠结合的部位提起,切除胃窦,只留十二指肠于幽门上,采用毕Ⅰ式或毕Ⅱ式进行重建。

2.迷走神经切断和幽门成形术

在美国常用,尤其急症手术。迷走神经切断方法同上,但其在幽门上做一纵向切口,再横向缝合,完成幽门成形。

3.壁细胞迷走神经切断术

该术式比主干迷走神经切断术更要小心暴露食管裂缝,因为神经纤维和胃血管并行,所以需分离胃的血管至胃小弯近端,此术式只在紧急情况下使用,如新近穿孔并有少量污染时进行且只用于十二指肠溃疡。

(三)其他术式或入路

腹腔镜下十二指肠溃疡治疗。

(四)术前常规诊断

消化道溃疡并发症。

(五)手术规程

见表 10-1。

表 10-1　消化性溃疡手术规程

	迷走神经切断和胃窦切除术	迷走神经切断和幽门成形术	壁细胞迷走神经切断术
体位	仰卧位	仰卧位	仰卧位
切口	腹中线或肋下长切口	腹中线或肋下长切口	腹中线或肋下切口
特殊设备	肋缘牵引器	肋缘牵引器	肋缘牵引器
抗生素	头孢替坦 1 g,静脉注射	头孢替坦 1 g,静脉注射	头孢唑林 1 g,静脉注射
手术时间	1～2 小时	1.5～3 小时	1.5～2.5 小时
术毕考虑	缝合时肌肉松弛,鼻胃抽吸	缝合时肌肉松,鼻胃抽吸	缝合时肌肉松,鼻胃抽吸
β-内酰胺酶抑制剂	250 mL,急症手术需要更多	250～500 mL	＜250 mL
术后护理	麻醉后监护室→普通病房	麻醉后监护室→普通病房	麻醉后监护室→普通病房
病死率	0～2%大多包含急症	0～1.6%大多不包含急症	0～0.4%
疼痛评分	6 分	6 分	6 分

二、患病人群特征

(一)年龄

多发生在成年人。

(二)男女比例

男性＞女性。

(三)发病率

近年来有下降趋势。

(四)病因

胃酸过度分泌,黏膜通透性和修复机制异常,幽门螺杆菌感染。

(五)相关因素

促胃泌素瘤,甲状旁腺功能亢进症。

三、麻醉要点

(一)术前准备

胃部手术分以下两类:胃溃疡出血和穿孔;胃癌和选择性治疗 PUD。前一类患者血流动力学不稳定,术前需要积极处理和充分液体治疗。两类患者均应警惕急腹症的发生。

1.呼吸系统

胃溃疡出血有误吸风险,备好气管插管,注意保护气管。

2.循环系统

恶心、呕吐、腹泻、出血的原因导致血容量不足,麻醉前需纠正。

3.肾功能

液体丢失引起肾功能和电解质异常。

4.血液系统

液体丢失导致假性血细胞比容升高;失血的患者可伴有贫血和凝血障碍,麻醉前需纠正。

5.实验室

由病史和体格检查所提示需行的检查。

6.术前用药

常规术前用药，H_2受体拮抗剂（雷尼替丁 50 mg 静脉注射）、甲氧氯普胺（术前 1 小时，10 mg 静脉注射），枸橼酸钠（术前 10 分钟，30 mL 口服）。

（二）术中麻醉

1.麻醉方法

全身麻醉或全身麻醉复合硬膜外麻醉。

（1）诱导：误吸风险高的患者，考虑快速诱导或清醒插管。低血容量患者，诱导前补充血容量，再给予诱导药物。

（2）维持：标准麻醉维持，不用 N_2O（避免肠管扩张）。术中与术者协商是否用鼻胃管（鼻胃），若不用鼻胃，可用胃管排出胃内容物。若采用全身麻醉复合硬膜外麻醉，硬膜外连续给药比间隔给药，血流动力学更为稳定。全身麻醉复合硬膜外麻醉应备好液体和血管收缩药治疗血压下降，减少全身麻醉药用量以降低术后呼吸抑制。应用硬膜外镇痛需在手术结束前至少 1 小时硬膜外注入镇痛药（如脱氢吗啡）。

（3）苏醒：术后是否拔除气管导管，取决于患者的心肺功能和手术情况。拔管前患者需血流动力学稳定，反射恢复，清醒合作，无肌松药残余。

2.血液和液体

（1）静脉输液 14-16 号×1：根据术前血常规，术中观察术野和吸引装置及称量纱。

（2）需要量：生理盐水/林格氏液 8～12 mL/(kg · h)，并看是否需要输血及输血量，根据血小板及凝血参数输液体，液体需加温血小板、新鲜冰冻血浆、冷凝蛋白。若复合硬膜外麻醉因交感神经阻滞，血压下降，需更精细的液体管理。

3 监测

常规监护，根据患者状态选用特殊设备，置导尿管，保温。

4.体位

受压点加垫，眼部保护。

5.并发症

急性出血性，缺氧和继发性腹腔包块导致的肺功能残气量降低。

（三）术后恢复

（1）并发症：肺膨胀不全、出血、肠梗阻、低体温。

（2）疼痛处理：硬膜外镇痛、自控镇痛。

（王大亮）

第二节　胃切除手术的麻醉

一、外科要点

（一）概述

全胃切除术最常用于胃癌治疗，可包括网膜切除术、淋巴结切除术和/或脾切除术，方式取决于肿瘤的发展程度、患者的状况、医师的决定。该手术可用于难以控制的卓-艾(Z-E)综合征症状，极少的时候可用于控制弥漫性胃炎的出血，甚或用于胃切除后难以控制的症状。

自腹中线入腹腔，将肝左缘牵拉至患者的右侧，暴露食管胃结合部，从结肠揭开网膜只保留与胃大弯相连部。如果脾被癌或淋巴结严重浸润，就要将其切除。胃上的血管各自分离并结扎，胃大弯上的胃短血管较高，难以到达，是一潜在的失血源。切除胃左动脉和腹动脉上的淋巴结，可去除另外潜在的失血源。胃中下 1/3 的肿瘤，可保留胃上部，多数情况需切除胃窦和幽门，在 Treits 韧带外分离空肠，远端从结肠系膜的小孔带出，与食管吻合。

部分胃切除的术野与全胃切除术相似，经腹中线或右肋下入腹，将肝左叶的边缘略微向上牵拉，结扎远端胃的血供，在幽门上结扎十二指肠。如果是癌肿手术，可在癌肿边缘规定切除范围，并切除网膜；如果是良性溃疡，则需切除约 50%的远端胃，可吻合于十二指肠(毕Ⅰ式)、空肠(毕Ⅱ式)或行 Roux-en-Y 重建。胃食管结合处的肿瘤，可为胃源性或食管源性，若与 Barrett 食管有关，需行 Ivor Lewls 或上提式食管切除术，及颈部的胃食管吻合。Bulley 肿瘤包绕胃上部，上提胃做胃食管吻合，会限制食管切除的范围。患者术后疼痛加重，大多数需行硬膜外镇痛。

(二)术前常规诊断

全胃切除术包括胃恶性肿瘤、Z-E 综合征、弥漫性胃炎引起的胃出血；胃部分切除术包括胃癌、胃溃疡。

(三)手术规程

见表 10-2。

表 10-2　胃切除手术规程

	部分胃切除术	全胃切除术
体位	仰卧位	仰卧位
切口	腹中线上部或两侧肋下	腹中线上部或右侧肋下
特殊设备	上牵拉器或其他自动肋牵引设备	上牵拉器或其他自动肋牵引设备
抗生素	头孢唑林 1 g，静脉注射	头孢唑林 1 g，静脉注射
手术时间	2～4 小时	1.5～2 小时
术毕考虑	肌肉松弛，鼻胃抽吸	肌肉松弛，鼻胃抽吸
β-内酰胺酶抑制剂	500 mL，或更多，需处理	100～500 mL
术后护理	麻醉后监护室→普通病房	麻醉后监护室→普通病房
病死率	0～22% 肺部并发症：15% 再次手术：0～5%	0～1.8%(急诊可>10%)
并发症	食管空肠漏 脓血症 晚期吻合口处狭窄 心脏并发症	心肺并发症 吻合口瘘 切口感染
疼痛评分	7～8 分	7～8 分

二、患病人群特征

(一)年龄范围

大多为老年人。

(二)男女比例

男性较多。

(三)发病率

下降(胃癌和胃溃疡的发病率下降,Z-E综合征的临床治疗水平提高)。

(四)病因

胃癌和胃溃疡与年龄增大、烟酒用量、地理因素等有关。

(五)相关因素

体重下降、贫血、营养不良、Z-E综合征(罕见),若术中需监测胃液pH,则应避免术前使用H_2受体拮抗剂。

三、麻醉要点

(一)术前准备

(1)患者经常有潜在的药物问题,应考虑到药物对麻醉的影响。

(2)完善术前检查:常规实验室检查;由病史和体格检查所提示的检查。①呼吸系统:胸部X线片提示胸膜渗出液和肋或脊椎损失,若有呼吸系统损害的体征表现,应该给予氧气、行动脉血气检查。如果胸部X线片或行动脉血气检查结果异常,应该考虑行CT检查,这将帮助预测肺功能储备和患者对全身麻醉的耐受。有肺功能损害体征表现的患者,需术后在重症监测治疗室继续监护。②循环系统:心电图;超声心动图或多门控采集扫描。化学治疗药物可导致严重的心肌病,可出现心血管功能失调,术前必须对心室功能进行评估。③神经系统:计算机断层扫描/磁共振成像,由病史和体格检查所提示的检查。胃癌通常会转移至中枢神经系统,可表现出灶性神经缺陷,颅内压升高或易变的精神状态。如果患者有精神的改变,应进行快速检查,不能拖延,直至找出原因。

(3)术前用药:常规术前用药。

(二)术中麻醉

1.麻醉方法

气管内插管全身麻醉和喉罩麻醉;区域麻醉(椎管麻醉阻滞)用于胃手术,可减少术后恶心呕吐,减少术后疼痛和早日出院。

2.液体治疗

该手术出血量较少,可输注生理盐水或乳酸林格液3~5 mL/(kg·h)。

3.监测

常规监测,根据患者情况选择特殊监测,血压袖带应在手术位置的对侧。

4.体位

受压点加垫,眼保护。

5.手术并发症

气胸:①深部探查可导致非故意性气胸;②监测:气道峰压升高,二氧化碳分压下降;血流动力学不稳;不对称呼吸音,叩诊患侧鼓音;③诊断:胸部X线片;④治疗:胸腔引流管;吸纯氧。

6.椎旁神经阻滞并发症

阻滞不完善(10%);刺破胸膜导致气胸;霍纳综合征;麻醉药意外注入硬膜外。

(三)术后恢复

(1)并发症:①气胸。如果高度怀疑气胸,应维持氧浓度(100% FiO_2)和通气,告知外科医师;血流动力学不稳定(高度怀疑气胸)者,于第 2 肋间隙放入 14 号同时外科医师行胸腔闭式引流;血流动力学稳定且无低氧血症者,胸部 X 线片辅助诊断;②心理创伤。

(2)疼痛处理:患者自控镇痛;口服镇痛药。

(3)检查项目:怀疑气胸,术后胸部 X 线片。

(陈亚军)

第三节　胃切开手术的麻醉

一、外科要点

(一)概述

胃切开手术需要做胃造口手术,胃造口手术是将一导管放入胃内进行吸引或喂食,患者多有神经障碍易导致误吸。内皮镜造口多可在静脉加局部麻醉下完成。

(二)其他术式或入路

1.Stamm 胃造口术

切口位于上腹中线或胃正上部横切口,经胃前壁置管,多在全身麻醉下进行,体瘦的患者也可采用局部麻醉。

2.Janeway 胃造口术

在胃大弯进行。

(三)术前常规诊断

临时性胃造口是在胃大部手术后鼻胃抽吸的替代途径,经皮胃造口用于高度恶化、肠梗阻、经口进食困难的患者或神经损伤及进食困难的患者。

(四)手术规程

见表 10-3。

表 10-3　**胃切开手术规程**

	Stamm	Janeway	PEG
体位	仰卧位	仰卧位	仰卧位
切口	腹中线或横切口	腹中线或横切口	穿刺
特殊设备	无	无	内镜,经皮胃造口工具
抗生素	头孢唑林 1 g,静脉注射	头孢唑林 1 g,静脉注射	头孢唑林 1 g,静脉注射
手术时间	45 分钟	1 小时	0.5～1 小时
术毕考虑	缝合时肌肉松弛	缝合时肌肉松弛	缝合时肌肉松弛
β-内酰胺酶抑制剂	极少	极少	极少
病死率	极少	极少	极少
并发症	切口感染,出血,吸入性肺炎,功能丧失	切口感染,出血	出血,吸入性肺炎
疼痛评分	4～5 分	5 分	1～2 分

二、患病人群特征

(一)年龄范围

所有年龄均可发病,以幼年和老年高发。

(二)男:女

男∶女=1∶1。

(三)发病率

较普遍。

(四)病因

见术前常规诊断。

(五)相关因素

剖腹时,需长时间放鼻胃管;神经损伤患者进食;复杂性上消化道困难;高度恶化(进食或减压)。

三、麻醉要点

见本章第一节。

(陈亚军)

第四节 阑尾切除手术的麻醉

一、外科要点

(一)概述

阑尾切除手术用于阑尾炎或可疑阑尾炎,可直视下或腹腔镜下完成。直视下通过麦氏(McBurney)点或右旁中线切口进入,阑尾穿孔时,切口保持开放并放置软引流管。

(二)术前常规诊断

阑尾炎。

(三)手术规程

见表 10-4。

表 10-4 阑尾切除手术规程

类型	要点
体位	仰卧位
切口	McBurney 或右旁中线切口
特殊考虑	残端闭合时的变异性,预料迟发的肠梗阻应用鼻胃管
抗生素	术前头孢唑林 1 g,静脉注射

续表

类型	要点
手术时间	1小时
术毕考虑	穿孔时,皮肤切口不关闭;明确的脓肿腔要引流
β-内酰胺酶抑制剂	<75 mL
术后护理	注意未关闭的切口
病死率	未穿孔,2%;穿孔,<0.1%
并发症	盆腔、膈下和腹腔内脓肿;切口脓肿;排泄物造口;切口血肿;肠梗阻
疼痛评分	5～7分

二、患病人群特征

(一)年龄范围

任何年龄。

(二)男:女

1∶1。

(三)发病率

6.67%。

(四)病因

阻塞、粪石症、良性肿瘤。

(五)相关因素

无。

三、麻醉要点

(一)术前准备

除非急症,一般患者都是健康的,但应警惕急腹症的发生。

1.呼吸系统

急腹症和板状腹可引起呼吸障碍。急腹症按饱胃处理,保护呼吸道。

2.循环系统

疼痛引起血压、心率升高;脱水或脓毒症引起血压下降。麻醉诱导前对循环系统进行评估并纠正。

3.胃肠道

腹痛伴恶心、呕吐,液体丢失引起电解质异常;腹膜刺激征发展导致腹胀和麻痹性肠梗阻。

4.血液系统

中性粒细胞增多并伴有核左移,液体丢失导致假性血细胞比容升高。

5.实验室

由病史和体格检查所提示需行的检查。

6.术前用药

常规术前用药,预防饱胃。

(二)术中麻醉

1.麻醉方法

全身麻醉或区域阻滞。

(1)诱导:误吸风险高的患者,考虑快速诱导或清醒插管。低血容量患者,诱导前补充血容量,再给予诱导药物。

(2)维持:标准麻醉维持,不用 N_2O(避免肠管扩张)。用鼻胃或胃管排出胃内容物。椎管内麻醉应备好液体和血管收缩药治疗血压下降。

(3)苏醒:患者血流动力学稳定,反射恢复,清醒合作,无肌松药残余拔管。

2.监测

常规监护仪,根据患者状态选用特殊设备。

3.体位

受压点加垫,眼部保护。

4.并发症

脓血症。

(三)术后恢复

(1)并发症:脓血症、麻痹性肠梗阻、肺膨胀不全。

(2)疼痛处理:硬膜外镇痛、自控镇痛。

(王大亮)

第五节 肠造口手术的麻醉

一、外科要点

(一)概述

肠造口手术是在全肛肠前结肠切除术后,用一长管伸入小肠越过大小肠梗阻,用以进食。通常将管子荷包缝于小肠腔后,把空肠的肌膜、浆膜缝于管上 3～4 cm,将 6 cm 的空肠节段穿透腹壁带出,并将空肠折叠缝于皮肤的边缘或真皮。

(二)其他术式或入路

根据需要将各种肠内管或引流管插入肠内,用于进食、引流或减压。

(三)术前常规诊断

广泛粘连引起的肠梗阻,切除大肠后,进食。

(四)手术规程

见表 10-5。

表 10-5　肠造口手术规程

	空肠造口	回肠造口
体位	仰卧位	仰卧位
切口	腹中线	腹中线
抗生素	术前头孢唑林 1 g,静脉注射	术前头孢唑林 1 g,静脉注射
手术时间	1～1.5 小时	1～1.5 小时
特殊考虑	将引流管固定于腹壁	活动性造口
β-内酰胺酶抑制剂	＜100 mL	＜100 mL
术后护理	冲洗引流管	造口护理
病死率	＜0.5％	＜0.5％
并发症	肠梗阻,切口感染	肠梗阻,切口感染
疼痛评分	5～6 分	5～6 分

二、患病人群特征

(一)年龄范围

20～65 岁。

(二)男:女

1∶1。

(三)发病率

较常见。

(四)病因

肠阻塞,全肛前结肠切除术后引起的疾病,不能进食。

(五)相关因素

炎性肠病、肠粘连,不能经口进食。

三、麻醉要点

(一)术前准备

患者非常分散,从健康患者到危重患者都有可能,有的患者呼吸道反射异常有误吸的风险。

1.呼吸系统

急腹症和板状腹可引起呼吸障碍。急腹症按饱胃处理,保护呼吸道。

2.循环系统

疼痛引起血压、心率升高;脱水或脓毒症引起血压下降。麻醉诱导前对循环系统进行评估并纠正。

3.胃肠道

腹痛伴恶心呕吐,液体丢失引起电解质异常;腹膜刺激征发展导致腹胀和麻痹性肠梗阻。

4.血液系统

中性粒细胞增多并伴有核左移,液体丢失导致假性血细胞比容升高。

5.实验室

据病史和体格检查所提示需行的检查。

6.术前用药

常规术前用药，预防饱胃。

(二)术中麻醉

1.麻醉方法

全身麻醉或区域阻滞。

(1)诱导：误吸风险高的患者，考虑快速诱导或清醒插管。低血容量患者，诱导前补充血容量，再给予诱导药物。

(2)维持：标准麻醉维持，不用 N_2O(避免肠管扩张)。用鼻胃或胃管排出胃内容物。椎管内麻醉应备好液体和血管收缩药治疗血压下降。

(3)苏醒：患者血流动力学稳定，反射恢复，清醒合作，无肌松药残余拔管。

2.血液和液体

开放1路静脉，需要量为NS/LR 5～8 mL/(kg·h)。

3.监测

常规监护仪，根据患者状态选用特殊设备。

4.体位

受压点加垫，眼部保护。

5.并发症

脓血症。

(三)术后恢复

(1)并发症：脓血症、麻痹性肠梗阻、肺膨胀不全。

(2)疼痛处理：硬膜外镇痛、自控镇痛。

(王大亮)

第六节　肠与腹膜手术的麻醉

一、外科要点

(一)概述

小肠切除吻合术，将病变小肠切除，同时根据诊断切除一定范围的肠系膜，若是恶性切除范围更大，需切除淋巴结。通常用手法或吻合器进行吻合。

(二)术式

(1)肠松解术：是用锐性分离法将粘连至其他肠壁和腹腔壁的肠环分离下来并切除粘连部分。

(2)肠瘘闭合术：可发生于肠和腹壁之间、肠环之间、肠和膀胱或阴道之间。手术是将相关的器官用钝性-锐性分离，切除硬化的缺损边缘后进行局部修复。无论是在大肠还是小肠，均应切除病变肠段，行端-端吻合。

（三）术前常规诊断

肠梗阻合并粘连所致的肠坏疽、肠疝、肠粘连、肠套叠、肠系膜血管梗死、克罗恩病、放射性肠炎、肠瘘、小肠肿瘤和创伤；腹腔内粘连、肠梗阻；肠瘘。

（四）手术规程

见表10-6。

表10-6 小肠切除手术规程

	小肠切除吻合术	肠松解术	肠瘘闭合术
体位	仰卧位	仰卧位	仰卧位
切口	纵向或横向	腹中线	腹中线
抗生素	术前头孢唑林2 g，静脉注射	术前头孢唑林1 g，静脉注射	术前头孢唑林2 g，静脉注射
手术时间	1～3小时	1～4小时	2～4小时
特殊考虑	充分补液，鼻胃管	肠减压	术前营养支持和造口切口护理
估计失血量	50～100 mL	150～500 mL	50～300 mL
术毕考虑	缝合皮肤后完成回肠造口	切口关闭后结肠或回肠造口	提出网膜和其他组织，以分离修复处
术后护理	鼻胃或长的肠管减压	充分减压至切口闭合	鼻胃减压至肠功能恢复，全胃肠外营养
病死率	0.5%～1%	1%～3%	0～5%
并发症	肺不张、切口感染、肠漏或瘘	切口感染、延长性肠梗阻瘘、肺部并发症、复发性肠梗阻	肠梗阻、肺部并发症、复发性瘘、切口感染
疼痛评分	7～9分	5～7分	6～8分

二、患病人群特征

（一）年龄范围

小肠切除吻合术，20～65岁；肠松解术，任何年龄；肠瘘闭合术，任何年龄。

（二）男∶女

1∶1。

（三）发病率

常见。

（四）病因

血供影响、创伤、腹腔手术史、吻合口瘘、恶性肿瘤、医源性肠损伤、肿瘤、克罗恩病、肠疝、肠扭转、肠炎、穿孔性憩室炎、放射性或胆石性肠梗阻、肠套叠、肠炎、体外性穿孔。

三、麻醉要点

（一）术前准备

需行择期或急诊腹腔探查的患者多存在大范围的紊乱，误吸的风险高。

1.呼吸系统

腹腔内病因可引起呼吸功能不全。功能残气量降低致渐进性动脉缺氧；膈损伤和板状腹使呼吸功能不全加剧。

2.循环系统

急诊手术病情一般较重，术前可能存在低血容量，择期手术术前肠道准备可致血容量不足，麻醉诱导前对循环系统进行评估并纠正。

3.胃肠道

腹泻、呕吐和长时间不能经口进食或进食少，引起电解质异常。

4.肾功能

年长、慢性腹泻、低血容量可引起肾功能不全、肾衰竭。

5.实验室

皮质醇结合球蛋白，血小板计数等。

6.术前用药

常规术前用药，预防饱胃。

(二)术中麻醉

1.麻醉方法

全身麻醉±硬膜外阻滞，便于术后镇痛、早期恢复胃肠功能、进食、起床活动。

(1)诱导：误吸风险高的患者，考虑快速诱导或清醒插管。低血容量患者，诱导前补充血容量，再给予诱导药物。

(2)维持：标准麻醉维持，不用 N_2O(避免肠管扩张)。用鼻胃或胃管排出胃内容物。联合硬膜外麻醉应备好液体和血管收缩药治疗血压下降；行硬膜外镇痛需在手术结束前至少 2 小时给予镇痛药，减少镇静药用量，以降低术后呼吸抑制的可能性。

(3)苏醒：术毕是否拔出气管导管，取决于术后患者的心肺功能和手术情况。患者血流动力学稳定，反射恢复，清醒合作，无肌松药残余拔管，不具备拔管条件，需送重症监护室继续观察治疗。

2.血液和液体

IV14～16 号×1～2；需要量为 NS/LR 10～15 mL/(kg·h)。

3.监测

常规监护仪，±动脉置管，±中心静脉压，根据患者状态选用特殊设备。

4.体位

受压点加垫，眼保护。

5.并发症

出血、脓血症。

(三)术后恢复

(1)并发症：脓血症、肺膨胀不全、肠梗阻、出血。

(2)疼痛处理：硬膜外镇痛、自控镇痛。

(王大亮)

第七节　结直肠手术的麻醉

一、外科要点

（一）概述

尽管大多数结直肠手术仍然沿用标准的直视手术，但腹腔镜越来越多地被应用于结肠、直肠手术。现所有的下列手术都可以使用腹腔镜或已经用腹腔镜。

（二）术式

1.全肛前结肠切除术

将全结肠、直肠和肛门切除，手术可不结扎任何血管环，切除直肠至盆底水平，如果牵拉脾曲不慎伤及脾、分离直肠后壁进入骶前静脉丛会有大量出血。

2.部分结肠切除术

指结肠部分切除并建立吻合或造口，最常用的是右半结肠切除术、乙状结肠切除术、左半结肠切除术及腹部结肠切除术并回直肠吻合术。根据潜在疾病、要切除的结肠节段、医师的习惯选择切口位置，同样牵拉脾曲和肝曲伤及血管会引发出血。

（三）术前常规诊断

溃疡性结肠炎、家族性多发性息肉腺瘤；结肠癌、憩室病、克罗恩病、溃疡性结肠炎、创伤、缺血性结肠炎、低消化道出血、难治性便秘、结肠扭转。

（四）手术规程

见表10-7。

表10-7　结直肠外科手术规程

	全肛前结肠切除术	部分结肠切除术
体位	改良截石位	仰卧或改良截石位
切口	长的腹中线	腹中线横切或纵切
抗生素	术前头孢唑林2 g，静脉注射	术前头孢唑林2 g，静脉注射
特殊注意事项	当手术进行时，患者应当完全制动，以防引起外括约肌的穿孔或损伤，导致术后尿失禁等	当手术进行时，患者应当完全制动，以防引起外括约肌的穿孔或损伤，导致术后尿失禁等
手术时间	3～4小时	1～3小时
特殊考虑	患者多长期服用大剂量皮质类固醇	术前多有脱水、电解质紊乱、贫血
估计失血量	300～1 000 mL	100～300 mL
术毕考虑	缝合皮肤后完成回肠造口	切口关闭后结肠或回肠造口
术后护理	有潜在疾病送重症监护室，鼻胃减压，全胃肠外营养	有潜在疾病送重症监护室，鼻胃减压，全胃肠外营养
病死率	2%～5%	0.5%～2%

续表

	全肛前结肠切除术	部分结肠切除术
并发症	性交困难、阳痿、切口感染	性交困难、阳痿、切口感染
疼痛评分	8分	8分

二、患病人群特征

(一)溃疡性结肠炎

(1)年龄:30～50岁。

(2)男:女为1:1。

(3)发病率:(6～10)/10万。

(4)病因:不明。

(二)家族性多发性息肉腺瘤

(1)年龄:20～40岁。

(2)男:女为1:1。

(3)发病率:(100～150)/10万。

(4)病因:家族性。

(三)克罗恩病

(1)年龄:20～40岁。

(2)男:女为1:1。

(3)发病率:(1～6)/10万。

(4)病因:不明。

(四)结肠癌

(1)年龄:50～70岁。

(2)男:女为1.3:1。

(3)发病率:30/10万。

(4)病因:遗传。

(五)创伤

(1)年龄:20～40岁。

(2)男:女为3:1。

(3)发病率:(1～2)/10万。

(4)病因:创伤。

(六)憩室

(1)年龄:>40岁。

(2)男:女为1:1。

(3)发病率:10/10万。

(4)病因:低纤维饮食。

三、麻醉要点

(一)术前准备

患者存在误吸的风险,肠梗阻的患者必须紧急治疗,否则可发展为坏死、穿孔和脓毒血症性休克。有的患者(溃疡性结肠炎、克罗恩病)可由肠外疾病的表现(硬化性脊髓炎、肝疾病、贫血),根据病情调整麻醉方案。

1.呼吸系统

结肠癌肺转移、急性腹膜炎、肠扩张引起的膈上移等可致呼吸功能不全。溃疡性结肠炎、克罗恩病的患者可有关节炎,使颈椎活动受限,引起插管困难。

2.循环系统

脓血症或疼痛致血流动力学不稳定,如血压升高、心率增快;进食少、呕吐、腹泻和术前肠道准备可致血容量不足,麻醉诱导前对循环系统进行评估并纠正。检查项目:生命体征,心电图检查,由病史和体格检查所提示需要的检查。

3.胃肠道

麻醉诱导前通常用鼻胃管排空胃,溃疡性结肠炎、克罗恩病等患者多有肝功能损失,可影响药物代谢。

4.肾功能

多存在电解质紊乱(呕吐、鼻胃管抽吸引起低钾低氯性代谢性碱中毒,腹泻引起高氯性代谢性酸中毒)并可因术前准备而加重。

5.血液系统

消化液丢失可使血液浓缩,急慢性消化道出血可引起贫血。

6.实验室

由病史和体格检查所提示需要的检查。

7.术前用药

小剂量常规术前用药即可。预防误吸,诱导前 1 小时静脉注射 50 mg 雷尼替丁,诱导前 10 分钟予枸橼酸钠,有肠梗阻或穿孔者不使用甲氧氯普胺。溃疡性结肠炎、克罗恩病等患者多长期使用类固醇,应检查是否存在肾上腺素功能不足,并给予足量的激素维持治疗。

(二)术中麻醉

1.麻醉方法

全身麻醉±硬膜外阻滞,便于术后镇痛,早期恢复胃肠功能,进食,起床活动。

(1)诱导:误吸风险高的患者,考虑快速诱导或清醒插管。低血容量患者,诱导前补充血容量,再给予诱导药物。

(2)维持:标准麻醉维持,不用 N_2O(避免肠管扩张)。用鼻胃排出胃内容物。联合硬膜外麻醉应备好液体和血管收缩药治疗血压下降;行硬膜外镇痛需在手术结束前至少 1 小时给予镇痛药,减少镇静药用量,以降低术后呼吸抑制的可能性。

(3)苏醒:术毕是否拔出气管导管,取决于术后患者的心肺功能和手术情况。患者血流动力学稳定,反射恢复,清醒合作,无肌松药残余拔管,不具备拔管条件者需送重症监护室继续观察治疗。

2.血液和液体

IV14～16 号×1～2,血小板、新鲜冰冻血浆和冷沉淀根据实验室检查结果给予;有代谢性酸中毒的患者，使用 NS 补液比 IR 好。需要量为 NS/IR 10～15 mL/(kg・h)。

3.监测

常规监护仪，± 动脉置管，± 中心静脉压根据患者状态选用特殊设备。

4.体位

受压点加垫，眼保护。

5.并发症

败血症性休克。

(三)术后恢复

(1)并发症：低氧血症、血流动力学不稳、脓血症。

(2)疼痛处理：硬膜外镇痛、自控镇痛。

(王大亮)

第十一章

泌尿科麻醉

第一节 嗜铬细胞瘤手术的麻醉

一、概述

嗜铬细胞瘤起源于嗜铬细胞。胚胎早期交感神经元细胞起源于神经嵴和神经管，是交感神经母细胞和嗜铬母细胞的共同前体，多数嗜铬母细胞移行至胚胎肾上腺皮质内，形成胚胎肾上腺髓质。另一部分嗜铬母细胞随交感神经母细胞移行至椎旁或主动脉前交感神经节，形成肾上腺外嗜铬细胞。出生后肾上腺髓质嗜铬细胞发育成熟的同时，肾上腺外的嗜铬细胞退化并逐渐消失。所以在胚胎时期分布多处的嗜铬细胞，到成熟期只有肾上腺髓质细胞还能保留下来。在某种特殊情况下，这些同源的神经外胚层细胞可以发生相应的肿瘤。因此绝大部分嗜铬细胞瘤发生于肾上腺髓质。肾上腺外的嗜铬细胞瘤可发生于自颈动脉体至盆腔的任何部位，但主要见于脊柱旁交感神经节（以纵隔后为主）和腹主动脉干分叉处的主动脉旁器，如颈动脉体、腹主动脉旁的交感神经节，以及胸腔、膀胱旁等部位。这些肾上腺外的嗜铬细胞瘤称为“嗜铬的副神经节瘤”或异位的嗜铬细胞瘤。

嗜铬细胞瘤 90%以上为良性肿瘤，肿瘤切面呈棕黄色，血管丰富，肿瘤细胞可被铬盐染色，因此称为嗜铬细胞瘤。据统计，80%～90%嗜铬细胞瘤发生于肾上腺髓质嗜铬质细胞，其中90%左右为单侧单个病变。多发肿瘤，包括发生于双侧肾上腺者，约占 10%。起源肾上腺以外的嗜铬细胞瘤约占 10%；国内此项统计结果稍高一些。恶性嗜铬细胞瘤占 5%～10%，可造成淋巴结、肝、骨、肺等转移。

嗜铬细胞瘤发病率的调查资料较少，据国外统计资料，嗜铬细胞瘤在高血压患者中的发病率最低为 0.4%，最高为 2%。尸检发现率为 0.094%～0.250%。国内资料近年报道的发病例数也在急剧增加，但尚缺乏大组病例的流行病学调查统计，估计我国的发病率不会低于国外。随着高血压患者接受嗜铬细胞瘤特殊检测人数的增加，发病率将会较以往有所增加。

嗜铬细胞瘤能自主分泌儿茶酚胺，患者的所有病理生理基础，均与肿瘤的这一分泌功能有直接的关系。高血压为其突出的重要表现，由于过高的儿茶酚胺的分泌，使血管长期处于收缩状态，血压虽高，但血容量常严重不足。近年来，由于术前准备的不断改进，术中监测日益完备，及有效的控制血压药物和高效的麻醉方法，该手术和麻醉的死亡率已大大降低，1%～5%，甚至有多个零死亡报道。

二、临床表现

嗜铬细胞瘤可见于任何年龄，但多见于青壮年，高发年龄为20～50岁，患者性别间无明显差别。临床症状多变，可产生各种不同的症状，最常见的是高血压、头痛、心悸、出汗，但同时具备上述全部症状者并不多见。

（一）心血管系统表现

1.高血压

高血压为本病最主要的症状，有阵发性和持续性二型，持续型亦可有阵发性加剧。

（1）阵发性高血压型：为本病所具有的特征性表现。由于大量的儿茶酚胺间歇地进入血液循环，使血管收缩，末梢阻力增加，心率加快，心排血量增加，导致血压阵发性急骤升高，收缩压可达26.6 kPa（200 mmHg）以上，舒张压也明显升高，可为17.0～24.0 kPa（130～180 mmHg）（以释放去甲肾上腺素为主者更高一些）。发作时可伴有心悸、气短、胸部压抑、剧烈头痛、面色苍白、大量出汗、恶心、呕吐、视物模糊、焦虑、恐惧感等，严重者可并发急性左心衰竭或脑血管意外。发作缓解后患者极度疲劳、衰弱，可出现面部等皮肤潮红、全身发热、流涎、瞳孔缩小等迷走神经兴奋症状，并可有尿量增多。发作可由体位突然改变，情绪激动、剧烈运动、咳嗽及大小便等活动引发。发作频率及持续时间个体差异较大，并不与肿瘤的大小呈正相关。

（2）持续性高血压型：有的患者可表现为持续性高血压。据报道，约90%的儿童患者表现为持续性高血压，成人也有50%左右表现为持续性高血压。如果持续性高血压伴有阵发性加剧或由阵发性演变而来，则易于想到肾上腺髓质腺瘤的可能性，否则不易诊断，可多年被误诊为原发性高血压。对持续性高血压患者有以下表现者，要考虑肾上腺髓质腺瘤的可能性：畏热、多汗、低热、心悸、心动过速、心律失常、头痛、烦躁、焦虑、逐渐消瘦、直立性低血压，或血压波动大，可骤然降低。如上述情况见于儿童和青年人，则更要想到本病的可能性。

2.低血压、休克

少数患者可出现发作性低血压、休克等发现，这可能与肿瘤坏死，瘤内出血，使儿茶酚胺释放骤停，或发生严重心脏意外等有关。出现这种情况预后常较恶劣。

3.心脏表现

由于儿茶酚胺对心肌的直接毒性作用，出现局灶性心肌坏死，病理特点为心肌收缩带坏死，临床特点类似心肌梗死，这种改变与交感神经过度兴奋及再灌注所引起的损害相类似，病变与过多的Ca^{2+}进入细胞内有关，故不宜使用洋地黄治疗，过多的Ca^{2+}进入心肌可诱发心室颤动，导致突然死亡。Szakas将嗜铬细胞瘤引起的心肌病变称为儿茶酚胺心肌病，部分患者也可以表现为扩张性充血性心肌病。心肌本身也可发生嗜铬细胞瘤。

（二）代谢紊乱

1.基础代谢增高

儿茶酚胺促进垂体TSH及ACTH的分泌增加，使甲状腺素及肾上腺皮质激素的分泌增加，导致基础代谢增高，但血清甲状腺激素及甲状腺摄碘率皆为正常。代谢亢进可引起发热。

2.糖代谢紊乱

儿茶酚胺刺激胰岛α受体，使胰岛素分泌下降，作用于肝脏α、β受体及肌肉的β受体，使糖异生及糖原分解增加，周围组织利用糖减少，因而血糖升高或糖耐量下降及糖尿。

3.脂代谢紊乱

脂肪分解加速、血游离脂肪酸增高，加之基础代谢率增高、血糖升高，可引起消瘦。

4.电解质代谢紊乱

少数患者可出现低钾血症，可能与儿茶酚胺促使 K^+ 进入细胞内及促进肾素、醛固酮分泌有关。

(三)其他表现

1.消化系统

儿茶酚胺可松弛胃肠平滑肌，使胃肠蠕动减弱，故可引起便秘，有时甚为顽固。胃肠小动脉的严重收缩痉挛，可使胃肠黏膜缺血，长期作用可使胃肠壁内血管发生增殖性及闭塞性动脉内膜炎，可造成肠坏死、出血、穿孔等症状。本病患者胆石症发生率较高，与儿茶酚胺使胆囊收缩减弱、Oddi 括约肌张力增强、引起胆汁潴留有关。少数患者(约 5%)在左或右侧中上腹部可触及肿块，个别肿块可很大，扪及时应注意有可能诱发高血压症群。嗜铬细胞癌亦可转移到肝，引起肝大。

2.泌尿系统

病程久，病情重者可发生肾功能减退。膀胱内肾上腺髓质腺瘤患者排尿时常引起高血压发作。

3.其他

儿童常因胫骨远端循环障碍感到踝关节痛，下肢动脉强烈收缩则可引起间歇性跛行。有些患者性交时突然高血压发作。神经系统常表现为脑出血、脑栓塞的症状，也可出现精神症状，如恐惧、极度焦虑等，高血压发作时，患者有濒死的恐惧感。

三、麻醉前准备与评估

大多数嗜铬细胞瘤围术期的危险来源于肿瘤切除中产生的高血压危象和肿瘤切除后的低血压、休克。嗜铬细胞瘤可分泌大量的儿茶酚胺类物质，如肾上腺素、去甲肾上腺素和多巴胺等，致使患者外周微循环血管床长期处于收缩状态，血容量减少，引起高血压。患者精神受刺激、剧烈运动或肿瘤被挤压，血儿茶酚胺类物质剧增，可产生严重的高血压危象，并发心力衰竭、肺水肿、脑出血等。手术切除肿瘤后，血中儿茶酚胺物质骤减，微循环血管床突然扩张，有效循环容量严重不足，而发生难治性低血压。

(一)麻醉前准备

α 肾上腺素受体阻滞剂的应用是麻醉前准备最重要和基本的内容。

1.控制血压

最常用药物为酚苄明，是长效的 α_1 受体阻滞剂，对 α_1 受体的作用比对 α_2 受体的作用强 100 倍，控制血压效果好，口服用药十分方便，从 10 mg/8 h 开始，根据血压情况逐渐加量，一般要用到 20～40 mg/8 h 方能奏效，少数患者需用到 80 mg/8 h。酚苄明的非选择性 α 受体抑制作用可使 β 受体失去拮抗，诱发心律失常，或在肿瘤切除术后使血管床扩张，引起长时间低血压，所以酚苄明用量不宜过大，用药时间也不宜过长，一般用药 2 周左右即可考虑手术。哌唑嗪能选择性抑制 α_1 受体，作用缓和，对心律影响小，但该药属突触后抑制，对肿瘤探查术中引起的血压骤升控制不满意，首次 1 mg/d，常用 2～3 mg/d，最多可用至 6～8 mg/d。酚妥拉明为短效 α_1 受体阻滞剂并直接扩张血管，是突发高血压危象的最有效拮抗药，单次静脉注射 1～5 mg 即可见效。

对于单用α受体阻滞剂效果不理想的患者，可加用钙通道阻滞剂，如硝苯地平、维拉帕米、尼卡地平等。有些嗜铬细胞瘤患者在高儿茶酚胺和低血容量的刺激下可发生高肾素血症，嗜铬细胞瘤亦可异常分泌肾素，这将使血管紧张素Ⅱ的生成增加。有些嗜铬细胞瘤患者由于受体下降调节，其高血压不是儿茶酚胺引起，而是血管紧张素Ⅱ所致，此时用α受体阻滞剂可能不发生作用，应用甲巯丙脯酸或苯丁醋脯酸方可使血压下降并避免阵发性发作。

2.纠正心律失常

有心动过速或心律失常的嗜铬细胞瘤患者，在使用α受体阻滞剂后仍然存在上述情况时，宜加用β受体阻滞剂，如阿替洛尔、美托洛尔和艾司洛尔，它们抗心律失常的作用强，不引起心力衰竭和哮喘，故明显优于以往常用的普萘洛尔，近年已逐渐取代了其地位。艾司洛尔由于其超短效的特点成为术前、术中高血压危象时心动过速或心律失常的首选。美托洛尔和阿替洛尔常用于术前准备。

3.补充容量

扩容是一项十分重要的措施。嗜铬细胞瘤的患者外周血管强烈收缩，血容量绝对不足。一旦切除肿瘤，儿茶酚胺急剧减少，血管床开放，可造成严重循环容量不足。术前在控制血压的情况下，预充一定的血容量，再辅以术中扩容，这不但可使术中血压平稳，而且可防止术中因血容量不足而大量快速扩容可能发生的心衰、肺水肿等并发症。

4.改善一般情况

如纠正电解质紊乱、调整血糖及术前心理准备工作。

5.儿茶酚胺心肌病的治疗

高浓度儿茶酚胺对心肌损害所造成的儿茶酚胺心肌病应引起高度重视，临床可表现为严重的心律失常、心力衰竭、心肌梗死，死亡率极高，但这种心肌病在使用α受体阻滞剂及护心治疗后通常可以逆转。此类患者术前至少应准备半年以上，等心肌损害恢复至较好状态后，再接受手术治疗。

充分有效的术前α肾上腺素受体阻滞剂应用，可阻断儿茶酚胺的外周血管收缩效应，降低血压，使微循环血管床扩张，提前补充血容量，是提高嗜铬细胞瘤手术安全性，降低死亡率最为关键的因素之一。

(二)麻醉前评估

对嗜铬细胞瘤手术的麻醉前评估，最重要的就是评估术前扩血管、扩容治疗是否有效和充分。常用的临床判断标准包括：血压下降并稳定于正常水平，无阵发性血压升高、心悸、多汗等现象，体重增加，轻度鼻塞，四肢末梢发凉感消失或感温暖，甲床由苍白转为红润，血细胞比容下降＜45%，近年有文献报道采用指端微循环图像分析技术，显微镜下观察微动脉形态，计算机测算微动脉管袢数、管径值和管袢长度，提高了对微循环状态的客观判断能力，认为指端微循环图像分析可作为判断术前扩容程度的客观量化参考标准。

四、麻醉管理

嗜铬细胞瘤手术的麻醉方法选择和处理，对于手术顺利进行有较大的影响，处理不当常可影响手术的施行和患者的安全。

（一）麻醉前用药

术前为了保持患者精神情绪稳定，可给予戊巴比妥钠或安定类药物，术前晚口服或手术日晨肌肉注射，麻醉前可给予吗啡、哌替啶、氟哌利多或异丙嗪。阿托品可引起心率增快，以选用东莨菪碱为宜。

（二）麻醉方法

自 Mayo 首先在乙醚麻醉下完成了嗜铬细胞瘤切除以来，各种麻醉方法均有满意报道。麻醉选择以不刺激交感神经系统，不增加心肌对儿茶酚胺敏感性为基本原则。气管插管全身麻醉为最常选用的麻醉方法。

1.全身麻醉

全身麻醉适用于各种年龄特别是小儿、精神紧张容易引起发作的患者，可以避免或减轻手术探查或切除肿瘤前后由于血压剧烈波动，对患者引起强烈的不良反应。如发生呼吸、循环功能障碍，也便于处理。诱导插管需力求平稳，保证足够的麻醉深度，配合咽喉部和气管局麻，必要时插管前使用小剂量艾司洛尔，以充分抑制插管反应。

甲氧氟烷、安氟烷、异氟烷、七氟烷不诱发儿茶酚胺增加，心律失常的发生率甚低。对于肾功能不好的患者不宜用甲氧氟烷。氧化亚氮对交感神经-肾上腺系统无兴奋作用，但麻醉作用较弱，一般应与其他吸入或静脉全麻药配合应用。氟烷增加心肌对儿茶酚胺的敏感性，容易发生心律失常。地氟烷当浓度达 1.0～1.5 MAC 时可显著兴奋交感神经导致高血压和心动过速，但也有文献报道，对术前经过充分准备，且地氟烷浓度不超过 1 MAC 时仍可安全使用。故对未进行充分术前准备患者不宜使用地氟烷，对有良好准备者控制浓度不超过 1 MAC 仍可慎用。

肌松药常用维库溴铵、阿曲库铵、罗库溴铵等，加拉胂铵酚能增快心率，筒箭毒碱有释放组胺作用，潘库溴铵有轻度儿茶酚胺释放作用宜慎用。琥珀胆碱本身能增加儿茶酚胺释放，肌颤时腹压增加可能挤压体积较大肿瘤，刺激瘤体导致儿茶酚胺释放，故应慎用，或提前使用小量非去极化肌松药。

其他常用药物如异丙酚、安定、咪达唑仑、芬太尼、瑞芬太尼、舒芬太尼等均可常规使用。

2.椎管内麻醉

单纯使用椎管内麻醉完成嗜铬细胞瘤手术近年已不被推荐，但有文献报道使用椎管内麻醉复合气管插管全麻，也取得了较好的效果，但需注意穿刺时体位变动可能对体积较大肿瘤的挤压和患者精神紧张可能导致的不良后果。

（三）术中管理

嗜铬细胞瘤患者在手术麻醉期间的主要变化或危险是急剧的血流动力学改变，血压急升骤降和心律失常，这些血流动力学变化无论术前如何进行充分的治疗在多数患者都很难避免发生，其中有 1/4～1/3 的患者出现严重的术中事件如持续高血压、心律失常等。对并发症较多、老年患者应引起高度重视，及时处理术中各种病情变化，防止发生严重意外。

1.手术室内麻醉前准备

开放两条快速静脉通道（含中心静脉），除常规监测心电图、脉搏氧饱和度、呼末 CO_2 分压、体温外，需要进行有创动脉压、中心静脉压，必要时放置肺动脉漂浮导管，全面有效监测血流动力学变化。准备床旁血气分析、血糖检测。常规准备血管活性药物，包括酚妥拉明（推荐使用方法：浓度 1 mg/mL，单次 1～5 mg。下同）、艾司洛尔［浓度 5 mg/mL，单次 0.5～1 mg/kg，持续输注 50～200 μg/(kg · min)］、硝普钠［持续输注 0.5～1.5 μg/(kg · min)］、去甲肾上腺素［单次 0.1～

0.2 μg/kg,持续输注 0.05～1.00 μg/(kg·min)]、肾上腺素[单次 0.1～0.2 μg/kg,持续输注 0.05～1.00 μg/(kg·min)],必要时准备利多卡因、胺碘酮等抗心律失常药物,手术室内应备有可正常使用的除颤器。

2.容量治疗

术前有效的扩容治疗并不能完全满足术中需求,在肿瘤全部静脉被切断前恰当的预扩容可使手术后半程循环保持稳定,或仅需要小剂量、短时间血管活性药物支持。可选择平衡液、胶体溶液,由于扩容和手术失血可导致血色素下降,必要时需及时输血。动态观察 CVP、尿量和手术情况可有效指导容量治疗。一般情况下除补充禁食、禁水、肠道准备的丢失、生理需要量、第三间隙转移、出血量等以外,用于扩容的量要达到患者血容量的 20%～30%(500～1 500 mL,根据患者具体情况需要灵活调整,有些患者需要量可能更大),在肿瘤静脉全部切断前均匀输入。必须注意,术中肿瘤切除前常出现高血压发作或高血压危象,绝不能因为血压高而施行欠缺补充方案,在调控血压的同时必须补足血容量。

3.循环状况调控

尽可能好的循环调控绝不仅仅是药物的正确使用,麻醉与外科医师的密切协作起着非常重要的作用。外科医师在重要的手术操作前提前、及时提醒麻醉医师,如挤压瘤体、夹闭全部静脉或出血量大等,麻醉医师术前充分了解病情,密切观察手术进程,随时与外科医师保持沟通,结合患者监护情况变化,及时使用血管活性药物,尽量避免循环剧烈波动,保证手术安全。

(1)高血压危象:高血压危象是在高血压的基础上,周围小动脉发生暂时性强烈收缩,导致血压急剧升高的结果。收缩压升高可达 26.7 kPa(200 mmHg)以上,严重时舒张压也显著增高,可达 18.7 kPa(140 mmHg)以上。高血压危象的处理原则是既能使血压迅速下降到安全水平,以预防进行性或不可逆性靶器官损害,又不能使血压下降过快或过度,否则会引起局部或全身灌注不足。

可见于以下情况:①麻醉诱导期,术前用药不适当,导致诱导前精神紧张恐惧,麻醉实施过程中的不良刺激,如静脉穿刺、硬膜外穿刺、气管内插管、体位变动等。②手术期,多与术者操作有关。如分离、牵拉、挤压肿瘤及与肿瘤相关组织时。③当患者合并有严重缺氧或二氧化碳蓄积。围术期发生高血压发作或危象最常见的原因是外科医师探查、分离肿瘤时对瘤体的挤压,当出现与之同步的血压迅速上升,不能长时间等待观察,当超过原血压水平的 20%时,即应立即开始降压。根据情况采用酚妥拉明 1～5 mg 静脉注射,硝普钠微量泵输入,先从 0.5～1.5 μg/(kg·min)的剂量开始,根据血压高低再随时调整,获得满意效果为止。其他药物如硝酸甘油、乌拉地尔、拉贝洛尔、前列腺素 E 等也可应用。

在肿瘤切除后有可能持续高血压,可能原因如下:①体内多发性肿瘤未切除干净;②肿瘤恶性变有转移灶;③长期高血压造成肾血管病变产生肾性高血压;④肾上腺髓质增生。需要根据病情继续治疗。

(2)心律失常:通常在发生高血压时合并有心率增快,首先要排除儿茶酚胺的作用及其他各种增加心肌应激性的不利因素,同时应除外麻醉过浅、缺氧及二氧化碳蓄积等带来的影响,应先使用降压药降低血压,然后再根据情况考虑使用 β 受体阻滞剂降低心率,短效的 β 受体阻滞剂艾司洛尔因其起效快、作用时间短、相对安全性高而常用。血压剧烈波动可能引发严重心律失常,如室性心动过速或频繁室性期前收缩,应马上对症采取有效措施控制,否则后果严重,常成为死亡原因之一。可静脉慢注利多卡因、胺碘酮,并立即准备好除颤器。

(3)低血压：当肿瘤与周围组织和血管全部离断后，血中儿茶酚胺的浓度随肿瘤切除迅速降低，常出现低血压甚至休克，是肿瘤切除后严重并发症，可致死。随着对嗜铬细胞瘤病理生理的深入认识，人们非常重视对这类患者的术前准备，如使用α、β受体阻滞剂可改善患者血管床的条件，增加儿茶酚胺分泌降低后的耐受性。术中有意识地预防性扩容同样可以降低血管扩张后的低血压发生率与程度。大多数患者经过这种处理，发生严重低血压的概率明显减少。

手术中外科医师应当提醒麻醉医师，可稍提前30秒钟左右停止一切降压措施，并密切观察血压、心率、CVP变化，给以充分补充液体，必要时立即静脉注入去甲肾上腺素0.1～0.2 μg/kg，继以微量泵持续输注0.05～1.00 μg/(kg·min)，肾上腺素亦可选择使用。根据血压水平调整速度，可延续到术后的一段时期。

(邱翠苹)

第二节　原发性醛固酮增多症手术的麻醉

一、概述

原发性醛固酮增多症(简称原醛症)是由肾上腺皮质分泌过多的醛固酮而引起的高血压和低血钾综合征。Conn首先指出肾上腺皮质腺瘤分泌过多的醛固酮是本病的原因，因此又称此病为Conn综合征。本病占住院的高血压病例的1%～2%，是一种可以治愈的继发性高血压。醛固酮分泌增多有原发和继发之分。原醛症是由肾上腺病变分泌过多醛固酮所致，而继发性醛固酮增多症是由肾上腺以外的疾病引起肾上腺分泌过多的醛固酮所致，如肝硬化、充血性心力衰竭、肾病综合征、肾性高血压等。

醛固酮是肾上腺产生的最强大盐皮质激素，作用于远端肾小管使钠进入小管细胞与钾、氢交换，出现水、钠潴留，血容量增加，低血钾。

引起原醛症的肾上腺病变多为肾上腺皮质腺瘤，少数为皮质增生和皮质癌。双侧肾上腺增生又称特发性醛固酮增多症，部分属先天性，称先天性醛固酮症。其原因是肾上腺皮质中缺少17-α-羟化酶，致使皮质醇合成发生障碍，皮质醇不足促使ACTH分泌增加，从而造成肾上腺皮质增生和醛固酮分泌增加。这种患者年龄小，血压很高，低血钾严重。如给予糖皮质激素，因ACTH分泌受到抑制而使醛固酮分泌抑制，症状缓解，故又称糖皮质激素可治愈的原醛症。肾脏可因长期缺钾引起肾小管病变。常继发肾盂肾炎。长期高血压可致肾小动脉硬化的改变。长期失钾致肌细胞蜕变，横纹消失。

二、临床表现

女性多见，约为男性的2.5倍，多见于30～35岁。主要临床症状有三类，均与醛固酮长期分泌过多有关。

(一)高血压

患者都有高血压，且出现较早，常于低血钾引起的症群出现之前4年左右即出现。一般为中度升高，舒张压升高较明显。呈慢性过程，与原发性高血压相似，但降压药物治疗效果较差。其发病原理与醛固酮分泌增多引起钠潴留和血管壁对去甲肾上腺素反应性增高有关。在晚期病例则更有肾小动脉硬化和慢性肾盂肾炎等因素加入,致使肿瘤摘除后血压仍不易完全恢复正常。高血压历史久者常引起心脏扩大甚至心力衰竭。

(二)神经肌肉功能障碍

1.神经肌肉软弱和麻痹

一般地说,血钾越低,肌病越重。劳累、受冷、紧张、腹泻、大汗、服用失钾性利尿剂(如氢氯噻嗪、呋塞米)均可诱发。往往于清晨起床时发现下肢不能自主移动。发作轻重不一,重者可波及上肢,有时累及呼吸肌。颅神经支配肌肉一般不受影响。发作时呈双侧对称性弛缓性瘫痪。开始时常有感觉异常、麻木或隐痛。持续时间长短不一,可以数小时至数天,甚至数周,多数为 4～7 天。轻者神志清醒,可自行恢复。严重者可致昏迷,应尽早抢救。发作频率自每年几次到每周、每天多次不等。当累及心肌时有期前收缩、心动过速等心律失常,甚至伴血压下降,偶见室颤。心电图示明显低血钾图形。

2.阵发性手足搐搦及肌肉痉挛

其见于约 1/3 的患者,伴有束臂加压征(Trousseau 征)及面神经叩击征(Chvostek 征)阳性。可持续数天至数周。可与阵发性麻痹交替出现。发作时各种反射亢进。低血钾时神经肌肉应激功能降低而肌肉麻痹。当补钾后应激机能恢复而抽搦痉挛。这种症状与失钾、失氯使细胞外液及血循环中氢离子减低(碱中毒)后钙离子浓度降低,镁负平衡有关。

(三)失钾性肾病和肾盂肾炎

长期失钾,肾小管近段发生病变,水分再吸收的功能降低,尿液不能浓缩,比重多在 1.015 以下,因而出现烦渴、多尿、夜尿。钠潴留亦可刺激下视丘渴觉中枢而引起烦渴。由于细胞失钾变性,局部抵抗力减弱,常易诱发上升性尿路感染,并发肾盂肾炎。

三、麻醉前准备

麻醉前主要目的在于纠正电解质紊乱,控制血压。术前除补钾外,主要用螺内酯抗醛固酮治疗。螺内酯为醛固酮的竞争性对抗药,保钾排钠。用量 50～100 mg,每天 3 次,两周以上,使血钾恢复到正常水平,同时血压亦降低,再施行手术。对血压控制不满意者应辅以钙通道阻滞剂、血管紧张素转化酶抑制剂等。用药期间应严密观察血钾变化,防止血钾过高。对血压特别高、血钠高、代谢紊乱比较明显的患者,宜用低盐饮食,但一般不宜使用利血平等使体内儿茶酚胺耗损的药物,以免在手术时发生血压突然严重下降。

四、麻醉管理

麻醉方法可以根据具体病情、手术选用全身麻醉或椎管内麻醉,对于麻醉前血钾已纠正,血压基本正常,无明显心、肾功能障碍的患者,可按照一般麻醉原则选择。

安氟醚有促进醛固醇分泌的作用,但并非禁忌。机械通气时避免通气过度(避免呼吸性碱中毒)。一般无须降压治疗。避免补钾过度导致术前高钾,有条件可在手术室内于麻醉前监测血钾。

围术期管理主要是注意循环系统的变化。麻醉前曾有心律失常或心肌病变者,麻醉手术期间应注意血压的波动,特别是使用硬膜外阻滞时,由于周围血管扩张,回心血量减少,心室舒张末期缺乏充足的血液充盈,使心排血量减低,出现低血压。此种情况多发生在首次剂量的高峰时间，应尽快补充血容量，合理使用升压药。在进行肾上腺探查时也可以引起血压波动，多为一过性，探查完毕，血压会逐渐恢复。对于高龄、高血压合并动脉硬化的患者，心血管代偿功能差，硬膜外阻滞常导致血压剧降，应慎重处理。

（邱翠苹）

第三节　皮质醇增多症手术的麻醉

一、概述

皮质醇增多症是肾上腺皮质分泌过量的糖皮质激素所致的疾病综合征。库欣最先收集文献中的10例病例，结合自己观察的2例，对其临床特点做了系统描述，故又称库欣综合征。根据病因不同，分为库欣病（垂体分泌ACTH过多）、库欣综合征（肾上腺分泌糖皮质激素过多）和异位ACTH综合征（垂体以外癌瘤产生ACTH）。在分泌过多的皮质激素中，主要是皮质醇，故称为皮质醇增多症。垂体肿瘤及垂体以外癌瘤手术的麻醉不在本节讨论中。

来源于肾上腺病变的患者手术治疗效果好。肾上腺皮质增生主要为垂体性双侧肾上腺皮质增生，约占皮质醇增多症的2/3，可伴有或不伴有垂体肿瘤。肾上腺皮质肿瘤约占1/4，多为良性，属腺瘤性质，一般为单侧单发的。癌肿较少见。肿瘤的生长和分泌肾上腺皮质激素是自主性的，不受ACTH的控制。由于肿瘤分泌了大量的皮质激素，反馈抑制了垂体的分泌功能，使血浆ACTH浓度降低，从而使非肿瘤部分的正常肾上腺皮质明显萎缩。

二、临床表现

本病的临床表现是由于皮质醇过多而引起糖、蛋白质、脂肪、电解质代谢紊乱和多种脏器功能障碍所致。以女性为多见，部分病例在妊娠后发病。男女发病率比约1∶2。发病年龄多在15～40岁，但最小者可仅7岁，最大者62岁。成人比儿童多见，儿童患者多为癌肿。如有女性男性化或男性女性化则常提示有癌肿可能。肾上腺皮质增生和腺瘤病例的进展较慢，往往在症状出现后2～3年才就诊，而癌肿的发展则快而严重。

（一）肥胖

肥胖呈向心性，主要集中在头颈和躯干部。呈满月脸，红润多脂，水牛背，颈部粗短，腹部隆起如妊娠。四肢因肌萎缩反显得细嫩。患者因肌肉萎缩而感易疲乏，是与正常肥胖的不同点。

（二）多血质和紫纹

皮肤萎缩菲薄，皮下毛细血管壁变薄而颜面发红，呈多血质。毛细血管脆性增加，轻微损伤易生瘀斑，尤其易发生于上臂、手背和大腿内侧等处。在腹部、腰、腋窝、股、腘窝等处可出现紫纹，其发生率达3/4。紫纹一般较宽，颜色长期不变。不仅在脂肪多的部位出现，也可发生在股内侧、腘部。

（三）疲倦、衰弱、腰背痛

这往往是肌萎缩、骨质疏松的结果，以脊柱、盆骨、肋骨处尤为明显。严重者可发生病理骨折。骨质疏松引起尿钙排出增加，有时可并发肾结石。

(四)高血压

高血压较常见,是与皮质醇促进血管紧张素原的形成和盐皮质激素引起水、钠潴留有关。

(五)毛发增多,脱发和痤疮

无论男女均常有多毛现象,在女性尤为引人注目,甚至出现胡须。但常伴脱发,这可能与皮肤萎缩有关。痤疮可发生在面部、胸部、臀部和背部。

(六)性功能障碍

患者常有性欲减退。男性出现阳痿,女性则有闭经、月经紊乱或减少。

(七)糖尿病

多数为隐性糖尿病,表现为空腹血糖升高和糖耐量试验呈糖尿病曲线,占本病的60%～90%。少数病例出现临床糖尿病症状和糖尿,称类固醇性糖尿病。患者对胰岛素治疗往往有拮抗作用。

(八)电解质代谢和酸碱平衡紊乱

患者表现为血钠增高,血钾降低。严重者发生低钾、低氯性碱中毒。患者可因钠潴留而有水肿。

(九)对感染抵抗力减弱

患者易患化脓性细菌、真菌和某些病毒感染。且一旦发生,往往不易局限而易于扩散至全身,常形成严重的败血症和毒血症。伤口感染不易愈合。发热等机体防御反应被抑制,往往造成漏诊误诊,后果严重。躯干部的痤疮和体癣如在所选切口部位,则影响手术进行。

(十)其他症状

如水肿、肝功能损害、消化道溃疡加重或出血、精神失常等表现。

三、麻醉前准备

皮质醇增多症的患者由于代谢和电解质紊乱,对于手术耐受性差,而肾上腺的切除又可使功能亢进突然转为功能不足,机体很难适应这种变化,给麻醉管理带来困难。因此需在术前做一些准备。

(一)纠正代谢紊乱,治疗并发症

最常见的是低血钾,除加重患者的肌软瘫外,还可引起心律失常。应适当补充钾,必要时可用螺内酯。血糖增高或已有糖尿病者应做相应的处理,如饮食控制或口服药物等,必要时可用胰岛素来治疗。但应注意肾上腺切除后的低血糖,需严密监测血糖的浓度。一些病情严重者,呈现体内负氮平衡,常表现有严重的肌无力、骨质疏松,可考虑给予丙酸睾酮或苯丙酸诺龙以促进体内蛋白质的合成。合并有高血压者应给予降压药,控制血压在相对正常、稳定的水平。有感染者应积极治疗。

(二)皮质激素的补充

此类患者原来体内有高浓度的皮质醇,一旦切除肿瘤或增生的腺体全切或大部全切除后,体内糖皮质激素水平骤降,如不及时补充,则可以发生肾上腺皮质功能低下或危象。因此,术前、术中、术后应补充肾上腺皮质激素。可于手术前一天给醋酸可的松100 mg肌内注射,术中常给予氢化可的松100 mg静脉滴注。

四、麻醉管理

由于皮质醇增多症患者对手术麻醉的应激能力低,耐受性差,因此对麻醉药物(包括肌松药等)用量较正常患者相对要小。虽有肥胖,但不能按每千克体重常规剂量用药。麻醉前用药一般仅及正常人的1/3～1/2即可,病情非常严重者可以不用术前药。

(一)麻醉方法

麻醉方法的选择没有特殊要求,不论采用全身麻醉或硬膜外麻醉均可完成肾上腺皮质醇增多症患者的手术。目前常用于全身麻醉中的静脉麻醉药、吸入麻醉药、肌松弛药均无绝对禁忌,但有些药物会对肾上腺皮质功能有一定影响。氟烷与甲氧氟烷对肾上腺皮质功能有抑制作用,以氟烷最强,甲氧氟烷次之,安氟烷、异氟烷、七氟烷对其基本没有影响。静脉麻醉药中除依托咪酯在长期使用时对肾上腺皮质功能产生抑制作用外,其他如硫喷妥钠、咪达唑仑、地西泮、丙泊酚等影响均较小。总之,麻醉期短时间地使用这些药物不会引起肾上腺皮质功能的明显变化。

全麻时需注意皮质醇增多症患者面颊肥胖、颈部短粗,可能发生插管困难,导致局部损伤,如牙齿脱落、口咽部软组织挫伤血肿等;并因氧储备能力低,容易发生缺氧;诱导期易发生呕吐、误吸等严重呼吸系统并发症;麻醉恢复期拔管时因肥胖和肌力减弱,易出现呼吸道梗阻、缺氧,即使按正常手法托起下颌,也很难维持呼吸道通畅,需准备并及时置入口咽导管或鼻咽导管来维持正常通气;在有条件的医院,全麻后的皮质醇增多症患者应转运至恢复室,待其完全恢复才可返回病房。

根据临床经验硬膜外麻醉也可以满足手术要求。优点是方法较全身麻醉简单,减少不良反应,麻醉并发症少,对肾上腺皮质功能影响也较全身麻醉要小,患者恢复较快。但需要注意的是,要充分考虑到因患者肥胖造成的穿刺困难,尽量避免穿刺过程中对组织,尤其是对神经组织的损伤;麻醉过程中应调整适当的麻醉平面,过低不能满足手术需要,过高则影响呼吸功能,尤其在特殊的侧卧腰切口位,会加重对呼吸的抑制,同时这类患者因肥胖本身造成的氧储备降低,往往会因此引发严重不良后果,手术中应常规经面罩给氧;术中为减轻患者的不适感而给予镇静药物时,切忌过量,以免导致严重呼吸抑制;对于肾上腺位置较高的患者,在分离腺体过程中有可能损伤胸膜发生气胸,这将给麻醉管理带来很大困难,在胸膜修补前,需用面罩加压给氧或采取其他辅助呼吸方式,以确保解除呼吸困难。另外,对合并有精神症状的患者、硬膜外穿刺部位有感染的患者、合并有明显心血管疾病及呼吸功能明显低下的患者均不宜采用硬膜外麻醉。采用硬膜外麻醉复合浅全麻是一种较好的方式。

(二)围术期管理

此类患者呼吸储备功能及代偿功能差,对缺氧耐受性差,再加体位的影响(侧卧头低足低位),手术时胸膜破裂发生气胸,全麻过深或硬膜外阻滞平面过高等,均可进一步影响患者的呼吸功能,麻醉中应严密观察患者通气状态,维持呼吸道通畅,确保呼吸功能处于正常状态。

无论使用何种麻醉方法,此类患者对失血的耐受性差,即使出血量不多,也常见血压下降,甚至休克。对此,除正确判断并及时补充血容量外,还应考虑肾上腺皮质功能不全的可能性,如有原因不明的低血压、休克、心动过缓、发绀、高热等,对一般的抗休克治疗如输液、使用升压药等效果不佳时,应考虑经静脉给予氢化可的松100～300 mg,术后每8小时经肌内注射醋酸可的松50～100 mg,逐日减少,根据病情可持续1～2周或更长时间。

皮质醇增多症患者皮肤菲薄,皮下毛细血管壁变薄,呈多血质,有出血倾向;晚期有骨质疏松,可发生病理性骨折,麻醉手术过程中应保护好皮肤和固定好肢体。此类患者抗感染能力差,应用肾上腺皮质激素后,炎症反应可被抑制,应加抗感染处理。

(邱翠苹)

第四节 尿石症手术的麻醉

尿石症又称为尿路结石，包括肾结石、输尿管结石、膀胱结石和尿道结石，是泌尿外科常见疾病之一。近 20 年来，尿路结石的治疗发生了很大变化，除了开放手术治疗外，90%左右的尿路结石应用微创手术碎石取石或无创的碎石技术，使麻醉的实施及管理上有许多特点，麻醉医师熟悉尿路结石的病理生理及微创取石及碎石的方法，选择适宜的麻醉方法，保证患者在治疗中舒适、无痛、安全。

尿石症可分为肾脏和输尿管的上尿路结石及膀胱和尿道的下尿路结石。尿石症不应仅仅看成是尿盐在尿路沉淀形成结石，而应当作全身疾病的一种局部表现。尿石症在其形成的病因、发生的部位、年龄及性别，结石的成分，对泌尿系统及机体的影响，手术方法，治疗及预后都有差别。

随着生物化学的发展，细胞生物学和分子生物学的进展，对尿石症的病因、发病机制有了深入的认识，如遗传因素的影响，机体及细胞对结石成分生成、代谢、吸收和转输等机制的研究，预防措施正在加强。对尿石症的治疗，除了传统的手术治疗，目前多采用体外冲击波碎石，经皮肾镜及各种内镜取石或碎石的微创手术，都已积累了丰富的经验。这些新的治疗手段促进了麻醉学的发展，使尿石症患者在麻醉下的手术更安全、舒适。

一、尿路结石的病因

目前认为尿石症生成与人类种族遗传、自然环境、气候、饮食习惯、营养、代谢异常等因素有关，以上因素导致尿液成分的变化，而形成尿路结石。

(一)遗传因素

有学者认为尿石症是一种多基因的遗传性疾病，许多统计表明尿石症患者中 13%～46%有家族史，近亲结婚者发生率更高。形成尿酸结石的痛风症和黄嘌呤尿结石也属于遗传疾病。

(二)自然环境的影响

流行病学调查在热带和亚热带、气候湿热和干燥的地方结石发病率较高。中国南部的省份结石病发病率高于中部和北部。高温气候使人体水分过多蒸发，尿液浓缩，促进结石盐沉淀，使尿内结石盐析出而形成结石。大量饮水使尿液稀释，尿量增加可防止结石形成。

(三)营养与尿石症的关系

尿石症与食物组成及营养状况有密切关系，在贫困地区膀胱结石多见，在营养水准高的人群上尿路结石发病较高，高动物蛋白的摄取可导致尿液中钙尿酸含量增加，高动物蛋白摄入增加了机体的酸负荷，使尿液 pH 下降，有利于尿酸沉淀，也使钙排泄增加，导致草酸钙的形成。而枸橼酸盐减少是促进尿石形成的重要原因。尿钙和尿酸是尿结石形成的物质基础。蔗糖食入过多，导致尿钙排泄增加可使尿结石高发。谷类、蔬菜、纤维食物摄入可降低肾结石的发病率。

(四)代谢和转输异常

结石与新陈代谢有关，如胱氨酸结石、含钙结石、尿酸结石和黄嘌呤结石等是由机体代谢产物形成。维生素 B_6 和维生素 B_1 在生成草酸上有重要作用，当有足够的维生素 B_6 和维生素 B_1 时大部分乙醛酸可转化为甘氨酸而大大减少草酸的生成，从而降低草酸钙的生成。机体内钙和磷的代谢，尿酸的代谢，枸橼酸的代谢和转输等都与尿石症形成有关。甲状旁腺代谢紊乱也与结石形成有关。

（五）泌尿系统自身原因

（1）泌尿系统梗阻：如肾盂积水、肾盂输尿管积水、输尿管畸形、前列腺增生、尿道狭窄梗阻使尿液潴留诱发结石形成。

（2）感染：泌尿系统感染后细菌及坏死组织可诱发结石形成。

（3）其他原因，如长期卧床患者，甲状旁腺功能亢进患者，痛风患者等易发生结石。

二、尿路结石的病理生理

尿路结石位于肾盂颈部梗阻，引起肾积水，并发感染影响肾功能，并使肾实质萎缩功能受损。梗阻严重可导致肾衰竭、尿毒症。多数输尿管结石是肾结石排出过程中停留在输尿管，输尿管在肾盂输尿管连接处、输尿管跨过髂血管处及输尿管膀胱壁处有三个狭窄处，结石沿输尿管下移时，常停留或嵌顿于这三个生理狭窄处，但以输尿管下 1/3 处最常见。尿路结石可引起泌尿系统损伤、梗阻、感染等。尿路梗阻及肾小管阻塞使肾小球囊内压升高，导致肾小球有效滤过压降低，炎症及损伤都可破坏肾小球滤过膜的完整性而导致通透性增加，引起血尿和蛋白尿。肾小管梗阻后缺血，并发感染引起肾小管上皮细胞变性坏死使肾小管重吸收、分泌和排泄功能障碍、肾浓缩功能降低而多尿，尿中出现蛋白质、红细胞、白细胞、管型等，血浆肌酐与血浆尿素氮也有所改变，使钠、钾、镁、钙、磷排泄异常，临床上有些患者表现为低钠血症、低钾血症、高钾血症、低蛋白血症、肾性贫血、下肢水肿、代谢性酸中毒。肾实质病变也可引起肾性高血压，肾功能不全，凝血机制障碍导致出血。

三、肾结石手术的麻醉

（一）肾结石的临床表现、诊断及治疗

1.临床表现

肾结石和输尿管结石又称上尿路结石，主要的临床表现为血尿和疼痛，其程度与结石部位，结石大小，有无感染，尿路梗阻有关。肾结石可引起肾区疼痛和肾区叩击痛，活动后出现上腹部或腰部钝痛。输尿管结石可引起肾绞痛，发作时表现为剧烈疼痛，疼痛可在腹部、上腹部或中下腹部，也可以放射至同侧腹股沟，同时伴有恶心、呕吐。肾结石患者大多数有肉眼血尿。如果结石并发肾盂肾炎、肾积脓或肾周脓肿时，患者可有发热、寒战等症状。

2.肾结石的诊断

结合病史、疼痛部位、疼痛性质、有无血尿进行诊断，实验室检查血尿阳性。B超、泌尿系统X线、CT、放射性核素肾显像及内镜检查有助明确诊断。发生肾绞痛时须与外科急腹症如异位妊娠、卵巢囊肿蒂扭转、急性胆囊炎鉴别诊断。

3.治疗

（1）药物治疗：包括碱化尿液，口服别嘌呤醇、枸橼酸钾、碳酸氢钠及改变饮食结构有治疗作用。在药物治疗中须大量饮水利尿并控制感染。中药金钱草、车前子有助于排石。

（2）微创手术：经皮肾镜取石或碎石术，经输尿管镜取石或碎石术，体外冲击波碎石术。

（3）手术治疗：传统的开放性尿路结石手术包括肾实质切开取石、肾盂切开取石、肾部分切除、肾切除、输尿管切开取石。

(二)术前准备和术前用药

1.术前准备

术前常规检查心电图、血常规、尿常规、肝功能、肾功能、胸部X线、凝血功能、电解质及酸碱平衡变化、尿素氮及血肌酐等。全面了解病史,根据全身各器官功能状态评定ASA分级,重点了解肾功能及肾结石对泌尿系统及全身影响。对于合并有心脏病、高血压、糖尿病、甲状旁腺机能亢进、肾性贫血、低蛋白血症患者,应给以相关积极治疗以提高麻醉安全性。泌尿系统感染患者术前应用抗生素控制感染。由于肾结石手术多在硬膜外麻醉下完成,采用侧卧位手术,术前应注意患者有无呼吸道感染、肺部疾病,保持良好的呼吸功能。

2.术前用药

术前酌情应用镇静、安定类药物使患者安静,消除对手术、麻醉的恐惧、焦虑和紧张心理,取得很好配合。麻醉性镇痛药可用于手术前有明显疼痛症状的患者,抗胆碱药以选择东莨菪碱为宜。

(三)肾结石手术的麻醉与管理

1.麻醉方法选择

传统的肾结石手术体位一般采用侧卧位,患侧在上,选择经腰切口。麻醉方法根据手术部位及方法,患者的全身状况,麻醉医师的经验或习惯及麻醉设备条件来选择。多数肾结石手术可在硬膜外麻醉下完成,且术后尚可进行患者自控硬膜外镇痛。硬膜外麻醉的效果确切不仅能满足手术的要求,而且交感神经阻滞后,肾血管扩张,血流增加,氧供增加,有利于保护肾功能。硬膜外麻醉可选择T_{10}～T_{11}椎间隙穿刺,向头端置管注药。局麻药可选择1.5%～2.0%利多卡因或0.75%～1.00%罗哌卡因,使阻滞平面达T_6～L_2,有较满意的麻醉效果。对于老年人、小儿,合并有严重心肺疾病的患者,手术难度较大的患者宜选择气管内插管全身麻醉,或全身麻醉联合硬膜外麻醉,全身麻醉用药参照肾肿瘤手术麻醉。

2.麻醉中监测

麻醉中应常规监测心电图、无创血压、心率、脉搏血氧饱和度、呼气末二氧化碳分压、中心静脉压和尿量。

3.麻醉管理及注意事项

肾结石手术多采用侧卧位,侧卧位时腰部垫高,对呼吸有一定的影响,使下侧肺的肺功能残气量减少,由于重力的影响肺血流也较多的分布于下侧肺,可造成肺通气/血流比值失调。故硬膜外麻醉中必须仔细观察患者呼吸变化,并做好对呼吸急救准备,保证侧卧位时呼吸道通畅。为使椎管内麻醉满意,并减轻手术牵拉反应,可使用镇痛、镇静药物,如芬太尼、丙泊酚、咪达唑仑等。实施全身麻醉时选用对肾功能、循环功能影响较小的药物。在麻醉前应建立通畅的静脉通路包括中心静脉导管置入,以保证术中输液和在术中发生大出血时快速补充血容量。围术期肾功能的保护,关键在于维持较好的肾灌注,避免发生低血压,在低血压时及时补充血容量,同时可用麻黄素、多巴胺等提升血压,保证肾脏的灌注。

四、经皮肾镜取石或碎石的麻醉

(一)经皮肾镜取石及碎石术

经皮肾镜取石术(percutaneous nephrolithotripsy,PCNL)采用微创肾镜或输尿管镜先建立皮肤到肾集合管系统的手术通道,俯卧位下选择在第12肋上缘或下缘腋后线区域,在B超引导下进行经皮肾穿刺，见尿液后置入导丝，用经皮肾扩张管通过导引钢丝，逐级扩张至 F16 留置扩张鞘，经鞘置入肾镜或输尿管镜来观察肾盂、肾盏、输尿管上段的结石。常规在经皮肾穿刺前应在膀胱镜下经输尿管内置入输尿管导管。在 B 超监视下采用超声碎石、弹道碎石或激光碎石设备进行碎石。

1.超声碎石

超声碎石是指频率在 10～20 kHz 的机械振动波，每次碎石间隔 0～15 秒。原理为以电压效应制成换能器，将电能转换成机械能，通过一个金属管即超声电极传递至电极远端的振动探头上，振动探头使结石发生高频共振而碎石。超声碎石由超声发生器、换能装置、碎石探头和负压吸引泵组成，超声碎石效能较低，是利用结石表面和激光头之间形成的气态等离子区膨胀产生的声学冲击波而碎石。目前用的钬(Ho:YAG)激光是利用氪闪烁光源激活嵌在钇-铝-石榴石晶体上的稀有元素钬而产生的脉冲式激光，激光 2 140 nm，组织穿透度<0.5 mm，脉冲发射时间 0.25 毫秒，钬激光功率为 20～100 W，能粉碎各种结石。由于钬激光可能会造成眼睛损伤，因此操作医师需戴防护眼罩。

2.弹道碎石

弹道碎石是将压缩空气产生的能量驱动碎石机手柄内的弹丸，以 12 kHz 频率击打和手柄相连的金属杆的底部，通过金属杆的机械运动冲击结石，是较理想的腔内碎石方法。探头直径 0.8～2.0 mm，输出能量 80～100 MJ，是超声碎石能量的 50 倍。

(二)经皮肾镜取石的体位

经皮肾镜取石术多采用俯卧位，这种体位可使术者有一个好的操作空间，易选择合适的穿刺部位，但俯卧位时由于身体重力压迫胸腔导致肺功能残气量及肺活量下降，同时因腹垫的影响，使下腔静脉及髂静脉受压，回心血量减少，前负荷降低，可引起循环功能的紊乱，尤其是对肥胖患者及肺功能障碍患者影响更大。

对于肥胖、心肺功能障碍、脊柱后凸患者可选择侧卧位，由于腰桥升起后使患者头侧和臀部向下降，腰部向上凸，导致肋骨和髂嵴间距改变，有利于手术操作，出现并发症时能及时行开放手术。

采取平卧位，体位舒适，对患者血流动力学及呼吸功能影响小，有利于高危手术患者在麻醉中观察和处理。但此体位在经皮肾穿刺时结肠损伤的概率增大。

(三)经皮肾镜取石麻醉

1.麻醉前准备

麻醉前做好患者心理及体位指导工作，并了解患者心肺功能、凝血功能、肝肾功能、电解质平衡状况。对合并有糖尿病、高血压、心律失常、贫血者术前给予相应治疗。常规进行心电图、血常规、尿常规、凝血功能检查。

2.麻醉方法选择

经皮肾镜的取石术多采用二期手术。第一期的经皮肾造瘘术可在放射科或手术室进行，采用局部浸润麻醉或硬膜外麻醉；第二期的取石、碎石术在造瘘后几天进行，可采用硬膜外麻醉或气管插管全身麻醉。

(1)硬膜外麻醉：选择 T_{10}～T_{11} 椎间隙穿刺，向头置管注药，应用 1.5%～2.0%的利多卡因或 0.50%～0.75%的罗哌卡因，使脊神经阻滞范围在 T_5～L_2，术中常规吸氧，为使麻醉满意可辅助咪达唑仑或芬太尼等镇静、镇痛类药物。也可选择 L_2～L_3 及 T_{10}～T_{11} 椎间隙两点穿刺置管双管给药，先给2%的利多卡因3～5 mL试验量，出现阻滞平面后再给0.50%～0.75%的罗哌卡因，但要掌握局麻药剂量，防止麻醉平面过宽。也可选择T_{10}～T_{11}硬膜外穿刺置管，然后选用针内针法行L_3～L_4蛛网膜下腔阻滞，使麻醉平面上界达T_7～T_8，下界达S_5，如果手术时间长可从硬膜外导管给药，这种方法镇痛、肌松好。

(2)气管内插管全身麻醉：适宜于老年人、小孩、合并心肺疾病、凝血功能异常的患者及双侧行经皮肾镜取石或碎石的患者。

(3)经尿道黏膜浸润麻醉：目前常用1%～2%丁卡因或2%～4%利多卡因。这种麻醉方法可以完成输尿管下段结石气压弹道碎石术。采用尿道黏膜浸润麻醉结合经皮肾穿刺点的局部麻醉也可以完成B超引导的微创经皮肾镜取石术。在行局麻时穿刺点的局部浸润麻醉要充分并达到肾包膜，但须掌握局麻药的浓度及剂量。在局部麻醉下患者会有不同程度的疼痛，感到不舒适，术中需用镇痛药。

3.麻醉中管理

麻醉中监测：心电图、无创血压、SpO_2、$PETCO_2$、心率等，并准备好麻醉机，气管插管用具，急救药品。

经皮肾镜取石或碎石术实施过程中患者应先于截石位经尿道行输尿管镜下置入输尿管导管，然后改为俯卧位或侧卧位进行手术。术中体位变化、俯卧位或侧卧位时垫物放置不合适，除了患者感到不舒适外，也会引起呼吸循环功能的变化。因此要仔细观察患者呼吸及血压变化，注意治疗中灌注液的用量，如果灌注液吸收过多，应给以呋塞米5～20 mg。术中使用的灌注液应加温至37 ℃，因为麻醉及低体温可能引起寒战导致氧耗增加，诱发心、肺并发症。寒战时可用地塞米松、曲马多等药物治疗。在行蛛网膜下腔阻滞麻醉时控制麻醉平面不要过宽。

4.并发症及防治

(1)肾损伤、肋间血管损伤、肾门处血管损伤可引起术中出血，应严密观察，及时补充容量。

(2)胸膜腔损伤，胸膜腔损伤与经皮肾穿刺有关，可造成气胸、血胸，表现为呼吸困难，可放置胸腔闭式引流。

(3)稀释性低血钠血症，由于治疗中灌注液大量吸收，可造成稀释性低钠血症（血钠<120 mmol/L)，引起中枢神经系统症状，表现为头痛、头晕、意识障碍、恶心等，进一步发展为昏睡、昏迷。因此术中注意灌注液的入量和出量，限制液体入量，监测血电解质变化，并给以利尿剂等治疗。

(4)渡边道哉报道行肾镜取石的并发症除出血、气胸外还会出现发热、感染、败血症和心搏骤停，建议在俯卧位手术最好选择气管插管全身麻醉，有利于出现意外时能及时复苏治疗。

(5)结肠损伤，经皮肾镜通道建立过程中会损伤结肠，出现腹胀、腹膜感染等征象，需手术探查治疗。

五、体外冲击波碎石的麻醉

(一)体外冲击波碎石的原理

体外冲击波碎石（extrocorporpeal shock wave lithotripsy ESWL）通过X线或B超对结石进行定位，利用高能冲击波聚焦后作用于结石，使结石裂解，是目前泌尿结石首选的治疗方法。目前第一代碎石机还在很多研究所使用，由于在治疗中患者身体需要部分浸没于水中，在碎石中多采用全麻或硬膜外麻醉，又因水浴及水浴温度影响而产生明显的心血管和呼吸系统的改变。因此，第二、三代碎石机通过改进问世，有许多优点，首先是没有水槽，避免了患者侵入水中引起的问题，另外，冲击波聚焦后，引起的疼痛较轻，更安全，患者在治疗中更舒适。

(二)体外冲击波碎石的适应证及禁忌证

1.适应证

体外冲击波碎石适用于肾、输尿管上段结石。输尿管下段结石的治疗仍选用输尿管镜。

2.禁忌证

(1)全身性出血性疾病、心力衰竭、严重心律失常、妊娠、腹部安置心脏起搏器患者。

(2)极度肥胖患者结石定位困难，并且这些患者还常伴有高血压、缺血性心脏病、糖尿病。ESWL 治疗产生的不良反应的风险大。

(3)急性尿路感染不宜碎石，否则易发生炎症扩散甚至导致败血症。

(4)结石远端尿路梗阻。

(5)合并有腹主动脉瘤或肾动脉瘤患者不宜行 ESWL，在碎石时可能导致瘤体破裂。

(三)体外冲击波碎石的麻醉

1.术前准备

术前一天服缓泻剂，清洁肠道以减少肠内积气及粪便。治疗当日禁食，治疗前让患者了解碎石的方法，麻醉方法及体位的摆放。解除恐惧心理，争取主动配合。ESWL 前掌握泌尿系统的病情，通过腹部平片、B 超、尿路造影全面了解结石部位、大小、数量等，做好相关检查，如心电图、肾功能、凝血功能、血常规、尿常规、血小板计数，以及全身情况。

2.体外冲击波碎石的体位

碎石治疗时的体位有仰卧位和俯卧位两种。仰卧位时背部靠板可略竖起，下肢稍屈曲，并略向左或右倾斜，这种体位姿势使输尿管中、下段结石特别是位于骶髂骨前方的结石碎石难度增加。因此目前对输尿管中、下段的结石碎石采用俯卧位。由于碎石机改进、治疗床代替了体位架，水囊代替了水槽使患者侵入水中的部位减少，并发症也随之减少，患者在碎石中更舒适。

3.碎石术中监测

在碎石术中应监测心电图、心率、血压、脉搏血氧饱和度。观察患者在治疗中循环、呼吸功能变化。

4.麻醉方法

在第一代水浴型的碎石机下碎石的患者常采用气管插管全身麻醉或硬膜外麻醉，患者浸入水中有较明显的心血管和呼吸系统功能改变，引起中心静脉压升高和肺动脉压升高，当患者在水浴中浸没到锁骨位置时引起呼吸功能改变，功能残气量和肺活量下降，肺血流量增加，发生通气/血流比例失调和缺氧。水浴的温度也明显影响患者的体温。有统计表明在碎石术中全麻、硬膜外麻醉、蛛网膜下腔麻醉中低血压的发生率分别为 13%、18%和 27%。

在新一代碎石机用于临床治疗后，因为能量低、聚焦、引起疼痛较轻，更加安全有效。因此丙泊酚、芬太尼、瑞芬太尼及咪达唑仑，清醒镇静麻醉及肋间神经阻滞联合局麻药乳膏表面麻醉为优先选择的麻醉方法。小孩的碎石术麻醉以选择气管插管麻醉或喉罩下全身麻醉，便于呼吸管理。Joo 在 ESWL 术中应用瑞芬太尼 10 μg/mL 及瑞芬太尼 10 μg/mL 并用丙泊酚 5 mg/mL 分二组实施患者自控镇静(patient-controlled seda tion，PCS)都能达到满意效果，术后 70 分钟患者就可回家。Coloma 在 ESWL 术中做了全麻与监测下麻醉管理(monitored anesthesia care，MAC)二组比较，MAC 组用丙泊酚 50～100 μg/(kg·min)，瑞芬太尼 0.05 μg/(kg·min)；而全麻组用丙泊酚、瑞芬太尼诱导后放置喉罩控制呼吸，麻醉维持用七氟醚（2%～4%）和氧化亚氮，二组均使镇静评分（observer's assessment of alertness/sedation，OAA/S）维持在2～3分钟。结果两组患者术后恢复快，但认为七氟醚组清醒程度优于MAC组。阿芬太尼静脉靶控输注在ESWL的应用也达到了很好镇痛效果。丙泊酚和短效的阿片类药物应用使MAC及靶控技术在体外冲击波碎石术的麻醉更加优越。

针刺麻醉在ESWL的镇痛作用是有效的，可选用合谷、足三里、足临泣等穴位，用针麻仪刺激，调节频率及强度。也可以在穴位注射1%利多卡因2～4 mL，针刺麻醉安全，简便，镇痛效果好，术中循环、呼吸功能稳定。针刺镇痛机理为刺激中枢神经系统产生类内啡肽物质，使感觉中枢对疼痛刺激性降低，提高周围神经末梢对疼痛刺激的痛阈。

5.并发症的防治

（1）血尿，体外冲击波碎石治疗后患者会出现血尿。一般卧床休息，给予止血治疗。

（2）肾血肿是ESWL后较严重的并发症，出血性疾病患者行ESWL治疗后肾血肿发生率较无出血性疾病高出20%～40%，因此应掌握治疗适应证。

（3）碎石过程中碎石波可诱发心律失常，报道发生率为10%～14%。早期碎石机使人体侵入水中过多易引起血流动力学及呼吸改变，使血压下降，现改为水囊或小水盆，对循环呼吸影响较小，心律失常已少见。

（邱翠苹）

第五节　前列腺疾病手术的麻醉

前列腺由四个紧密相连的完整区域组成，即前区、外周区、中央区和前列腺前区。每个区又由腺体、平滑肌和纤维组成。所有区都被包在一个包膜里。前列腺血供丰富。动脉和静脉穿过前列腺包膜，在腺体内分支。静脉窦邻近包膜而且非常大。在40岁左右，前列腺区的前列腺组织即开始有结节增生，形成中叶、侧叶和后叶，中叶和后叶与尿道梗阻有密切关系。前列腺和前列腺段尿道接受交感和副交感神经的支配，这些神经来自由副交感神经盆丛发出的前列腺丛，而副交感神经盆丛又有下腹丛神经加入，这些脊神经主要来源于腰骶段。

前列腺手术多见于60岁以上老年男性患者。近年来，随着前列腺增生（BPH）的发病率逐渐上升，各种治疗BPH的术式也在不断地发展和改良。常见的术式有经腹或会阴前列腺切除术（开放手术）、经尿道前列腺电切术（TURP）、经尿道前列腺汽化电切术（TVP）、经尿道前列腺等离子电切术（PKRP）等。目前最常用的是TURP、TVP、TURP＋TVP和PKRP等术式。但如果腺体过大就须做开腹切除。高龄前列腺增生患者身体的机能呈进行性退化，各器官存在不同程度的病理变化，重要器官的代偿功能下降，对手术、麻醉耐受力差，麻醉风险大。

一、经腹前列腺切除术的麻醉

经腹前列腺手术适用于前列腺巨大肿瘤的切除，可在区域阻滞或全身麻醉下进行。这类手术患者多为老年人，且常合并有心脑血管病、糖尿病或慢性肺功能不全等疾病。部分患者还伴有不同程度的尿路梗阻，肾功能不同程度的损害，给麻醉和手术带来一定的困难。

对于一般情况较好的患者，可以考虑在蛛网膜下腔阻滞、硬膜外阻滞或腰-硬联合阻滞麻醉下完成手术。椎管内阻滞的优点不仅在于术后并发症少，而且由于骶部副交感神经亦被阻滞，前列腺部血管收缩，失血得以减少。但对此类患者施行椎管内阻滞时，麻醉平面应严格控制在 T_8 以下，否则血流动力学难以稳定。同时术中要保证静脉输液通路畅通，要密切观察失血量及内环境的变化，及时输血、输液补充血容量，以维持血流动力学的稳定。而对于全身情况较差尤其是合并心血管功能不全者，或者合并脊柱畸形及椎管内麻醉失败者应采用气管内全身麻醉。

经腹前列腺切除手术对患者侵袭性大，手术部位较深，前列腺血运丰富并与周围粘连，术中出血较多。术中失血主要发生于前列腺剥出时，由于失血较为集中，因此可对病情有不同程度的影响。所采用手术方式的不同，失血量也可有明显的差别，如采用缝合前列腺被膜的术式时，失血量常可较不缝合者显著减少。同时术中还常常挤压前列腺，能使腺体内含有的胞浆素原活化，大量进入血液循环，将血液内的胞浆素原转化为胞浆素，从而产生血纤维蛋白溶解现象，导致术中、术后渗血增多、血压下降。遇此情况时，除彻底电凝或压迫止血外，可输注新鲜血或纤维蛋白原，并给予肾上腺皮质激素处理。术后患者创面都有不同程度的渗血，创面血管即便已有血栓形成，但由于尿内激酶有使溶纤维蛋白系统激活的能力，从而使已形成的凝血块重新溶解，以致形成术后的大量渗血。6-氨基己酸具有抗纤溶作用，因此可以避免尿激酶的不利影响，减少失血量，但近年来由于有前列腺手术使用 6-氨基己酸后发生脑血管栓塞及心肌梗死的报道，已不再强调 6-氨基己酸的应用。实际上，防止术中、术后出血的关键仍在于术中彻底止血。药物止血的理论虽很有吸引力，但实际掌握起来有一定的困难。

二、经尿道前列腺电切术的麻醉

经尿道前列腺电切术（TURP）由于有不开刀、创伤小、恢复快、并发症少和安全性大的优点而容易被患者所接受，是治疗前列腺增生症（BPH）的有效方法。但由于此类手术多为高龄患者，机体各重要器官存在不同程度的病理变化，各器官的代偿和贮备功能降低，对手术和麻醉耐受力差，麻醉风险较大。大量临床观察认为，TURP 麻醉不同于一般日常麻醉。因此，术前应详细询问病史，完善各项检查，术前及时处理各种并发症，对于合并心律失常、心力衰竭、高血压、糖尿病及水、电解质、酸碱平衡紊乱的老年患者应先由内科会诊，进行有效的治疗，而后再行手术，可大大提高麻醉和手术的安全性。如对高血压患者行降压治疗，将血压最好控制于 18.7/10.7 kPa（140/80 mmHg）左右才行手术治疗；并发糖尿病患者术前应将血糖控制在 8.3 mmol 以下时再进行 TURP 手术；对有肾功能不全者给予护肾治疗，当血清肌酐水平降至 300 μmol/L 时，再行 TURP 手术治疗。

经尿道前列腺切除可根据病情选择蛛网膜下腔阻滞、硬膜外阻滞、腰-硬联合阻滞、骶管阻滞或全身麻醉下进行。椎管内阻滞可提供良好的肌肉松弛，给术者提供有利操作条件；全身麻醉可以消除患者紧张情绪，亦可提供肌肉松弛条件，利于膀胱适当充盈，便于观察视野。以前 TURP 的麻醉主要是选择硬膜外阻滞，而近年来腰-硬联合阻滞可以同时发挥两种麻醉方法的优点，减少或克服各自的缺点和不足，在临床得到广泛的应用。硬膜外阻滞穿刺点可选择在 $L_1 \sim L_4$ 椎间隙，腰-硬联合阻滞通常选择在 $L_2 \sim L_4$ 椎间隙。局麻药可选择利多卡因、丁哌卡因、罗哌卡因和左旋丁哌卡因等药物。麻醉平面控制在 T_{10} 以下，减少因麻醉平面过高所引起的并发症。椎管内阻滞可增加膀胱的容量，便于手术操作。但椎管内阻滞需要注意：老年患者脊柱僵硬，韧带钙化增加了操作难度；老年人硬膜外间隙的容积较小，椎间孔狭窄，因而麻醉平面易于扩散，要注意剂量的调整；另外，阻滞平面以下小血管张力下降，可能增加术中出血倾向和灌注液吸收倾向。

而全麻易掩盖TURP综合征等手术并发症，术中、术后麻醉并发症也较多，通常只有在椎管内阻滞失败后才考虑应用。

前列腺切除手术患者的麻醉管理，需重视老年人病理生理特点及合理选择麻醉方法，要加强术中麻醉管理。老年前列腺切除患者麻醉管理有如下特点：手术的全程要加强呼吸、血压、心率、脉搏、血氧饱和度监测。保证整个手术全程吸氧，维持呼吸和循环功能的稳定。老年人由于全身脏器功能减退，术前合并症多，心肺功能储备差，动脉硬化是组织变化的必然趋势，临床表现血压升高，心排血量减少，麻醉危险性增高，尤其是高血压患者，要避免血压大幅度波动。前列腺切除术患者易于发生深静脉血栓，究其原因可能与高龄、合并恶性肿瘤、心脏疾病、静脉曲张和肥胖等因素有关。椎管内阻滞是比较适合老年前列腺切除患者的麻醉方法，椎管内阻滞后由于阻滞了交感神经，血管扩张作用使血流阻力下降，扩容作用能使血液稀释，血液黏滞度下降，使血流加速，有防止红细胞聚集，改善循环功能的作用。此外，椎管内麻醉期间患者可保持清醒合作，而且术中管理方便，有术后恢复快、并发症少的优点。

老年人对失血和失水的耐受性差，应根据术前、术中的病情选择液体种类。入室后尽早补液，可使有效循环血容量增加，并可纠正由于阻滞区域血管扩张引起的血压下降。要结合患者心肾功能状况补充液体，若有心肾功能损害补液切忌过快过量，以防心力衰竭、肺水肿的发生。术中要高度重视呼吸功能的监测。老年人功能残气量增加，肺组织弹性减少，肺顺应性下降，呼吸功能减弱，肺活量减少，对缺氧的耐受性较差。术中尽量少用镇痛、镇静类药物，因为此类药物对呼吸功能有明显影响。术中应保证氧供并重视心率、血氧饱和度监测，防止发生缺氧。维持血压平稳是麻醉处理的关键，血压波动剧烈如不及时处理可造成前列腺手术期间出血增多、心肌缺血，甚至心功能衰竭。术中发现病情变化时，要及时果断地采取措施，合理使用血管活性药物，尽量保证手术期间的血压平稳。此外，TURP术后患者常由于伤口疼痛及膀胱痉挛性收缩，强烈的尿急可引起患者的疼痛和烦躁，可引起继发性出血和引流管阻塞，通过静脉或硬膜外镇痛处理，可有效地缓解术后疼痛，且对运动阻滞程度轻，便于术后早期活动，可减少术后褥疮和下肢深静脉血栓形成的并发症。

三、前列腺癌根治手术的麻醉

前列腺癌在欧美是一常见恶性肿瘤，在我国较少见，但随着人口老龄化，前列腺癌的发病率有上升的趋势。前列腺癌的治疗有根治性手术切除及姑息性治疗（放射治疗、内分泌治疗、化疗及物理治疗）。前列腺癌根治手术的范围包括前列腺体和前列腺包膜，以达到消灭体内所有肿瘤组织的目的。以前常用经会阴前列腺切除术，近年普遍采用耻骨后前列腺癌根治术，前列腺、射精管、贮精囊和部分膀胱颈随同盆腔淋巴结一起切除。但近年来腹腔镜技术用于根治性前列腺癌手术有日渐增多的趋势。前列腺癌根治手术中最常见的问题是术中大量出血。术前自体血采集、使用重组红细胞生成素、术中急性等容性血液稀释都是减少患者对异体血需求的常用方法。早期术后并发症包括深静脉血栓形成、肺栓塞、血肿、浆液瘤和伤口感染，发生率为0.5%～2.0%。根治性前列腺手术时患者体位处于仰卧位、背部过伸和耻骨高于头部的特伦德伦伯格体位，此体位易发生空气栓塞。

硬膜外阻滞、蛛网膜下腔阻滞、腰-硬联合阻滞、全身麻醉都可用于这种手术。但目前国内外普遍采用硬膜外阻滞复合全身麻醉这种联合麻醉方式，主要是利用硬膜外阻滞的良好镇痛作用，再加上全麻的辅助或控制呼吸作用，使麻醉更加平稳与安全。既往的研究证实，实施硬膜外阻滞或硬膜外阻滞复合全身麻醉保留自主呼吸时，中心静脉压和外周静脉压低于间歇正压通气的患者，这就是间歇正压通气者的出血量多于自主通气者的原因。与全麻相比，椎管内阻滞或复合全身麻醉可降低患者术后血液的高凝状态，因此可降低术后血栓栓塞的风险。另外，硬膜外阻滞的超前镇痛可降低术后疼痛和对镇痛的要求，也能更好地维持神经内分泌反射的稳态，肠道功能也比全麻恢复快。随着腹腔镜用于根治性耻骨后前列腺切除术的增多，单独椎管内阻滞已无法满足手术和患者的要求，故以选用全麻为宜。术后镇痛对老年患者尤为重要，可使患者早期活动减少术后并发症，促进伤口愈合，缩短住院日和减少经济负担。

(邱翠苹)

第十二章

骨 科 麻 醉

第一节 骨科手术麻醉的特点

运动系统由骨、骨连结和骨骼肌三种器官组成，此系统疾病的手术多在骨科进行，因此此处主要讲述骨科手术麻醉。

一、骨科手术体位影响

骨科手术常要求多种体位，常用的体位有仰卧位、侧卧位、俯卧位、侧俯卧位、沙滩椅体位等。若体位不合适、卧位垫放置不合理或术中管理不当，都有可能导致术后相关并发症发生。

(一)呼吸系统并发症

随着近年来骨科手术采用俯卧位的增加，给麻醉管理带来一定的困难，也增加了呼吸系统并发症的发生概率。俯卧位时患者的胸廓活动受到限制，潮气量、肺活量、功能残气量及胸廓-肺顺应性均显著降低，易造成肺通气不足。因此安置俯卧位时，应取锁骨和髂骨为支点，胸腹离开手术台，以减轻体位对呼吸功能的影响。麻醉选择气管内插管全身麻醉较为安全。麻醉期间适当增加通气量，同时监测呼末二氧化碳以避免通气不足的发生。

全身麻醉气管内插管后由于体位的变化，比如当患者头转向一侧，或经后路颈椎手术安置头位时，均可能发生气管导管扭曲、梗阻、脱管等意外，因此，气管导管插入的深度应适当，固定要牢固可靠，导管选择有螺纹钢丝的加强气管导管，在翻身及手术体位固定后需立即检查导管的位置，以确保人工气道通畅。

(二)循环系统并发症

血压下降最为常见。麻醉患者术前禁食，麻醉后血管扩张等导致血容量相对不足。当体位突然变化时，可能引起血流动力学的改变，出现血压骤降，严重者可导致心搏骤停。因此，在改变体位前，尽可能补足患者的血容量，并密切观察血流动力学的变化，及时给予正确处理。此外，俯卧位手术时，因支垫物放置不当，压迫腔静脉、肝脏及心、肺，影响静脉回流及心排血量，引起血压下降或静脉回流不畅造成术野出血。截石位膝部约束过紧，支架长时间压迫动脉、静脉，可致血栓形成及肢体缺血性改变。

(三)神经及眼部损伤

上肢过度外展、外旋或托手臂支架较硬，长时间牵拉压迫神经均可造成颈丛、臂丛或尺、桡神经的损伤，这种损伤大多是暂时的，经休息可恢复。颈椎手术时，麻醉操作或安置体位不当，也可造成颈髓损伤。俯卧位手术因头部铺垫可能压迫眼球软组织造成眼部软组织损伤，压迫眼球可诱发眼心反射，使心率减慢，或发生急性青光眼、失明等。因此，安置骨科手术体位时，需考虑周全，既便于术野显露及操作，又要避免并发症的发生。

二、出血与止血带影响

(一)出血对患者的影响

骨组织的血运丰富，创面渗血较多，尤以骨断面和骨髓腔往往渗血难止。影响出血的其他因素，如手术部位、术中操作、手术时间长短、患者体质和术中血压调控等，术前需综合考虑。机体对失血有一定的代偿能力，失血量小于全身血容量的15%～20%时，可输电解质溶液及血浆代用品等，失血量超过血容量的30%时，应给予输血。如短时间内失血超过血容量的10%，即可出现微循环灌注不足，细胞代谢功能障碍，如不及时纠正，可能会发展为多器官的功能障碍或衰竭。因此，维持血流动力学稳定是手术麻醉的安全保障。输血虽是一种有效的治疗措施，但也会引起一定的并发症，如输血反应、感染、传染疾病、凝血障碍等，必须引起临床医师足够重视。

(二)止血带的应用

四肢手术应用气囊充气止血带可减少术中出血并为术者提供清晰的手术视野。止血带使用不当可产生严重的并发症，首先放置止血带的部位应正确，上肢患者应放置在上臂中上1/3处，下肢患者应放置在大腿根部近腹股沟处。使用前须对止血带仔细检查，观察气囊接触皮肤的面是否平整，否则充气后可引起皮肤水泡，其次检查充气囊是否漏气等，充气前应先抬高肢体，并用驱血带驱血，再充气到一个适合的压力，一般上肢需高于收缩压4.0～6.7 kPa(30～50 mmHg)，下肢须高于6.7～9.3 kPa(50～70 mmHg)。止血带充气时间上肢为1小时，下肢以1.5小时为限，若须继续使用，应先松气5～10分钟再充气，以免发生神经并发症或肌球蛋白血症。若止血带充气压力过大，时间过久，尤其在麻醉作用不够完善时，极易出现止血带反应，为肢体缺血引起，多数患者难以忍受，烦躁不安，即使使用全身麻醉药物也难以控制。另外，松止血带时由于驱血肢体血管床突然扩大及无氧代谢产物经静脉回流循环，抑制心肌收缩，偶出现“止血带休克”，临床表现出汗、恶心、血压降低、脉搏增快，周围血管阻力降低、血钾升高和代谢性酸中毒，此时除补充血容量外，必要时给予缩血管药物。

三、骨水泥影响

骨黏合剂(又称骨水泥)为高分子聚合物，由粉剂聚甲基丙烯酸甲酯与液状甲基丙烯酸甲酯单体构成，在人工关节置换术时为加强人工关节的稳定性，增加关节的负重力和促进患者术后早期活动，在人工假体置入前常先将骨黏合剂填入骨髓腔内。在使用时将粉剂与液状单体相混合成面团状，置入骨髓腔及髋臼内，10分钟左右即能凝固而起固定作用。单体成分复杂，给动物静脉注射单体时，可出现周围血管扩张、低血压和心动过速，剂量较大时可引起肺水肿和出血，甚至死亡。在手术中截除的骨面使一些静脉窦开放，髓腔被骨水泥封闭，加之热效应，髓内压急剧上升，使得髓腔内脂肪，气体或髓颗粒被挤入静脉进入肺循环，引起肺栓塞。目前临床上用骨水泥枪高压冲洗以去除碎屑，骨水泥从底层开始分层填满髓腔，这样易使空气从髓内逸出以减少空气栓塞的发生率，也可以从下位的骨皮质钻孔，并插入吸引管，以解除髓内压的上升，以期降低并发症的发生。

临床上应用骨黏合剂时，有部分患者出现一过性低血压，但能很快恢复。对于血容量不足或心血管功能较差、高龄的患者，血压降低则更为显著，须提高警惕，采用预防措施，防止出现严重低血压甚至心搏骤停。在填塞骨黏合剂前应常规补充血容量，给予小剂量血管活性药物使血压调整到术前水平，在填塞骨黏合剂前尽量避免追加麻醉药以免引起血压下降与骨黏合剂的不良反应协同，采取以上措施多数患者能够安全度过骨水泥期。一旦发生明显的低血压状态，要及时使用缩血管药物纠正低血压，必要时联合用药，低血压状态持续较久将出现不可逆转的改变或意外发生。

四、脂肪栓塞综合征和深静脉血栓

(一)脂肪栓塞综合征

脂肪栓塞综合征是外伤、骨折等严重外伤的并发症。自 Zenker 首次从严重外伤死亡病例肺血管床发现脂肪小滴和 Bergmann 首次临床诊断脂肪栓塞以来，虽然有不少人从不同角度进行过研究，但因其临床表现差异很大，有的病例来势凶猛，发病急骤，甚至在典型症状出现之前即很快死亡，有的可以没有明显的临床症状，只是在死后尸检发现。因此直至近几十年对其病理生理才有进一步的认识。Bagg 等认为该综合征是骨折创伤后 72 小时内发生的创伤后呼吸窘迫综合征。创伤早期如出现心动过速，体温升高超过 38 ℃，动脉氧分压下降以及肺部出现“暴风雪”阴影等特殊征象，可以确诊。

脂肪栓塞定义为在肺实质或周围循环中出现脂肪滴。主要病因是伤后骨髓暴露，骨折部位移动促使脂肪细胞释放出脂肪滴，进入血液循环，使脏器和组织发生脂肪栓塞。主要表现在肺或脑血管的栓塞，导致低氧血症，脑水肿，可出现中枢神经症状：意识不清，神志障碍甚至昏迷。

在髋和膝的人工关节置换术中，由于髓内压骤升，可使脂肪滴进入静脉，因此在手术期间也有发生脂肪栓塞的可能，必须予以高度重视。一旦患者出现原因不明的胸痛、胸闷、呼吸困难、气促及心动过速、血压下降、低氧血症或神志障碍、嗜睡及昏迷，并拍摄胸片，发现“云雾状”或“暴风雪状”典型肺部影像，就可以确诊脂肪栓塞，应尽早治疗。

脂肪栓塞的治疗主要是纠正低氧血症和维持血流动力学的稳定，抑肽酶或大剂量肾上腺皮质激素有一定疗效。

1.呼吸支持

呼吸支持可以经鼻管或面罩给氧，使氧分压维持在 9.3～10.7 kPa(70～80 mmHg)即可，创伤后 3～5 天内应定时血气分析和胸部 X 线检查。如有呼吸困难可先行气管内插管，病程长应气管切开。进行性呼吸困难，低氧血症患者应尽早行呼吸机机械辅助通气。

2.维持有效循环血容量

补充有效循环容量纠正休克，有条件应补充红细胞和清蛋白，保障血液携氧能力和维持血液胶体渗透压，减少肺间质水肿。如果血压正常，无休克状态，液体出入量应保持负平衡。

3.药物治疗

(1)激素：主要作用是保持活性膜的稳定性，减轻或消除游离脂肪酸对呼吸膜的毒性作用，从而降低毛细血管通透性，减轻肺间质水肿，稳定肺泡表面活性物质的作用。因此在有效的呼吸支持治疗下血氧分压仍不能维持在 8.0 kPa(60 mmHg)以上时，可使用激素。一般采用大剂量氢化可的松，每天 1.0～1.5 g；或每天地塞米松 10～20 mg，用 2 天后逐渐减量。

(2)抑肽酶：主要作用是降低骨折创伤后一过性高脂血症，防止脂栓对毛细血管的毒性作用，抑制骨折血肿内激肽释放和组织蛋白分解，减慢脂滴进入血流速度，治疗剂量，每天抑肽酶100万U。

(3)高渗葡萄糖：单纯高渗葡萄糖，葡萄糖加氨基酸，或葡萄糖加胰岛素，对降低儿茶酚胺的分泌，减少体内脂肪动员，缓解游离脂肪酸毒性均有一定效果。

(4)清蛋白：能与游离脂肪酸结合，使其毒性降低，有条件者可以应用。

(5)其他药物：如肝素、右旋糖酐、乙醇、去脂己酚等，但作用尚未肯定。

4.辅助治疗

(1)脑缺氧的预防：保护脑功能，减少脑组织和全身耗氧量，降低颅内压，防止高温反应等，给予头部降温或进行冬眠疗法。更重要的是纠正低氧血症。

(2)预防感染：可按常规用量，选用适当抗生素。

(3)骨折的治疗：需根据骨折的类型和患者的一般情况而定，对严重创伤患者可做临时外固定，对病情许可者可早期行内固定。

(二)肺血栓栓塞症(PTE)与深静脉血栓形成(DVT)

PTE与DVT实际上是一个疾病的两个方面，因为肺血栓栓塞症的血栓主要来源于深静脉血栓，近来人们倾向将两者合称为静脉血栓栓塞症。肺血栓栓塞主要发生在关节置换术后，术后7天内是深静脉血栓形成的高危阶段，深静脉血栓形成主要发生在下肢，在髋部手术后深静脉血栓形成高达45%～70%，其中3.6%～12.9%可引起致命的肺血栓栓塞症，但也偶有发生在麻醉期间。下肢骨折或手术后因活动受限，患者常须卧床休息，特别是老年及肥胖患者，其下肢血流缓慢而致静脉血淤滞，深静脉炎及创伤后的应激反应引起血液高凝状态，易使下肢深静脉血栓形成。

肺血栓栓塞所致病情的严重程度取决于以上机制的综合作用，栓子的大小和数量、多个栓子的递次栓塞间隔时间、是否同时存在其他心肺疾病、个体反应的差异及血栓溶解的快慢，对发病过程和预后有重要影响。

1.常见症状

呼吸困难、胸痛、晕厥、烦躁、咯血、咳嗽、心悸，临床上有时出现所谓的“三联征”，即同时出现呼吸困难、胸痛及咯血。

2.常见体征

(1)呼吸系统：呼吸频率快，发绀，双肺可闻哮鸣音，湿啰音，偶有胸膜摩擦音或胸腔积液的相应体征。

(2)心脏体征：心率快，P_2亢进及收缩期杂音，三尖瓣反流性杂音，心包摩擦音或胸膜心包摩擦音，可有右心衰竭表现。

(3)下肢静脉炎或栓塞的体征：不对称性肢体肿胀，局部压痛及皮温升高。

3.辅助检查

(1)血气分析：常提示*D*-二聚体强阳性(>500 mg/L)，PaO_2下降。

(2)胸片：典型的改变是呈叶段分布的三角形影，也可表现为斑片状影、盘状肺不张、阻塞远端局限性肺纹理减少等，小的梗死者X线片完全正常。可合并胸腔积液和肺动脉高压出现相应的影像学改变。

(3)心电图检查：急性肺栓塞的典型ECG改变是QRS电轴右偏，肺型P波，Ⅰ导联S波加深，Ⅲ导联有小q波和T波倒置。但典型改变的阳性率低，仅见于大块或广泛的栓塞。多于发病后 5～24 小时出现，数天至 3 周后恢复，动态观察有助于对本病的诊断。

(4)超声心动图：可见心室增大，了解肺动脉主干及其左右分支有无阻塞。

(5)快速螺旋 CT 或超高速 CT 增强扫描：可显示段以上的大血管栓塞的情况。

(6)磁共振：可显示肺动脉或左右分支的血管栓塞。

(7)放射性核素肺通气/灌注(V/Q)扫描：是目前常用的无创性诊断 PTE 的首选方法。典型的改变是肺通气扫描正常，而灌注呈典型缺损(按叶段分布的 V/Q 不匹配)，对亚段以上的病变阳性率＞95%。

(8)肺动脉造影(CPA)：CPA 是目前诊断 PTE 最可靠的方法，可以确定阻塞的部位及范围程度，有一定创伤性。适应临床症状高度可疑，肺通气灌注扫描不能确诊又不能排除，准备做肺栓子摘除或下腔静脉手术者。

(9)下肢深静脉检查：血管超声多普勒检查和放射性核素静脉造影可发现下肢血栓形成。

4.鉴别诊断

由于 PTE 的临床表现缺乏特异性，易与其他疾病相混淆，以至临床上漏诊与误诊率极高。做好PTE 的鉴别诊断，对及时检出、诊断和治疗有重要意义。

(1)冠状动脉粥样硬化性心脏病：一部分 PTE 患者因血流动力学变化，可出现冠状动脉供血不足，心肌缺氧，表现为胸闷、心绞痛样胸痛，心电图有心肌缺血样改变，易误诊为冠心病所致心绞痛或心肌梗死。冠心病有其自身发病特点，冠脉造影可见冠状动脉粥样硬化、管腔阻塞证据，心肌梗死时心电图和心肌酶水平有相应的特征性动态变化，PTE 与冠心病有时可合并存在。

(2)肺炎：当 PTE 有咳嗽、咯血、呼吸困难、胸膜炎样胸痛，出现肺不张、肺部阴影，尤其同时合并发热时，易被误诊为肺炎。肺炎有相应肺部和全身感染的表现，如咳脓性痰、寒战、高热、外周血白细胞显著增高、中性粒细胞比例增加等，抗菌治疗可获疗效。

(3)特发性肺动脉高压等非血栓栓塞性肺动脉高压：特发性肺动脉高压则无肺动脉腔内占位征，放射性核素肺灌注扫描正常或呈普遍放射性稀疏。

(4)主动脉夹层：PTE 可表现胸痛，部分患者可出现休克，需与主动脉夹层相鉴别，后者多有高血压，疼痛较剧烈，胸片常显示纵隔增宽，心血管超声和胸部 CT 造影检查可见主动脉夹层征象。

(5)其他原因所致的胸腔积液：PTE 患者可出现胸膜炎样胸痛，合并胸腔积液，需与结核、肺炎、肿瘤、心力衰竭等其他原因所致的胸腔积液相鉴别。其他疾病有其各自临床特点，胸腔积液检查常有助于做出鉴别。

(6)其他原因所致的晕厥：PTE 有晕厥时，需与迷走反射性、脑血管性晕厥及心律失常等其他原因所致的晕厥相鉴别。

(7)其他原因所致的休克：PTE 所致的休克属心外梗阻性休克，表现为动脉血压低而静脉压升高，需与心源性、低血容量性、血容量重新分布性休克等相鉴别。

5.治疗措施

(1)急救措施：宜进行重症监护卧床 1～2 周，剧烈胸痛者给止痛剂、镇静剂。纠正急性右心衰竭，防治休克。改善氧合和通气功能，吸氧或无创面罩通气，必要时气管插管人工机械通气。

(2)溶栓治疗：大面积 PTE 在 2 周内可以行溶栓治疗。活动性内出血、近期自发性颅内出血禁忌行溶栓治疗，手术、分娩、妊娠、活检、出血疾病、细菌性心内膜炎、严重高血压、近期的神经外科或眼科手术、近期曾行心肺脑复苏和严重的肝、肾功能不全等患者行溶栓治疗需慎重。

6.栓塞与麻醉

尽管麻醉期间肺栓塞颇为罕见，但在骨科手术麻醉期间仍有报道。施行椎管内麻醉时，可能由于椎管内麻醉神经根受阻滞，使下肢肌肉松弛、血管扩张，使存在于静脉内原先比较固定的栓子松动和脱落进入血液循环。另外，麻醉后因手术野消毒和手术操作等原因，增加肢体活动，有可能使血管内松动的栓子脱落。

临床表现为突然发作呼吸困难、气促、发绀，经吸氧后低氧血症无明显改善，大汗淋漓，四肢厥冷，烦躁不安，意识不清，血压下降，心率加快，甚至心搏骤停。尽管肺血栓栓塞的发生与麻醉无直接关系，一旦在术中发生，发病突然，病情极其凶险，大多数病例常因抢救无效可在数分钟或1～2 小时死亡。因此常常被误诊为麻醉意外，对麻醉医师来说，对术中可能发生肺血栓栓塞症应有足够的警惕，术前应告知患者及家属可能存在的风险。

也有学者认为硬膜外阻滞和蛛网膜下腔阻滞后的患者，其术后深静脉血栓形成的发生率显著低于全麻患者，其原因可能是椎管内麻醉使交感阻滞，血管扩张，不仅动脉血流增加，而且静脉排空率也增加，减少血液黏滞度，局麻药可抑制血小板吸附、聚集和释放，并可抑制白细胞的移动和聚集，可能有利于防止静脉血栓的形成。

五、高龄老年患者麻醉特点

随着社会老龄化的到来，高龄患者逐年增多，老年人全身各系统器官功能逐渐衰退，易于合并其他疾病，对麻醉手术耐受性差，危险性增加。术前要全面评估，治疗并发症，以期降低围术期并发症的发生。术前访视除常规体检外，对心电图、胸片、心肺肝肾功能、电解质酸碱平衡和特殊检查的结果都要仔细分析掌握，制订周密切实可行的麻醉方案并积极与患者及患者家属沟通，告知利害关系，以免产生医疗纠纷。

(一)循环系统

研究表明，高龄人通过 Frank-Starling 机制，利用其储备功能来维持其心排血量，故很容易失代偿。此外心肌对β-肾上腺素能反应、心率对异丙肾上腺素反应也随年龄增加而减弱。压力感受器敏感性也随年龄降低，且易出现直立性低血压，如果迅速扩容易造成较大风险。

大多数老年患者心血管系统发生退行性改变，易患许多心血管系统疾病，围术期应全面评估，特别要注意发生心功能不全的风险。

(二)神经系统

中枢神经系统随着患者年龄的增加，脑神经元、体积和重量均减少萎缩，能够合成递质的神经元减少或丧失，失去了突触联系，加之各种递质的受体增加很慢和分解酶活性增加，使脑功能降低，记忆力和智力均下降，老年患者术后易出现认知功能障碍。老年患者神经纤维的数量减少和排列也发生变化，传导速度缓慢，视、听、触、味、位置、温、痛等感觉均减退，运动反应延迟，咽喉反射渐渐迟钝，易发生误吸意外。皮肤痛觉感受器和中枢吗啡样受体减少，使得对麻醉性镇痛药及吸入麻药更敏感。自主神经系统也发生类似退行性改变，功能减退，肾上腺缩小，α 肾上腺素能受体、β 肾上腺素能受体兴奋反应减弱，往往对血管活性药物的敏感性降低。

(三)呼吸系统

随年龄增加肺纤维组织增多，顺应性降低，换气面积减少。胸廓及脊柱变形，肋间肌和膈肌收缩力下降，肺活量减少、残气量增多，因此导致呼吸做功增加，呼吸储备能力显著减少。围术期必须重视呼吸功能的评价和呼吸功能锻炼，预防或减少呼吸系统并发症及呼吸衰竭。

(四)内分泌与代谢

老年患者内分泌腺,如肾上腺、甲状腺纤维化萎缩,甲状腺素减少,代谢率降低,在围术期易出现低体温。胰岛功能受损,糖耐量降低,围术期不主张输大量含糖溶液。肝脏功能降低,其酶的活性亦降低,显著影响药物降解和排泄,使得苏醒期延长。

(五)泌尿系统

老年患者肾脏皮质、肾小管、肾小球均萎缩并减少,肾小球滤过率、肾小管重吸收、肾浓缩、稀释的功能都明显减退,对调控细胞外液、循环容量和电解质酸碱平衡能力均下降,术中应严格控制输液量,注意观察尿量,准确判断容量负荷。

(六)其他

老年牙齿松动和/或脱落、下颌松弛、舌后坠,易造成上呼吸道梗阻。由于颈椎曲度的改变常致气管插管困难,插管时易致牙齿脱落、气道损伤。脊椎椎间孔闭锁,使硬膜外麻醉药所需容积明显减少,椎管内麻醉局麻药可使麻醉平面意外增宽,带来较大风险。黄韧带钙化使脊椎穿刺常常遇到困难,多次穿刺易造成脊神经损伤。目前国内外大型医疗机构对老年骨科患者的麻醉越来越多的选择外周神经阻滞和全身麻醉,或两者结合,有利于循环稳定和术后镇痛。

(杨永锋)

第二节 骨科手术麻醉的选择

骨科麻醉具有很强的专科特点,且各亚专科之间差异非常显著。所以,从事骨科麻醉应掌握骨科各亚专科疾病特点、手术方式内容以及对麻醉选择的影响。骨科手术麻醉方式可选用区域阻滞、全身麻醉或两者联合的方法,主要取决于患者的健康状况、手术医师和患者的要求、手术时间及方式以及麻醉医师的技能和习惯。以下是几种主要骨科手术的麻醉选择。

一、四肢手术麻醉

(一)上肢手术

大多数上肢手术可在不同路径的臂丛神经阻滞下完成。肩部手术可在颈丛-臂丛联合神经阻滞麻醉下完成,若切口延伸到腋窝须辅助皮下局部浸润麻醉。肘部手术可采用肌间沟或腋路臂丛神经阻滞。手和前臂内侧为 C_7～C_8 和 T_1 支配,肌间沟法有时阻滞不全,最好采用经腋路臂丛神经阻滞。长时间手术如多指断指再植可选择连续臂丛神经阻滞。双上肢同时手术的患者尽量选用全身麻醉,禁忌行双侧肌间沟法臂丛神经阻滞麻醉。

(二)下肢手术

下肢手术在纠正低血容量休克后,使用止血带情况下,可选用蛛网膜下腔阻滞、硬膜外阻滞或蛛网膜下腔-硬膜外联合阻滞下完成,但应注意控制麻醉平面,并严密监测循环状况。也可采用神经阻滞或神经阻滞与全身麻醉联合应用的方法。单纯足部手术可采用踝关节处神经阻滞或联合坐骨神经阻滞。由于踝部深层结构几乎均为坐骨神经分支支配,因此采用坐骨神经阻滞即可满足踝关节手术麻醉和术后镇痛要求,如需要在大腿上使用气囊止血带则必须同时做股神经、闭孔神经阻滞和股外侧皮神经阻滞。长时间手术也可在连续神经阻滞下完成,利于术后镇痛和康复功能锻炼。

(三)髋、膝关节置换手术

髋、膝关节置换手术可以选择硬膜外-腰麻联合麻醉，具有起效快，肌松好等优点。但以下患者则须采用全身麻醉：高龄椎管有退行性改变；不能完全配合；伴有多个脏器并发症。同时可辅助外周神经阻滞，有利于减少全身麻醉用药量，维持良好术后镇痛，有助于术后功能锻炼和早期康复。

二、脊柱手术麻醉

(一)所有颈、胸、腰椎减压固定术及脊柱矫形术

所有这类手术均应采用全身麻醉，可选用静吸复合全麻、静脉全麻和靶控输注全凭静脉全麻(TCI)等方法。TCI具有操作简便、镇痛完善、可控制血压、苏醒迅速等优点，还具有脊髓保护作用，故近年在脊柱手术中应用广泛。

(二)不稳定颈椎骨折

此类手术宜在健忘镇痛慢诱导下行气管插管全身麻醉，也可在有效支撑保护下行快速诱导视频喉镜辅助强迫位气管插管全身麻醉，也可在纤维支气管镜辅助下完成。颈椎后路手术翻身过程中要求保持颈、胸部"同轴位"翻身，避免脊髓二次损害，甚至心搏骤停的发生。脊柱后路手术为保证呼吸道通畅，防止气管导管脱出，必须采取有效的措施保护气管导管，并于术中连续监测呼气末二氧化碳，定时检查导管位置，以防发生意外。

(三)腰椎手术

腰椎手术包括小切口椎间盘摘除到大范围的椎板融合术，此类手术时间长、失血多，麻醉选择应依据手术方法而定，单纯椎间盘髓核摘除术可选用局部浸润麻醉和单次硬膜外麻醉，复杂手术则选用全身麻醉，也可联合使用硬膜外麻醉和全身麻醉。选择硬膜外麻醉需慎重，虽然硬膜外麻醉可提供良好的术后镇痛，但可能影响腰椎手术后感觉运动功能异常的早期诊断。

(四)椎体成形术

椎体成形术属于微创手术，在G形臂透视下行球囊膨胀，骨水泥植入，可用全身麻醉或局部浸润麻醉。术中常规监测ECG、BP、SPO_2，面罩吸氧3～5 L/min，确保呼吸道通畅。

三、骨盆手术麻醉

骨盆骨折为松质骨骨折，本身出血较多，加之盆壁静脉丛多无静脉瓣阻挡回流，以及中小动脉损伤，严重的骨盆骨折往往有大量出血，选择全身麻醉更利于术中循环管理，维持循环稳定，保证重要脏器的血供。部分骨盆手术需要侧卧或俯卧位，普通气管导管易打折、扭曲，所以全麻插管时应选择螺纹钢丝气管导管，并且固定牢靠。

四、骨肿瘤手术麻醉

骨肿瘤多发于下肢、盆腔和脊柱。下肢主要为原发肿瘤、神经纤维瘤，体积大，血运丰富。脊柱肿瘤中，椎管内肿瘤多为良性的神经鞘膜瘤和神经纤维瘤，术中出血少；椎体、附件肿瘤常为恶性转移瘤，多来源肺癌、肾髓样癌，血运丰富，麻醉方式均选择全身麻醉。预期出血少的上、下肢的骨肿瘤切除重建手术，可选用椎管内、臂丛及坐骨-股神经阻滞麻醉。但股骨上段骨肿瘤无法使用止血带、术中出血多、手术时间长者，为保障患者安全，建议选择全身麻醉。

全身麻醉适应于肱骨头及肩胛骨肿瘤、骨盆肿瘤、骶尾部肿瘤、脊柱肿瘤切除、内固定或重建术。出血多、手术时间长者，除常规监测外，还应做动、静脉置管，监测有创动脉血压，中心静脉压等，定期检测血气分析、血糖，术中需维持体温和有效循环血量。

（杨永锋）

第三节 手足手术的麻醉

一、手外科手术麻醉

手外科常用的麻醉方法有许多种，总体上可以分为全身麻醉和局部麻醉两大类。

（一）局部麻醉

局部麻醉是手外科常用的麻醉方法，与全身麻醉相比，局部麻醉对机体的生理活动如新陈代谢、呼吸系统、循环系统以及主要器官如心、肝脏、肾脏的影响都比较小，这对于有严重心血管系统疾病、呼吸系统疾病和肾脏疾病的患者来说非常重要，这类患者对全麻耐受性比较差，属于全麻高危患者，但他们可以耐受局部麻醉，经受上肢的手术，只要审慎地处理，在大多数情况下不会出现严重的后果。

局部麻醉的方法有臂丛神经阻滞、周围神经阻滞和上肢静脉内麻醉等。

1.臂丛神经阻滞麻醉

(1)锁骨上入路：经锁骨上入路施行臂丛神经阻滞，方法是从锁骨上在第1肋骨附近臂丛神经周围注射麻醉药。为提高成功率并降低并发症的发生率，以后学者对这种方法进行了许多改良。最常用的经典锁骨上阻滞法由 Bonica 和 Moore 描述，该方法是从锁骨中点上 0.5 cm 处进针，找到第1肋骨，沿第1肋骨从前斜角肌外缘向中斜角肌前缘移动针头，当出现异感时，注入 8～10 mL 局部麻醉药。可以寻找不同神经的异感，以便获得满意的麻醉效果。该方法的优点是麻醉效果好，起效快，不良反应小，并发症少，适用于大多数上肢手术。施行锁骨上阻滞麻醉，患侧手臂放置在身体侧方，不用移动，这对于上肢有伤痛的患者有好处。锁骨上阻滞麻醉辅以其他麻醉，适用于上臂上部和肩部的手术。缺点则是可能出现气胸、膈神经阻滞、霍纳综合征等并发症。

气胸：锁骨上阻滞麻醉进针不能超过第1肋骨。由于锁骨的中点经常不与第1肋骨对应，针尖刺破肺尖会造成气胸，发生率为0.5%～6%。最初的症状是患者主诉胸部疼痛，尤其在深呼吸时加重。由于气胸通常需要6～12小时出现，所以一开始，物理检查和/或在X线平片上无异常表现。治疗气胸的方法是吸氧、镇痛。气胸小于20%，不需要胸腔闭式引流，肺部能够重新膨胀；气胸大于20%，需要胸腔闭式引流，从胸膜腔吸出空气，对患者进行监护，直到在X线平片证实肺部重新膨胀为止。

膈神经阻滞：由于药物弥散到前斜角肌的前面，造成膈神经麻醉，发生率为40%～60%。患者主诉呼吸困难，但是仍然能够扩张胸廓，症状由来自横膈的神经传入冲动减少所致。可以通过拍X线平片证实，分别在深吸气和深呼气时拍片，观察膈肌的位置。一侧膈神经阻滞通常不需要特殊治疗，随着麻醉药物作用消退，症状会自然消失。

霍纳综合征：局麻药弥散，阻滞颈交感神经链，引起霍纳综合征，发生率为70%～90%，表现为上睑下垂、瞳孔缩小、同侧面部无汗。麻药作用消退后，症状自然消失，不需要治疗。必要时可以用去氧肾上腺素治疗眼部的症状。

(2)血管周围臂丛神经阻滞麻醉：这种方法的解剖基础是从颈椎横突到腋窝以远数厘米存在一个筋膜鞘，其中包含臂丛神经根和上臂的主要神经分支。可以从不同的部位把局部麻醉药注入该筋膜鞘中，注入麻药的容量决定麻醉的范围。只需要注射1针。这种方法提高了臂丛神经阻滞的安全性，降低了并发症的风险。有三个注射部位可供选择：斜角肌间、锁骨下动脉周围和腋窝。

斜角肌间阻滞麻醉：斜角肌间隙位于肺尖和锁骨下动脉的上方，前、中斜角肌之间。施行斜角肌间阻滞，患者采用仰卧位，头稍微转向对侧。先让患者主动抬头，突显胸锁乳突肌。麻醉师把示指和中指放在胸锁乳突肌锁骨头后缘的后面，然后让患者放松头部。此时麻醉师的手指位于前斜角肌的上面。向后外方向轻轻移动示、中指，可找到斜角肌间沟。在环状软骨水平，即第6颈椎横突水平，从示、中指之间进针，进针方向与颈部侧面垂直，针尖稍微偏向下方。慢慢进入，直到出现异感就推药；或者先把针尖抵到颈椎横突，接着从前向后移动针头找异感，一出现异感就推药。注射20 mL麻醉药能够阻滞臂丛和颈丛下部。尺神经有可能麻醉不完全。注射40 mL能够完全阻滞臂丛和颈丛。施行肩部手术时，可采用这种麻醉方法。在施行麻醉时，如果能找到放射到肩部的异感，则麻醉效果会更满意。

斜角肌间阻滞麻醉的优点是操作简单，尤其适合肥胖的患者。用较少的麻醉药就能够获得较好的上臂和肩部的麻醉效果，适用于上臂和肩部的手术。由于进针点位置比较高，可以避免引起气胸。对上肢感染或恶性肿瘤患者，因为进针点高于颈部淋巴结的位置，可以避免感染和肿瘤的播散，所以适合采用这种麻醉方法。缺点是对尺神经阻滞不全，甚至完全没有效果。补救的办法是增加麻醉药物的容量，或者在肘部封闭尺神经。有报道把药物注射到蛛网膜下腔、硬脊膜外腔、椎动脉内等并发症。在麻醉时，进针方向稍微偏向下方，就能够避免这些并发症的发生。反射性交感神经萎缩非常少见。膈神经阻滞是由于把药物注射到前斜角肌前面或者药物向头侧弥散阻滞$C_{3\sim5}$而引起。单侧膈神经阻滞降低肺功能，因此，对侧膈肌麻痹的患者不能用这种麻醉方法。

锁骨下动脉周围间隙臂丛阻滞麻醉：锁骨下动脉周围间隙位于前、中斜角肌之间。斜角肌间沟的定位方法与上面介绍的相同，找到斜角肌间沟后，手指向下移动，触及锁骨下动脉搏动后，从锁骨下动脉后缘进针，针尖方向朝尾侧。如果没有触及锁骨下动脉搏动，就沿中斜角肌前面进针。臂丛神经位于中斜角肌的前面，针头碰到臂丛神经干诱发异感。在大多数情况下，首先会遇到臂丛中干。如果没有遇到臂丛神经，针头就抵到第1肋骨，接着沿第1肋骨找异感，一出现异感就注射20～40 mL麻药。

该方法的优点是操作简单，麻药用量少，起效快。不会出现把药物注射到蛛网膜下腔、硬脊膜外腔、椎动脉内等并发症。缺点是有以下并发症：①膈神经阻滞，非常罕见，发生率低于2%，一般不需要特殊处理；②喉返神经阻滞引起声音嘶哑，发生率低于1%，只发生在右侧，原因是右侧的喉返神经绕过锁骨下动脉，而左侧的喉返神经绕过主动脉弓；③发生气胸，非常罕见，是由于进针太靠内侧或者外侧，刺破肺尖所致，所以在进针的时候，要沿着中斜角肌向下。

腋部臂丛神经阻滞麻醉：由于腋动、静脉和臂丛神经的位置表浅，所以操作比较简单，该方法是手外科最常用的麻醉方法。在实施腋部臂丛神经阻滞麻醉时，患者上臂置于外展外旋位。下面介绍常用的几种方法。

腋动脉穿刺法：在腋部，上肢的多个主要神经位于腋动脉的周围，所以有些麻醉师有意用针头穿刺腋动脉，当有回血后，慢慢地边退注射器边回吸，直到没有血液被抽出，这时针尖已退到血管外面，但仍在筋膜鞘内。注入 40～50 mL 局麻药。另一种方法是先穿刺腋动脉，当有回血后，慢慢地边前进边回吸注射器，直到没有血液被抽出，这时表明针尖在血管外面，但仍在筋膜鞘内。稳住注射器，注入局麻药。注射完毕后拔出注射器，用手指压迫注射部位，防止出现血肿。若血液流出血管，不仅可稀释麻药，而且可水解麻药，从而影响麻醉效果。有的麻醉师喜欢先穿出腋动脉向深部注射一半麻药，然后向后退出腋动脉再注射另一半麻药，这样可以缩短起效时间。

腋动脉周围找异感法：针头沿腋动脉上缘切线方向进入腋鞘，针尖略微偏向头侧，有利于避开腋静脉。分别在腋动脉上面和下面找异感，异感一出现，就注射 10～20 mL 麻药，总共用 30～40 mL。尺神经和正中神经的异感容易找到，而桡神经由于位于腋动脉的后方，其异感不容易找到。找异感有可能损伤神经。注射完毕后，用手指压迫注射点远侧，有助于麻药在腋鞘内向近侧弥散。上臂内收能够减轻肱骨头对腋鞘的压迫，也有助于麻药在腋鞘内向近侧弥散。可以用神经异感、动脉穿刺、电刺激、突破感等方法判断针头是否在腋鞘内。

腋部臂丛神经阻滞麻醉的优点是既简单又安全，几乎不会造成气胸、膈神经麻痹、星状神经节阻滞、麻药误入蛛网膜下腔、硬脊膜外腔或脊椎动脉等并发症，适应证比较广泛，适用于双侧臂丛神经阻滞或有肺气肿的患者、儿童患者、不太合作的患者以及门诊患者等。缺点是如果患者肩部不能被动外展，就不能用这种方法。通常所用麻药剂量比肌间沟麻醉用量大。在麻药使用剂量较小的情况下，肌皮神经得不到阻滞，这时可以在位于腋动脉上方的喙肱肌腹内单独注射 5 mL麻药以阻滞肌皮神经。有报道腋动脉或腋静脉由于受到穿刺，引起上肢的血供不全或者回流障碍，虽然这种情况非常罕见，但应该特别注意。

腋动脉周围广泛浸润法：这种方法不用刻意找腋鞘和神经，而是用麻药把皮肤与肱骨之间腋动脉周围的组织广泛浸润。在体表标志不明显，并且其他方法不适用的情况下，可用这种方法。Thompson 和 Rorie 认为腋鞘内有纤维隔，限制麻药的弥散，主张用广泛浸润法。用 1.5 cm 长的 25 号针头在腋动脉上、下分别注射 10 mL 麻药，每次改变针头的方向。如果出现异感，就注射 3 mL麻药。初次注射后，如果麻醉效果不好，还可以在腋动脉上方或者下方重复注射 1 次。有学者不同意这种看法，认为没有纤维隔，或者即使有纤维隔，其阻隔作用也是有限的，否则无法解释 1 针注射法麻醉成功率这样高，该方法的优点是用少量的麻药就能够获得好的效果，降低麻药的毒性作用；缺点是对桡神经的阻滞效果比较差。

在进行各个部位的臂丛神经阻滞麻醉时，使用神经电刺激仪可以对各个神经进行准确定位。用神经电刺激仪时，根据哪个肌肉收缩，判断是相应的哪个神经受到刺激。这种方法的优点是不必穿刺腋动脉，以免形成局部血肿。在不同的部位，如斜方肌间沟、锁骨上、腋窝使用神经电刺激仪，效果都不错。在臂丛神经鞘内留置插管，可以连续或者多次给药，还可用于术后镇痛。插管时，感觉到突破感，寻找神经异感或者用电刺激仪定位，以确认导管放置在正确的位置。

2.周围神经阻滞麻醉

(1)肘部周围神经阻滞麻醉：在肘关节周围可以对尺神经、正中神经、桡神经、前臂内侧和外侧皮神经进行封闭。在临床上，单纯应用肘部周围神经阻滞并不多。原因是同时封闭多个神经，所用麻药的容量不比臂丛神经阻滞所用的少，且患者不能耐受上臂止血带痛，所以一般只在臂丛神经阻滞不全的情况下作为补充使用。比如用肌间沟阻滞麻醉不容易封闭尺神经，可以在肘部封闭尺神经。①尺神经阻滞:在肱骨内上髁后尺神经沟内触及尺神经,在局部注射 5 mL 麻药。注意针尖不要刺入尺神经,避免损伤神经。②正中神经阻滞:在肘关节稍上方正中神经位于肱动脉的后内侧。在肘横纹略上方从肱动脉的内侧进针,找到正中神经异感后,注入 5～10 mL 麻药。③桡神经阻滞:在肱骨外上髁上方 3～4 cm,桡神经紧靠肱骨下端。针头穿过外侧肌间隔,找到桡神经异感后,注入 5～10 mL 麻药。④前臂内侧和外侧皮神经阻滞:在肘部皮下环行注射麻药,可以封闭前臂内侧皮神经和外侧皮神经。

(2)腕部周围神经阻滞麻醉:腕部周围的神经阻滞在手外科很常用,操作简单,术中能够保留手指的主动活动。可以对正中神经、尺神经、桡神经进行封闭。①正中神经阻滞:正中神经在腕部位于掌长肌和桡侧腕屈肌肌腱之间。腕部正中神经的阻滞方法如下:在近侧腕掌侧横纹从掌长肌和桡侧腕屈肌肌腱之间入针。如果掌长肌缺如,就从桡侧腕屈肌肌腱尺侧进针。找到异感后,注入 5 mL 麻药。注意把麻药注射在神经周围而非神经内。另一种方法把麻药注入腕管,阻滞正中神经。操作方法如下:从掌长肌肌腱尺侧进针,腕关节轻微背伸,针头方向朝向腕管,稍微偏向桡侧,如果未引出异感,就稍微退回针头,改变方向后重新往腕管深处进针,注射 5～7 mL 麻药。如果针头在腕管内,注射时,操作者放在腕管远侧的另外一只手的示、中指可以觉察到膨胀感。②尺神经阻滞:尺神经的背侧皮支在腕部以近发出,在腕部尺神经邻近尺侧腕屈肌肌腱桡侧,尺动脉位于尺神经的桡侧。在腕部封闭尺神经,从尺侧屈腕肌肌腱桡侧进针,出现异感后,注射 5 mL 麻药,接着在进针点与腕背中点之间皮下注射 5 mL 麻药,可封闭尺神经背侧皮支。③桡神经浅支阻滞:桡神经浅支在桡骨茎突水平分成多个终末皮支。在桡动脉桡侧与腕背中点之间皮下注射 5～7 mL 局麻药可以封闭桡神经浅支。

(3)指神经阻滞麻醉:每个手指感觉由四个神经支支配(背侧两支、掌侧两支)。①指根环行阻滞:顾名思义就是在指根的皮下环行注射局麻药,这种方法有可能造成手指的坏死,现在要避免使用。②掌侧入路:在远侧手横纹近侧屈指肌腱上方皮肤内注射一个皮丘,在肌腱两侧的神经血管束周围分别注射 2～3 mL 麻药。这种方法简单,效果良好,缺点是由于手掌皮肤痛觉神经纤维丰富,操作时患者感觉特别疼痛。③背侧入路:在手指蹼稍近侧伸指肌腱侧方注射一个皮丘,然后在伸指肌腱腱帽浅层注射1 mL麻药,以阻滞手指背侧神经,然后向掌侧慢慢进针,直到隔着掌侧皮肤能够摸到针尖为止,注射 1 mL 麻药,以阻滞掌侧指神经。退回针头,改变方向,从伸指肌腱上面横过,到达手指对侧,在皮内注射麻药形成一个皮丘,退出针头,从手指对侧的皮丘进针,一直到掌侧皮下,注射1 mL麻药,完成麻醉。相比之下,经背侧入路麻醉时,患者的疼痛较轻。④屈指肌腱鞘管内麻醉:在屈指肌腱鞘管内注射 2 mL 麻药,能够获得良好的效果。方法是在远侧手掌横纹或者掌指横纹处垂直皮肤进针,抵达指骨后,边退注射器边轻轻注射,当感觉注射的阻力明显减小,停止倒退,稳住注射器,这时针尖在肌腱与鞘管之间,注射 2 mL 麻药即可。这种麻醉方法简单,不会误伤指神经血管束,只需注射 1 针,麻药用量较少,起效快,尤其适合儿童。缺点是偶尔手指背侧的麻醉效果不完全,需要在手指背侧补加麻药。⑤手指掌侧皮下麻醉:在掌指纹中点稍远处进针,在手指掌侧皮下注射 2～3 mL 麻药,只需要注射 1 针,其效果与鞘管内麻醉相同。优点和缺点与鞘管内麻醉相似,但操作更简单。

神经损伤是各种局部神经阻滞麻醉的并发症之一。与神经损伤有关的严重的持续时间长的并发症非常罕见。偶尔术后出现疼痛性异感。这种症状有时自发出现,有的在神经受到压迫时或者当手臂外展时出现。在大多数情况下,疼痛性异感在数周或数月后消失。有个别报道症状持续 1 年以上。造成神经损伤的原因有很多。其中一个重要原因是注射针头直接损伤神经所致。选择短斜针尖的针头(45°),能够有效地降低这种并发症的发生。

(4)局部浸润麻醉:局部浸润麻醉适合小面积浅表麻醉,也可以在神经阻滞麻醉不完全的时候,作为一种补充方法应用。这种方法不宜大范围使用,否则麻药容量大,会使组织异常水肿。

3.上肢静脉内麻醉

在术侧上臂安放两个止血带,用 20～22 号套管针头做静脉插管,固定好套管针。抬高术侧上肢,用驱血带从手指尖到止血带驱血。然后给近侧止血带充气,拆除驱血带。慢慢注射局部麻醉药利多卡因 3 mg/kg,浓度 0.5%,4～6 分钟起效。麻醉持续时间由止血带控制,只要不松止血带,就一直有效果。近侧止血带保持充气状态 20 分钟,或者当患者感觉止血带不适时,给远侧止血带充气,充气完成后,松开近侧的止血带。因远侧的止血带位于麻醉区域,一般能够持续大约 40 分钟,患者可没有不适感。等手术完成以后,如果手术时间短于 20 分钟,松止血带,过 15 秒重新打气,保持 30 秒再松开止血带,以防麻醉药一次回流到全身过多;如果手术时间长于 40 分钟,可以直接松开止血带,不必再给止血带充气。松止血带后大约有 50%的麻药继续与局部组织结合持续 30 分钟。如果需要在止血带放松后 30 分钟以内重新麻醉,这时麻药用量是初始剂量的一半。如果术前估计手部手术的时间很长,就在肘静脉留置插管,可以反复驱血,重复给药,以延长麻醉的时间。

该方法操作简单,适用于门诊患者。双侧上肢使用也很安全。在这种麻醉过程中,患肢的运动功能能够很快恢复,因此适用于肌腱松解术,便于判断肌腱松解是否彻底。

(二)全身麻醉

1.全麻的适应证

全身麻醉适用于儿童患者、涉及多个部位的手术、持续时间很长的手术、不合作的患者、拒绝局部阻滞麻醉的患者。对于成年患者和部分儿童患者,如果手术时间短,可以用面罩吸入麻醉,不用做气管插管。如果手术时间长、伴有气道问题以及术中需要仰卧位之外的体位时,则需要进行气管插管。全身麻醉根据用药途径不同分为吸入麻醉和静脉麻醉两种。

2.吸入麻醉药

目前使用的吸入麻醉药有氟烷、恩氟烷、异氟烷、地氟烷和七氟烷等。吸入麻醉药可以与氧化亚氮一起使用,也可以单独使用。其优点是非易爆性气体,用于麻醉诱导十分平稳,起效迅速。麻醉深度容易控制。缺点是反复使用氟烷会导致药物性肝炎。用氟烷或恩氟烷全麻,术中用肾上腺素,有引起室性心律不齐的风险。氧化亚氮本身不能产生充分的镇痛作用,常与吸入麻醉药和静脉麻醉药合用。

3.静脉麻醉药

超短效静脉麻药有硫喷妥钠、甲已炔巴比妥和丙泊酚,常用于全身麻醉的诱导。常用芬太尼 0.05 mg/mL,辅以氟哌利多 2.5 mg/mL、氧化亚氮和肌松药。血压下降(由于扩张血管)、呼吸抑制、胸壁强直是静脉麻醉药的缺点。

氯胺酮能够起到镇痛作用,同时保留患者的通气功能和保护性反射功能。优点是用于儿童患者比较安全。对儿童患者,可以在麻醉一开始就使用氯胺酮,肌内注射 4～5 mg/kg。肌内注射 1 针氯胺酮 3 分钟后,就可以开始静脉全麻。氯胺酮的缺点是成年患者麻醉后常常会有多梦、幻觉等症状。血压降低和心率加快对有心血管系统疾病的患者有严重的影响。当患者有呼吸道分泌物过多、气道激惹、痉挛性咳嗽、气道阻塞等情况时,静脉全麻的难度增加。

(三)麻醉方法的选择和术后镇痛

1.麻醉方法的选择

双侧臂丛阻滞麻醉时，需要适当减少药物用量，两侧阻滞之间必须间隔30分钟以上，至少有一侧经腋窝入路阻滞麻醉，以免出现双侧气胸和膈神经麻痹，在一侧大腿或在头部(颞浅动脉)监测血压。一侧上肢手术，同时需要做腹部皮瓣、足趾移植、取皮肤或取肌腱等，可以选择臂丛阻滞和连续硬膜外阻滞并用。手术涉及多个部位，如双侧上肢和胸、腹部的手术，应该采用全麻。对门诊、急诊(不住院的)患者以及儿童患者，选择腋窝臂丛阻滞麻醉，以防发生气胸或膈肌麻痹。对儿童患者用全麻，或在基础麻醉下做臂丛麻醉。神经刺激仪对于麻醉的实施很有帮助，能确保把药物准确地注射在神经周围。儿童臂丛麻醉多用利多卡因8～10 mg/kg，10岁以下用0.5%～0.8%，10岁以上用0.8%～1.0%，断指、断掌再植用长效臂丛麻醉。丁哌卡因、罗哌卡因、依替卡因的镇痛效果可以持续8～10小时，待麻醉作用消退到一定程度，用斜角肌间沟阻滞麻醉追加麻醉。对手术时间特别长的患者，可以在臂丛神经鞘管插管，连续用药，手术完成后保留插管，用于术后镇痛。断臂(准备再植)合并其他部位损伤适宜用全麻。对怀孕的患者要尽量避免择期手外科手术。对怀孕的患者施行急诊手术，用麻醉有两点问题：由于应激反应可能导致流产；可能出现药物导致的胎儿发育缺陷，尤其在妊娠前3个月这种危险更大。尽量选用周围神经阻滞或者局部浸润麻醉，一般用普鲁卡因或丁哌卡因，剂量越小越好，以减小对胎儿的影响。普鲁卡因在体内快速水解，血药浓度很低，不会经过胎盘影响胎儿，大部分丁哌卡因在体内与血浆蛋白结合，只有极少一部分在血液中以游离方式存在，可以经过胎盘。必要时用吗啡1～2 mg或芬太尼0.025 mg或0.05 mg静脉注射。地西泮对胎儿的影响不清楚，尽量避免使用。

2.术后镇痛

无论使用局部或全身麻醉，术中在闭合伤口之前，在伤口内留置一个细导管，在体外一端连接一个10～20 mL注射器，配制0.25%～0.5%丁哌卡因或罗哌卡因10 mL备用。手术后每8小时注射2～10 mL，注射量视伤口部位和切口大小而定。这是一种既简单易行又安全可靠的镇痛方法。

二、足外科手术麻醉

(一)麻醉前用药

1.麻醉前用药及用药目的

麻醉前为减轻患者精神负担和完善麻醉效果，在病室内预先给患者使用某些药物的方法、称麻醉前用药。其用药量一般以不使患者神志消失为原则。

麻醉前用药的主要目的如下：①促使皮质和皮质下抑制或大脑边缘系统抑制，产生意识松懈，情绪稳定，提高皮质对局麻药的耐受阈。②提高皮质痛阈，阻断痛刺激向中枢传导，产生痛反应减弱和镇痛。③降低基础代谢、减少氧需要量、使麻醉药的需要量减少，麻醉药毒副作用减轻。④抑制自主神经系统应激性，反射兴奋减弱，儿茶酚胺释放减少，组织胺被拮抗，腺体分泌活动停止以及呼吸、循环稳定。

2.麻醉前用药种类

临床常用麻醉前用药种类主要有以下几种：①镇静药和催眠药，以巴比妥类药中的司可巴比妥、异戊巴比妥，苯巴比妥钠较常用；②麻醉性镇痛药，有吗啡、哌替啶、芬太尼；③神经安定药，有氯丙嗪、异丙嗪、地西泮等；④抗胆碱药，有阿托品、山莨菪碱等；⑤抗组织胺药主要有异丙嗪和阿利马嗪。

3.麻醉前用药方法

麻醉前用药应采取选择性用药原则。首先根据患者具体情况，如性别、年龄精神状态、体型、体质、全身状况和所采用的麻醉方法、拟订要求的中枢抑制效果，然后有目的地选择药物的种类、剂量，用药时间和途径。总的要求是希望药效发挥最高峰的时间、恰好是患者被送进手术室的时间。

（二）麻醉种类

1.局部浸润麻醉

局部浸润麻醉简称局麻，是比较安全的麻醉方法。沿手术切口线分层注射局麻药，阻滞组织中的神经末梢，一般用于鸡眼切除等较小的手术。

2.区域性麻醉

围绕手术区，在其四周和底部注射局麻药，以阻滞进入手术区的神经干和神经末梢，多用于胼胝的切除术。

3.趾根阻滞麻醉

在趾根部的两侧注射局麻药，以阻滞趾神经，常用于嵌甲部分切除、拔甲、脓性趾头炎切开引流等（图 12-1）。

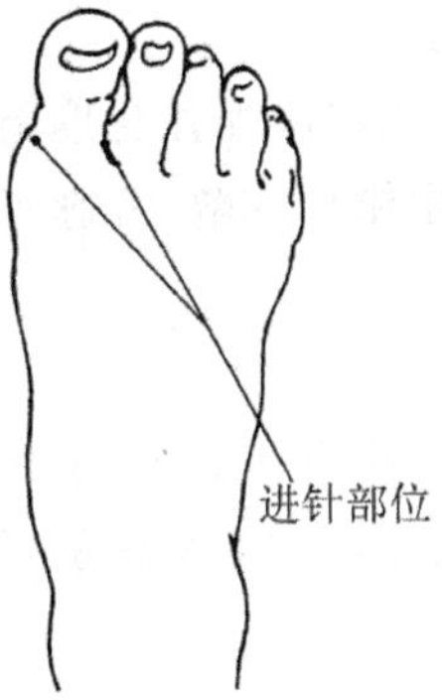

图 12-1　趾根部阻滞麻醉示意图

4.踝关节处阻滞麻醉

（1）先在内踝后一横指处进针，做扇形封闭，以阻滞胫后神经（图 12-2A）。

（2）在胫距关节平面附近的伸母肌内侧缘进针，注射局麻药，以阻断腓浅神经（图 12-2B）。

（3）在外踝下方处进针，注射局麻药，便能阻滞腓肠神经（图 12-2C）。然后在内外踝之间的皮下注射局麻药，并扇形浸润至骨膜，以阻滞许多细小的感觉神经。

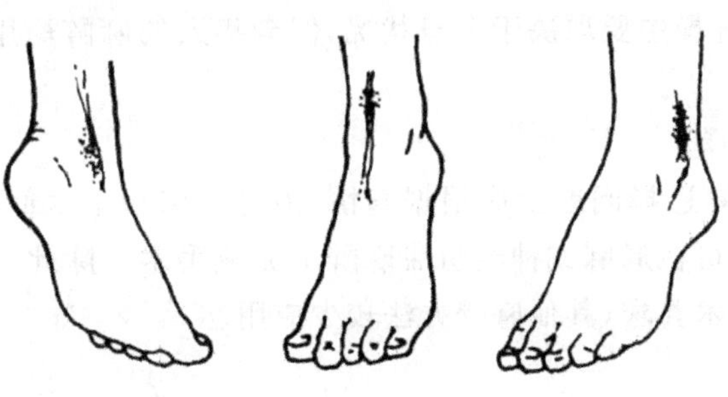

A.阻滞胫后神经　B.阻滞胫前神经　C.腓肠神经阻滞

图 12-2　踝部阻滞麻醉示意图

单纯足部手术采用此方法麻醉安全、有效，并发症较少，术者可自行掌握麻醉方法，患者易接受治疗。

5.蛛网膜下腔阻滞麻醉

蛛网膜下腔阻滞麻醉简称腰麻，将麻醉药直接注入蛛网膜下腔，作用于脊神经根及脊髓，产生神经阻滞作用。此法因并发症多，不良反应大，目前已较少应用。

6.硬膜外阻滞麻醉

将药物注入硬脊膜外间隙，阻滞脊神经根，使其支配的区域产生暂时的麻痹。该麻醉的优点：①能产生任何脊神经的阻滞作用，可控性强，并可利用不同药物浓度，达到分别阻滞感觉神经和运动神经的目的。②对循环扰乱的程度比腰麻轻，发生过程也比较缓慢。③可获得较好的肌肉松弛。④可根据手术需要，任意延长手术麻醉时间。⑤患者术中清醒，对代谢及肝肾功能影响小，术后并发症少，护理较方便。足踝部手术常选择此麻醉。

硬膜外间隙阻滞麻醉分单次法和连续法 2 种。单次法是穿刺后将预定的局麻药全部陆续注入硬膜外间隙以产生麻醉作用。此法缺乏可控性，易发生严重并发症和麻醉意外，故已少用。连续法是通过穿刺针，在硬膜外间隙置入塑料导管。根据病情和手术需要分次给药。使麻醉时间任意延长，并发症少，是目前常用的方法。

除上述常用的麻醉方法外，还有基础麻醉加强化麻醉、静脉全身麻醉，包括静脉普鲁卡因复合麻醉、静脉氯胺酮复合麻醉、神经安定镇痛麻醉、静脉吗啡或芬太尼复合麻醉、吸入性全身麻醉等方法。

(三)麻醉选择

麻醉的选择取决于病情特点、手术性质和要求、麻醉方法本身的优缺点、麻醉者的理论水平和技术经验、设备条件等因素，还要尽可能考虑手术者对麻醉选择的意见和患者自己的意见。

1.病情与麻醉选择

(1)手术患者凡体格健康、重要器官无明显疾病、几乎所有麻醉方法都能适应，可选择既能符合手术要求，又能照顾患者意愿的麻醉方法。凡合并较重的全身性或器官病变的手术患者，麻醉选择首先强调安全、对全身影响最轻的方法。对病情危重，但又必须手术治疗时，除尽可能改善全身情况外，选择对全身影响最小的方法，如局麻神经阻滞或浅全麻。

(2)儿童合作差，麻醉选择有其特殊性，可选择基础加局麻或基础加阻滞麻醉、基础配合全麻。

(3)对老年人的麻醉选择主要取决于全身状况，但老年人的麻醉药用量都应有所减少，只能用最小有效剂量。

2.手术要求与麻醉选择

对足踝部手术，在麻醉选择问题上应根据病情、患者要求和手术部位不同选择不同麻醉方法。有相当一部分患者都可在局麻或神经阻滞麻醉下完成手术。除此之外，选择硬膜外阻滞麻醉则可完全满足足踝部手术要求，其他麻醉方法较少应用。

(王　冰)

第四节 肩关节手术的麻醉

一、麻醉前评估和准备

随着矫形外科的发展，肩部手术的开展越来越多，现在大致包括：肩袖、肩关节不稳的修复，重建及该区域的创伤、臂丛神经的损伤及一些关节镜的检查和治疗。术前对患者疾病及全身状况的评估和准备，有利于麻醉方式的选择和围术期的麻醉管理。尤其是要注重对老年患者和某些特殊人群的麻醉前评估和准备工作。

(一)老年患者

矫形外科的手术患者中老年人占很大比例，他们常常合并心血管系统、呼吸系统疾病及重要脏器功能的减退，所以术前正确的评估及认真准备是非常必要的。

老年人易并发慢性肺疾病，尤以阻塞性肺疾病和肺实质性疾病多见，术后易发生肺部感染、脱机困难。神经阻滞也可能带来轻度的呼吸抑制，术前了解肺功能情况很必要。火柴试验：患者平静后，深吸气，然后快速呼气。若能将置于15.0 cm处的火柴吹灭，表示测试者肺储备能力好，否则储备低下。

(二)特殊患者

类风湿关节炎、骨性关节炎等患者多半病程长，侵犯多器官、多关节，在他们进行肩关节骨膜切除、关节置换术时，我们要考虑到这点，探访患者应了解其他关节及器官的功能状况。

1.气道评估和颈项活动度

当病变累及颞颌关节，可影响张口度，达Ⅱ度以上张口困难(<1指宽)，无法置入喉镜明视插管，可经鼻盲探插管。正常人颈部可随意前屈后仰、左右旋转/侧弯。当病变累及颈椎，后仰不足80°表示颈椎活动受限。术前应做好困难气道程度评估，为气管内插管做好准备。

2.神经功能的评估

当颈椎病变压迫神经时，可表现为双手感觉的异常和力量的减退，故术前要明确有无神经性功能异常避免纠纷。

3.心脏瓣膜的病变

此类患者长期疾病可累及心脏瓣膜，麻醉风险主要取决于病变的性质及其对心功能损害的程度，如：①以狭窄为主的病情发展较关闭不全者迅速，重症主动脉瓣狭窄极易并发严重心肌缺血，心律失常和左心衰竭。麻醉的风险性相当高，择期手术禁止。②关闭不全患者对麻醉、手术的耐受力一般属尚可。

因此，对各类瓣膜性心脏病患者术前应常规给予抗生素，预防细菌性内膜炎。此外，此类患者易并发心、脑血管血栓形成和/或栓子脱落，积极的预防措施之一是长期予以抗凝治疗，但术前须短期停服抗凝剂，待出凝血功能接近正常范围时，抓紧时间手术。

4.其他脏器损害

最常合并肺间质病变，一般临床无表现，但有肺功能减退。部分患者还合并心包炎、胸膜炎等，多无临床表现。所以术前应考虑到这些器官的功能减退，正确地评估患者对麻醉，手术的耐受力。

5.肾上腺皮质功能

长期服用糖皮质激素的患者，突然停药可由于皮质激素的反馈性抑制脑腺垂体对促肾上腺皮质激素的分泌，引起肾上腺皮质萎缩和功能不全。此时若机体遇到严重应激如创伤、手术，可诱发肾上腺危象。对此类患者围术期注意激素的合理使用。可术前及手术当天给予大剂量激素如氢化可的松 300～600 mg/d 输注或术中应用，以提高患者对麻醉及手术的耐受。应当注意的是，糖皮质激素：①与噻嗪类利尿药配伍可加剧机体钠的丢失，增强肌肉松弛药作用；②可降低机体的癫痫阈值，麻醉期间中不得与恩氟烷、氯胺酮配伍。

（三）术中血液保护

肩关节手术因其手术部位特殊，无法使用止血带，而该区域大多数手术时间长，损伤大出、出血多。对于择期手术，术前血红蛋白最好大于 100 g/L。术前备血也是必不可少的。随着血液保护观念的提出，自体输血、血液稀释、术中自体血液回输等血液保护措施的临床应用越来越多。

1.自体输血

自体输血指术前采集患者自身血液保存，以供术中应用。一般术前每隔 5～7 天采血一次（300～500 mL），共 3 次。其要求患者一般情况良好（血红蛋白＞110 g/L），且住院时间长。由于此项技术在实际操作过程中程序复杂，目前临床实际应用尚不普遍。

2.血液稀释

血液稀释指术前或手术主要出血步骤前，抽取手术患者一定量自身血液保存，同时以胶、晶体液补充血容量。以此使血液稀释，且术中出血时减少血液有形成分的丢失。待手术出血主要步骤完成后或术后，再将提前抽取的血液全部回输患者体内。此项技术简便易行，实用性强。

3.术中自体血液回收

术中自体血液回收是通过血液回收机将手术野出血收集，经洗涤处理后回输给患者。早期矫形外科手术对使用血液回收颇有争议，因为手术医师担心所收集的血液中含有大量骨碎粒、脂肪颗粒，及骨水泥，回输存在风险。而目前随着设备条件的改善，实际上回收的血液经血液回收机洗涤处理后，能去除所有杂质，输血的安全性是有保证的。无论采取哪种方法，术前都必须做好充分准备。

（四）麻醉前用药

常规给予镇静、抗胆碱能药物，有剧烈疼痛可给予镇痛药物。对于准备行颈、臂神经丛阻滞的患者，术前药应少用或不用阿托品，避免心动过速。

二、麻醉方法的选择

肩部手术的麻醉方式多样化，主要包括神经阻滞、全身麻醉或两者联合。在实际工作中，麻醉方式及麻醉药物的合理选用至关重要。其原则一般如下：①确保患者安全舒适；②麻醉效果能满足手术需要，且便于操作；③选择麻醉者熟练掌握及当地条件能达到的麻醉方式；④在其他原则都能满足的情况下，选择医疗费用低的麻醉。具体的选择主要取决于手术方式，时间长短，患者的一般情况，手术者的要求及麻醉者自身条件。

（一）神经阻滞

神经（丛）阻滞一般能完成肩区、锁骨脱位骨折内固定等简单的短小手术。

1.解剖

（1）颈神经丛（简称颈丛）：由 $C_{1\sim4}$ 脊神经前支组成，其中 C_1（又名枕下神经）主要是运动神经。$C_{2\sim4}$均为感觉神经，它们在横突尖端分为升、降二支。这些分支与上下相邻的颈神经分支在胸锁乳突肌后穿出形成颈神经丛。颈丛分深、浅丛，前者支配颈深部的肌肉及部分膈肌，主要分布于颈前，侧面的深层组织；后者主要支配头颈部及胸肩后部的皮肤感觉，其分布区呈披肩状。

(2)臂神经丛(简称臂丛)：是由$C_{5\sim8}$和T_1脊神经的前支组成，也有少数臂丛含有来自C_4或T_2脊神经前支的小分支。其走行于颈外侧及腋窝内，然后下行，分布于整个上肢，支配上肢的运动和感觉。臂丛以锁骨为界，分为锁骨上部及锁骨下部。

2.肩区常见神经阻滞操作

(1)肌间沟法：又称颈部接近法或斜角肌肌间沟接近法。

操作：①患者平卧去枕，头转向对侧约 45°，操作者站在患者头端操作。②从第一环状软骨下缘作一水平线，向后外延伸，与中斜角肌前缘或肌间沟的交点，相当于C_6横突为穿刺点。③常规消毒铺巾，先在穿刺点上做一皮丘，再以 22G 3.0～4.0 cm 长针穿刺，由皮肤垂直刺入。针头沿肌间沟，向内、后及下方(尾骨方向)缓缓推进，切忌针向头侧。④进针约 2.0 cm 深，常可出现减压感及异感或触到横突。有异感通常为扩散至肩和上肢的放射痛，更说明穿刺位置正确，触及了臂丛神经纤维。⑤固定针头，回抽确证无血液、空气或脑脊液，患者也无异常表现后，注药 5.0～10.0 mL，观察 5 分钟，如果无不良反应，可将余量注射完。局部麻醉药总量可达 25.0～30.0 mL。⑥注药时如压迫肌间沟上部可使药液向下扩散，增强对尺神经的浸润。⑦如果进针点偏离，位于肌间沟上缘，则前臂的尺神经支配区域往往阻滞不全；而肩及锁骨远端、颈部和桡侧满意；穿刺位置太低或药量太小时，则肩锁部位阻滞不佳。

肌间沟法的优缺点：优点为易于掌握；发生气胸机会极少；对肥胖或不合作的小儿较为适宜。缺点为尺神经阻滞起效迟，有时不完善；有伤及椎动脉或误入蛛网膜下腔和硬膜外腔的危险；不宜双侧同时阻滞；过度肥胖者体表标志不清；可发生星状神经节、喉返神经、膈神经麻痹或阻滞。

(2)锁骨上阻滞法：此法又称锁骨上接近法，是将药液注入锁骨血管旁间隙内的臂丛鞘中，达到阻滞肩及上肢的目的。

操作：①患者仰卧，患侧肩下垫一薄枕，头偏向对侧，手下垂摸膝，使锁骨和肩部压低，以此使臂丛拉紧更近于皮肤表面。②穿刺点仍在肌间沟内，以左手示指触压锁骨下动脉，右手持注射器在紧靠锁骨下动脉明显搏动点的外侧(锁骨中点上方 1.0～1.5 cm 处)做一皮丘。③将 22G 长 3.0～4.0 cm 针沿皮丘垂直刺入皮肤，不向内或外侧移动，一直沿中斜角肌内缘缓慢推进。刺破臂丛鞘，有异感或针尾有搏动即表明位置正确，针头已接近锁骨下动脉的后(外)侧面。④穿刺针深达 2.0～3.0 cm 碰到骨质即为第 1 肋骨，此时不应再深刺，以防刺破胸膜及肺尖。若患者无异感，针尖可沿第 1 肋骨方向略向对侧足跟移动，寻找臂丛。⑤穿刺正确时异感应放射至整个手的手指。若异感仅及拇指和示指，提示尺侧阻滞不全，针尖还得改向内侧下方寻找异感。⑥采用此方法一般都主张寻找异感，且异感部位在肘关节以下者阻滞效果更为满意。对难以寻找异感者，可采用扇形阻滞法将局部麻醉药注在第 1 肋骨上，也能获得较好的阻滞效果。⑦可注入局部麻醉药 20.0～30.0 mL，注完后患者往往有种“压力异感”，说明针尖在神经附近，药液已充填臂丛鞘内，阻滞作用必然较迅速且完善。

锁骨上阻滞法优缺点：优点为用较小药量即可得到较高平面的臂丛阻滞；可同时阻滞上肢及肩部；穿刺时不必移动上肢；局部麻醉药误入静脉的可能性很小；不至于发生刺入硬膜外腔或蛛网膜下腔意外。缺点为操作不当可能会造成气胸；②不能同时进行双侧阻滞；若需双侧阻滞，有一侧要采用腋路阻滞；③穿刺时若无异感，失败率达 15%。

(3)锁骨下阻滞法。

操作:①患者仰卧,患肢外展 90°,头转向对侧。②皮肤常规消毒,以 22G 5.0～8.0 cm 长针在锁骨中点下 2.0～3.0 cm 处进针,与皮肤成 45°角,向外侧沿腋动脉方向穿刺。③针穿过胸部肌肉后进入臂丛鞘时,有一明显落空感,同时患肢出现异感,证明针已进入鞘内,凡异感达肘部以下者阻滞效果较好。④固定针头位置,回抽无血后即可注入局部麻醉药混合液 20.0～30.0 mL。

锁骨下阻滞法优缺点:优点为臂丛在锁骨下鞘内比较集中,此部位阻滞可使上肢阻滞完全;气胸及肺损伤发生率较锁骨上法低;可同时阻滞内侧皮神经和肋间臂神经,故对需用止血带者更为有利。缺点为此处臂丛位置较深,故定位不如其他方法简便、准确;仍有损伤血管和发生气胸之可能;主要并发症为局部血肿和局部麻醉药血管内注射引起全身毒性反应。

(4)颈神经浅丛阻滞:颈神经浅丛由胸锁乳突肌后缘中点发出,故穿刺点即为颈椎横突体表标志处(通常在胸锁乳突肌后缘与颈外静脉的交接点)。针进入胸锁乳突肌后缘深层,即可注射局部麻醉药 5.0～8.0 mL,无需寻找异感。操作者也可于针进入皮下后成扇形将药液注入皮下和肌膜下(穿刺针越过肌膜时有落空感),即可阻滞颈浅丛。通常进针 0.5～1.0 cm 深度,肥胖者深度增加。

在临床实际工作中,单纯颈丛神经阻滞或单纯臂丛阻滞对锁骨和肩部手术阻滞不完的发生率很高。因为肩部手术有时泛及肩部深区,麻醉时往往需要阻滞 $C_{3\sim6}$ 及 $T_{1\sim2}$ 神经才能满足手术要求。所以单独采用颈或臂神经丛阻滞很难达到彻底的手术区域神经阻滞效果。临床上可采取颈、臂神经丛联合阻滞,或高位臂丛加锁骨下联合阻滞等方法,求得完善的神经阻滞效果。

3.常用药物

一般颈、臂神经丛的神经阻滞选用利多卡因(1.0%～1.5%)复合其他中、长效局部麻醉药。以往使用丁卡因(0.2%～0.5%)、丁哌卡因(0.25%～0.75%),由于其毒性大,且丁哌卡因的心脏毒性不可逆,现在很少用。而左旋丁哌卡因、罗哌卡因的临床应用越来越普遍。

左旋丁哌卡因是丁哌卡因的左旋体 S(－),而丁哌卡因的中枢神经及心脏毒性来源于 R(＋)型镜像体,故前者心脏毒性作用低于后者,而二者神经阻滞作用效能相仿。罗哌卡因的化学结构与丁哌卡因相似,但机体毒性尤其是心脏毒性,明显低于丁哌卡因。罗哌卡因低浓度用于神经阻滞时,有明显的感觉运动分离现象。

局部麻醉药中加入适量肾上腺素(1∶20 万 U),可在延长阻滞时程的同时,因局部血管收缩,局部麻醉药的吸收速率减慢和/或吸收量减少,药物毒性作用降低。

4.注意事项

(1)避免血管损伤:任何途径穿刺,如果不熟悉局部解剖关系,都有可能导致药物误入血管,引起全身中毒症状,严重时可导致患者死亡。如果穿刺时抽吸有血液回流,应立即将针后退出血管,暂停穿刺或改变进针方向,局部压迫,避免继续出血及形成血肿。尤其是肌间沟及锁骨旁径路穿刺时,若引起血肿还可产生颈部压迫症状。

(2)穿刺技术要求:肌间沟法穿刺针方向应向下、内,略朝尾侧,切勿水平方向进针。深度不能超过横突深度,过深可损伤椎动脉、蛛网膜下腔和硬膜外腔,引起血肿、出血或脊椎麻醉休克。

(3)防止气胸、血气胸:锁骨旁穿刺激性有发生气胸或血气胸可能。寻找第 1 肋骨时,不应刺入过深,针尖应贴着骨面反复寻找异感较为安全。穿刺中让患者保持安静,忌突然咳嗽或做深呼吸动作。一般此类气胸发展缓慢,如果不细心观察往往可被忽略,以致术后数小时患者才出现较明显的症状。疑有气胸时要听诊双肺呼吸音有无变化,胸部透视 X 线或摄片可确诊,重者除呼吸困难外，气管向健侧移位。因此，凡行锁骨旁臂丛阻滞的患者，操作后应严密观察 6～24 小时。

(4)正确选择神经阻滞途径：尽管臂神经丛阻滞尚有多种途径和方法，但肌间沟、锁骨上和腋路阻滞法是 3 种最常用方法。肌间沟入路的成功关键是找定位，出现异感很重要。根据统计，穿刺中若患者未出现异感，神经阻滞的失败率高达 15%。随着神经刺激器在临床广泛使用，相信能大幅度提高臂神经丛阻滞成功率。

(5)防止局部麻醉药逾量：由于臂神经丛阻滞时单次用药量较大，故当首次注药已用完全量时，追加剂量须慎重，勿超过极量，以防药物中毒。由于神经鞘容积较大，往往只有当鞘内腔隙被药液完全充盈时(如成人肌间沟臂神经丛阻滞需 25～35 mL 局部麻醉药)，才能显现满意的神经阻滞效果。因此，临床上在使用局部麻醉药时，要统筹考虑剂量、浓度、容积等诸多因素，在力求满意神经阻滞效果的同时，严防局部麻醉药逾量或中毒。

5.神经阻滞的选择

虽然神经阻滞与全身麻醉相比，具有以下特点：①术后镇痛较好；②术后恶心、呕吐的发生率低；③对循环、呼吸系统抑制小；④对交感神经有阻滞作用，降低血管张力的同时能改善区域组织灌注，减少出血及血栓栓塞；⑤费用低等多方面优点。但有下列情况时仍应当慎用神经阻滞：①术前已有外周神经缺陷的矫形手术，如尺神经移位术、腕管松解术或手术部位接近神经结构的手术，如全肩成形术或肱骨近端骨折固定术。总之围术期已有神经损伤或神经损伤风险大，由于术后若神经功能异常，不易区分，可能造成纠纷，一般不提倡神经阻滞。②急诊创伤患者全身情况差或复合多发性外伤，或其他脏器的损伤，我们一般选择气管内全身麻醉较为安全。③关节镜手术，常需要控制性降压，或关节置换放骨水泥等特殊处理或特殊体位的患者，为便于术中管理，提高麻醉安全性，尽量选用气管内全身麻醉。④有凝血异常，穿刺点感染，或精神异常及不能配合操作者的患者，一般不选用神经阻滞。

(二)气管内全麻

尽管神经阻滞技术(包括局麻药、设备)已得到了很大的发展，但由于肩关节手术的特殊性和复杂性，对那些神经阻滞失败或有神经阻滞禁忌的患者、大多数小儿患者以及接受复杂肩关节手术的患者，气管内全麻是可供选择的常用麻醉方法之一。

1.优点

与神经阻滞相比，全麻具有以下优点：①插管后呼吸道管理方便，保证充分吸氧，减少无效腔，增加有效通气量，安全性大；②方便手术操作，如操作复杂，伤损大，时间长的手术，神经阻滞很难达到要求，同时术中活动关节、牵拉肢体患者也难也忍受。全麻患者舒适，也保证术者的操作；③不存在神经、血管的损伤；④便于术中的特殊处理。如肩部手术中有部分要求控制性降压，特殊的体位(“沙滩椅”位)等；⑤术中出现危重意外便于抢救。

2.常用药物

全麻药物的应用，与普通手术气管内麻醉所选用的药物无明显差异，种类都涉及催眠镇静、镇痛及肌肉松弛药。鉴于肩关节手术的特殊性，有些在临床上正得到广泛应用的新型麻醉药，用于此类患者麻醉可能更能显现优势。

(1)瑞芬太尼：一种选择性短效阿片类 μ－受体激动剂，用于全麻的诱导、维持，具有快速起效、快速消除、肝外代谢不易蓄积等特点。与芬太尼相似，对呼吸也有抑制作用，但停药后患者呼吸能在短时间内(3～5 分钟)迅速恢复快。需要注意的是，由于该药镇痛作用消失快，术后疼痛发生较早。

(2)舒芬太尼：也是芬太尼的衍生物，与芬太尼相比、镇痛作用更强，时间更持久。用于长程手术，由于该药对心血管功能影响小，麻醉期间能维持很好的心血管功能状态，因而更适用于术前合并有心血管疾病的肩关节手术患者手术麻醉。

(3)咪达唑仑：水溶性苯二氮䓬类药物，具有抗焦虑，催眠抗惊厥，肌肉松弛和顺行性遗忘作用。广泛应用于全麻诱导，剂量 0.1～0.4 mg/kg。肩关节手术尤其是关节离断术，对患者精神创伤很大，咪达唑仑的顺行性遗忘作用对缓冲或消除患者术前恐惧，预防术后可能会出现的心理障碍，有积极意义。

(4)丙泊酚：一种快速短效的镇静类静脉麻醉药，长时使用无蓄积，停药后患者苏醒迅速而完全。全麻诱导诱导剂量一般为 1.5～2.5 mg/kg，术中麻醉维持采用连续静脉滴注或以微量泵泵入，剂量 50～150 μg/(kg·min)，常与镇痛药复合用。

三、麻醉管理

(一)神经阻滞麻醉的管理

1.神经阻滞入路选择恰当

选择适当的神经阻滞入路是阻滞完全的保证。根据手术部位，准确选取神经入路，避免阻滞不全。阻滞不全不仅给患者带来巨大的疼痛，给其心灵蒙上阴影，带来不良回忆，同时影响手术者的操作。疼痛刺激引起机体强烈的应激反应，血流动力学的波动，应激激素的升高，也引起异常神经反射(如骨膜反射等)。这些对术中的麻醉管理极为不利，安全风险大。所以手术开始要认真地测试麻醉平面，发现阻滞不全要及时更换麻醉方式。短小表浅的手术可以局部浸润麻醉，也可辅助静脉药物来完善麻醉。

2.避免局部麻醉药中毒反应

臂神经丛阻滞为了达到良好的阻滞效果，所需要的局部麻醉药剂量和一定浓度下的容积较大，容易局部麻醉药逾量，由此发生局部麻醉药中毒反应的概率也较高。为避免局部麻醉药中毒反应，神经阻滞操作过程中应当注意以下几点。

(1)控制最大剂量(极量)：单次给药时，局部麻醉药不得超过最大剂量(或极量)，缓慢推注。局部麻醉药浓度不宜过高，平衡浓度、剂量、容积三者间关系。适量加入肾上腺素(1∶20 万 U)，能在一定程度上延缓局部麻醉药吸收速率和减少局部麻醉药吸收量。

(2)防止局部麻醉药误入血管：给药前需反复确定回抽无回血、脑脊液、气体时才能给药，注药过程中也要多次反复回抽(每注射 3.0～4.0 mL 回抽一次)，以确保针头没有移位。此外，有部分患者由于穿刺针针尖斜面贴近血管壁，回抽时由于负压，血管壁与针尖紧贴无回血，给药时进入血管，发生中毒反应。所以即便回抽无异常，给药也必须小剂量开始，同时紧密观察患者生命体征，警惕毒性反应的先驱症状(如惊恐、多话、抽动或突然安静等)。

(3)药物中毒救治：一旦怀疑发生局部麻醉药中毒反应，应立刻停止推药，拔除针头，同时面罩给氧，确保供氧充分。静脉滴注咪达唑仑 2.5～5.0 mg，必要时静脉注射短效肌肉松弛药，如琥珀胆碱 1.0 mg/kg 气管内插管控制呼吸。一般只要药物中毒症状发现及时，给予相应处理后，等血浆药物峰浓度下来后，即可逐渐恢复。

(4)监测和应急措施完善：必须提醒的是，无论采用何种麻醉方式，都应于麻醉前开放患者静脉通道，监测心率、血压、SpO_2等基本生命体征，备有完善的急救设备与器具，防患于未然。

3.减轻心血管反应

由于颈部神经、血管分布丰富,颈神经丛阻滞后患者常会出现一过性的血压升高、心率增快。究其原因,多半与局部麻醉药中肾上腺素的吸收和/或迷走神经的阻滞有关。一般无须特殊处理,等药物影响消失后,即可正常。若血流动力学波动过大(如血压升高超过基础值 20%),尤其对于术前合并心血管系统疾病的患者和老年患者,可适量应用血管活性药物(如 β 受体阻滞剂、钙通道阻滞剂等)调控血压。

4.其他

(1)呼吸道管理:由于肩部手术铺巾掩盖头面部,不便于直接观察患者,应注意呼吸道管理,尤其是神经阻滞辅助静脉麻醉的患者要特别当心。

(2)Horner 综合征:发生颈交感神经阻滞时,患者可出现(Horner 综合征),表现为眼睑下垂、瞳孔缩小、眼球凹陷、眼结膜充血、鼻塞、面微红和不出汗等体征,注意呼吸、循环功能监测。一般无须特殊处理。

(3)膈神经、喉返神麻痹:高位臂神经丛($C_{3\sim5}$)阻滞,易造成邻近的膈神经、喉返神经麻痹。麻醉中要观察呼吸方式、频率及胸廓抬起的幅度,避免膈神经麻痹对呼吸的影响。喉返神经麻痹最常见的临床表现为声嘶、失音,严重时可有呼吸困难。通常在实施颈臂神经丛阻滞时要有意识地跟患者交谈,以便及时发现异常情况。同时切记:双侧颈神经丛阻滞肯定会累及膈神经,不行双侧深丛的阻滞。

(4)气胸、血肿:尤其在经锁骨上路或肌间沟入路行臂神经丛阻滞时,由于其针尖偏近正中,第一肋骨正中有肺尖,进针过深易刺破肺尖造成气胸或血气胸。普通成年患者一般进针深度不超过 4.0 cm。颈部臂神经丛周围血管丰富,阻滞过程中若穿刺针损伤血管尤其是动脉,可导致局部血肿。

(5)高位硬膜外阻滞或全脊椎麻醉:颈神经丛阻滞时,穿刺针进入过深或进针角度偏内,可导致针尖进入硬膜外腔,甚至蛛网膜下腔。若未及时发现,一旦注入局部麻醉药可即刻导致高位硬膜外阻滞或全脊椎麻醉。神经阻滞前要预计进针深度,采用短针穿刺。推药前一定要回抽,先少量注药(2.0～3.0 mL)后,观察无不良反应再注余液。若发生全脊椎麻醉,患者无意识、呼吸,必须紧急实施气管插管控制呼吸,加速输液及应用心血管活性药,维持循环、呼吸功能稳定。一般情况下,若及时发现及时处理,随着椎管内局部麻醉药逐渐吸收,局部浓度逐渐降低,患者各方面情况将逐步好转。只要抢救及时,处理措施得当,患者一般均能恢复正常。

(二)气管内全麻的麻醉管理

肩关节手术选择气管内全麻,麻醉管理应注意以下几方面问题。

1.围术期体液和输液输血通道准备

肩关节开放性手术由于其手术部位特殊,无法使用止血带,术中出血往往较多。患者入室后,要保证建立良好的静脉通道。复杂的肩关节手术(如肩关节离断),必要时应建立深静脉通路(颈内或锁骨下静脉穿刺),既便于术中快速输血输液,又能在监测 CVP 的前提下确定合适的补液量。手术开始前,可给予适量的晶、胶体液预先扩容。

2.循环功能监测

特别是对那些对老年患者、一般状况差的患者及行手术复杂的患者,入室后行外周动脉(常选桡动脉或足背动脉)穿刺置管测压应成为常规,以便更迅速地直观了解麻醉手术期间血压变动。

若行桡动脉穿刺，Allen 试验不可省略。Allen 试验时，先令患者举起前臂，紧握拳。然后放松，重复几次后紧握拳头以尽量驱走手内血液。随后测试者以双拇指紧紧按压患者腕部桡动脉、尺动脉走行部位，达到阻断手部血流的目的。再令患者握拳数次，见掌面苍白无血色，表示驱血有效。最后测试者先放松压迫尺动脉的拇指，桡动脉的拇指仍紧压不放松。若约在 5 秒患者手掌内面红润，证明桡、尺动脉之间有正常侧支循环并通畅，可进行桡动脉穿刺。若 15 秒手掌内面颜色仍不能恢复红润，应视为桡动脉穿刺禁止。

3.术中体位特殊要求

肩部手术患者多采用侧卧位，但此体位还是在很大程度上限制了术中肩关节活动。现在临床上所采用的“沙滩椅”(又叫“理发椅”)位，可能更符合手术者要求。因为这种特殊体位，它不仅同时适用于肩部手术的前路、后路切口且肩部上端可自由活动，更便于手术操作。将手术床调整如理发椅一般，患者半坐姿，患侧肩部垫高，手臂自由悬空，宽胶布固定头部制动。但这种特殊体位，给麻醉管理增添了不小的难度。全麻中患者无知觉且有良好的肌肉松弛往往在体位放置过程中造成头颈过度转动及肢体过度地牵拉，外展旋转，如未及时发现，将造成严重的不良后果。对于老人、小孩尤为注意。肩部手术采取沙滩椅位时手术区在心脏平面以上，可能会发生空气栓塞，若术中患者出现难以解释的顽固性循环功能抑制时要想到这一点。

4.气道管理

为避免患者在特殊体位下气管导管管腔受压或导管扭曲变形，一般可选用加强型气管导管，且用导管固定器固定导管。在摆放体位前后，均应反复听诊双侧呼吸音，观察气道压变化，及早发现或避免摆放体位过程中可能造成的气管移位。改变体位后(“沙滩椅”)，气道压力往往较平仰卧位有小幅度增高。若呼吸音低、气道压增加明显，部分原因可能是换体位中气管导管移位或滑入一侧支气管或导管开口斜面紧贴气管壁，适当调整导管深度和导管开口斜面方向，呼吸音即可恢复正常。还有部分原因是因气道内大量分泌物，阻塞导管腔，经气管导管吸痰后情况会立即改善。若确因体位引起的气道压力过高，且两侧呼吸音清晰、对称，可通过适当降低潮气量、增加呼吸频率来提高肺通气效率。

除此之外，肩部矫形手术中手术者反复牵拉活动上肢，也会造成气管导管移位，甚至滑脱。术中要注意监测(SpO_2、$PETCO_2$、Paw)，气管导管要固定牢靠。另外由于肩部手术头面部铺巾，虽然全麻气管插管便于术中气道管理，但有时也会发生气管导管与螺纹管接头松动或脱落，而麻醉机不报警的情况。若发现不及时，可造成意外。

5.麻醉诱导与应激反应

与其他手术麻醉患者一样，气管插管刺激所引起的机体剧烈应激反应，对接受肩关节手术的患者也是极为不利的，尤其是术前合并有心血管疾病的患者。麻醉诱导药物配伍合理，能在很大程度上减小甚至消除患者对气管插管的应激反应。另外，入手术室输注抗生素的患者，麻醉诱导前应暂停输注，以免影响麻醉药效价，甚至混淆或掩盖药物变态反应，影响麻醉医生对麻醉诱导过程中呼吸、循环功能异常原因的正确判断。肩部手术的要求有良好的镇痛，肌肉松弛要求条件不高，麻醉维持中可以根据手术步骤，适量调整肌肉松弛药用量。

(王　冰)

第五节 脊柱急症手术与择期手术的麻醉

一、脊柱急症手术

(一)概述

随着汽车的逐渐普及,交通事故也在上升,它是造成脊柱创伤的主要原因之一,另一主要原因是工伤事故。脊柱创伤最常见的是脊柱骨折、椎体脱位和脊髓损伤。脊柱创伤后常因骨折、脱位、血肿导致脊髓损伤,一旦出现脊髓损伤,后果极为严重,可致终身残疾,甚至死亡。据统计脊髓损伤的发病率为(8.1～16.6)/100万人,其中80%的患者年龄在11～30岁。因此,对此类患者的早期诊断和早期治疗至关重要。

(二)麻醉应考虑的问题

1.脊髓损伤可以给其他器官带来严重的影响

麻醉医师对脊髓损伤的病理生理改变应有充分认识,以利正确的麻醉选择和合理的麻醉管理,减少继发损伤和围术期可能发生的并发症。

2.应兼顾伴发伤

脊柱损伤常合并其他脏器的损伤,麻醉过程中应全面考虑,尤其是伴有颅脑胸腹严重损伤者。

3.困难气道

颈椎损伤后,尤其是高位颈椎伤患者常伴有呼吸和循环问题,其中气道处理是最棘手的问题,全身麻醉选择何种气管插管方式方可最大限度地减少或避免因头颈部伸曲活动可能带来的加重脊髓损伤情况,是麻醉医师必须考虑的至关重要的问题。高位脊髓伤患者可出现气管反射异常,为交感与副交感神经平衡失调所致,表现刺激气管时易出现心动过缓,如并存缺氧,可致心搏骤停,因此,对该类患者在吸痰时要特别小心。

(三)麻醉用药选择

1.麻醉选择

大部分脊柱损伤需行椎管减压和/或内固定手术,手术本身较复杂,而且组织常有充血水肿,术中出血较多;另外,硬脊膜外和蛛网膜下腔阻滞麻醉均因穿刺及维持平面方面有一定的困难,体位变动也常列为禁忌,如伴有脊髓损伤,病情常较复杂,术中常有呼吸及循环不稳等情况发生,故一般均应采取气管插管全身麻醉。

鉴于脊髓损伤有较高的发病率,并常有复合损伤,特别是颈段和/或上胸段损伤者,麻醉手术的危险性较大,任何的操作技术都有可能产生不良后果,甚至加重原发损伤,故在诊断之始及至麻醉后手术期间,对此类患者,麻醉医师均应仔细观察处理,特别是对那些身体其他部位合并有致命创伤的患者犹然。

麻醉选择足够深的全身麻醉和神经阻滞麻醉均可有效的预防副交感神经的过度反射,消除这一过度反射是血流动力学稳定的基础;仔细的决定麻醉药用量和认真细致注意血容量的变化并加以处理是血流动力学稳定的重要因素。

2.麻醉用药

脊髓损伤后，由于肌纤维失去神经支配致使接头外肌膜胆碱能受体增加，这些异常的受体遍布肌膜表面，产生对去极化肌松药的超敏感现象，注入琥珀胆碱后会产生肌肉同步去极化，大量的细胞内钾转移到细胞外，从而大量的钾进入血液循环，产生严重的高血钾，易发生心搏骤停。一般脊髓损伤后 6 个月内不宜使用琥珀胆碱，均应选用非去极化肌松药。鉴于脊髓损伤的病理生理改变，在选择麻醉前用药时应慎用或不用有抑制呼吸功能和可导致睡眠后呼吸暂停的药物。麻醉诱导时宜选用依托醚酯、咪达唑仑等对循环影响较小的药物，并注意用药剂量及给药速度，同时准备好多巴胺及阿托品等药物。各种吸入和非吸入麻醉药虽然对脊髓损伤并无治疗作用，但氟烷、芬太尼、笑气和蛛网膜下腔使用的利多卡因均能延长从脊髓缺血到脊髓损伤的时间，这种保护作用的可能机制如下。

(1)抑制了脊髓代谢。

(2)对脊髓血流的影响。

(3)内源性儿茶酚胺的改变。

(4)阿片受体活性的改变。

(5)与继发损伤的介质如前列腺素相互作用的结果。

麻醉维持多采用静吸复合的方法。

(四)麻醉操作和管理

1.麻醉操作

脊柱骨折可为单纯损伤和/或合并其他部位的损伤，在脊髓损伤的急性期任何操作都可能加重或造成新的脊髓损伤。麻醉医师术前应仔细检查、轻微操作。需要强调的是麻醉诱导插管时，不应为了插管方便而随意伸曲头颈部，应尽量使头部保持在中位，以免造成脊髓的进一步损伤。另外，在体位变动时同样要非常小心。

2.麻醉管理

脊柱骨折常可合并其他部位的损伤，尤其对其他部位的致命损伤如闭合性颅脑损伤等须及时诊断和处理，若有休克须鉴别是失血性休克还是脊髓休克，这是合理安全麻醉的基础。

(1)术中监测：脊柱创伤患者病情复杂，故术中应加强对该类患者中枢、循环、呼吸、肾功能、电解质及酸碱平衡的综合的动态监测，以便及时发现并予以相应的处理，只有这样才能提高创伤患者的救治成功率。其实，对该类患者的监护不应只局限于术中，而是在整个围术期均应加强监护，唯此才能降低死亡率。

(2)呼吸管理：术中应根据血气指标选择合适的通气参数，以维持正常的酸碱平衡和适当的脊髓灌注压是至关重要的。动物实验表明高或低碳酸血症均对脊髓功能恢复不利，但创伤后低碳酸血症比高碳酸血症对组织的危害小，一般维持 $PaCO_2$ 4.7～5.3 kPa(35～40 mmHg)为宜，如合并闭合性颅脑损伤，伴有颅内压增高 $PaCO_2$ 应维持在较低水平 3.3～4.0 kPa(25～30 mmHg)为佳。如围术期出现突发不能解释的低氧血症及二氧化碳分压升高，应考虑有肺栓塞、肺水肿或急化呼吸窘迫综合征的可能，缓慢进展的或突发的肺顺应性下降，预示有肺水肿的发生，常表现为肺间质水肿，肺部听诊时湿啰音可不清楚。机械通气时可加用呼气末正压通气。对高位脊髓损伤患者，术后拔除气管导管时应特别慎重，最好保留气管导管直至呼吸循环稳定后再拔，如估计短时间内呼吸功能不能稳定者，可做气管切开，以便于气道管理。

(3)循环管理：对脊柱创伤伴有休克的患者，首先应分清是失血性休克还是脊髓休克，以便做出正确处理。前者以补充血容量为主，而对脊髓休克者可采用适当补液和α受体兴奋药(去氧肾上腺素或多巴胺)治疗，且不可盲目补液，特别是四肢瘫痪的患者已存在心功能不全和血管张力的改变，在此基础上如再过量输液，增加循环负荷可导致心力衰竭及肺水肿。其次脊髓损伤患者麻醉时既不可过浅致高血压，也不可过深致低血压。麻醉诱导时常出现低血压，尤其体位变动时可出现严重的低血压，甚至心搏骤停，多见于脊髓高位损伤者。为预防脊髓损伤的自主神经反射引起的心血管并发症，应选择相应的血管活性药物治疗。对脊髓损伤早期出现的严重高血压可选用直接作用到小动脉的硝普钠，α受体阻滞剂(酚妥拉明)；对抗心律失常可用β受体阻滞剂、利多卡因和艾司洛尔等药，对窦性心动过缓、室性逸搏可选用阿托品对抗；也可适当加深麻醉来预防和治疗脊髓损伤患者的自主神经反射亢进。对慢性脊髓损伤合并贫血和营养不良的患者，麻醉时应注意补充红细胞和血浆，必要时可输清蛋白。

在脊髓休克期间，一般是脊髓损伤后的3天至定6周，为维持血流动力学的稳定和防止肺水肿，监测CVP和肺动脉楔压(PAWP)，尤其是PAWP不仅可直接监测心肺功能，而且还能估计分流量。

(4)体位：脊柱创伤患者伴有呼吸及循环不稳等情况，而手术大多采取俯卧位，必须注意胸腹垫物对呼吸循环和静脉回流的影响，同时还应注意眼或颌面部软组织压伤及肢体因摆放不妥所带来的损伤等。另外，应注意体位变动时可能发生的血流动力学剧变。

3.术中输血补液

术中应详细记录出入量，输液不可过量，并注意晶胶体比例，一般维持尿量在25～30 mL/h，必要时可予以利尿。已有许多研究表明围术期的高血糖可加重对脊髓神经功能的损害作用，因此，术中一般不补充葡萄糖。根据患者术前的血色素和出血情况而决定是否输血。

(五)颈椎损伤的气道处理

对颈椎损伤患者的进展性创伤生命支持(advanced trauma life support，ATLS)方案已由美国创伤学会提出，方案如下：①无自主呼吸又未行X线检查者，如施行经口插管失败，应改行气管切开。②有自主呼吸，经X经排除颈椎损伤可采用经口插管，如有颈椎损伤，应施行经鼻盲探插管，若不成功再行经口或造口插管。③虽有自主呼吸，但无时间行X线检查施行经鼻盲探插管，若不成功再行经口或造口插管。

ATLS方案有它的局限性，到目前为止对颈椎损伤的呼吸道处理尚无权威性和可行性的方案。对麻醉医师来说重要的是意识到气道处理与颈椎进一步损伤有密切关系的同时，采用麻醉医师最为娴熟的插管技术，具体患者具体对待，把不因行气管插管而带来副损伤或使病变加重作为指导原则。必要时可借助纤维支气管镜引导插管。颈椎制动是治疗可疑颈椎损伤的首要问题，所以，任何操作时均应保持颈椎处于相对固定的脊柱轴线位置。

1.各种气道处理方法对颈椎损伤的影响

常用的气管插管方法：经口、经鼻及纤维支气管镜引导插管等三种。其他插管方法，如逆行插管、环甲膜切开插管及Bullard喉镜下插管等目前仍较少应用。

(1)经口插管。颈椎损伤多发生在C_3～C_7，健康志愿者在放射线监测下可见，取标准喉镜插管体位时，可引起颈椎的曲度改变，其中尤以C_3～C_4的改变更为明显。

(2)经鼻气管插管。虽然在发达国家施行经鼻盲探插管以控制患者的气道已经比较普及，但对存在自主呼吸的颈椎损伤患者，仍无有力证据表明采用这种插管技术是安全的，原因在于：①插管时间较长。②如表面麻醉不充分，患者在插管过程中常有呛咳，从而导致颈椎活动，可能加重脊髓损伤。③易造成咽喉部黏膜损伤和呕吐误吸而致气道的进一步不畅；插管时心血管反应较大，易出现心血管方面意外情况。

有学者对大量颈椎创伤合并脊髓损伤的患者采用全身麻醉，快速诱导经鼻或口插管的方法收到良好的临床效果。在此，要强调的是插管操作必须由有经验的麻醉医师来完成，而不应由实习生或不熟练的进修生来操作。

(3)纤维支气管镜引导下插管。纤维支气管镜是一种可弯曲的细管，远端带有光源，操作者可通过光源看到远端的情况，并可调节使其能顺利通过声门。与气管插管同时使用时，先将气管导管套在纤维支气管镜外面，再将纤维支气管镜经鼻插至咽喉部，调节光源使其通过声门，然后再将气管导管顺着纤维支气管镜送人气管内。纤维支气管镜插管和经鼻盲探插管比较，具有试插次数明显减少，完成插管迅速，可保持头颈部固定不动，并发症少等优点，纤维支气管镜插管的成功率几乎可达100%，比经鼻盲探明显增高，且插管的咳嗽躁动发生率低。

2.颈椎损伤患者气管插管方式的选择

如上所述，为了减少脊柱创伤后的继发损伤，选用何种插管方法是比较困难的，但有一点是肯定的，有条件者首选纤维支气管镜插管引导下插管；其次，要判断患者的插管条件，如属困难插管，千万别勉强，可借助纤维支气管镜插管或行气管切开；另外，要选麻醉者最熟练的插管方法插管。只有这样才能将插管可能带来的并发症降到最低。

二、择期类手术

(一)概述

脊柱外科发展很快，尤其最近十来年，新的手术方法不断涌现，许多国际上普遍使用的脊柱外科手术及内固定方法，在国内也已逐渐推广使用，开展脊柱外科新手术的医院也越来越多，在这方面做得较好的是上海长征医院，已有手术患者8 000多例，手术方法及内固定材料等方面基本上与国际接轨。脊柱外科手术大多比较精细和复杂，而且一旦发生脊髓神经损伤，将造成患者的严重损害，甚至残废。因此，在手术前做好充分准备，选择恰当的手术方案及麻醉方法，以确保麻醉和手术的顺利进行显得尤为重要。

(二)脊柱择期手术的特点

脊柱外科手术同胸腹和颅脑手术相比，虽然对重要脏器的直接影响较小，但仍有其特点，麻醉和手术医师对此应有足够的认识，以保证患者围术期的安全。

1.病情差异较大

脊柱手术及接受手术的患者是千变万化和参差不齐的，患者可以是健壮的，也可以是伴有多系统疾病的，年龄从婴儿到老年；疾病种类繁多，既有先天性疾病，如先天性脊柱侧凸，又有后天性疾病，如脊柱的退行性变；既可以是颈椎病，也可以是骶尾部肿瘤等。手术方法多种多样，既可以经前方、侧前方减压，也可以经后路减压，有的需要内固定，有的则不需要，即使是同一种疾病，由于严重程度不等，其治疗方法也可完全两样。因此，麻醉医师术前应该准确了解病情及手术方式，以便采取恰当的麻醉方法，保证手术顺利地进行。

2.手术体位对麻醉的要求

脊柱外科手术患者的正确体位可以减少术中出血，易于手术野的暴露和预防体位相关的损伤。根据脊柱手术进路的不同，常采取不同的体位，仰卧位和侧卧位对循环和呼吸功能影响不大，麻醉管理也相对较为简单。当采用俯卧位时可造成胸部和腹部活动受限，胸廓受压可引起限制性通气障碍，使潮气量减少，如果麻醉深度掌握不好使呼吸中枢受到抑制，患者则有缺氧的危险；而腹部受压可导致静脉回流障碍，使静脉血逆流至椎静脉丛，加重术中出血。另外，如果头部位置过低或颈部过分扭曲等都可造成颈内静脉回流障碍，而致球结膜水肿甚至脑水肿。因此，俯卧位时应取锁骨和髂骨为支撑点，尽量使胸腹部与手术台之间保持一定空隙，同样要将头部放在合适的位置上，最好使用软的带钢丝的气管导管，这样可以避免气管导管打折和牙垫可能造成的搁伤。较长时间的手术，建议采用气管内麻醉。如果采用区域阻滞麻醉，则应加强呼吸和循环功能的监测，特别是无创血氧饱和度的监测，以便及时发现患者的氧合情况。患者良好体位的获得要靠手术医师、麻醉医师和手术护士的一起努力。

3.充分认识出血量大

脊柱手术，由于部位特殊，止血常较困难，尤其是骶尾部的恶性肿瘤手术，失血量常可达数千毫升，因此术前必须备好血源，术中要正确估计失血量，及时补充血浆成分或者全血。估计术中有可能发生大量失血时，为减少大量输血带来的一些并发症，有时可采取血液稀释、自体输血及血液回收技术，也可采用术中控制性降压，但这些措施可使麻醉管理更加复杂，麻醉医师在术前应该有足够的认识，并做好必要的准备，以减少其相关的并发症。

（三）术前麻醉访视和病情估计

1.术前麻醉访视

（1）思想工作：通过麻醉前访视应尽量减少患者术前的焦虑和不安情绪，力争做到减轻或消除对手术和麻醉的顾虑和紧张，使患者在心理和生理上均能较好地耐受手术。麻醉医师术前还应向患者及其家属交代病情，说明手术的目的和大致程序，拟采用的麻醉方式，以减少患者及其家属的顾虑。对于情绪过度紧张的患者手术前晚可给予适量的镇静药，如地西泮 5～10 mg，以保证患者睡眠充足。

（2）病史回顾：详细询问病史，包括常规资料（如身高、体重、血压、内外科疾病、相关系统回顾、用药情况、过敏史、本人或家族中的麻醉或手术的意外情况、异常或过分出血史）和气道情况估计，以便正确诊断和评价患者的疾病严重程度以及全身状况，选择适当的麻醉方法以保证手术得以顺利进行。虽然脊柱手术的术后并发症和死亡率都较低，但也应同样重视术前的准备工作，包括病史采集工作。特别是对于脊柱畸形手术患者，要注意畸形或症状出现的时间及进展情况，畸形对其他器官和系统功能的影响，特别要注意是否有呼吸和循环系统并发症，如心悸、气短、咳嗽和咳痰。

（3）体格检查：对于麻醉医师来说，在进行体格检查时，除了对脊柱进行详细的检查外，对患者进行系统的全身状况的检查也非常重要，特别是跟麻醉相关项目的检查，如气管插管困难程度的判断及腰麻、硬膜外穿刺部位有无畸形和感染等，以便为麻醉方式的选择做好准备。另外，对脊柱侧凸的患者，要注意心、肺的物理检查。

（4）了解实验室检查和其他检查情况：麻醉医师在术前访视时，对已做的各项实验室检查和其他检查情况应作详细了解，必要时可做一些补充检查。对于要施行脊柱手术的患者，国内除了要进行血、尿常规和肝、肾功能、凝血功能、电解质检查等以外，还应进行心电图检查。如疑有心功能异常的患者，术前可做超声心动图检查，有助于对心功能的进一步评价，从而估计对手术的耐受性。但近年来国外的趋势是在许多患者中已减少了一些常规检查，术前实验室检查、胸片、心电图和 B 超等应根据患者的年龄、健康情况及手术的大小而定，对健康人的筛选试验如表 12-1所示。

表 12-1 手术、麻醉前常规检查

年龄(岁)	胸片	ECG	血液化验
<40	-	-	
40～59	-	+	肌酐、血糖
≥60	+	+	肌酐、血糖及全血常规

2.病情估计

在评价患者对麻醉和手术的耐受性时，首先要注意的是患者的心肺功能状态。在脊柱手术中，脊柱侧凸对患者的心肺功能影响最大，因此，严重脊柱侧凸和胸廓畸形的患者术前对心肺功能的估计特别重要，由于心肺可以直接受到影响，如机械性肺损害或者作为一些综合征(如马方综合征，它可有二尖瓣脱垂、主动脉根部扩张和主动脉瓣关闭不全)的一部分而受到影响，可表现为气体交换功能的障碍，肺活量、肺总量和功能残气量常减少，机体内环境处于相对缺氧状态，术中和术后易出现缺氧、呼吸困难甚至呼吸衰竭，因此术前应进行血气分析和肺功能测定，以评价患者的肺功能状态，这对判断其能否耐受手术和预后有重要意义。一般肺功能检查显示轻度损害的患者，只要在术中加强监护一般可耐受麻醉和手术，对中度以上损害的患者，则应在术前根据病因采取针对性的处理。另外，根据病史情况，必要时应行彩色超声心动图检查及心功能测定。

一般认为脊柱侧凸程度越重，则影响越大，预后也越差。任何原因导致的胸部脊柱侧凸，均有可能导致呼吸和循环衰竭。据报道许多这种病例在 45 岁以前死亡，而在尸检中右心室肥厚并肺动脉高压的发生率很高。特发性脊柱侧凸常于学龄前后起病，如得不到正确治疗，其病死率可比一般人群高 2 倍，其原因可能是由于胸廓畸形使肺血管床的发育受到影响，单位肺组织的血管数量比正常人少，从而导致血管阻力的增加。另外，由于胸廓畸形使肺泡被压迫，肺泡的容量变小，导致通气血流比率异常，使肺血管收缩，最后导致肺动脉高压。术前心电图检查 P 波大于 2.5 mm示右房增大，如果 V_1 和 V_2 导联上 R 波大于 S 波，则提示有右心室肥厚，这些患者对麻醉的耐受性降低，在围术期应注意避免缺氧和增加右心室负荷。

对于脊柱畸形的患者，还应注意是否同时患有神经肌肉疾患，如脊髓空洞症、肌营养不良、运动失调等，这些疾患将影响麻醉药的体内代谢过程。

有些脊柱手术患者，由于病变本身造成截瘫，患者长期卧床，活动少，加上胃肠道功能紊乱，常发生营养不良，降低对麻醉和手术的耐受力。对这类患者术前应鼓励其进食，必要时可以采取鼻饲或静脉高营养，以尽可能改善其营养状况。高位截瘫患者易合并呼吸道和泌尿道感染，术前应积极处理，另外，截瘫患者由于瘫痪部位血管舒缩功能障碍，变动体位时易出现直立性低血压，应引起麻醉医师注意。部分患者可合并有水、电解质和酸碱平衡紊乱，也必须在术前予以纠正。长期卧床患者因血流缓慢和血液浓缩可引起下肢深静脉血栓形成，活动或输液时可引起血栓脱落，一旦造成肺动脉栓塞可产生致命性后果，围术期前后应引起重视并予以妥善处理。

(四)麻醉方法的选择和术中监测

1.麻醉方法的选择

以前，脊柱手术通常选用局部浸润麻醉，由于麻醉效果常不理想，术中患者常有疼痛感觉，因此，近年来已逐渐被全身麻醉和连续硬膜外麻醉所取代。腰段简单的脊柱手术可以选用连续硬膜外麻醉，但如果手术时间较长，患者一般不易耐受，必须给予辅助用药，而后者可以抑制呼吸中枢，有发生缺氧的危险，处于俯卧位时又不易建立人工通气，一旦发生危险抢救起来也非常困难，因此对于时间较长的脊柱手术。只要条件允许，应尽量采用气管内麻醉。对于高位颈椎手术或俯卧位手术者应选择带加强钢丝的软气管导管做经鼻插管，前者可避免经口插管时放置牙垫而影响手术操作，后者是为便于固定和头部的摆放而气管导管不打折。

大部分脊柱手术的患者术前可以给予苯巴比妥钠 0.1 g、阿托品 0.5 mg 肌内注射，使患者达到一定程度的镇静。如果使用区域阻滞麻醉，术前也可以只使用镇静药，特殊病例，可根据情况适当调整术前用药。

2.术中监测

术中监测是保证患者安全及手术顺利进行的必不可少的措施，血压、心电图、SpO_2 以及呼吸功能（呼吸频率、潮气量等）的监测应列为常规，有条件的可监测 $ETCO_2$。

在脊柱畸形矫正术及脊柱肿瘤等手术时，由于创面大，失血多，加上采用俯卧位时，无创血压的监测可能更困难，因此在有条件的情况下，应行桡动脉穿刺直接测压，如有必要还应行 CVP 的监测，以便指导输血和输液，对术前有心脏疾病者或老年人可放置漂浮导管，监测心功能及血管阻力等情况。在行控制性降压时 ABP 和 CVP 的监测更是十分必要。

在行唤醒试验前，应了解肌松的程度，可用加速度仪进行监测，如果 T_4/T_1 恢复到 0.7 以上，此时可行唤醒试验。如果用周围神经刺激器进行监测，则 4 个成串刺激均应出现，否则在唤醒前应先拮抗非去极化肌松药。目前有的医院已用体表诱发电位等方法来监测脊髓功能。

（五）常见脊柱手术的麻醉

脊柱外科手术种类很多，其麻醉方法也各有其特点，以下仅介绍几种复杂且较常见手术的麻醉处理。

1.脊柱畸形矫正术的麻醉

脊柱畸形的种类很多，病因也非常复杂，其手术方式也不相同，其麻醉方法虽不完全相同，但一般均采用气管内麻醉，下面以脊柱侧凸畸形矫正的麻醉为例做详细介绍。

（1）术前常规心肺功能检查：特发性脊柱侧凸是危害青少年和儿童健康的常见病，可影响胸廓和肺的发育，使胸肺顺应性降低，肺活量减少，甚至可引起肺不张和肺动脉高压，进而影响右心，导致右心肥大和右心衰竭。限制性通气障碍和肺动脉高压所导致的肺心病是严重脊柱侧凸患者的主要死因。因此，术前除做常规检查外，必要时应做心肺功能检查。

（2）备血与输血：脊柱侧凸矫形手术涉及脊柱的范围很广，有时可超过 10 个节段，有的需经前路开胸、开腹或胸腹联合切口手术，有的经后路手术，即使经后路手术，没有大血管，但因切口长，手术创伤大，尤其是骨创面出血多，常可达 2 000～3 000 mL，甚至更多，发生休克的可能性很大，术前必须做好输血的准备。估计术中的失血量，一般备血 1 500～2 000 mL。近年来，不少学者主张采用自体输血法，即在术前采集患者的血液，在术中回输给患者自己。一般在术前 2～3 周的时间内，可采血 1 000 mL 左右，但应注意使患者的血红蛋白水平保持在 100 g/L 以上，血浆总蛋白在 60 g/L 左右。另外，可采用血液回收技术，回收术中的失血，经血液回收机处理后回输给患者，一般患者术中不需再输异体血。采用这两种方法可明显减少异体输血反应和并发症。

（3）麻醉选择：脊柱侧凸手术一般选择全身麻醉，经前路开胸手术者，必要时可插双腔气管导管，术中可行单肺通气，按双腔管麻醉管理；经后路手术者，可选择带加强钢丝的气管导管经鼻插管，并妥善固定气管导管，以防止术中导管脱落。诱导用药可使用芬太尼 1～2 μg/kg、异丙酚

1.5～2.0 mg/kg 和维库溴铵 0.1 mg/kg。也可用硫喷妥钠 6～8 mg/kg 和其他肌松药，但对截瘫患者或先天性畸形的患者使用琥珀胆碱时，易引起高钾(从而有可能导致心室颤动甚至心搏骤停)或发生恶性高热，应特别注意。对全身情况较差或心功能受损的患者也可以选择依托咪酯 0.1～0.3 mg/kg。麻醉的维持有几种不同的方式：吸入麻醉(如安氟醚、异氟醚或地氟醚＋笑气＋氧气)＋非去极化肌松药，中长效的肌松药的使用在临近唤醒试验时应特别注意，最好在临近唤醒试验 1 小时左右停用，以免影响唤醒试验。静脉麻醉(如静脉普鲁卡因复合麻醉和静脉吸入复合麻醉)，各种麻醉药的组合方式很多，一般认为以吸入麻醉为佳，因为使用吸入麻醉时麻醉深度容易控制，有利于术中做唤醒试验。

(4)控制性降压的应用：由于脊柱侧凸手术切口长，创伤大，手术时间长，术中出血较多，为减少大量异体输血的不良反应，可在术中采用控制性降压术。但应掌握好适应证，对于心功能不全、明显低氧血症或高碳酸血症的患者，不要使用控制性降压，以免发生危险。用于控制性降压的措施有加深麻醉(加大吸入麻醉药浓度)和给血管扩张药(如 α-受体阻滞药、血管平滑肌扩张药或钙通道阻滞剂)等，但因高浓度的吸入麻醉药影响唤醒试验，且部分患者的血压也不易得到良好控制，所以临床上最常用的药物是血管平滑肌扩张药(硝普钠和硝酸甘油)及钙通道阻滞剂(佩尔地平)。控制性降压时健康状况良好的患者可较长时间耐受 8.0～9.3 kPa(60～70 mmHg)的平均动脉压(MAP)水平，但对血管硬化、高血压和老年患者则应注意降压程度不要超过原来血压水平的 30%～40%，并要及时补充血容量。

(5)术中脊髓功能的监测：在脊柱侧凸矫形手术中，既要最大限度地矫正脊柱畸形，又要避免医源性脊髓功能损伤。因此，在术中进行脊髓功能监测以便术中尽可能早地发现各种脊髓功能受损情况并使其恢复是必需的。其方法有唤醒试验和其他神经功能监测。唤醒试验多年来在临床广泛应用，因其不需要特殊的仪器和设备，使用起来也较为简单，但是受麻醉深度的影响较大，且只有在脊髓神经损伤后才能做出反应，对术后迟发性神经损伤不能做出判断，正因为唤醒试验具有上述缺点，有许多新的脊髓功能监测方法用于临床，这些方法各有其优缺点，下面仅作简要的介绍。

1)唤醒试验：即在脊柱畸形矫正后，如放置好 TSRH 支架后，麻醉医师停用麻醉药，并使患者迅速苏醒后，令其活动足部，观察有无因矫形手术时过度牵拉或内固定器械放置不当而致脊髓损伤而出现的下肢神经并发症甚至是截瘫。要做好唤醒试验，首先在术前要把唤醒试验的详细过程向患者解释清楚，以取得配合。其次，手术医师应在做唤醒试验前 30 分钟通知麻醉医师，以便让麻醉医师开始停止静脉麻醉药的输注和麻醉药的吸入。如使用了非去极化肌松药，应使用加速度仪或周围神经刺激器以及其他方法了解肌肉松弛的程度，如果肌松没有恢复，应在唤醒试验前 5 分钟左右使用阿托品和新斯的明拮抗。唤醒时，先让患者活动其手指，表示患者已能被唤醒，然后再让患者活动其双脚或脚趾，确认双下肢活动正常后，立即加深麻醉。如有双手指令动作，而无双足指令动作，应视为异常，有脊髓损伤可能，应重新调整矫形的程度，然后再行唤醒试验，如长时间无指令动作，应手术探查。在减浅麻醉过程中，患者的血压会逐渐升高，心率也会逐渐增快，因此手术和麻醉医师应尽量配合好，缩短唤醒试验的时间。有报道以地氟醚、笑气和小剂量阿曲库铵维持麻醉时，其唤醒试验的时间平均只有 8.4 分钟，可明显缩短应激反应时间。另外，唤醒试验时应防止气管导管及静脉留置针脱出。目前神经生理监测(SEP 和 MEP)正在逐渐取代唤醒试验。

2)体表诱发电位(SEP)：是应用神经电生理方法，采用脉冲电刺激周围神经的感觉支，而将记录电极放置在刺激电极近端的周围神经上或放置在外科操作远端的脊髓表面或其他位置，连接在具有叠加功能的肌电图上，接受和记录电位变化。刺激电极常置于胫后神经，颈段手术时可用正中神经。SEP 记录电极可置于硬脊膜外(SSEP)或头皮(皮层体表诱发电位，CSEP)，其他还有硬膜下记录、棘突记录及皮肤记录等。测定 CSEP 值，很多因素可影响测定结果，SSEP 受麻醉药的影响比 CSEP 小，得到的 SEP 的图形稳定且质量好。CSEP 是在电极无法置于硬膜外或硬膜下时的选择，如严重畸形时。CSEP 的监测结果可能只反映了脊髓后束的活动。应用 SEP 做脊髓功能监测时，需在手术对脊髓造成影响前导出标准电位，再将手术过程中得到的电位与其进行比较，根据振幅和潜伏期的变化来判断脊髓的功能。振幅反映脊髓电位的强度，潜伏期反映传导速度，两者结合起来可作为判断脊髓功能的重要测量标志。通常以第一个向下的波峰称第一阳性波，第一个向上的波峰称为第一阴性波，依此类推。目前多数人以第一阴性波峰作为测量振幅和潜伏期的标准。在脊柱外科手术中，脊髓体表诱发电位 SSEP 波幅偶然减少30%～50%时，与临床后遗症无关，总波幅减少 50%或者一个阴性波峰完全消失才提示有脊髓损伤。皮层体感诱发电位 CSEP 若完全消失，则脊髓完全性损伤的可能性极大；若可记录到异常的 CSEP，则提示脊髓上传的神经纤维功能尚存在或部分存在，并可依据潜伏期延长的多少及波幅下降的幅度判断脊髓受损伤的严重程度；脊柱畸形及肿瘤等无神经症状者，CSEP 可正常或仅有波幅降低，若伴有神经症状，则可见潜伏期延长及波幅降低约为正常的 1/2，此时提示脊柱畸形对脊髓产生压迫或牵拉，手术中应仔细操作；手术中牵拉脊髓后，若潜伏期延长大于 12.5 ms 或波幅低于正常 1/2，10 分钟后仍未恢复至术前水平，则术后将出现皮肤感觉异常及二便障碍或加重原发损伤。影响 CSEP 的因素：麻醉过深、高碳酸血症、低氧血症、低血压和低体温等，SSEP 则不易受上述因素影响。

3)运动诱发电位(MEP)：在脊髓功能障碍中，感觉和运动功能常同时受损。SEP 仅能监测脊髓中上传通道活动，而不能对运动通道进行监测。有报道 SEP 没有任何变化，但患者术后发生运动功能障碍。动物实验表明，用 MEP 观察脊髓损害比 SEP 更敏感，且运动通道刺激反应与脊髓损害相关。MEP 监测时，刺激可用电或磁，经颅、皮质或脊柱，记录可在肌肉、周围神经或脊柱。MEP 永久地消失与术后神经损害有关，波幅和潜伏期的变化并不一定提示神经功能损害。MEP 监测时受全麻和肌肉松弛药的影响比SEP 大，MEP 波幅随刺激强度的变化而变化。高强度电刺激引起肌肉收缩难以被患者接受，临床上取得成功的 MEP 较困难，尤其是在没有正常基础记录的患者。因头皮刺激可引起疼痛，故使运动诱发电位的术前应用受到限制。Barker 等用经颅磁刺激诱发 MEP(tcMEP)监测，具有安全可靠、不产生疼痛并可用于清醒状态的优点，更便于手术前后对照观察。MEP 和 SEP 反应各自脊髓通道功能状态，理论上可互补用于临床脊髓功能监测，然而联合应用 SEP 和 MEP 还需要更多的临床研究。在脊柱外科手术中，各种监测脊髓功能的方法都有其优缺点，需正确掌握使用方法，仔细分析所得结果。一旦脊髓监测证实有脊髓损伤，应立即取出内固定器械及采取其他措施，取出器械的时间与术后神经损害恢复直接相关，有人认为若脊髓损伤后 3 小时取出内固定物，则脊髓功能难以在短期内恢复。术中脊髓功能损伤可分为直接损伤和间接损伤，其最终结果都引起脊髓微循环的改变。动物实验发现 MEP 潜伏期延长或波形消失是运动通道缺血的显著标志。但仅通过特殊诱发电位精确预测脊髓缺血、评价神经损害还有困难。

2.颈椎手术的麻醉

常见的颈椎外科疾病有颈椎病、颈椎间盘突出症、后纵韧带骨化、颈椎管狭窄症及颈椎肿瘤等，多数经非手术治疗可使症状减轻或明显好转，甚至痊愈。但对经非手术治疗无效且症状严重的患者可选择手术治疗，以期治愈、减轻症状或防止症状的进一步发展。由于在颈髓周围进行手术，有危及患者生命安全或者造成患者严重残废的可能，故麻醉和手术应全面考虑，慎重对待。

(1)颈椎手术的麻醉选择：颈椎手术的常见方法有经前路减压植骨内固定、单纯后路减压或加内固定等，根据不同的入路，麻醉方式也有所不同。后路手术可选用局部浸润麻醉，但手术时间较长者，患者常难以坚持，而且局麻效果常不够确切，故应宜选择气管内插管全身麻醉为佳。前路手术较少采用局部浸润麻醉，主要采用颈神经深、浅丛阻滞，这种方法较为简单，且患者术中处于清醒状态，有利于与术者合作，但颈前路手术中常需牵拉气管，患者有不舒服感觉，这是颈丛阻滞难以达到的，因此，近年来颈前路手术已逐渐被气管内插管全麻所取代。上海长征医院骨科在全麻下行颈椎手术已有数千例，取得了良好的效果。

在行颈前路手术时需将气管和食管推向对侧，方可显露椎体前缘，故在术前常需做气管、食管推移训练，即让患者用自己的2～4指插入手术侧(常选右侧)的气管、食管和血管神经鞘之间，持续地向非手术侧(左侧)推移。这种动作易刺激气管引起干咳，术中反复牵拉还易引起气管黏膜、喉头水肿，以至患者术后常有喉咙痛及声音嘶哑，麻醉医师在选择和实施麻醉时应注意到这一点，并向患者解释。

(2)局部浸润麻醉：常选用0.5%～1.0%的普鲁卡因，成人一次最大剂量1.0 g，也可选用0.25%～0.5%的利多卡因，一次最大剂量不超过500 mg，两者都可加或不加肾上腺素。一般使用24～25 G皮内注射针沿手术切口分层注射。先行皮内浸润麻醉，于切口上下两端之间推注5～6 mL，然后行皮下及颈阔肌浸润麻醉，可沿切口向皮下及颈阔肌推注局麻药4～8 mL，切开颈阔肌后，可用0.3%的丁卡因涂布至术野表面直至椎体前方，总量一般不超过2 mL。到达横突后，可用1%的普鲁卡因8 mL行横突局部封闭。行浸润麻醉注药时宜加压，以使局麻药与神经末梢广泛接触，增强麻醉效果。到达肌膜下或骨膜等神经末梢分布较多的地方时，应加大局麻药的剂量，在有较大神经通过的地方，可使用浓度较高的局麻药行局部浸润。须注意的是每次注药前都应回抽，以防止局麻药注入血管内，并且每次注药总量不要超过极量。

(3)颈神经深、浅丛阻滞：多采用2%利多卡因和0.3%的丁卡因等量混合液10～20 mL，也可以采用2%的利多卡因和0.5%的丁哌卡因等量混合液10～20 mL，一般不需加入肾上腺素。

因颈前路手术一般选择右侧切口，故麻醉也以右侧为主，必要时对侧可行颈浅丛阻滞。麻醉穿刺定位如下：患者自然仰卧，头偏向对侧，先找到胸锁乳突肌后缘中点，在其下方加压即可显示出颈外静脉，两者交叉处下方即颈神经浅丛经过处，相当于第4及第5颈椎横突处，选定此处为穿刺点，第4颈椎横突，常为颈神经深丛阻滞点。穿刺时穿刺针先经皮丘垂直于皮肤刺入，当针头自颈外静脉内侧穿过颈浅筋膜时，此时可有落空感，即可推注局麻药4～6 mL，然后在颈浅筋膜深处寻找横突，若穿刺针碰到有坚实的骨质感，而进针深度又在2～3 cm，此时退针2 mm使针尖退至横突骨膜表面，可再推药3～4 mL以阻滞颈神经深丛。每次推药前均应回抽，确定无回血和脑脊液后再推药。如有必要，对侧也可行颈浅丛阻滞。

(4)气管内插管全身麻醉：颈椎手术时全麻药物的选择没有什么特殊要求，但是在麻醉诱导特别是插管时应注意切勿使颈部向后过伸，以防止引起脊髓过伸性损伤。最好在术前测试患者的颈部后伸活动的最大限度。颈前路手术时，为方便行气管、食管推移应首选经鼻气管内插管麻醉。颈椎病患者常有颈髓受压而伴有心率减慢，诱导时常需先给予阿托品以提升心率，另外，术中牵拉气管时也引起心率减慢，需加以处理。还有前路手术时，反复或过度牵拉气管有可能引起气管黏膜和喉头水肿，如果术毕过早拔除气管导管，有可能引起呼吸困难，而此时再行紧急气管插管也比较困难。其预防措施如下：①术前向对侧退松气管。②术中给予地塞米松 20 mg，一方面可以预防和减轻因气管插管和术中牵拉气管可能造成的气管黏膜和喉头水肿，另一方面可预防和减轻手术可能造成的脊髓水肿。③术后待患者完全清醒后，度过喉头水肿的高峰期时拔除气管导管。

3.脊柱肿瘤手术的麻醉

脊柱肿瘤在临床上并不少见，一般分为原发性和转移性两大类，临床上脊柱肿瘤以转移性为多见，而其中又以恶性肿瘤占多数，故及时发现及时治疗十分重要。过去对脊柱恶性肿瘤，特别是转移性肿瘤多不主张手术治疗，现在随着脊柱内固定技术的发展和肿瘤化疗的进步，手术治疗可以治愈、部分治愈或缓解疼痛而使部分患者生活质量明显提高。

(1)术前病情估计和准备：脊柱良性肿瘤病程长，发展慢，一般无全身症状，局部疼痛也较轻微。恶性肿瘤的病程则较短，发展快，可伴随有低热、盗汗、消瘦、贫血、食欲减退等症状，局部疼痛也较明显，并可出现肌力减弱、下肢麻木和感觉减退，脊柱活动也受限。无论良性或恶性肿瘤，随着病程的进展，椎骨破坏的加重，常造成椎体病理性压缩骨折或肿瘤侵入椎管，压迫或浸润脊髓或神经根，引起四肢或肋间神经的放射痛，出现大小便困难。颈胸椎部位的肿瘤晚期还引起病变平面以下部位的截瘫和大小便失禁。由于脊柱的部位深，而脊柱肿瘤的早期症状多无特殊性且体征也不明显，因此拟行手术治疗的患者病程常已有一段时间，多呈慢性消耗病容，部分患者呈恶病质状态。化验检查会发现贫血、低蛋白血症、血沉增快等。术前除应积极进行检查，还应加强支持治疗，纠正贫血和低蛋白血症等异常情况，提高患者对手术和麻醉的耐受力。

脊柱肿瘤的手术包括瘤体切除和椎体重建术，手术创伤大，失血多，尤其是骶骨肿瘤切除术，由于骶椎为骨盆后壁，血液循环十分丰富，止血也很困难，失血可达数千毫升甚至更多，故术前须根据拟手术范围备足血源，为减少术中出血可于术前行 DSA 检查，并栓塞肿瘤供血动脉。

(2)麻醉选择和实施：脊柱肿瘤手术一般选择气管内插管全身麻醉，较小的肿瘤可以选择连续硬膜外麻醉。估计术中出血可能较多时，应行深静脉穿刺和有创动脉侧压，可以在术中施行控制性降压术，骶尾部巨大肿瘤患者术中可先行一侧髂内动脉结扎。

全身麻醉一般采用静吸复合方式，药物的选择根据患者的情况而定。如果患者的一般情况好，ASA 分级在Ⅰ～Ⅱ级，麻醉药物的选择没有什么特殊要求，但如果患者的全身情况较差，则应选择对心血管功能抑制作用较小的药物，如静脉麻醉药可选择依托咪酯，吸入麻醉药可选择异氟醚，而且麻醉诱导时药物剂量要适当，注药速度不要过快。对行骶骨全切除术或次全切除术的患者，术中可实施轻度低温和控制性降压术，一方面降低患者的代谢和氧需求量，另一方面可减少失血量，从而减少大量输入异体血所带来的并发症。

4.胸椎疾病手术麻醉

胸椎疾病以后纵韧带骨化症和椎体肿瘤为多见，而肿瘤又以转移性为多见。前者常需经后路减压或加内固定术，一般采用行经鼻气管插管全身麻醉，后者常需经前路开胸行肿瘤切除减压内固定术，也采用全身麻醉，必要时需插双腔气管导管，术中可行单肺通气，以便于手术操作，此时麻醉维持不宜用笑气，以免造成术中 SpO_2 难以维持。术中出血常较多，需做深静脉穿刺，以便术中快速输血输液用。开胸患者需放置胸腔引流管，麻醉苏醒拔管前应充分吸痰，然后进行鼓肺，使萎陷的肺泡重新张开，并尽可能排出胸膜腔内残余气体。

5.脊柱结核手术的麻醉

脊柱结核为一种继发性病变，95%继发于肺结核。脊柱结核发病年龄以 10 岁以下儿童最多，其次是 11～30 岁的青少年，30 岁以后则明显减少。发病部位以腰椎最多，其次是胸椎，而其中 99％是椎体结核。

（1）麻醉前病情估计：脊柱结核多继发于全身其他脏器结核，所以患者的一般情况较差，多合并有营养不良，如合并有截瘫，则全身情况更差，可出现心肺功能减退。患者可有血容量不足，呼吸功能障碍以及水、电解质平衡紊乱。因此，术前应加强支持治疗，纠正生理紊乱。对消瘦和贫血患者，除了积极进行支持治疗外，应在术前适当予以输血，以纠正贫血。合并截瘫者围术期要积极预防和治疗压疮、尿路感染和肺炎。术前尤其要注意的是应仔细检查其他器官如肺、淋巴结或其他部位有无结核病变，若其他部位结核病变处于活动期，则应先进行抗结核治疗，然后择期行手术治疗。

一般脊柱结核患者手术前均应进行抗结核治疗。长期使用抗结核药治疗的患者，应注意其肝功能情况，如肝功能差，应于术前 3 天开始肌内注射维生素 K_3，每天 5 mg。

（2）麻醉的选择和实施：脊柱结核常见的手术方式有病灶清除术、病灶清除脊髓减压术、脊柱融合术和脊柱畸形矫正术。手术宜在全身麻醉下进行，由于脊柱结核患者全身情况较差，因此，对麻醉和手术的耐受力也较差，全身麻醉一般选择静吸复合麻醉，并选择对心血管系统影响较小的麻醉药物，如依托咪酯而不选择硫喷妥钠和异丙酚。麻醉过程中应注意即时补充血容量。颈椎结核可合并咽后壁脓肿，施行病灶清除的径路。①经颈前路切口：可选用局麻或全麻下进行手术。②经口腔径路：适用于高位颈椎结核，采用全身麻醉加经鼻气管插管或气管切开，术中和术后要注意呼吸管理，必要时可暂保留气管导管。

6.腰椎手术的麻醉

腰椎常见疾病有腰椎间盘突出症、腰椎管狭窄及腰椎滑脱等。椎间盘突出可发生在脊柱的各个节段，但以腰部椎间盘突出为多见，而且常为 L_5/S_1 节段。由于椎间盘的纤维环破裂和髓核组织突出，压迫和刺激神经根可引起一系列症状和体征。

椎间盘突出症一般经过保守治疗大部分患者的症状可减轻或消失，只有极少数患者须手术治疗。常规手术方法是经后路椎间盘摘除术。近来出现了显微椎间盘摘除术和经皮椎间盘摘除术等方法，麻醉医师应根据不同的手术方式来选择适当的麻醉方法。行前路椎间盘手术时可选择气管内插管全麻或连续硬膜外麻醉，其他手术方式可选择全身麻醉、连续硬膜外麻醉、腰麻或局部麻醉。连续硬膜外麻醉和局麻对患者的全身影响小，术后恢复也较快，但有时麻醉可能不完全，在暴露和分离神经根时须行神经根封闭，而采用俯卧位时如果手术时间较长患者常不能很好耐受，须加用适量的镇静安定药或静脉麻醉药。腰椎管狭窄的手术方式为后路减压术，可采用连续硬膜外麻醉或全身麻醉。腰椎滑脱常伴有椎间盘突出或椎管狭窄，术式常为经后路椎管减压加椎体复位内固定，由于手术比较大，而且时间也较长，故一般首选气管插管全身麻醉。

（杨永锋）

第六节　椎管狭窄与椎间盘突出手术的麻醉

任何原发或继发原因引起的椎管、神经根管或椎间孔任何形式的狭窄并导致脊髓、神经根或马尾受压迫或供血不足而出现的一系列临床综合征，统称为椎管狭窄症。椎管狭窄多发生于颈椎和腰椎，胸椎较少发生。

一、椎管狭窄的解剖基础

(一)颈椎管狭窄症

在正常状态下，颈椎椎管内径（前后矢状径及左右横径）均有一定大小，以容纳椎管内的脊髓神经等组织。如其内径小于正常，尤其是矢状径绝对值小于 12 mm 时，即构成椎管相对狭窄，而小于 10 mm 时则属于绝对狭窄。如以椎体与椎管两者矢状径比值来计算，大于 1∶0.75 属正常椎管，小于 1∶0.75 时则为椎管狭窄，并可由此引起一系列症状。

颈椎管狭窄症可分为发育性和继发性两种，先天发育性颈椎管狭窄是指颈椎在胚胎发生和发育过程中，由于某种因素造成椎弓发育迟缓，导致椎管矢状径小于正常值，在幼年时无症状，但随着发育和其内容物逐渐不相适应，则出现狭窄症状。继发性颈椎管狭窄症最为常见，中年以后，脊柱逐渐发生退变，主要是颈椎间盘退变、椎体后缘骨质增生、黄韧带肥厚、椎板增厚、小关节肥大等。这些因素引起椎管管腔变小，导致脊髓和神经根受压，此时，如果遭受外伤，即使轻微外伤即可引起椎管某个节段骨或纤维结构破坏，或位置的微小移位，使椎管内间隙减少，从而引起相应的压迫症状。临床表现早期以感觉障碍为主，中期以后则出现运动障碍症状，并随着病情的进展而逐渐占主导地位。

(二)胸椎管狭窄症

胸椎管狭窄远较腰椎和颈椎少见，但近年来随着诊断技术的发展、认识水平的提高和人口老龄化，因此，被确诊的患者逐渐增多。

本病多见于中年男性，病因主要来自发育性椎管狭窄和后天退行性变所致的综合性因素。这些综合性因素包括椎板增厚、黄韧带肥厚、关节突增生肥大内聚、椎板夹角变小、椎管内静脉丛淤血及后纵韧带钙化等，从而引起脊髓或神经根的压迫症状。胸椎管狭窄症好发于下胸椎，多见于胸 7～11 节段。

(三)腰椎管狭窄症

腰椎管狭窄症的病理解剖特点如下。

(1)椎体后缘骨质增生，后纵韧带肥厚、骨化，椎间盘后突。这些因素位于中央时可造成中央椎管前后径变短而引起狭窄，位于一侧或双侧时可从前方造成侧隐窝狭窄。

(2)关节突肥大增生，可从后方造成侧隐窝狭窄，压迫神经根。

(3)椎弓根短缩或内聚，造成椎管的矢状径和横径狭窄。

(4)黄韧带增厚，椎板间、椎板前方和椎管侧方均有黄韧带，黄韧带增生肥厚时，可以从侧方、侧后方和后方造成椎管狭窄。

(5)椎板增厚，从后方和侧后方压迫硬膜和马尾神经。

(6)椎间隙变窄，常由椎间盘退变所致，上椎体因椎间隙狭窄而下降时，可使神经根扭曲，被挤于彭出的椎间盘或增生的椎体后缘与其上的椎弓之间的沟道内。

(7)椎体滑移，无论是真性或退变性椎体滑移，均可由上、下椎的相对前后移位而造成椎管狭窄。

(8)硬膜外病变，如硬膜外脂肪增生及纤维化，硬膜外血管增生曲张，硬膜外束带粘连，硬膜囊缩窄、压迹等，均可形成椎管狭窄。

多见于 40 岁以上的中老年患者，起病缓慢，常先有腰痛史，有的可长达十余年以上。中央型椎管狭窄与侧隐窝及神经根管狭窄的临床表现不尽相同。中央型狭窄表现为典型的间歇性跛行。侧隐窝狭窄所压的是以从硬膜囊穿出的神经根,故其根性症状十分典型,而间歇性跛行并不明显。神经根管狭窄的症状与侧隐窝狭窄大体相同。

二、椎管狭窄的术前评估及准备

(一)关于老年问题

椎管狭窄多见于中老年人,由于老年人机体细胞逐渐退化,器官功能减退,尤其是呼吸循环功能更为明显,加上营养不良,血容量不足及疾病的影响,对麻醉和手术耐受力小,对药物敏感性高,代偿能力差,危险性大。老年患者麻醉和手术过程中及术后并发症的发生率高,故术前应充分重视,积极准备。

1.老年生理功能评估

(1)随着年龄的增长,老年人中枢神经、周围神经及自主神经发生退变与功能下降,脑组织减少,在60岁以后明显加快,手术后易发生认知障碍。

(2)老年人的心血管系统疾病比较普遍,在评估老年人的心血管功能时,最重要的是要了解心脏的储备功能,以便在手术麻醉中出现心功能不全时及时采取相应的对策。

(3)老年人呼吸系统的改变主要表现为解剖结构、生理功能和代偿能力三个方面的改变。老年人胸腔容量和肺总容量的降低,气道阻力增加,呼气时间延长,由于生理上的退行性变,解剖无效腔量增大引起通气/血流比例失调,最终导致 PaO_2 降低,动脉血氧含量降低,老年人肺储备功能明显降低。麻醉期间应特别注意肺功能的维护,并要注重老年人因咳嗽无力不能有效排痰的问题。

(4)老年人肾脏滤过率降低,重吸收、浓缩、稀释功能及维持细胞外液容量和对电解质与酸碱平衡能力均明显降低。当血流动力学发生改变、水电解质紊乱、手术、感染和肾脏毒性药物都可以使肾功能急剧减退,肾衰竭是导致围术期老年患者死亡的重要原因。

2.麻醉药物对老年人的影响

首先,认识药代动力学特点。老年人体内总水量及肌肉含量减少,脂肪含量增加,明显影响药物的分布和消除半衰期,老年人体内血浆结合型药物减少,游离型药物增加,老年人肾功能减退及肝血流减少,酶活性降低导致药物清除率减慢。老年人药代动力学明显不同于普通成人,如无充分认识,势必增加药物使用的盲目性,导致意外事件发生。其次,术前做好肾功能评估。大多数麻醉药物都是经肝脏代谢后,经肾脏排出。老年人手术必须做好充分的肾功能评估。目前所做的术前肾功能检查,已沿用多年,其方法虽简便但受其他因素(如血容量、饮食等)干扰较多,应多予注意。血尿素氮、血肌酐和血尿酸的测定仍为临床常用的反映肾小球功能的标志,肾脏疾病早期血清肌酐通常是不高的,肾脏发生实质损伤时,血清肌酐值才增高,所以血清肌酐测定对晚期肾脏疾病临床意义较大,同时测定尿素氮和肌酐对临床诊断有帮助。

(二)困难气道的术前评估

对术前判断可能存在气管内插管困难的患者,应充分做好气管插管器材和麻醉诱导药物准备,诱导时避免使用中长效的肌肉松弛药,以免插管不能成功而患者呼吸又未恢复时,对患者带来危险。若患者伴有颈椎不稳,则在插管时应避免颈椎过伸而加重神经损伤,故头部不能过分后仰,更不能用手使劲推头,动作应轻柔,如插管非常困难,可采用表面麻醉下清醒插管,或借助纤维支气管镜插管。困难气道的常用评估方法有以下几种。

1.一般情况

患者有无颈粗短，下颌短小，牙齿松动和突出，颞下颌关节强直及颈部病变，如颈部肿物、瘢痕或气管移位等。若有上述情况，可使气管内插管难度增加。

2.张口度

张口度是指最大张口时上下门牙间的距离，参考值为 3.5～5.6 cm，小于 3.0 cm 时气管插管有困难，小于 1.5 cm 时无法用常规喉镜进行插管。也可用患者的手指来判断，正常应大于等于 3 指（患者的示指、中指和环指并拢）；2～3 指，有插管困难的可能；小于 2 指，插管困难。不能张口或张口受限的患者，置入喉镜困难，即使能够置入喉镜，也不能暴露声门，插管有困难。

3.甲颏间距

甲颏间距是指患者颈部完全伸展时，下颏至甲状软骨切迹间的距离，以此间距来预测插管的难度。甲颏间距大于等于 6.5 cm，插管无困难；6.0～6.5 cm 插管可能有困难；小于 6.0 cm，插管常困难。

4.颈部活动度

颈部活动度是指仰卧位下做最大限度仰颈，上门牙前端至枕骨粗隆的连线与身体纵轴相交的角度，参考值大于 90°，小于 80°为颈部活动受限，直接喉镜下插管可能遇到困难。

5.环枕关节伸展度

当颈部向前中度屈曲（25°～35°），而头部后仰，环枕关节伸展最佳。口、咽和喉三条轴线最接近为一直线（也称“嗅花位”），在此位置，舌遮住咽部较少，喉镜上提舌所需用力也较小。环枕关节正常时，可以伸展 35°。环枕关节伸展度检查方法：患者端坐，两眼向前平视，上牙的咬颌面与地面平行，然后让患者尽力后仰头部，伸展环枕关节，测量上牙咬颌面旋转的角度。上牙旋转角度可用量角器准确地测量，也可用目测法进行估计分级：①Ⅰ级为环枕关节伸展度无降低；②Ⅱ级为降低 1/3；③Ⅲ级为降低 2/3；④Ⅳ级为完全降低。

没有一种方法能完全准确地预测困难气管插管，单独用上述某一指标预测困难插管的准确性较低，术前多因素综合评估可提高预测的准确性。

三、椎管狭窄的麻醉选择

（一）局部麻醉

局麻对生理功能干扰小，相对安全，费用低，适用于手术时间不长、操作简单的手术。前路颈椎管减压术，局麻加神经安定麻醉可满足手术要求。短小的单纯腰椎后路减压术也可采用局部麻醉。局部麻醉尽量选用较淡浓度的麻药，控制麻药总量，注药前应反复回抽，以防局部麻醉药中毒。

（二）颈丛阻滞

适用于颈椎管狭窄的前入路单纯减压手术，该手术一般选择右侧切口，故颈丛阻滞可行右侧深、浅丛，而左侧只行浅丛即可。由于颈部血管丰富，应注意预防局部麻醉药中毒。对于严重的颈椎管狭窄已影响呼吸功能者，应禁用颈丛阻滞，以防阻滞膈神经，造成严重的呼吸抑制。

（三）蛛网膜下腔阻滞麻醉

腰椎管狭窄行椎板切除或椎管减压术可以选用。腰麻效果满意，但可能对呼吸和循环功能影响大，只要控制阻滞平面在 T_6 以下，影响不大。由于手术采用俯卧位，故应当等待麻醉平面固定后再变换体位。

（四）硬膜外麻醉

硬膜外麻醉是脊柱外科常用的麻醉方法。它既能连续有效止痛，又能保持患者清醒，有助于判断是否损伤脊神经，可以使血压轻度降低，减少术野渗血，有利于手术操作。麻醉恢复期短，术后护理方便，花费少，便于术后镇痛。硬膜外麻醉使交感神经麻痹，动静脉扩张，增加血流灌注和流速，减少老年人术后并发深静脉血栓的机会。手术时间不是太长、操作不太复杂的腰椎手术，均可采用硬膜外麻醉。

由于椎管狭窄症患者硬膜外腔容积小，加之老年人生理性椎间孔闭锁，易造成广泛阻滞，故应减少局部麻醉药的用量，严密观察麻醉平面和患者生命体征。为了不妨碍手术操作，一般穿刺点位于切口上 2～3 个椎间隙，且向上置管。

（五）硬膜外麻醉复合蛛网膜下腔阻滞

该方法适用于下腰椎狭窄手术，具有两种麻醉方法的优点，但要注意控制麻醉平面。

（六）全身麻醉

对于手术时间长、操作较复杂的手术，以及全身情况较差者，多采用气管内插管全身麻醉，由于俯卧位下患者气道难以控制，故气管内插管全身麻醉用于俯卧位手术更为安全。颈椎后路手术选用气管内插管全身麻醉，便于控制气道。

四、椎管狭窄的麻醉管理

颈椎管狭窄手术选择全身麻醉时，气管内插管应十分小心。当颈部的过伸或过曲运动都会加重脊髓的受压程度而导致脊髓损伤。由于颈椎的活动受限，颌胸距离缩短，头不能后仰导致喉镜置入困难和气管内插管困难。安置体位时应特别注意保护好头部，麻醉以后肌肉松弛，头的重力失去颈部肌肉的支撑，搬动体位时可使颈椎扭曲造成脊髓损伤。注意保护好气管导管，避免气管导管扭曲、打折和呼吸道梗阻。行颈前路手术时，术中因暴露椎体需牵拉血管鞘或压迫气管，可能刺激气管造成气管黏膜、声门水肿，甚至引起气管移位。

已有脊髓压迫造成运动神经功能障碍者，全身麻醉诱导禁用琥珀胆碱，避免因血钾突然升高而发生心律失常、心搏骤停等并发症。严重脊髓型颈椎病患者，容易发生低血压，应适当减少丙泊酚用量，减慢注入速度，密切注意血压变化。

俯卧位可能带来一系列不良后果，俯卧位下胸廓受压，胸腹活动受限，引起限制性通气障碍，使潮气量减少，还可造成气管导管扭曲或移位，长时间俯卧位导致上呼吸道水肿可造成术后气道梗阻。眼部受压引起视力障碍、角膜受损，头托可能压迫眶上神经造成损伤。由于颈部过度旋转，可能造成臂丛神经损伤及椎动脉扭曲导致供血障碍。由于髂股静脉受压，加上腹压增高，致股静脉回流障碍易产生术后深静脉血栓形成。腹压及硬膜外静脉压增高致术中出血增加。故俯卧位应在患者体下放置软垫，体位尽量舒适，注意保护容易受压部位。

椎管狭窄手术麻醉中，监测尤为重要，即使局麻下颈椎管狭窄减压术也应做好麻醉监测，并预见可能出现的意外，警惕早期低氧血症的发生。椎管手术暴露范围小，可能出现手术时间冗长或椎管内难以制止的出血情况，应加强监测，及时补液输血。俯卧位，不利于观察和抢救插管，给麻醉管理带来很大困难。

术毕应掌握好拔管时机，待患者完全清醒、通气功能及各种反射恢复方能拔管。尽可能不用拮抗剂，以免引起患者躁动。对插管困难、术中出血多、手术时间长和高位截瘫患者最好延迟拔管。为防止有些患者拔管后有再次插管的可能，拔管前应准备好各种插管用具，一旦拔管后患者呼吸不能支持可快速插管或用喉罩通气。拔管前5分钟静脉滴注利多卡因1 mg/kg可预防患者拔管时躁动。

五、腰椎间盘突出手术麻醉的处理

腰椎间盘突出症是因椎间盘变性，纤维环破裂，髓核突出刺激或压迫神经根、马尾神经所表现的一种综合征，是骨科常见病和多发病，是腰腿痛常见的原因之一。本病多发生于青壮年，表现为腰腿痛和运动功能障碍，有马尾神经损害者，可有大小便功能障碍，严重者可致截瘫，对患者的生活、工作和劳动均可造成很大影响。严格来说，腰椎间盘突出症就是腰椎管狭窄症的一种特殊情况，由于在发病机制和临床表现有其特殊性，且为常见病和多发病，故单独予以阐述。

(一)腰椎间盘突出的解剖基础

1.椎间盘的解剖

椎间盘由髓核、纤维环和软骨板三部分组成。软骨板上下各一，位于椎体骺环内，紧贴于椎体上下面。纤维环为围绕于髓核周围的纤维软骨，分内、中、外三层，其前份较厚，后外侧份较薄，是纤维环破裂的解剖学基础。外层纤维环内有游离的窦椎神经末梢，因此，纤维环破裂是引起腰痛的原因之一。髓核呈半透明胶冻状，位于纤维环的中央偏后。椎间盘富于弹性，可缓冲外力对脊柱和颅的震动。还可增加脊柱的运动幅度。

2.椎间盘突出的病因

(1)椎间盘退变：一般认为，腰椎间盘突出症是在椎间盘退变的基础上发生的。在20岁以后，椎间盘开始退变，髓核含水量逐渐减少，椎间盘的弹性和抗负荷能力也随之减退。日常生活中腰椎间盘反复承受挤压、屈曲和扭转等负荷，很容易在腰椎间盘受应力作用最大处，即纤维环的后部由里向外产生裂隙，这种变化不断积累而逐步加重，裂隙不断加大，使此处的纤维环逐渐变得薄弱。在此基础上，由于一次较重的外伤，或反复多次轻度外伤，甚至一些日常活动使椎间盘压力增加时，均可促使退变和积累性损伤的纤维环进一步破裂，已变形的髓核组织由纤维环薄弱处或破裂处突出，纤维环本身损伤可引起腰痛，若髓核从后外侧突出压迫神经根，则有腰痛和放射性下肢痛的症状和相应的体征；若髓核从后侧中央突出，即中央型突出，则可引起马尾神经相应的症状和体征。由于椎间盘前方有前纵韧带，后方有后纵韧带加强，后外侧相对薄弱，髓核向后外侧突出较为多见(约占87%)，腰椎间盘突出症以腰4～5、腰5～骶1间隙发病率最高，占90%～96%。

(2)外伤和劳损：外伤常为腰椎间盘突出的重要原因。腰椎间盘是身体负荷最重的部位，一般成人平卧时腰3椎间盘压力为20 kg，坐起时达270 kg。正常椎间盘富有弹性和韧性，具有强大的抗压能力，可承受450 kg的压力而无损伤。在弯腰状态和受压力时，腰椎间盘变形，纤维环后方张力加大易发生破裂，致髓核突出而引起压迫症状。

(二)腰椎间盘突出患者的术前评估及准备

全面了解患者的情况，重点了解与麻醉有关的因素。日常能否胜任体力劳动，是否长期卧床，有无心肺肝肾等重要脏器疾病史，心肺功能如何，既往手术与麻醉史，有无并发症。椎间盘突出症常常伴有脊柱侧弯，因此要评估脊柱侧弯对椎管内麻醉操作带来的困难。如患者术前已有下肢运动功能及大小便障碍，术前应向患者解释，以区分椎管内麻醉带来的并发症。如果采用全身麻醉，检查有无气管内插管困难指征，以便做好应对困难气管插管的准备。

(三)腰椎间盘突出患者的麻醉选择

应根据不同的手术方式和患者的全身情况来选择不同的麻醉方法。

1.局部麻醉

对全身生理状况影响轻微，适用于后路单纯髓核摘除术，谵妄及不合作的患者不宜使用。

2.蛛网膜下腔阻滞麻醉

操作简单，麻醉效果确切，但作用时间受限，易致低血压，故仅适用于单纯髓核摘除术。

3.硬膜外阻滞麻醉

具有操作简便，不影响手术，术中容易定位，又可不抑制运动神经功能，术中一旦出现触及神经根，立即出现下肢的躲避反应。患者意识存在，术中可按指令活动患侧足趾，预防误伤神经根。连续硬膜外阻滞具有可以随时追加麻醉药，药量容易掌握，麻醉时间没有限制等优点，因而适用于手术时间不是太长，操作不是太复杂的椎间盘手术。

4.全身麻醉

适用于时间较长较复杂的椎间盘手术、心肺有严重并发症者、过度紧张及不宜采用椎管内麻醉者。由于全身麻醉者意识消失，躲避反应也消失，有误伤神经根的可能。

(四)腰椎间盘突出患者的麻醉管理

蛛网膜下腔阻滞麻醉：穿刺间隙可选择 $L_{2\sim3}$，$L_{3\sim4}$ 或 $L_{4\sim5}$。常用药物为 0.5%～0.75%丁哌卡因和 0.33%丁卡因。由于椎间盘突出症常需采用俯卧位，故须等麻醉平面固定后方可摆放体位，否则易致平面过广，引起呼吸和循环抑制，或者出现平面不够，导致阻滞不全或麻醉失败。由于蛛网膜下腔阻滞作用时间有限，故应严格掌握适应证。

硬膜外阻滞麻醉：穿刺点应选择在距病变部位 2～3 个椎间隙，不能太远，否则会影响麻醉效果，硬膜外导管应向头端放置，否则有可能会被手术切断。为了不抑制运动神经功能，麻醉药浓度不宜过高，一般选用 1%利多卡因与 0.15%的丁卡因混合液或 1%利多卡因与 0.25%丁哌卡因混合液即可。术中患者是否出现镇痛不全与下界感觉神经阻滞有关，当下界感觉阻滞平面在 L_5 以上，切除椎板时就有下肢放射痛，在分离牵开神经根时出现严重的下肢酸痛。如下界感觉神经阻滞平面在 $S_{1\sim3}$，分离牵开神经根时，患者有程度不同的下肢放射性酸痛，并且下界感觉神经阻滞平面越高产生的痛感也越严重，只有下界感觉神经阻滞平面在 S_3 以下时，患者在整个手术过程中无痛。其原因可能是：坐骨神经由 L_4～S_3 的前支组成，若麻醉达不到 S_3 时，坐骨神经阻滞不全，在牵拉、机械刺激时，有下肢的酸胀痛。由于手术体位取俯卧位，膈肌活动受限，呼吸变浅，潮气量减少，呼吸交换量减少，肺的换气功能有轻度受限，因此术中要常规给氧，提高氧气浓度，使 SaO_2 在正常范围内。麻醉后改变体位可引起重力对血液和脏器的影响，由此可导致循环的生理功能发生相应改变，对正常人这些变化程度轻微，通过机体自身的调节，均能自动纠正或适应，但对于麻醉的患者，由于保护性反射作用已大部分消失或减弱，自身调节能力显著下降，因此改变体位所产生的各种生理功能变化较明显，可使体内静脉血液出现重新分布。再者俯卧体位对下腔静脉的压迫，减少了回心血量，使血压下降。所以术中要及时补充血容量，胸部和骶部要垫枕使腹部悬空以减少对腔静脉的压迫，增加回心血量。

全身麻醉：椎间盘突出常伴有椎管狭窄，故在髓核摘除的同时常须行椎弓根内固定，由于手术时间较长，清醒患者长时间俯卧位常常难以忍受，最好选择全身麻醉。由于此类手术出血可能较多，故宜先行深静脉穿刺。俯卧位手术宜选用带钢丝的气管导管，以防导管打折。术中应防止气管导管脱出气管。尽量选择对心血管影响轻、苏醒快的全身麻醉药，减少静脉麻醉药的使用，以吸入麻醉为主。

（王 冰）

第七节 骨盆与骶髂关节手术的麻醉

一、骨盆与骶髂关节手术的术前评估和准备

骨盆与骶髂关节手术在整个骨科手术中占有重要比例，骨盆及骶髂关节结构复杂，患者年龄跨度较大，可从 20 岁到 70 岁，术前一般状况存在较大差别，以手术方式多样、损伤大、术中出血多、手术时间长，术后恢复慢，并发症多为特点。因此，骨盆与骶髂骨节手术的麻醉术前评估、麻醉方式选择及处理非常重要。

骨盆对人体骨架主要起支撑稳定作用，并且对骨盆腔中器官起保护作用。骨盆由左右髂骨及后方的骶骨、尾骨借助韧带连接所构成，在前方有耻骨联合和后方的左右骶髂关节，其中容纳小肠、结肠、直肠、输尿管、膀胱、子宫及动静脉大血管、支配下肢的神经等重要器官。骨盆外下侧由髂骨、耻骨和坐骨形成髋臼，是股骨与骨盆的附着点，对下肢的行走平衡起关键作用。构成骨盆的骨骼较粗，骨质密度大，韧带连接力量强劲，一般外力作用不易出现骨折，但在较强冲击力特别是挤压力作用下，可以出现骨折、移位，使正常骨盆结构发生改变，内脏器官及大血管受到损伤，如直肠、尿道断裂等；骨盆血供丰富，受伤后极易出现血肿，创伤早期即可出现休克症状。除外伤性骨折外，骨盆的各组成部分可出现肿瘤、结核、先天畸形等病症，患者可以出现行走困难、疼痛等症状，术前多用过多种药物治疗，全身可存在其他并发疾病，给手术及麻醉带来很大挑战。

术前正确估计患者对于手术及麻醉的耐受能力，适宜的麻醉选择及术中麻醉管理，在保证患者平稳渡过围术期方面起至关重要作用。

骨盆骨折患者以青壮年多见，受伤前体质一般较好，但受伤后可有很大差别，主要与受伤程度及并发症有关：出血甚至失血性休克比较常见，但因存在较强的机体代偿能力及伤后的及时输液输血治疗，加之多在病房稳定一周后再实施手术，所以患者术前血压、心率、呼吸多平稳；骨盆骨折所致尿道及直肠损伤并非少见，一般在骨盆手术前已经泌尿及普外科处理，但严重的骨盆骨折移位对盆腔脏器影响较大，可合并较严重的感染，患者术前往往有中等发热，白细胞及中性粒细胞增高；如果并发其他脏器的损伤如多发肋骨骨折、颅脑外伤、下肢多发骨折等情况患者可出现呼吸困难，昏迷等症状；脂肪栓塞为骨盆骨折严重的并发症之一。主要表现为呼吸窘迫，心率增快，动脉氧分压下降，患者胸颈部、眼结膜可出现出血性斑疹，胸部 X 线片可见两肺内均匀分布的斑点样改变，并伴肺纹理增粗。

临床上骨盆肿瘤以骶骨瘤、髂骨和耻骨肿瘤多见，患者年龄以 30～50 岁居多，由于起病缓慢，患者术前就诊时间较长，随着肿瘤增大，骨质破坏也逐渐严重，碱性磷酸酶活性增高，红细胞及血红蛋白下降，并可出现低蛋白血症；瘤体增大可以引起疼痛，术前常服用镇痛剂，骨肿瘤手术一般为限期手术。

股骨头坏死的患者多需全髋关节置换，可以合并长期高脂血症或有长期饮酒史，年龄以50～70 岁多见，术前一般状况较差，可伴有高血压、糖尿病，冠心病等，此类患者一般对手术及麻醉耐受能力差；少数是因髋臼骨折术后功能障碍所致，需行全髋关节置换术，患者年龄多为青壮年，术前一般情况尚可，但长期卧床的患者术前体质稍差。强直性脊柱炎伴髋关节强直患者往往需要

进行全髋关节置换手术，此类患者年龄较轻，病史较长，术前常已经发展为脊柱强直后凸畸形，头颈部不能活动，颞下颌关节受累至张口度减小，全身麻醉插管存在一定困难。

骨盆骨折患者术前访视时应注意询问患者受伤当时的情况，治疗经过及既往有无其他内科疾病，实验室检查项目中重点注意术前是否存在贫血，尿常规是否有红细胞和白细胞，凝血系统检查是否存在凝血功能异常，心电图及超声心动检查有助于了解心血管的系统一般状况，胸部X线片、肺通气功能检查、血气分析等结果则有助于判断患者的呼吸功能。骨盆骨折患者一般均较长期卧床并行下肢持续骨牵引制动，所以术前访视时应注意了解有无肺部感染的发生。

髋关节置换术患者因年龄偏大，术前多伴有高血压、冠心病、糖尿病、慢性肺疾病等，术前访视时应重点了解患者的心血管及呼吸系统状况。此类患者术前应常规做24小时动态血压及心电图检查，对高血压患者应仔细询问降压药的使用情况及效果，动态心电图检查主要了解患者是否存在较严重的心律失常及心律变异性情况，超声心动图检查则着重了解左右心室功能及心室射血分数，以判断患者的心脏功能、肺通气功能，有助于了解目前患者的肺储备功能，血气分析有助于了解患者的肺交换功能，术前是否存在低氧血症，有无酸碱电解质失衡等内环境状况。术前应评估术中失血量并适量备血。对于强直性脊柱炎患者，术前着重了解患者头部活动及张口度情况，以制定相应的麻醉诱导及气管插管方案，患者胸廓活动多受到限制，所以术前肺功能检查十分必要；该类患者一般为双侧髋关节同时受累，常同时行双侧髋关节置换术中失血量大，术前应备足够的血液制品。

骨盆肿瘤患者术前大多先行化疗，以缩小瘤体便于手术切除，患者术前多有贫血、白细胞和血小板减少、肝功能异常等情况，血红蛋白<80 g/L时术前应少量多次输血，术前血红蛋白应提高到100 g/L以上。骨肿瘤患者病情为渐进式发展，手术多为限期手术，术前全身状况不易很快恢复，手术宜早不宜迟。骨盆肿瘤手术一般为瘤体局部切除或一侧骨盆离断术，手术难易程度及时间难以预料，术中出血可能很多，应备充足的血液以防术中大失血。

二、骨盆与骶髂关节手术麻醉的选择

骨盆与骶髂关节手术的麻醉选择主要根据手术方式及患者的一般情况而定。简单的骨盆骨折且骨折端位移不大时手术一般选择切开内固定方式，由于操作简单，组织损伤较小，出血较少，且手术时间较短，可选择连续硬膜外麻醉，但术中需要牵拉骨盆时则腰骶神经丛应完全受到阻滞，患者才不会有牵拉反应。蛛网膜下腔阻滞可有效保证麻醉效果，消除牵拉不适感，但单次蛛网膜下腔阻滞维持时间不能满足长时间手术的需要，因此近年来骶髂关节的手术多选择腰-硬联合阻滞，蛛网膜下腔阻滞平面较广时多有不同程度的血压下降，术前存在血容量不足的患者应在麻醉前补充血容量，扩容同时应密切观察血压的变化，有条件时可行有创动脉血压连续监测。对于手术难度大及创伤大、术中出血多的严重骨盆骨折患者，特别是伴有多发骨折或其他器官损伤的患者，多选择全身麻醉方法。值得一提的是手术体位对患者的影响，骨盆手术大体分前入路和后入路两种，后入路手术要求采用俯卧位，有些严重骨盆骨折伴移位的手术术中可能要不断变换体位即采用所谓的"飘浮体位"，应在全身麻醉下完成手术。骨盆手术一般均要求骨折端对位要完整，所以术中要求肌肉松弛充分，外周神经阻滞完善时虽可以达到一定程度的肌肉松弛，但往往不及全身麻醉中应用肌肉松弛药后的肌松效果。因此，对骨盆骨折伴移位的手术而言全身麻醉不失为适宜选择。

对于年龄不大、一般状况较好、术前无严重并发症的全髋关节置换手术患者可选择连续硬膜外阻滞，术中同样可能因牵拉引起腰骶神经丛反应，近年来多选择用腰-硬联合阻滞。考虑到患者术中侧卧位体位不适、长时间手术、术中患者清醒时的紧张心理等因素，椎管内麻醉时应给患者充分镇静。对于大多数年龄较大、一般状况差、术前伴有高血压、冠心病等并发疾病的患者应选择全身麻醉，也可选择硬膜外阻滞或腰丛神经阻滞辅以浅全身麻醉的方法。对强直性脊柱炎伴张口困难者应采用慢诱导全身麻醉气管插管，在充分镇静及表面麻醉的基础上经口腔或经鼻腔盲探或半盲探气管插管。

骨盆肿瘤患者行瘤体切除或骶髂关节离断术时由于手术范围较大、手术创面较广、出血多，以选择全身麻醉为宜，对于术前估计瘤体较小或出血不多的手术也可以选择连续硬膜外阻滞。

三、骨盆与骶髂关节手术麻醉的管理

（一）循环管理

骨盆与骶髂关节手术具有手术复杂、手术时间冗长、出血较多的特点，因此麻醉期间维持循环稳定至关重要。

骨盆手术术中出血多，常需大量输血输液，麻醉前应建立一系列的循环监测系统，除一般的心电图、无创血压、脉搏血氧饱和度监测外，尚应行有创动脉血压监测，对于手术前血容量相对不足、出血多的患者还应行中心静脉压监测，以便能连续观察患者术中血容量的变化，有效地进行容量管理。麻醉前也应准备好血管活性药物如多巴胺、麻黄碱等，以备术中应用。术中应常规留置导尿管，通过尿量、失血量、中心静脉压等指标判断血容量的改变，进而保证液体出入量的平衡。

椎管内麻醉前应输液以补充术前存在的相对血容量不足。在血压稳定的条件下进行麻醉。应避免局部麻醉药的剂量过大所致的血压下降，注药后10～20分钟应密切观察血压变化，并调整输液速度维持血压基本稳定。应在循环稳定的条件下摆放手术体位，剧烈变动患者体位易引起血压下降等循环动力学改变。如选择全身麻醉，全身麻醉诱导前也应充分输液，诱导药物宜缓慢分次注入，同时密切观察血压、心率的变化。对于术前存在高血压、冠心病、糖尿病等老年患者更应选择对于循环系统影响相对较小的全身麻醉诱导药物，比如依托咪酯等。

对于手术出血量不多者，应以输液为主，可不输血；如出血量较多者，应尽早输血，而不应待血压下降后才输血。骨盆由于自身血管纵横，血供丰富，手术创面大，所以术中止血往往困难，近年来有的医院已经采用术前髂内动脉栓塞技术来减少术中出血量，临床效果肯定。手术疼痛刺激对循环稳定性也会产生较大影响，所以椎管内麻醉应力求神经阻滞完善，术中应适时追加局部麻醉药物，且最好应用镇静药物减少患者因紧张情绪等应激反应对循环系统的影响。术中血压偏高可使出血增加，全身麻醉维持中应该适当追加镇痛药物，维持适宜的麻醉深度，以减少患者对疼痛刺激的反应。因此，维持循环稳定特别是避免术中血压过高可在一定程度上可减少术中出血。术中血压下降时应该首先查找分析原因是血容量不足还是麻醉深度的影响所致，针对不同的原因作出相应的处理，麻醉过深导致的血压下降时不应一味追求大量输液。对于血容量不足导致的血压下降情况，应快速补液，同时应用血管活性药物，一般选择多巴胺间断小剂量静脉注射或稀释后持续微量泵静脉注射。患者可能因年龄不同、手术方式不同，对于麻醉药物有不同的反应，一般年轻患者应该给予相对较大剂量的麻醉药物，而对于年老体弱者应该适当减少麻醉药物的用量，以维持循环稳定。

全髋关节置换手术中应用骨水泥也会对患者循环系统产生影响，应当特别注意。骨水泥是一种高分子聚合物，应用时是以粉剂和液体单体相互混合而成，在置入骨髓腔后，单体可以被吸收进入血液循环，对循环造成不同程度的影响，轻者血压轻度下降，时间一般为 5 分钟左右可以自行恢复；重者血压下降剧烈并可出现轻度肺栓塞症状（心率增快、血氧饱和度下降、非全身麻醉患者剧烈咳嗽等），需及时处理。主要预防措施为在应用骨水泥前应适当减浅麻醉深度以提升血压，或直接提前应用小剂量多巴胺或麻黄碱升高血压，静脉滴注地塞米松 10 mg 也可减轻骨水泥不良反应。

（二）呼吸管理

麻醉与手术中呼吸的管理与循环的管理同样重要，循环受到抑制时，往往也存在呼吸抑制，因此麻醉中在重视对循环的管理同时也应重视对呼吸的管理。

麻醉前访视患者时对呼吸系统的评估非常重要，往往以此来决定麻醉方式。年轻的骨盆骨折患者，术前肺功能检查大多良好，访视时主要了解有无吸烟史、过敏哮喘史等，如既往体健、肺功能良好则麻醉中呼吸系统管理较为容易。但由于骨折患者多一直卧床，特别对于合并肋骨骨折者，术前访视时应听诊双肺呼吸音，结合术前胸片、体温变化及血常规检查结果，以确定有无肺部感染的发生。老年患者随年龄的增长肺功能存在着生理性的退化，如发生骨折或因为髋关节疼痛而长期卧床者，肺功能往往较差，术前一定要进行肺通气功能测定，如已经并发坠积性肺炎，则应暂停手术，应用抗生素治疗。其次，对于术前有长期大量吸烟病史的患者，呼吸道分泌物往往较多，而且黏稠不易咳出，应于术前进行雾化吸入，雾化液中加入沐舒坦等药物，以利于痰的咳出，减少呼吸道并发症的发生。术前应适当补液，防止呼吸道及口腔黏膜干燥，对于呼吸功能也可以起到一定保护作用。

麻醉方式的选择必须考虑到患者的肺功能情况。对于术前患者肺功能良好，手术创伤不大者，可选择椎管内麻醉，术中可用镇静类药物，以使患者入睡配合手术的进行，但要注意镇静药物剂量不宜过大，以免抑制呼吸。应用镇静药物的同时应常规面罩给氧并监测血氧饱和度。另外，患者对于相同剂量的镇静类药物反应程度可能存在较大差异，老年体弱者即使用小剂量镇静药物也有可能造成呼吸抑制，此类患者术中不提倡用镇静类药物。手术创伤大，出血多，年龄偏大者一般选择全身麻醉，特别对于侧卧位与俯卧位，椎管内麻醉患者往往耐受时间有限，呼吸道管理也存在困难，所以一般选择全身麻醉。侧卧及俯卧位手术时最好选择加钢丝气管导管，这样可防止因特殊体位所致的气管导管扭曲变形等所致的呼吸道不顺畅或阻塞，便于术中呼吸管理。术中体位变化后应及时听诊双肺呼吸音，以防体位变动对于气管导管位置的影响。手术过程中除进行一般血压、心率、脉搏血氧饱和度监测外，有条件的医院还应进行肺顺应性呼吸流量环的监测，对于及时发现是否因体位所导致的呼吸道阻力变化、是否存在肺水肿等情况均具有重要的参考价值。

少数骨盆骨折术患者术前可能发生脂肪栓塞，表现为呼吸急促、低氧血症、胸片示肺有弥漫性浸润，轻者经吸氧等对症治疗一般数天后好转，症状较重者则需用呼吸机辅助治疗。此类患者一般选择全身麻醉，以利于对呼吸道的控制与管理。术中因手术操作同样可能造成肺脂肪栓塞，如术中观察到脉搏血氧饱和度（SpO_2）和呼气末二氧化碳分压（$PETCO_2$）突然下降，心率增快等情况，应意识到发生肺栓塞的可能，经适当正压通气、利尿、激素的应用等相应治疗往往可缓解症状。全髋关节置换术中骨水泥引起的肺水肿虽然较为罕见，但应引起注意，用骨水泥前给予地塞米松 10 mg 有助于防治此种严重并发症的发生。

强直性脊柱炎患者行全髋关节置换手术时往往患者脊柱病变已很严重，一般选择全身麻醉，但由于患者颈部活动度差及张口困难，可能存在困难气管插管，应准备纤维支气管镜、视可尼喉镜等辅助气管插管器械。强直性脊柱炎患者胸廓活动度较正常患者差，术前胸式呼吸受限，以腹式呼吸为主，术中应避免因腹部受压而影响呼吸。

(三)围术期体液管理

在正常生理条件下，人体可以通过体内各种自身调节机制使体液保持平衡，即容量、电解质浓度、渗透压、酸碱度平衡，但在手术创伤麻醉等因素影响下，失血、失液等会造成体液平衡紊乱，给患者的围术期的治疗和康复带来不利的影响，所以围术期体液管理至关重要。

骨盆及骶髂关节手术中骨盆骨折所占的比例较大，而骨盆骨折后一般都有大量的失血情况，据估计一般可有500～1 000 mL的失血量，在皮肤完整无损的情况下，血液往往淤积在骨盆骨折端附近，在骨盆周围皮肤可见大片状瘀斑，所以术前患者可以出现心率增快、血压不稳定、尿少、皮肤黏膜干燥等失血性休克早期临床表现。术前应明确患者是否存在贫血，如血红蛋白>100 g/L，可不必输血，一般每天输注大于生理需要量液体治疗，数天后血红蛋白可以有所提高；血红蛋白为70～100 g/L时，应根据患者的一般情况和其他器官的功能状况决定是否输血治疗，在患者一般状况稳定，重要脏器功能正常并且能正常饮食者，可以先不输血，血红蛋白<70 g/L时，应输注浓缩红细胞。骨盆肿瘤患者术前一般先行化疗，待瘤体缩小后手术切除，所以一般血常规检查会出现红细胞、血红蛋白、白细胞降低，术前多次输血以增强机体对手术与麻醉的耐受性。需要注意的是，此类患者术前还可能因化疗所致肝功能损害、恶心、呕吐等反应，至食欲减退，体液量相对不足，因此术前应适当增加补液量。术前发热患者更应注意适当增加补液量。但老年患者存在高血压、冠心病及心功能不全时，术前补液应该慎重，过多补液可能会增加心脏负担，影响心肺功能。另外，长期服用排钾利尿剂的高血压患者，术前应注意检查是否存在低钾血症并予以纠正。

术前患者一般均禁食水8～12小时，麻醉前患者往往有血容量不足，应充分估计患者术前的体液状况，成年人禁食水8小时后，体液丢失达8～12 mL/kg，因此麻醉前应先输液500～1 000 mL，一般选如乳酸钠林格液等平衡盐溶液。乳酸钠林格液的电解质浓度与细胞外渗透压(ECF)相似，溶液中含有的乳酸钠经肝脏代谢后变为HCO_3^-，可以缓冲酸性代谢产物，麻醉前使用乳酸林格液有血液稀释、降低血液黏滞度、扩充血容量、纠正酸中毒、增加肾灌注等作用。麻醉前生命体征平稳时可先不用胶体溶液，待术中根据患者情况再用。一般不主张用葡萄糖溶液，因为手术创伤会引起血中儿茶酚胺、皮质醇等激素的释放增加，导致胰岛素分泌相对不足，葡萄糖利用率下降，结果导致高血糖症。

手术中体液管理主要来自对于失血量、第三间隙液体丢失、尿量与输液(血)量之间平衡的估计，骨盆与骶髂关节手术受手术创面大和无法应用止血带等因素的影响，一般失血量比其他手术多，经手术创面渗出蒸发的体液量随手术时间的延长而增加，但精确计算存在一定的困难，应采取多种措施维持体液的平衡。麻醉前要建立多条静脉输液通路，一般可以选择双上肢分别建立两条静脉通路，以14G或16G套管针输液并牢靠固定，以防体位变动时脱出，也可以选择血管较为粗大的颈外静脉或颈内静脉输液。考虑到术中可能要大量快速输血输液时有必要行连续动脉压和中心静脉压监测，且留置导尿管以便于输血输液和容量管理。为减少过多异体输血所造成的血源紧张及相关并发症的发生，越来越多的医院已经应用了自体血液回吸收装置，主要用于非肿瘤及非感染手术。手术开始后，应密切观察手术野的出血情况，麻醉医师应对常见术式的手术操作步骤所有了解，这样可及时观察并估计出血量的多少。手术中出血后的相应输血输液可以按以下方案实施:估计失血量/所需晶体溶液量=1∶3,估计失血量/所需胶体溶液量=1∶1,即以晶体溶液补充失血量时则为胶体溶液的3倍,现主张术中补液时最好应用胶体溶液,这样可快速且较持久的维持循环血量稳定,目前临床应用较多的是羟乙基淀粉和血定安。但胶体溶液能维持容量的稳定,却不能代替血液制品作用,特别是大量失血时,红细胞急剧减少,血红蛋白含量下降,血液运送氧的能力就会受到影响,组织在相对血压稳定灌注良好时也会出现组织缺氧情况,所以大量失血时要及时输血,一般使用浓缩红细胞与血浆联合输注,可以改善组织氧供。术中较难判断的是第三间隙液体丧失,因为骨盆周围有较多的皮下组织及肌肉成分,手术中的牵拉、压迫都会引起组织水肿,第三间隙液体丧失增加,但却难以估计液体总量。应该从总体上把握出入量,维持患者的体液平衡,输液(输血)的同时密切观察心率、血压、中心静脉压、尿量的变化,以确定输液量及速度。全身麻醉期间患者的交感神经活动可能受到不同程度的抑制,此时在大量补液的同时应用血管活性药物(如多巴胺、麻黄碱、间羟胺等)。

术后的体液管理也很重要,术后24小时内由于可能输液过多过快、手术部位引流、患者疼痛血压增高尿量增加等因素的影响,体液量往往随之波动,所以术后应常规行心率、血压、尿量、CVP等反映血容量变化的监测。

(杨永锋)

第十三章

产科麻醉

第一节 分娩镇痛

分娩疼痛是人类最常见的疼痛，亦是大部分妇女一生中所遭遇的最剧烈的疼痛。有统计资料表明约80%的初产妇认为分娩时宫缩痛难以忍受，同时因疼痛而烦躁、大声喊叫、影响休息可增加体力消耗，并影响子宫收缩，易造成产妇衰竭、难产，此外部分产妇因担心剧烈疼痛而选择剖宫产，从而使剖宫产率增加。自英国医师 John Snow 用氯仿为 Victoria 女王实施第1例分娩镇痛以来，临床上进行了各种方法和药物的研究，如全身给予镇静或镇痛药物、全身麻醉法、局部神经阻滞法和椎管内间断推注镇痛法等。但由于镇痛效果不确定、方法较烦琐，易产生产妇低血压和对胎儿呼吸抑制等不良反应，因此未能在临床推广应用。随着患者自控镇痛和新药罗哌卡因的临床应用，大大减少了分娩镇痛对产妇、胎儿及分娩过程的不良影响，提高了分娩镇痛的有效性和安全性，使分娩疼痛治疗进入了一个新时代。分娩镇痛越来越受到产科医师、麻醉医师及患者的高度重视，成为临床重要的疼痛治疗手段。

选择分娩的镇痛方式应以患者状态、产程以及设备条件为依据，椎管内麻醉是较为理想的一种方法，其目的是在分娩时提供充分的镇痛，而尽可能减少运动阻滞。使用低浓度局麻药物可达到这一目的，复合阿片类药物时局麻药物浓度可进一步降低而仍能提供完善镇痛。

一、相关问题

(一)分娩生理

1.分娩动因的内在机制

分娩的发生、发展及完成由胎盘-胎儿分泌的一系列激素和细胞因子所决定，如前列腺素(特别是 PGE_2)、皮质醇、雌/孕激素、缩宫素以及细胞因子等，各种激素和细胞因子的分泌在妊娠末期即明显增加，分娩临产后迅速达到高峰，使子宫产生强烈的有规律的收缩，导致了分娩的发生。

2.分娩动因的外在表现

从分娩动因的外在表现看，分娩的发生是由于子宫强烈的有规律收缩，在各种辅助肌肉的配合下，使胎儿排出体外。

3.分娩的分期

分娩全过程是从有规律宫缩开始至胎儿胎盘娩出时为止，共分为3个产程。第一产程：从间歇5～6分钟的规律宫缩开始，到子宫颈口开全。初产妇需11～12小时，经产妇需6～8小时；第二产程：从子宫颈口开全到胎儿娩出，初产妇需1～2小时；第三产程：从胎儿娩出至胎盘娩出，需5～15分钟，不超过30分钟。

（二）分娩的疼痛路径

在决定采用哪种镇痛方法之前，了解分娩的疼痛路径很重要。国际疼痛研究协会将疼痛定义为"一种与确切或潜在组织损伤有关的不愉快的感觉和情感体验"。产妇对疼痛的理解是一个包括了外周和中枢机制的动态过程。有许多因素影响妇女在分娩过程中所体验的疼痛程度，包括心理准备，分娩过程中的情感支持，过去的经验，患者对生产过程的期望、缩宫素、胎位异常（如枕后位）可能也会促使早期的分娩痛更剧烈。然而，毫无疑问的是对于大多数妇女，分娩和剧烈的疼痛是相伴的，并且往往超出预料。

第一产程痛主要由于子宫收缩，子宫下段和宫颈进行性扩张引起，信号经内脏神经的c和A_δ纤维传至T_{10}～L_1脊神经，形成典型的"内脏痛"，同时邻近盆腔脏器，神经受牵拉和压迫产生牵扯痛。因此，第一产程痛特点为疼痛范围弥散不定，产妇对疼痛部位和性质诉说不清。

第二产程自宫口开全至胎儿娩出，其痛源于先露部对盆腔组织的压迫及对骨盆出口及下产道（包括会阴部）的扩张、牵扯、撕裂等，疼痛冲动经阴部神经传入S_2～S_4脊髓节段构成典型的"躯体痛"，第二产程特点为刀割样剧烈疼痛、疼痛部位明确集中在阴道、直肠和会阴部。

第三产程自胎儿娩出到胎盘娩出，一般痛觉已显著减轻。

因此，要消除子宫收缩引起的疼痛需阻滞T_{10}～L_1；而要消除宫颈和盆底组织的疼痛则需阻滞S_2～S_4节段。分娩疼痛的强度通常与产妇的痛阈和分娩次数等因素有关。

（三）分娩镇痛的目的及必要性

（1）可显著减轻或消除孕妇的分娩痛，最大限度地减少孕妇的痛苦。

（2）给孕妇提供人性化的医疗服务，这是社会生活发展的必然要求。

（3）帮助孕妇树立自然分娩的信心，提高自然分娩率。

（4）阻滞交感神经，理论上还可扩张胎盘血管，增加胎儿血供；减轻或消除疼痛所导致的过度通气及其带来的对母婴各方面的不良影响，消除疼痛给孕妇带来的不适，孕妇可适当进食、休息，为分娩做好充分的准备。

（四）分娩镇痛对母婴安全性的影响

分娩镇痛在近十几年来经过不断改进和更新，很多国家已在临床上大规模推广应用。实践证明，只要规范操作，严格管理，对孕妇是一种安全可靠的镇痛方法。

大量研究证明，分娩镇痛对胎儿或新生儿是比较安全的，对胎儿没有明显的不利影响。常用的监测及评价胎儿或新生儿的方法有胎心、脐动静脉血气分析、子宫胎盘血流速率检测、Apgar评分、NACS评分等指标，还没有发现分娩镇痛对上述指标造成严重影响。局麻药（罗哌卡因、丁哌卡因）都有微量通过胎盘进入胎儿体内，但对胎儿没有明显不利影响；而阿片类药一般都可迅速通过胎盘，大剂量反复应用时对胎儿有一定的抑制作用。从目前来看，芬太尼等是目前最为安全的阿片类药，分娩镇痛常用的芬太尼浓度一般仅为1～2 μg/mL，对胎儿没有明显的不利影响。

(五)分娩镇痛对分娩的影响

分娩镇痛对分娩过程和母婴后果的影响是麻醉科和产科医护人员所共同关注的问题。硬膜外镇痛广泛用于分娩镇痛是在20世纪,目前在英国大约20%、在美国58%的产妇采用硬膜外分娩镇痛。很多学者对分娩镇痛模式(主要是椎管内麻醉)对母婴的影响,尤其是分娩过程,进行了评价。

1.对分娩内在机制的影响

分娩的发生、发展及完成由胎盘-胎儿分泌的一系列激素和细胞因子所决定,如前列腺素(特别是 PGE_2)、皮质醇、雌/孕激素、缩宫素以及细胞因子等,各种激素和细胞因子的分泌在妊娠末期即明显增加,使子宫产生强烈的有规律的收缩,导致了分娩的发生。"胎盘-胎儿"是一个相对独立的系统,决定着分娩的发生、发展及完成。有研究证明,分娩镇痛没有影响"胎盘-胎儿"这一相对独立的系统中各种激素的分泌,因此,对分娩的内在机制无不良影响。

2.对产程以及分娩方式的影响

准确地评价椎管内麻醉分娩镇痛对产程和剖宫产率的影响非常困难,因为要求分娩镇痛的产妇可能存在一些增加分娩不良后果的特征,如入院时属于分娩早期或胎头高浮、骨盆出口偏小、胎儿较大、初产妇等,这些特征因素可能会增加产程延长、器械助产、剖宫产以及其他不良后果(背痛、发热、会阴损伤、胎儿窘迫等)。一些回顾性研究结果认为,椎管内阻滞分娩镇痛与剖宫产率增高有关。但近期的前瞻性研究结果及循证医学的系统评价认为采用椎管内麻醉进行分娩镇痛可能增加了阴道助产率、延长产程、增加产妇发热和新生儿感染的发生率,但不增加剖宫产率。

分娩镇痛(主要以硬膜外镇痛为例)可能从以下几个方面对产程和分娩方式造成影响:①影响子宫收缩。分娩时子宫的收缩主要由胎盘各种组织分泌的各种子宫收缩激素决定,另外,交感神经也参与调节子宫的收缩。研究证明,硬膜外镇痛没有影响子宫收缩激素的分泌,但由于阻滞交感神经而造成子宫收缩一过性减弱。②腹肌和膈肌等辅助肌肉收缩力减弱及减弱程度与局麻药浓度及麻醉阻滞平面相关。③使肛提肌和盆底肌肉的收缩减弱,使胎头俯屈和内旋转受到妨碍。④分娩时产妇主动用力地愿望减弱。

3.其他

有研究发现,椎管内阻滞分娩镇痛可能增加产妇发热与新生儿感染的发生率。一些临床观察发现椎管内阻滞镇痛的产妇体温升高达38 ℃以上。椎管内阻滞镇痛是否增加产妇和新生儿感染尚有待研究。接受镇痛者产程可能更长,导致感染的可能性增加,也可能存在体温调节功能的改变以及产程中高代谢以及热量再分布等原因。

二、孕妇准备

(一)镇痛前评估及检查

1.产妇的病史和体检

重点应放在详细了解和麻醉有关的产科病史和仔细检查气道。如果选择区域性麻醉镇痛,应进行必要的背部和脊柱检查。为保障产妇和新生儿的安全以及产妇生产的顺利,麻醉医师应与产科和儿科医师,针对每个患者的具体情况进行讨论。此外,注意了解有无高血压、糖尿病等妊娠并发症。

2.禁食情况

在待产期间,适当饮用液体饮料可使患者减少口渴、提神、补充能量以及增加舒适感,但不是所有的饮料都可以饮用，我们这里指的是无渣的液体饮料，也就是国内所说的清流食，譬如清水、无渣的水果汁、汽水、清茶和不加牛奶的咖啡等。产妇饮用的液体种类比饮用的液体容量更有临床意义。饮用液体应因人而异，如产妇有下列情况应适当限制液体的饮用：胃肠动力失调（如肥胖症、糖尿病、胃食管反流等情况）、困难气道、有需手术分娩的可能性（如胎儿健康情况不明、产程进展缓慢等情况）。

3.增加凝血功能检查

是否应对每个产妇做血小板检查，曾经有过争议。现认为对健康的产妇不需要常规做血小板的检查，但对患有能改变血小板浓度疾病（譬如妊娠高血压）的患者应做血小板检查。因此，临床决策应根据每个患者的具体情况而定。

（二）术前用药

（1）不建议常规术前用药（如阿托品，心率的增加可增加产妇的耗氧）。

（2）妊娠高血压疾病患者降压药持续至术前。

（三）术前准备

术前准备麻醉机和复苏用品，包括新生儿复苏用品及抢救药品。胎儿娩出时应有新生儿医师协助治疗。监测方面，除了常规监测以外，关于胎儿心率的监测，在美国，对妊娠超过 20 周的产妇实施区域阻滞麻醉前后，都应由专业人员监测胎儿的心率。

三、常用方法及优缺点

许多局部麻醉技术用于分娩时既提供理想的镇痛效果，同时对母亲和胎儿的不良影响又很小。与静脉和吸入麻醉技术相比，局部麻醉可控性更强，更有效，抑制效应更少。最常用的局部麻醉技术是椎管内麻醉镇痛，尤其是硬膜外镇痛。较少用的有腰交感神经阻滞。有时产科医师也使用宫颈旁麻醉、阴部麻醉、局部会阴浸润麻醉技术。每一种技术都有其优点和缺点，须根据设备条件、患者情况及麻醉医师的经验等选择采用。

（一）椎管内麻醉

1.蛛网膜下腔阻滞

穿刺点以 $L_3 \sim L_4$ 为宜，可以采用坐位或侧卧位下实施。对于肥胖的产妇，坐位是蛛网膜下腔穿刺的最佳体位。蛛网膜下腔注入小剂量阿片类药物，可以迅速达到镇痛效果。如10～20 μg 芬太尼或 3～6 μg 舒芬太尼，可以立即缓解产妇产程中疼痛。蛛网膜下腔阻滞的优点是起效快，阻滞效果完善，缺点是镇痛时间不易控制，不能任意延长镇痛时间，而且术后头痛的发生率较高，因此目前在临床上应用较少。

2.硬膜外阻滞

硬膜外阻滞是最为常用的分娩镇痛方法，其优点为镇痛效果好，麻醉平面和血压较容易控制，对母婴安全可靠。其缺点为起效缓慢。

硬膜外阻滞有一点穿刺和两点穿刺置管两种。一点穿刺置管法：穿刺 $L_3 \sim L_4$ 或 $L_4 \sim L_5$ 间隙，向头置管 3 cm。两点穿刺法一般选用 $L_1 \sim L_2$ 穿刺，向头置管 3 cm，和 $L_4 \sim L_5$ 穿刺，向尾置管 3 cm，上管阻滞 $T_{10} \sim L_2$ 脊神经，下管阻滞 $S_2 \sim S_4$ 脊神经，常用 1%利多卡因或 0.25%罗哌卡因，在胎儿监测仪和宫内压测定仪的监护下，产妇进入第一产程先经上管注药，一次 4 mL，以解除宫缩痛。于第一产程后半期置管注药，一次 3～4 mL，根据产痛情况与阻滞平面可重复用药。只要用药得当，麻醉平面不超过 T_{10}，对宫缩可无影响。两点穿刺法对初产妇和子宫强直收缩、疼痛剧烈的产妇尤为适用,用于先兆子痫产妇还兼有降血压和防抽搐功效,但局麻药中禁加肾上腺素。分娩镇痛禁用于原发和继发宫缩无力,产程进展缓慢,以及存在仰卧位低血压综合征的产妇。两点穿刺法用于第二产程时,因腹直肌和提肛肌松弛,产妇往往屏气无力,由此可引起第二产程延长,或需产钳助产。因此,在镇痛过程中应严格控制麻醉平面不超过 T_{10},密切观察产程进展、宫缩强度、产妇血压和胎心等,以便掌握给药时间、用药剂量和必要的相应处理。

硬膜外分娩镇痛常用的局麻药物为罗哌卡因和丁哌卡因,常复合应用阿片类药如芬太尼、舒芬太尼等。常用的药物浓度为0.075%～0.125%丁哌卡因+1～2 μg/mL 芬太尼。常用的硬膜外分娩镇痛方法有连续硬膜外镇痛(CIEA)和孕妇自控硬膜外镇痛(PCEA),其中 PCEA 是目前最为常用的硬膜外镇痛方法。具体方法:穿刺点选择 L_3～L_4 或 L_2～L_3,穿刺成功后给 1.0%利多卡因 3～5 mL 作为试验量,观察 5 分钟无异常接电脑泵,首剂设为 8～10 mL,每小时量设定量 6～8 mL,PCA 量设定为 3～5 mL,锁定时间为 10～15 分钟。PCA 可由孕妇或助产士给药,胎儿娩出后可给予 2%利多卡因以消除会阴缝合的疼痛。其优点为镇痛效果满意,对运动神经影响轻,而且减轻了麻醉医师的工作量,又可个体化用药。其缺点为镇痛作用起效较慢。

PCEA 让患者自己用药来控制镇痛程度,而很少需要麻醉医师干涉,运动阻滞也轻,泵控可获得更广泛的药物扩散范围,较浅的麻醉也减少了产妇低血压的发生率。PCEA 使用局麻药的总量减少,提供更符合产妇需要的药物剂量,与标准硬膜外镇痛技术相比产妇的满意度增加。PCEA 是目前最有效的分娩镇痛方法,如果配合适当的产科处理,硬膜外镇痛技术可以达到令人满意的低钳助产率和剖宫产率,让患者享受到无痛分娩的经历。

3.蛛网膜下腔-硬膜外联合阻滞(CSE)

近十几年来,CSE 在产科的应用越来越多。CSE 结合了腰麻和硬膜外的特点,起效快并且肌肉松弛良好,和腰麻相比可较好地控制麻醉平面并可任意延长麻醉时间;由于可以随时追加药物,因而可以使用小剂量局麻药,这样可以减少蛛网膜下腔阻滞平面过高和低血压的发生;还可提供术后镇痛。此外,现在 CSE 的穿刺器械有了很大的改进。如普遍使用管内针技术,从而使针芯更细,减弱了硬膜的损伤程度,同时避免了和皮肤的直接接触,减少了感染的机会;笔尖式针芯、针孔侧置使针芯不似传统的斜面式腰麻针那样切开硬脊膜,而是分开硬脊膜,对硬脊膜的损伤更小,且更容易愈合,明显减少了脑脊液的外漏等。正是由于这些方法和技术上的改进,使 CSE 的并发症发生率大大降低。

具体方法为:硬膜外穿刺成功后,用特制细针芯刺穿硬膜,见有脑脊液流出,推入小剂量镇痛药(15～20 μg芬太尼或 3～6 μg 舒芬太尼+1.5～2.5 mg 丁哌卡因),然后从硬膜外置管保留,至孕妇自感疼痛时再从硬膜外给低浓度局麻药(0.075%～0.125%罗哌卡因+1～2 μg/mL 芬太尼或0.1 μg/mL舒芬太尼)。用 CSE 行分娩镇痛结合了腰麻和硬膜外的优点,先从蛛网膜下腔少量给药以快速起效,需要时再从硬膜外持续给药,可任意延长镇痛时间。该方法镇痛效果迅速、确切,对运动神经影响小,由于蛛网膜下腔给药量极少(1.5～2.5 mg 丁哌卡因),因此对呼吸循环的影响小。其缺点为有一定的不良反应,如芬太尼注入蛛网膜下腔可导致一定程度的瘙痒,存在一定的感染风险,其头痛发生率是否增高还存在争论,有研究认为由于穿刺器械的改进,头痛以及感染的发生率极低,和硬膜外相比并没有明显差别。

4.可行走式分娩镇痛(AEA)

AEA 是根据孕妇的运动能力来定义的。它是指在给孕妇提供满意的镇痛的同时充分保留孕妇的运动能力,在分娩的第一产程,孕妇可自如的行走,并可适量进食,充分休息,对孕妇非常方便。AEA 对运动神经的影响轻微，最大限度地保留了辅助肌肉在分娩中的作用，减轻硬膜外阻滞对分娩的影响。而且孕妇在行走时，胎儿的重力作用可能会加速分娩，曾有研究报道可行走式分娩镇痛可以缩短产程。因此，目前应用越来越广泛。AEA 包括两种方法，原理基本相似。①患者自控硬膜外镇痛：是目前最为流行的方法，一般采用 0.075%～0.1%罗哌卡因＋1～2 μg/mL芬太尼，镇痛效果确切，对母亲胎儿影响小。研究证明，罗哌卡因的量大于 0.1%则有可能影响孕妇运动能力，小于 0.075%则有可能镇痛效果不满意，一般以 0.1%罗哌卡因＋1～2 μg/mL芬太尼为佳(PCEA)。②腰麻-硬膜外联合阻滞(CSE)：方法已如上述。其特点为蛛网膜下腔局麻药药量极少(1.5～2 mg 丁哌卡因)，芬太尼药量 15～20 μg，硬膜外用量同上。

5.骶管阻滞

骶管阻滞主要用于第二产程以消除会阴痛。缺点为用药量大；穿刺置管易损伤血管或误入蛛网膜下腔，发生局麻药中毒者较多；麻醉平面过高可能影响宫缩频率和强度。此外，因盆底肌肉麻痹而无排便感，不能及时使用腹压，延长第二产程。故一直未能广泛应用。

(二)全身麻醉

在分娩过程中，可使用亚麻醉浓度的吸入或静脉麻醉药来缓解产程中疼痛。这种疼痛缓解技术不能与临床普遍使用的全麻相混淆，后者可以产生意识模糊和保护性喉反射丧失。这种技术可以作为椎管内麻醉的辅助用药或者用于无法应用局部麻醉的产妇；可以间断性(在子宫收缩过程)或者连续性的给药。产妇可以自行给药，但是必须同时有一名医护人员在场来保证足够的意识水平和正确的使用仪器。

1.静脉给药分娩镇痛

麻醉性镇痛药(如吗啡、哌替啶、芬太尼等)及镇静药(如地西泮、氯丙嗪、异丙嗪等)在产科的应用时间较长，使用也较为普遍。须注意，二者都极易透过胎盘，且对胎儿产生一定的抑制。静脉全麻药应用较多的是氯胺酮。作为一种 NMDA 受体拮抗剂，氯胺酮可引起分离麻醉，早在 1968 年就已用于产科，具有催产、消除阵痛增强子宫肌张力和收缩力的作用，对新生儿无抑制，偶可引起新生儿肌张力增强和激动不安。

根据 Fick 定律，目前常用于产科的全麻药经胎盘转运至胎儿体内均是时间依赖性与剂量依赖性的，提示在全麻下用药剂量越大，母/脐静脉血药浓度越高，分娩时间越长，母/脐静脉血药浓度越接近而对胎儿影响越大。因此应强调低浓度、短时间使用。值得注意的是，研究表明不少临产妇禁食 8 小时后胃内仍有不少固体内容物，因此所有产科患者围麻醉期均应按饱胃处理，尤其是对于准备使用亚麻醉剂量的全麻药物的产妇，采用积极措施防治反流和误吸。①间断给药法：是指根据患者的需要，每隔一段较长的时间(60～90 分钟)将大剂量阿片类镇痛药从静脉给予，这种方法容易使母体、胎儿血药浓度急剧升高，造成呼吸抑制等不良反应的发生。②静脉自控镇痛(PCIA)其基本方法和硬膜外自控镇痛(PCEA)相似，先给一定量首剂，再静脉持续给予维持量，同时设置患者自控给予 bolus 量和锁定时间，这些都由电脑泵控制。可根据患者的需要自己给药，提高了镇痛的满意率，同时使母体和胎儿的血药浓度平稳，并减少了药物的需要量，采用 PCA 给药也体现了个体化给药的原则。PCIA 所用的药物仍以阿片类为主，一般为哌替啶或者芬太尼，由于新出现的药物雷米芬太尼代谢快，蓄积量少，对胎儿的影响可能较小，其应用正在受到重视。

尽管静脉镇痛分娩的方法有了较大的改进，但所用传统的阿片类药仍存在较大不足：一是镇痛不完善，一般只有 2/3 左右的孕妇表示满意；二是阿片类药量偏大，对母婴的影响较大，无论是哌替啶还是芬太尼都可能引起胎儿呼吸的抑制，Apgar 评分、NACS 评分的改变，增加纳洛酮的使用率。有研究显示，新药瑞芬太尼用于 PCIA 有较为满意的镇痛效果，同时对胎儿无明显的不良反应，但也有研究者对此持谨慎态度。但对于孕妇有硬膜外阻滞禁忌证时，PCIA 也有应用的价值。

2.吸入给药分娩镇痛

氧化亚氮和氟类吸入麻醉药已被成功地应用于分娩的麻醉。氟类吸入麻醉药麻醉效果与氧化亚氮相当或更佳，但其应用由于可致困倦，气味难闻以及费用较高而受到限制。使用这类药物的最大风险就是意外的剂量过大导致的意识不清和保护性反射消失。此外，因多数采用半紧闭法给药，若产房没有换气系统，可能导致相关医护人员长期暴露在一个过高水平的吸入麻醉药的环境中。

(1)氧化亚氮：氧化亚氮吸入体内后显效快，30～60 秒即产生作用，停止吸入后数分钟作用消失。同时，氧化亚氮镇痛作用强而麻醉作用弱，质量分数为 30～50，亚麻醉质量分数>80 才有麻醉作用。这些药理学特点使氧化亚氮成为较理想的分娩镇痛药。氧化亚氮吸入分娩镇痛具有下列优点：①镇痛效果好，能缩短产程。②不影响分娩方式，不抑制胎儿呼吸和循环功能，不增加产后出血量，安全，无明显不良反应。③产妇始终保持清醒，能主动配合完成分娩。④显效快，作用消失也快，无蓄积作用。⑤有甜味，无呼吸道刺激性，产妇乐于接受，且使用方便。

氧化亚氮的镇痛效果与其间断吸入的时机和量有着重要的关系。由于氧化亚氮吸入后需 30～60 秒方起效，而子宫收缩又先于产痛出现，故间断吸入镇痛至少要在子宫收缩前 50 秒时使用，这样才能使镇痛作用发生与产痛的出现在时相上同步。若在疼痛时才开始吸入，不但起不到镇痛效果，反而易于在间歇期进入嗜睡状态，并伴有不同程度的头晕、恶心。一般应在每次子宫收缩前 30～45 秒时，嘱产妇吸入较适宜，宫缩间歇期停止吸入，这样既能有效镇痛，又不至吸入过量，同时严密监测产程进展及胎心变化情况，观察产妇的意识是否清醒，发现有头晕、恶心现象，可暂停吸入氧化亚氮即可很快恢复正常。

使用时应注意产妇对氧化亚氮的敏感性和耐受力有个体差异，麻醉医师须随时了解镇痛效果和不良反应，如出现头晕、乏力、嗜睡或不合作情况，说明已过量，应及时减少吸入次数和深度，以确保安全有效。其次，因氧化亚氮的弥散性缺氧作用，对于缺血缺氧的心肌可能有害，加之长时间(>50 小时)吸入氧化亚氮对骨髓增生可能有不良反应，因此对心肺功能不全、血液病及妊娠子痫等产科并发症患者须慎用。

(2)氟烷类吸入麻醉药：氟烷类吸入麻醉药都易于通过胎盘，可引起与剂量相关的子宫收缩抑制，浅麻醉时对子宫抑制不明显，对胎儿也无明显影响；深麻醉对子宫有较强的抑制，容易引起子宫出血。多作为氧化亚氮的辅助药物，有比氧化亚氮更强的镇痛效果，于第二产程开始时间断吸入。0.20%～0.25%恩氟烷、异氟烷及地氟烷也被成功地应用于分娩的麻醉，效果似乎与氧化亚氮相当。

(三)其他技术

局部麻醉包括宫颈旁阻滞、阴部神经阻滞、椎旁腰交感神经阻滞、外阴及会阴部局部浸润麻醉等，只要掌握合理的局麻药用量，避免误注入血管，局部麻醉不影响宫缩和产程，不抑制胎儿，对母子都可较为安全，更适于合并心、肺、肾功能不全的产妇。但这些方法都存在镇痛效果不确切，患者满意度不高的问题。虽然产科医师仍旧将这类技术用于非产科手术，但是它在产科的应用因为引起胎心减慢、局麻药中毒、神经损伤和感染而受到限制。这种胎心减慢的病因学可能与子宫血流降低以及胎儿血中局麻药水平较高有关。常用药物为0.5%利多卡因。

1.宫颈旁阻滞

宫颈旁阻滞是一种用于不想或不能接受神经根阻滞的孕妇的替代技术，是一种操作相对简单的阻滞，为第一产程提供镇痛，并且不会影响分娩的进程。其方法是通过子宫和子宫颈结合的侧后部，将局麻药注入子宫颈阴道侧穹窿黏膜下以阻滞穿过子宫颈中心的神经。因为这种阻滞不影响会阴部的躯体感觉纤维，所以不能缓解第二产程的疼痛，仅适于第一产程镇痛，可加快宫口扩张，缩短第一产程减轻疼痛。

2.阴部神经阻滞麻醉

会阴神经来源于较低位骶部神经根(S_2～S_4)，支配阴道下段、阴道外口和会阴部的感觉及会阴部肌肉的运动。经阴道途径容易阻滞该神经，在两侧骶棘韧带后注入局麻药。适于第二产程，在宫口开全后开始阻滞，可缩短第2产程。此法可为阴道分娩和低位产钳分娩提供满意的镇痛，但是在中位产钳分娩、阴道口损伤和宫腔探察时镇痛不足，而且阻滞的失败率较高。

3.其他

椎旁腰交感神经阻滞可用于阻止第一产程中由子宫产生的疼痛的传导。虽然这项阻滞技术实施困难，但与子宫颈旁阻滞相比，相关的并发症似乎要少得多。

四、注意事项

分娩结局受多方面因素的影响，包括镇痛药物种类及浓度的选择、镇痛实施的时机、分娩镇痛疗效的观察、分娩镇痛不良反应的防治、产妇对疼痛理解和对镇痛的要求、缩宫素的使用、产程中的积极管理以及产科医师对分娩过程的指导等。良好的分娩结局有赖于麻醉医师、产科医护人员以及产妇的密切配合。

(一)积极预防和处理分娩镇痛对产程的影响

1.积极地使用缩宫素

缩宫素是一种强烈的子宫收缩剂，早已在临床上常规使用。硬膜外分娩镇痛虽然可造成子宫收缩的一过性减弱，但完全可以用缩宫素来纠正。

2.降低局麻药的浓度

复合一定量的阿片类药物如芬太尼，可使局麻药物浓度大幅度降低，目前所用的局麻药浓度一般为0.075%～0.100%丁哌卡因，镇痛效果满意，患者可以自如行走，对运动神经影响轻微，对患者各种辅助肌肉几乎没有影响。

3.积极的产程管理

其管理措施包括积极的宫颈检查，早期破膜，缩宫素的使用及对难产严格的诊断标准。通过积极的产程管理可明显降低分娩镇痛对产程的影响。研究证明，通过这些方法的采用，硬膜外镇痛对分娩的影响是可以消除的，实验组和对照组的产程和分娩方式没有明显差别。

(二)积极预防和处理分娩镇痛的相关并发症

1.硬脊膜穿刺后的头痛

硬脊膜穿刺后头痛的病理生理主要有两个方面：颅内压降低与代偿性脑血管扩张。硬脊膜穿刺后头痛的临床过程并非都表现为自限性，亦并非都表现为良性，患者常主诉体位性头痛，有的可出现外展神经麻痹、听觉障碍和硬脊膜下出血。目前治疗多采用硬膜外填充和保守治疗。

研究证据支持延迟填充，即在硬脊膜穿刺 24 小时后进行。

2.麻醉期间低血压

椎管内麻醉，尤其是蛛网膜下腔阻滞，对孕妇循环系统影响较大，诸多学者应用多种液体(胶体液、晶体液)、不同液体量(10～30 mL/L)和各种血管加压药物试图解决这一问题，但是并不能完全消除低血压的发生。麻醉之前一定要开放静脉通道，如果时间允许，尽可能在麻醉前迅速预防性扩容，同时准备好常用的升压药品。产妇最好采用左侧倾斜 30°体位。液体预扩容能防止产科手术中低血压，不管使用何种液体预扩容，均必须有足够的量(最好是 1 000～1 500 mL 晶体液进行中度水化)，才能显著增加心排血量，以有效地防止椎管内麻醉时的低血压。液体预扩容可达到增加血容量，降低低血压发生率的目的，早期、积极地应用药物处理低血压，麻黄碱有防治产科低血压的效果，研究认为单次 5～10 mg 剂量麻黄碱对于液体预扩容的剖宫产者小剂量蛛网膜下腔麻醉时可起到预防低血压的作用。如果持续低血压，应立即手术分娩。

3.产后腰背痛

产后腰背痛较常见发生率为 15%～30%，主要原因为产妇负荷减轻、产妇体重增加和分娩后骨盆韧带及腹部肌肉还处于松弛状态。椎管内麻醉是否引起产后腰背痛目前还没有定论，但穿刺点局部不适在椎管内麻醉中常见。

4.神经损伤

近年来发现，由于神经损伤并发症引起的医疗纠纷较多，分析其原因有以下几种：①操作损伤，以感觉障碍为主，大多数患者数周内缓解，神经根损伤，有典型根痛症状，很少有运动障碍；与穿刺点棘突的平面一致，而脊髓损伤为剧痛，偶伴意识障碍。②脊髓前动脉栓塞，前侧角受损(缺血坏死)表现，以运动功能障碍为主的神经症状，因可能有严重低血压，局麻药中肾上腺素浓度过高，血管变(糖尿病)。③粘连性蛛网膜炎，注药错误或消毒液、滑石粉等误入蛛网膜下腔造成。④血肿压迫。凝血功能障碍，产妇的血管丰富易穿破出血造成血肿。

5.反流及误吸

产科麻醉中，产妇反流及误吸的发生率相当高。产妇发生误吸性肺炎的主要危险因素有四个：①胃内充满酸性内容物，尤其是在急诊产科手术患者。②腹内压或胃内压增加。③食管道下端括约肌(LES)的屏障压下降。④食管上端括约肌的保护机制丧失或实施环状软骨压迫操作延迟。产妇胃肠运动减弱和胃排空延长，因此术前禁食禁饮应相应延长。

降低产妇酸误吸危险性的主要措施：①降低产妇的胃液量和酸度，除进行胃内容物抽吸外，尚可采取药理学措施。②尽量避免产科患者使用全身麻醉，采用可维持母体意识清醒的其他麻醉方法。③对母体的呼吸道进行合理的评估，即使是急诊手术亦应如此。④提高紧急和择期气管插管(或通气)失败处理的水平。⑤气管插管操作中采用压迫环状软骨操作。

6.仰卧位低血压综合征

孕妇仰卧位时，子宫压迫下腔静脉及腹主动脉，静脉回心血量显著减少，心排血量降低，血压明显降低。这时应将子宫移向左侧，或将手术台往左侧倾斜。注意在硬膜外注药后血压急剧降低，用麻黄碱效果不理想或血压回升后又很快下降应考虑仰卧位低血压综合征。将子宫移向左侧是防治仰卧位综合征最有效的办法。

(张玉梅)

第二节　先兆子痫患者的麻醉

先兆子痫是在世界范围内引起母亲严重并发症甚至死亡和胎儿死亡的主要原因，在第三世界国家尤其突出。引起孕产妇死亡的原因包括脑血管意外、肺水肿和肝脏坏死。

先兆子痫最重要的特征是在妊娠 20 周后初次发生的高血压和蛋白尿，可进一步分为轻度、中度和重度。轻度先兆子痫的定义是既往血压正常的女性其舒张压超过 12.0 kPa(90 mmHg)，蛋白尿小于 0.3 g/24 h。重度先兆子痫是指满足如下条件中至少一项者：①间隔 6 小时以上的两次测压，收缩压大于 21.3 kPa(160 mmHg)或舒张压大于 14.7 kPa(110 mmHg)。②迅速升高的蛋白尿(＞3 g/24 h)。③24 小时尿量少于 400 mL。④脑激惹或视觉障碍症状。⑤肺水肿或发绀。此外，不论高血压的程度如何，只要有惊厥发生就应诊断为子痫。

一、病因学

先兆子-子痫的潜在机制目前仍未作出定论。一个主要理论是母体对胎儿组织出现了免疫排斥，最终引起子宫胎盘缺血。

二、病理生理学

许多研究已表明，先兆子痫中缺血胎盘释放的子宫肾素、血管紧张素能广泛地影响全身小动脉，这将导致其闭塞性痉挛，特别是直径 200 μm 以下的小动脉更易发生痉挛，从而引起高血压、组织缺氧、内皮受损。同时血管内物质如血小板，纤维蛋白等通过损伤的血管内皮而沉积，进一步使小动脉管腔狭小，外周血管阻力增加，使血液浓缩，血容量不足，全血及血浆黏度增高及高脂血症，可明显影响微循环灌流，促使血管内凝血的发生。血管紧张素介导的醛固酮分泌增加可增加钠的重吸收与水肿。这些病理变化必将导致重要脏器相应变化和凝血活性的改变。涉及的系统如下。

(一)中枢神经系统

中枢神经系统激惹可表现为头痛、视觉障碍、反射亢进甚至惊厥。其病因学更倾向于建立在血管痉挛和缺氧的基础上，而非原先认为的大脑水肿。与高血压脑病不同的是，惊厥并非与血压的升高直接相关。

(二)心血管系统

尽管先兆子痫常伴有水钠潴留，但液体与蛋白从血管内转移至血管外可导致血容量不足。先兆子痫产妇平均血容量较正常产妇血容量低 9%，在重度病例中可低至 30%～40%。外周血管收缩导致的体循环阻力增高和左室每搏功指数升高，易导致左室劳损，由此可能出现与中心静脉压和肺毛细血管楔压无甚关联的左室舒张功能障碍。因此容量治疗时应在 MAP、CVP 的监测下、在合理应用扩血管的药物下小心进行。

(三)凝血系统

血小板附着于内皮损伤处导致消耗性凝血病，使多达 1/3 的患者罹患血小板减少症，某些严重病例其血小板计数可急剧下降。此外还可能存在血小板功能的异常。严重病例可能进展为先兆子痫的特殊类型——HELLP综合征，即溶血、肝酶升高、血小板数降低，而高血压和蛋白尿反而是轻微的。

(四)呼吸系统

呼吸系统可表现为肺水肿和上呼吸道(特别是喉)水肿，它可造成呼吸窘迫和气管插管困难，临床中应特别注意，但在病程末期以前很少出现肺的受累。肺水肿最常见于分娩之后，多是由于循环负荷过重、心力衰竭或惊厥时吸入胃内容物造成。

(五)肝脏

肝功能实验室检查显示肝酶水平升高而活性降低，在HELLP综合征中尤为突出，这可能是由肝血流降低导致不同程度和范围的缺血或坏死引起。肝破裂是一项罕见但常可致死的并发症。

(六)肾脏

在肾脏肾小球内皮细胞水肿和纤维素沉积，造成毛细血管收缩，肾血流和肾小球滤过率降低，出现少尿和蛋白尿的特征性症状。在伴有低血压和HELLP综合征时，疾病常常进展到急性肾衰竭，不过，肾脏的预后通常良好。

(七)胎儿胎盘单位

胎盘灌注减少普遍会导致胎儿宫内发育迟缓，胎盘早剥和早产也有很高的发生率。通常需要提早分娩，从而导致胎儿不成熟。

三、围术期处理

先兆子痫的处理包括手术和非手术两方面。因为重症监护技术特别是心血管监控以及疼痛管理领域的专门技术均会起到重要的作用，所以严重先兆子痫病例的两方面处理都应有麻醉医师的参与。

减少母体和胎儿并发症的目标：处理高血压、预防与控制惊厥、提高组织灌注、液体疗法与少尿的处理、决定何时分娩、凝血功能异常的处理。在严重病例治疗应持续至分娩后24～48小时。

(一)高血压的控制

先兆子痫患者在降低血压的同时维持甚至提高组织灌注很重要，因此把高血压降至正常水平低限并不恰当，将平均动脉压控制在13.3～18.7 kPa(100～140 mmHg)较合适。轻度先兆子痫可能只需要卧床休息，以避免主动脉和腔静脉受压。扩血管应在扩容之后进行，以避免血压下降。

1.肼屈嗪

静脉注射，每次给药5 mg，随后以5～20 mg/h的速度持续静脉滴注以控制血压。该药物是直接生效的血管扩张药，是用于控制先兆子痫性高血压的最常用药物，它可增加子宫胎盘和肾血流。双肼屈嗪起效缓慢(约15分钟)，重复给药应该间隔20分钟。如果间隔时间不够可能会发生严重的低血压。低血压和心动过速通常对补液有良好的反应。

2.甲基多巴

甲基多巴通常是有一定慢性因素的高血压患者的用药。标准剂量也可引起嗜睡、抑郁和直立性低血压。长期用药经验表明，孕妇分次用药，日剂量1～3 g是安全的。

3.硝苯地平

硝苯地平虽然是个合理的选择，但对于在先兆子痫患者中的应用尚未得到广泛研究。它的主要用途是对超高血压的紧急处理，常用剂量为 10 mg 口服。短效硝苯地平的剂型为嚼服胶囊的形式，这种服药方法和广泛应用的舌下含服相比要有效和可靠得多。

4.β 受体阻滞剂

由于β受体阻滞剂对妊娠中晚期胎儿有毒性作用，出于担心β受体阻滞剂对胎儿的影响，在妊娠危重患者使用这类药物是不明智的。然而有人报道拉贝洛尔已在小部分患者中成功使用。

5.硝普钠/硝酸甘油（持续泵入）

硝酸甘油主要作用于静脉容量血管，在扩容之后疗效会降低。硝普钠，一种强效的阻力和容量血管扩张剂，具有起效快和持续时间短的特点，看似理想的降压药，然而出于其代谢产物——氰化物对胎儿毒性的担心，限制了该药的临床应用。

6.静脉液体疗法

有学者报道扩充血浆容量可从本质上促使血管扩张，降低血压，改善局部血流，优化血管扩张药物的效果。然而在严重的特别是产后发生的先兆子痫中，血浆胶体渗透压降低伴有左室功能障碍，可导致肺水肿和脑水肿的高发率。因此，如果对严重病例进行扩容，就必须监测肺毛细血管楔压。中心静脉压的绝对值对预测肺水肿的风险并无价值，但是通过观察 CVP 的反应谨慎地静脉滴注补液，也是判断心室处理新增容量能力的有用手段。

（二）惊厥管理

目前硫酸镁已被确立为预防反复的子痫惊厥的特效药。在先兆子痫患者惊厥的预防中，静脉注射镁剂的地位也是明确的。尚无文献明确表明什么是终止子痫惊厥的最佳药物。

1.硫酸镁

硫酸镁既是有效的脑血管扩张药，又是强有力的儿茶酚胺受体拮抗剂。治疗血药浓度位于 2～4 mmol/L。有两种普遍应用的给药方法：①肌肉加静脉注射法，指的是静脉注射 4 g 硫酸镁，静脉注射时间要超过 20 分钟；加上一次肌内注射 10 g，随后每 4 小时在每侧臀部各肌内注射 5 g。②静脉注射法则给予 4 g 的负荷剂量，然后每小时 1～3 g 持续静脉泵入以维持治疗血药浓度水平。

镁剂注射的主要不良反应是神经肌肉阻滞，它和血浆镁浓度呈线性关系。通过每隔 1 小时检查膝反射的方法进行神经肌肉监测是判断早期毒性的标准手段。如果发生反射减退，应停止输液直至反射恢复。因为镁通过降低运动神经末梢乙酰胆碱释放，降低终板对乙酰胆碱敏感性和抑制骨骼肌膜兴奋性而增强去极化和非去极化肌松药作用时间和作用强度，在全麻应用肌松剂时最好有神经肌肉监测。肾脏是镁剂的唯一排泄途径，因此肾功能受损是使用镁离子的相对禁忌证。

2.地西泮

地西泮仍是广泛用于终止惊厥发作的一线药物，每次给药 5～10 mg，重复给药直至起效。可预防性使用地西泮 10 mg/h 持续泵入，但可能导致过度镇静从而给气道带来危险。对胎儿特别是早产儿产生抑制是导致该药应用减少的主要原因之一。目前更倾向于使用硫酸镁。

3.苯妥英钠

虽然该药在过去广泛用于子痫惊厥的预防和控制，但最近的证据并不支持这一用法。

惊厥的预防应该从出现头痛、视觉障碍、上腹痛或反射增强等大脑激惹征象时开始。单独的高血压并不一定是抗惊厥治疗的指征，惊厥也有可能在血压中度升高时发作，因此仅血压一项并非为预测惊厥发作可能性的可靠指标。

决定分娩：产科医师通常在母亲的疾病极其严重时采取择期剖宫产。这往往取决于母亲疾病和胎儿存活力之间的平衡。

四、麻醉与镇痛

(一)术前准备

1.详细了解治疗用药

详细了解药物种类和剂量，最后一次应用镇痛药和降压药的时间，以掌握药物对母胎的作用和不良反应，便于麻醉方法的选择和对可能发生不良反应的处理。

2.临床观察

应常规观察硫酸镁用药后的尿量，有无呼吸抑制，检查膝反射、心率和心电图，有无房室传导阻滞，如有异常应查血镁离子浓度。一旦有中毒表现应给予钙剂拮抗治疗。

3.术前停用降压药

应用α、β受体拮抗药；血管紧张素转换酶抑制剂，应在麻醉前24～48小时停药。该类药与麻醉药多有协同作用，易导致术中低血压。

总之，麻醉医师必须确保血容量、肾功能以及高血压的控制和抗惊厥治疗是否已达到最佳状态。

(二)分娩镇痛

可以允许轻到中度先兆子痫患者继续正常分娩。如果凝血功能正常，及早进行硬膜外阻滞不仅有助于控制血压和扩张血管，还能减轻由疼痛引起的应激反应和儿茶酚胺释放，往往对患者的管理有所裨益。

(三)麻醉选择

先兆子痫剖宫产手术时怎样选择麻醉技术，是全身麻醉还是区域阻滞，母亲和胎儿的利益以及麻醉医师的相关技能都应被考虑在内。

全身麻醉是用于意识程度降低患者的唯一推荐方法，比如子痫、刚刚有惊厥发作或存在以下问题之一的患者：濒临子痫、严重凝血障碍、妨碍区域阻滞进针的解剖学问题、拟行区域阻滞的穿刺部位有感染。

1.全身麻醉的实施

(1)气道评估：气道水肿并非总是可预见的，但是喘鸣或面部水肿的存在可作为线索。Mallampati评分可能在分娩中产生显著变化，所以应在立刻要实施全麻之前进行评分。惊厥发作后期、舌或黏膜破裂口也可作为困难插管的警示征象，这类病例可能需要在清醒时行经鼻气管插管。然而，由于这些患者困难气道的不可预见性，麻醉医师应针对不同病例准备相应的器具(比如管芯、喉罩)以及有经验的麻醉医师慎重对待困难或失败的插管。

(2)诱导：预充氧气至少3分钟后予快速诱导剂；硫喷妥钠4～5 mg/kg或丙泊酚2 mg/kg或依托咪酯0.2 mg/kg(不用氯胺酮)，加琥珀酰胆碱(1.0～1.5 mg/kg)。

不过在这段时间必须用一定的方法减轻喉镜和插管带来的血流动力学反应。有些方法已证实对胎儿健康有害，比如利多卡因、β受体阻滞剂和长效阿片类药物等。有人使用血管扩张药(硝酸甘油和硝普钠)，但是对胎儿氰化物中毒和母亲颅内压变化的担心限制了其应用。在使用琥珀酰胆碱前给予阿芬太尼10 μg/kg能缓解升压反应，而且由于其作用时间短，只引起最小限度的胎儿抑制。

硫酸镁既有血管扩张作用，又有抗儿茶酚胺的作用。诱导后予 40 mg/kg 静脉推注既能缓和升压反应又不会导致随后的血压过低（在清醒时给药会导致疼痛）。$MgSO_4$ 和阿芬太尼可合并用于严重病例从而减少各自的剂量（30.0 mg/kg＋7.5 μg/kg）。但如果孕妇高危［MAP 达 24.0 kPa(180 mmHg)］，也可使用更高的剂量（60 mg/kg＋30 μg/kg）。

不推荐使用肌松药，尤其是在使用硫酸镁之后，因为前者可能在诱导前导致严重的肌无力。需注意的问题是在给予硫酸镁之后，琥珀酰胆碱应带来的肌束颤动可能不出现，给予琥珀酰胆碱后应计时 60 秒再尝试插管。

考虑到异氟烷可能引起脑血管痉挛或脑水肿或两者兼有，最好用中低浓度（0.5～1.0 MAC）维持麻醉，并且在断脐后使用适当的阿片剂。

(3)拔管：拔管引起的过度心血管反应常常被忽视，但它可能和插管时的心血管反应一样严重且具灾难性。此时使用 $MgSO_4$ 和阿芬太尼是不合理的，可以使用血管扩张药物（β 受体阻滞剂，特别是艾司洛尔），或者也可使用利多卡因。

2.区域麻醉的实施

长期有人坚持认为除了最轻微的高血压以外，脊髓麻醉并不适合用于先兆子痫患者，因为可能会导致急剧的低血压。然而最近有学者研究脊髓麻醉在严重妊娠高血压综合征的应用后得到了乐观的结论：虽然在考虑到保守补液时低血压仍然是个问题，但是已经发现子宫胎盘血流并未减少甚至有可能增加，推测其可能的原因是小动脉扩张。

而实践告诉我们，正在使用血管扩张药（甲基多巴、硝苯地平、肼苯曲哒嗪等）治疗的稳定高血压患者是采用脊髓麻醉的合适候选病例，且术前药物管理得越好（液体加上血管扩张药），低血压的问题就越少，与未经治疗的患者相比较越不容易发生血压降低。对于血压未控制、新近诊断或严重的高血压病例，如果没有快速分娩的必要（胎盘早剥，严重胎儿心动过缓），硬膜外阻滞因具有起效慢、可控性好而成为先兆子痫患者的最理想选择。

3.硬膜外麻醉和蛛网膜下腔阻滞的实施

(1)蛛网膜下腔阻滞：建议使用 26G 或更细的笔尖式穿刺针，根据患者的身高和腹围用1.0～1.6 mL 的重比重（加上葡萄糖）0.5％丁哌卡因进行麻醉。较高的患者需用较大的剂量，而体重较重的患者因其有较高的蛛网膜下腔压力，故而需要的量较少。阻滞平面高度的理想目标是 T_6。

(2)硬膜外麻醉：选择 L_1～L_2或 L_2～L_3的间隙实施硬膜外腔穿刺置管，使用标准试验剂量。负荷剂量应分次给予而非一次大量注入，从而使阻滞平面的高度缓慢上升，目标也是达到 T_6 的感觉平面。

在实施蛛网膜下腔阻滞时给予芬太尼的主剂量是 10 μg，硬膜外麻醉则是 50～100 μg，这会使感觉阻滞更加彻底。

不能仅仅应用扩容疗法简单处理低血压。更为理想的做法是使用合成胶体液（500 mL 琥珀酰明胶溶液或羟乙基淀粉溶液）和晶体液（1 000 mL 乳酸钠林格液）扩容的同时，必要时分次静脉给予 5 mg 麻黄碱，因为后者不会对子宫血流产生不利影响，维持血流动力学平稳。

五、术后监护

先兆子痫中 70％的惊厥和肺部并发症在术后发生。喉水肿可能在术中恶化，拔管后也可能发生气道窘迫，严重时需要再次插管。只要有临床指征，抗高血压治疗就应继续；只要患者有症状，抗惊厥药物也应维持。如果在术中使用了有创监测，术后就应在重症监护环境下继续使用。良好的术后镇痛可使这类病例的管理变得容易些。在少尿的情况下必须不断地密切关注液体平衡并加以纠正。

（陈亚军）

第三节 免疫功能紊乱患者的麻醉

免疫系统导致免疫损伤时通过四种经典途径实现的：速发型超敏反应、细胞毒反应、循环免疫复合物性疾病、迟发型超敏反应。以下就常见的几种免疫疾病进行探讨。

一、速发型超敏反应

速发型超敏反应的临床症状取决于个体对抗原的易感性、接触抗原的量和暴露的情况，症状可以轻微，也可能危及生命，炎症介质可引起血管舒张和通透性增加，导致低血压和组织水肿；刺激呼吸道平滑肌收缩导致支气管痉挛；刺激神经导致瘙痒、皮肤红肿。

变态反应的处理首先要终止接触致敏原，保持气道通畅、支持呼吸和循环。气道必须能够满足呼吸的需要。如果上呼吸道阻塞并伴有喘鸣与发绀，应立即行气管内插管或气管切开术。对于非心源性肺水肿和支气管痉挛的患者，人工通气时应延长通气时间并加用 PEEP。胎盘屏障使胎儿避免暴露于炎症介质，因此变态反应对胎儿的影响限于胎盘灌注和氧和不足，严重的低血压和低氧能够引起胎儿窒息。对产妇低血压和支气管痉挛可以使用最小有效剂量肾上腺素同时纠正子宫右倾并快速补液。幸运的是，在严重的过敏病例中大剂量使用肾上腺素，由于立即分娩胎儿，母体与胎儿的病死率也未见升高。肾上腺素的常用剂量是 1～2 μg/kg 或每次 200～500 μg，肌内注射，每 10～15 分钟重复一次直至静脉通道建立，如果症状持续，则需要静脉内滴注 1～4 μg/min。抗组胺药对血管神经性水肿和荨麻疹特别有效，皮质醇可以减少复发和变态反应延长的危险，沙丁胺醇和氨茶碱可用于治疗顽固性支气管痉挛。

如需行剖宫产，患者血流动力学稳定，无胎儿宫内窘迫征象，可采取局麻。但局麻后患者可能产生严重的咽喉水肿，这就使全麻变得困难。

二、特发性血小板减少性紫癜

特发性血小板减少性紫癜（ITP）是自身免疫机制使血小板破坏过多的临床综合征。文献报道大多数妊娠使病情恶化或处于缓解期的 ITP 病情加重，但不影响其病程和预后。ITP 对妊娠的影响主要是出血和围生儿血小板减少。

由于胎儿可能有血小板数减少，经阴道分娩有发生颅内出血的危险，因此 ITP 产妇剖宫产的指征为：产妇血小板数低于 50×10^9/L；有出血倾向；胎儿头皮血或胎儿脐血证实胎儿血小板数低于 50×10^9/L。ITP 产妇剖宫产的最大危险是分娩时出血，选择常规全麻，术前应用大剂量肾上腺皮质激素减少血管壁通透性，抑制抗血小板抗体的合成及阻断巨噬细胞破坏已被抗体结合的血小板，备好新鲜血和血小板悬液。

三、风湿性关节炎

风湿性关节炎是一种累及活动关节的慢性疾病,常合并有其他系统器官功能不全,多见于女性且可发生于任何年龄阶段,病因不明。通常先累及手足部小关节,由关节轻微炎症、滑膜增厚至关节软骨破坏、关节强直活动受限,任何活动关节都可受累,包括颈椎、颞下颌关节、寰枢关节、腰椎的椎间关节等。

术前应测定关节的活动范围,评价椎管内穿刺和全麻气管插管的困难程度。一些患者因皮质醇治疗和缺乏活动引起骨质疏松,应特别小心发生骨折。对病情轻微无复合型畸形或无须药物治疗者,分娩止痛的方法同正常产妇一样。对服用非甾体抗炎药者产后出血率增加,应准备好静脉通路并备血。对上呼吸道和颈椎畸形患者首选椎管内麻醉。严重上呼吸道畸形患者行全麻时,气管插管困难程度很大,可以考虑清醒插管、纤支镜等辅助插管,确保呼吸道通畅。如果条件允许,诱导前头颈部应放在合适的位置以避免神经系统后遗症。

四、系统性红斑狼疮

系统性红斑狼疮(SLE)是一种多发于青年女性,累及多脏器的自身免疫性结缔组织病。国外报道孕妇发病率为 1/5 000。

一般认为妊娠不改变 SLE 患者的长期预后。妊娠后母体处于高雌激素环境,可诱发 SLE 活动,10%～30%的 SLE 患者在妊娠期和产后数月内病情复发或加重,合并胸膜炎、心包炎、狼疮肾炎、凝血功能障碍、关节炎和神经系统病变等。SLE 不影响妇女的生育能力,但对胚胎和胎儿会产生不良影响,反复流产、胚胎胎儿死亡、胎儿生长受限、围生儿缺血缺氧性脑病发生率均较高。

SLE 麻醉前应重点关注重要脏器的累及情况,如肾功能、心功能、凝血功能等。而且,SLE 患者往往长期服用肾上腺皮质激素,应注意其肾上腺皮质功能及有无骨质疏松等情况。在无凝血功能异常及骨质异常时,可优先选择椎管内麻醉用于剖宫产。否则,选用全麻。SLE 患者血浆内存在多种抗体会引起交叉配血异常,应提前准备好几个单位的相容性血。加强监测呼吸和循环功能。

(陈亚军)

第四节　剖宫产患者的麻醉

近年来,国内剖宫产率显著增高(25%～50%),剖宫产麻醉是产科麻醉的主要组成部分。麻醉医师既要保证母婴安全,又要满足手术要求、减少手术刺激引起的有害反应和术后并发症,这是剖宫产手术麻醉的基本原则。剖宫产麻醉的特点:其手术与其他专科手术比较相对简单、时间短小,如果不出现并发症则恢复较顺利,但由于麻醉医师面对的是产妇特殊的病理生理改变以及孕妇、胎儿的双重安危,不恰当的麻醉处理可导致严重的甚至致死性的后果,因此,剖宫产手术对麻醉的要求很高,我们对围麻醉期的每一个环节都必须予以高度的重视,如采用的技术方法和药物在使用前应反复权衡,避免或减少使用可能透过胎盘屏障的药物,麻醉方法的选择应力求做到个体化。

剖宫产麻醉要点:①麻醉医师应有足够的经验和预防、处理并发症的能力与条件,以最大限度保证母婴安全。②在妊娠期间孕妇的病理生理发生了一系列明显的变化,必须针对这些变化考虑麻醉处理,做好紧急处理失血、栓塞、呼吸循环骤停等严重并发症的应对措施。③一些妊娠并发症如先兆子痫、子痫、产前与产后出血等增加了麻醉风险,麻醉医师应拓宽知识面,能事先考虑到并有效处理围生期的各种问题。因此,做好剖宫产麻醉的关键是必须通晓产妇的病理生理改变,掌握各种麻醉技术,了解麻醉药物对胎儿的影响,合理选择麻醉方法,并注重围术期麻醉医师、产科医师及相关人员及时有效的沟通与协作,这样才能最大限度地保证母婴安全。

一、择期剖宫产麻醉

(一)麻醉特点

目前,造成择期剖宫产率升高的原因是多方面的。

(1)选择性剖宫产比率的上升是使剖宫产率增高的原因之一。国外把以社会因素为指征的剖宫产称为选择性剖宫产,即指母体无并发症,缺乏明显的医学指征而患者积极要求的剖宫产。

(2)母婴有异常者,为了确保母婴安全,临床工作中常常放宽了剖宫产的指征。①头位难产,包括骨盆狭窄、畸形、头盆不称、巨大胎儿、胎头位置异常等。②瘢痕子宫。③胎位异常,包括臀位、横位等。④中重度妊娠高血压综合征。⑤前置胎盘。⑥妊娠并发症。

(3)剖宫产手术技术和麻醉安全性的提高,使剖宫产率有了不断上升的趋势。

其麻醉特点为:①麻醉医师、产科医师、患者三方都有充足的准备时间,利于术前准备,包括满意的禁食水,良好的术前评估、合理的麻醉选择等。②没有发动宫缩的产妇剖宫产后易出现宫缩乏力,应备好促进子宫收缩的药物及做好补液、输血的准备。

(二)麻醉前准备及注意事项

麻醉医师必须深刻地认识到产科麻醉的风险,高度的警惕性与合理的防范措施可确保产科麻醉的安全。

1.术前评估

麻醉医师应全面了解孕产妇有关病史,包括既往史、药物过敏史、实验室检查结果,同时在麻醉前产科医师应监测胎心,预测手术的紧迫程度及胎儿的风险,并同麻醉医师积极沟通母胎的情况,产妇是否合并有严重并发症,如妊娠高血压综合征、先兆子痫、心肝肾功能不良等,并了解术前多科会诊结果、术前用药的效果以指导术中用药,对凝血功能障碍或估计有大出血的产妇应做好补充血容量和纠正凝血障碍的各种准备。麻醉前必须评估凝血功能状态,对凝血功能的评估以及麻醉方法的选择可能是年轻麻醉医师的难点。许多行剖宫产的产妇往往合并凝血功能异常,如妊娠期高血压疾病、子痫、HELLP 综合征(妊娠高血压综合征患者并发溶血、肝酶升高和血小板减少,称为 HELLP 综合征)、预防性抗凝治疗等。评估凝血功能的方法包括实验室检查及临床观察是否有出血倾向的表现,其中实验室检查方法主要有出血时间(BT)、凝血酶原时间(PT)、部分凝血酶原激活时间(APTT)、血小板计数(PC)、国际标准化比率(PT-INR)、血栓弹性图描记法等。只有通过对多种检查结果的综合分析,才能全面评估产妇的凝血功能情况。产妇的血小板由于高凝状态的耗损往往较低,美国麻醉学会(ASA)曾建议血小板$<100\times10^9$/L 的产妇尽量避免椎管内麻醉而选择全身麻醉。但国内学者认为血小板$<50\times10^9$/L 或出血时间$>$12 分钟应禁忌椎管内麻醉。血小板在$(50\sim100)\times10^9$/L 且出血时间接近正常者应属相对禁忌，预计全麻插管困难者可谨慎选用椎管内麻醉，但需注意操作轻柔。另外，如果各项凝血功能的实验室检查结果都正常而且临床上无任何易出血倾向表现者，只要血小板$>50\times10^9$/L，也可谨慎选用椎管内麻醉。当然，麻醉方法的选择还与麻醉医师的熟练程度密切相关。

2.术前禁食禁饮

由于产妇胃排空延迟、不完全，对于择期剖宫产产妇必须禁食固体食物6～8小时，对于无并发症的产妇在麻醉前2小时可以进清液体。由于产妇糖耐量下降，考虑到胎儿的糖供应，术前可补充适量的5%葡萄糖液。

3.术前用药

目前，剖宫产术前镇静药的应用并不常见，但对于某些具有并发症的产妇，如：先兆子痫或其他原因引起的癫痫样发作、抽搐等，必须给予镇静剂加以控制。对于合并精神亢奋、焦虑过度的产妇在耐心劝解效果不良时可以在严密监测母胎情况下静脉注射咪达唑仑1.0～2.5 mg。

对于可以选择椎管内麻醉的产妇，不常规给予抗酸剂，选择全麻的产妇为了降低胃内容物的酸度，可在麻醉前给予抗酸剂，临床常用H_2受体拮抗剂，如西咪替丁、雷米替丁以减少胃酸的分泌，需要注意的是H_2受体拮抗剂不能影响胃内容物本来的酸度，需在麻醉前2小时前应用才有效。或者术前30分钟内口服枸橼酸钠液30 mL，效果更佳。

对于易恶心、呕吐的产妇可以麻醉前静脉注射5-HT受体拮抗剂如格雷司琼、恩丹西酮等，以预防术中各种原因导致的恶心、呕吐，减少反流、误吸的发生率。

4.麻醉方法的选择及准备

择期剖宫产术的麻醉选择主要取决于产妇的情况，大多数可以选择椎管内麻醉，包括硬膜外麻醉，蛛网膜下腔麻醉或腰麻-硬膜外联合麻醉。对于椎管内麻醉有禁忌证或合并精神病不能合作的患者，可选择全身麻醉。

麻醉前，麻醉医师必须亲自检查麻醉机、氧气、吸引器、产妇及新生儿的急救设备、药物，以便随时取用。根据术前的评估状况，向巡台护士口头医嘱患者所需的套管针型号及穿刺部位，以便输血、补液。备好各项监测手段，包括血压、心电图、脉搏氧饱和度。对于心肺功能障碍、凝血功能障碍等高危产妇应进行有创监测，动态观察动脉压及中心静脉压，以指导术中容量补充，并可以及时进行血气分析，合理调节产妇的内环境稳态。

5.术前知情同意

麻醉医师经过认真的术前评估后，拟订麻醉方案，向产妇简述麻醉过程，以征得其信任与配合，并客观地向患者及其家属交代麻醉风险，以获得理解与同意并签写麻醉同意书。对于选择性剖宫产者，要特别注意意外情况的告知，如麻醉的严重并发症，围生期大出血等。

6.关于预防性扩容

剖宫产麻醉大多数选择椎管内麻醉，椎管内麻醉后，由于交感神经阻滞，血管扩张，相对血容量不足而引起低血压；加之产妇仰卧位时下腔静脉受压，使回心血量下降而发生仰卧位低血压综合征。产妇低血压又会导致子宫血流量下降，引起胎儿缺氧，所以为了减少椎管内麻醉所致低血压的发生，在实施椎管内麻醉前进行预防性扩容治疗是十分必要的。

(1)晶体液的选择：生理盐水虽为等张液，但除含钠离子和氯离子外不含其他电解质，且氯离子含量高于血浆，大量输入可造成高钠血症和高氯血症，现已被乳酸钠林格液取代。

乳酸钠林格液：林格液是在生理盐水的基础上增加了Ca^{2+}、K^+等电解质，属等张溶液。乳酸钠林格液在此基础上又增加了乳酸钠28 mmol/L，更接近于细胞外液的组成，但为低Na^+、低渗液。乳酸钠林格液又称为平衡盐溶液，主要用于补充细胞外液容量。输入后在血管内存留时间很短，且还有稀释血液，对红细胞的解聚作用，妊娠末期，产妇自身血容量增多，常合并有稀释性血细胞降低，因此，椎管内麻醉引起的低血压不能完全通过乳酸钠林格液来纠正，相反，大量输注可以降低携氧能力，使剖宫产后肺水肿与外周水肿的危险性增加。

葡萄糖液：葡萄糖液是临床上常用的不含电解质的晶体液，然而，麻醉与手术期间由于应激反应会使血糖增高，若术中输入葡萄糖液，产妇和胎儿都可能发生高血糖，并且出现相关的不良反应，可降低脐动静脉血的 pH 和胎儿的血氧饱和度，出现新生儿反应性低血糖和大脑缺血引起的神经系统功能损伤。因此，剖宫产术中基本不用葡萄糖液扩容。

(2)胶体液的应用：剖宫产麻醉前应用胶体液主要是预防低血压。在 Ueyama 的研究中用晶体液(乳酸林格液)与胶体液(中分子羟乙基淀粉)做了扩容效应的比较：当快速输注 1 500 mL 晶体液后 30 分钟，仅 28%的输注量留在血管内，只增加血容量 8%，而心排血量无显著变化。当输注胶体液(HES)后，100%留在血管腔内，输入 500 mL 和 1 000 mL 胶体液可分别增加心排血量 15%和 43%，同时降低腰麻引起的低血压发生率达到 17%和 58%。这一研究结果表明若想有效降低低血压的发生率，预防性扩容必须足量到使心排血量增加，选择胶体液可以达到事半功倍的效果。

在剖宫产术中目前常用的胶体液有羟乙基淀粉、琥珀酰明胶。临床一般选择晶体液与胶体液的容量比为 2∶1 至 3∶1 之间，既可有效减少低血压的发生，对产妇和新生儿又不会带来任何不良影响，但研究显示明胶的类变态反应发生率较羟乙基淀粉明显增高。

7.围术期的用药

(1)术前应用地塞米松：择期剖宫产，尤其是选择性剖宫产，多数是在产程未发动、无宫缩情况下进行，容易引起新生儿湿肺等并发症，应用地塞米松预防可减少并发症的发生。地塞米松为糖皮质激素类药物，能刺激肺表面活性物质基因的转录，上调肺表面活性物质 mRNA(SPmRNA)的表达，并维持其稳定性，从而增加肺表面活性物质产生。此外应用地塞米松可以增加 SPmRNA 的水平，提高肺泡Ⅱ型细胞对表面活性物质激动剂如 ATP 的敏感性，且随地塞米松浓度升高敏感性升高。另外它还可通过多种途径促进肺成熟，如通过增加肺组织抗氧化酶活性，增加肺组织抗氧化损伤的能力，上调肺内皮型一氧化氮合成酶表达，增加上皮细胞钠离子通道活性等。而且静脉注射地塞米松有预防恶心、呕吐的作用，研究显示，此作用的最低有效剂量为 5 mg。

(2)预防性应用葡萄糖酸钙：妊娠时子宫肌组织尤其是子宫体胎盘附着部的肌细胞变肥大，胞质内充满具有收缩活性的肌动蛋白和肌球蛋白，进入肌内的钙离子与肌动蛋白、肌球蛋白的结合，引起子宫收缩与缩复，对宫壁上的血管起压迫结扎止血作用，同时由于肌肉缩复使血管迂回曲折、血流阻滞，有利血栓形成血窦关闭。另外钙离子是凝血因子Ⅳ，在多个凝血环节上起促凝血作用。尤其是对于术前没发动宫缩但要行选择性剖宫产的患者，由于术后部分患者子宫平滑肌细胞不能及时收缩致产后出血量增多。有研究报道，妊娠晚期选择性剖宫产术前静脉滴注葡萄糖酸钙能有效预防产后出血、降低产后出血发生率。

(3)预防性应用抗生素：关于预防性应用抗生素问题一直有争议，提倡应用者认为正常孕妇阴道和宫颈内存在着大量细菌，各种菌群保持着相对稳定性，当剖宫产时子宫切口的创伤，手术干扰和出血等可使机体免疫抵抗力下降，为阴道内细菌上行入侵和繁殖创造了机会。细菌一旦入侵后即大量繁殖，其倍增时间为 15～20 分钟。因此选择性剖宫产术后感染实为阴道内潜在病原菌的内源性感染。鉴于选择性剖宫产术前患者并无感染存在，抗生素的使用完全是预防手术创伤而引起的感染，故抗生素应在细菌污染或入侵组织前后很短时间内达到局部组织。术前30分钟应用抗生素能把大量的细菌消灭在手术前，当手术时药效在血液中已达到高峰。但麻醉医师须了解抗生素与麻醉药物的关系，避免围术期药物的相互作用对母婴安全造成影响。

总之，应高度重视剖宫产麻醉的术前评估与准备工作，产科医师、接产护士、麻醉医师必须训练有素，各负其责并能积极配合，从而避免人为因素、设备因素等造成严重并发症。

（三）麻醉方法的选择

择期剖宫产最常用的麻醉方法为椎管内麻醉（腰麻、连续硬膜外麻醉、腰麻-硬膜外联合麻醉）和全身麻醉，只有在极特殊的情况下，选用局部浸润麻醉，每种麻醉方法都有其优缺点，麻醉方法的选择应根据产妇的身体状况、预计剖宫产手术时间、麻醉医师对麻醉技术的熟练程度等来决定。尽可能做到因人施麻，在保证母婴安全的前提下个体化地选择麻醉方法、麻醉药物的种类和剂量。

（四）椎管内麻醉

椎管内麻醉因具有镇痛完善、肌松满意、便于术后镇痛、对胎儿影响小等特点，适用于大多数择期剖宫产手术患者。

1.连续硬膜外阻滞（continuous epidural anesthesia，CEA）

（1）连续硬膜外阻滞的特点：①硬膜外阻滞在剖宫产术中镇痛效果可靠，麻醉平面易于控制，一般不超过 T_6。②局麻药起效缓慢，血压下降缓慢易于调节，仰卧位低血压综合征的发生率明显低于蛛网膜下腔阻滞。③并发症少，便于术后镇痛。④对母婴不良影响小，由于阻滞区的血管扩张，动静脉阻力下降，可减轻心脏前后负荷，对心功能不全的产妇有利；区域阻滞后可增加脐血流而不增加其血管阻力，对胎儿有利。⑤与全麻相比降低了静脉血栓的发生率。

（2）连续硬膜外阻滞的方法：硬膜外隙穿刺采取左侧卧位（或右侧），常用的CEA有两种。①一点法：L_1～L_2 或 L_2～L_3 穿刺置管的连续硬膜外麻醉，麻醉平面上界控制在 T_6～T_8。优点：减少多点穿刺所造成的穿刺损伤；不足之处在于麻醉诱导潜伏期较长，延长了胎儿娩出时间，对急需娩出胎儿者不利。②两点法：T_{12}～L_1，L_2～L_3 或 L_3～L_4 穿刺分别向头尾侧置管进行双管持续硬膜外麻醉。优点在于用药量小，阻滞作用出现快于一点法，但 L_2～L_3 或 L_3～L_4 易置管困难，可在备好急救药品、静脉通路的前提下行 T_{12}～L_1 穿刺向头侧置管，L_2～L_3 或 L_3～L_4 不置管，单次推入适量局麻药，平卧后了解麻醉平面情况后于 T_{12}～L_1 再注入适量局麻药。其优点是用药量小，麻醉阻滞作用出现快，无置管困难发生。通过我们大样本的临床研究显示：硬膜外导管置入的顺畅程度、注入试验量以后导管内是否有回流均与硬膜外麻醉效果有显著的相关性。

（3）常用局麻药的选择：由于酰胺类局麻药渗透性强，作用时间较长，不良反应较少，普遍用于产科麻醉。我国目前最常用的局麻药为利多卡因、丁哌卡因、罗哌卡因。①利多卡因：酰胺类中效局麻药。剖宫产硬膜外阻滞常用1.5%～2.0%溶液，起效时间平均5～7分钟，达到完善的节段扩散需15～20分钟，时效可维持30～40分钟，试验量后应分次注药，总量因身高、肥胖程度不同而应有所差异。可与丁哌卡因或罗哌卡因合用，增强麻醉效果、延长麻醉时间。1.73%碳酸利多卡因制剂，渗透性强，起效快于盐酸利多卡因，适于产科硬膜外麻醉，但其维持时间亦短于盐酸利多卡因。②丁哌卡因：酰胺类长效局麻药。0.5%以上浓度腹部肌松尚可，起效时间约18分钟，镇痛作用时间比利多卡因长2～3倍，由于其与母体血浆蛋白的结合度高于利多卡因等因素，相比之下丁哌卡因不易透过胎盘屏障，对新生儿无明显的抑制作用，但丁哌卡因的心脏毒性较强，一旦入血会出现循环虚脱，若出现严重的室性心律失常或心搏骤停，复苏非常困难。因此剖宫产硬膜外麻醉时很少单独使用丁哌卡因，可与利多卡因合用，增强麻醉效果，减少毒性反应。③罗哌卡因：是一种新型的长效酰胺类局麻药，神经阻滞效能大于利多卡因，小于丁哌卡因。起效时间 5～15 分钟，作用时间与丁哌卡因相似，感觉阻滞时间可达4～6 小时，与丁哌卡因相当浓度、相同容量对比，罗哌卡因起效快、麻醉平面扩散广、运动阻滞作用消退快、感觉阻滞消退慢、肌松效果略弱，但神经毒性、心脏毒性均小于丁哌卡因。在剖宫产硬膜外麻醉中其常用浓度为 0.50%～0.75%的溶液，总量不超过 150 mg，可与盐酸利多卡因合用，但不可以与碳酸利多卡因合用(避免结晶物的产生)。

2.常见并发症及处理

(1)低血压：硬膜外阻滞后引起交感神经阻滞，其所支配的外周静脉扩张，导致血容量相对不足，易发生低血压；如平面高达 T_1～T_5时则阻滞心交感神经，迷走神经相对亢进，出现心动过缓，分钟心排血量下降，进一步引起血压下降；有 90%临产妇在仰卧位时下腔静脉被子宫压迫，使回心血量减少，即出现仰卧位低血压综合征，表现为血压降低、心动过速或过缓、并伴恶心、呕吐、大汗。如不及时处理，重者会虚脱和晕厥，甚至意识消失。持续低血压将影响产妇肾与子宫胎盘的灌注，对母胎都会带来不良影响，应高度重视，积极防治。

预防性的扩容会减低硬膜外麻醉下低血压的发生率；由于子宫压迫下腔静脉，其回流受限，下肢静脉血通过椎管内和椎旁丛及奇静脉等回流至上腔静脉，使椎管内静脉扩张，硬膜外间隙相对变窄，因此临产妇硬膜外腔局麻药的容量应少于非产妇，且应根据身高、体重做到个体化，少量分次注入直到满意的阻滞平面可降低低血压的发生率；产妇在硬膜外穿刺后向左倾斜 30°体位可避免仰卧位低血压综合征的发生。在扩容的基础上如血压下降大于基础值的 20%，可使用血管活性药物，目前常用静脉注射麻黄碱5～10 mg，但研究显示，麻黄碱在维持血流动力学稳定的同时却减少了子宫胎盘的血流。对于不存在心动过缓的患者可以优先使用去氧肾上腺素(每次 0.1 mg)，因为它可以改善胎儿的基础酸状态。如出现心动过缓，可静脉注射阿托品 0.3～0.5 mg。麻醉中除连续监测心率血压外，产妇应持续面罩吸氧。

(2)恶心呕吐：硬膜外麻醉下剖宫产时的恶心、呕吐主要源于血压骤降，脑供氧减少，兴奋呕吐中枢；其次，迷走神经功能亢进，胃肠蠕动增加也增加了此并发症的风险。

处理上应首先测定麻醉平面和确定是否有血压降低，并采取相应措施；其次，暂停手术，以减少迷走神经刺激，一般多能收到良好效果。若不能控制呕吐，可考虑使用止吐药氟哌利多，甲氧氯普胺或5-HT_3受体拮抗剂恩丹西酮、格雷司琼、阿扎司琼、托烷司琼等。

(3)呼吸抑制：硬膜外麻醉下剖宫产时的呼吸抑制多数是由于局麻药误入蛛网膜下腔，或局麻药相对容量过大，使药物扩散广泛引起，由此导致麻醉平面过高，胸段脊神经阻滞，引起肋间神经麻痹、呼吸抑制，表现为胸式呼吸减弱，腹式呼吸增强，严重时产妇潮气量不足，咳嗽无力，不能发声，甚至发绀。

因此，再次强调注入局麻药时应少量多次给予到满意平面，严密观察心率、血压变化及麻醉平面的扩散范围，能及时避免此并发症的发生。一旦出现呼吸困难处理原则同全脊麻，应迅速面罩辅助或控制通气，直至肋间肌张力恢复为止，必要时行气管内插管机械通气。同时静脉注射血管活性药来维持循环的稳定。

(4)寒战：与其他手术相比，剖宫产产妇的寒战发生率较高，可高达 62%。其机制可能为：①妊娠晚期基础代谢率增高，循环加快，阻滞区血管扩张散热增加。②在胎儿娩出后，因腹内压骤降，使内脏血管扩张而散热增多。③羊水和出血带走了大量的热量。④注射缩宫素后，血管扩张等因素而使寒战更为易发。寒战使产妇耗氧量增加，引起产妇不适，重者可导致胎儿宫内窘迫。目前，尚未发现决定寒战反应的特定解剖学结构或生理药理作用部位，可能是神经内分泌及运动等系统共同调节寒战的发生、发展过程。

建议椎管内麻醉下剖宫产产妇应采取保温措施，维持适当的室温，尽可能使用温液体输注，最大限度地减少产妇寒战的发生。寒战发生后，应当常规面罩吸氧，避免因产妇缺氧而导致胎儿宫内窒息的发生，并且及时采取有效的治疗措施。有研究表明，μ 受体激动剂对术后寒战有一定的治疗效应，其中镇痛剂量的哌替啶具有独特的抗寒战效应；有研究证实硬膜外麻醉前静脉注射 1 mg/kg 曲马多可防治剖宫产产妇的寒战，而曲马多的镇静作用较弱且极少透过胎盘，对新生儿基本上无影响，现已有静脉注射曲马多施行分娩镇痛的报道。

(5)硬膜外阻滞不充分：剖宫产麻醉在置管时发生异常感觉及阻滞效果不全的发生率显著高于一般人及同龄女性，当硬膜外麻醉后，阻滞范围达不到手术要求，产妇有痛感，肌松不良，牵拉反应明显。其原因有：硬膜外导管位置不良，包括进入椎间孔、偏于一侧、弯曲等；产妇进行过多次硬膜外阻滞致间隙出现粘连，使局麻药扩散受阻；局麻药的浓度与容量不足。

对于局麻药的浓度与容量不足，可追加局麻药量，静脉使用阿片类药最好在胎儿娩出后给予。Milon 等发现，硬膜外使用 1 μg/kg 或 0.1 mg 芬太尼，可以使产妇疼痛有所改善，芬太尼剂量＜100 μg 时对母婴未见不良影响。如经以上处理后产妇仍感觉疼痛时可视母胎状况改换间隙重新穿刺或改成蛛网膜下腔阻滞或全麻完成手术。

(6)局麻药中毒：临产产妇由于下腔静脉受压、回流受限，硬膜外间隙内静脉血管怒张，穿刺针与导管易误入血管，一旦局麻药注入血管后会引发全身毒性反应。早期神经系统表现为头晕、耳鸣、舌麻、多语；心血管系统表现为心率加快、血压增高；呼吸系统表现为深或快速呼吸。血浆内局麻药浓度达到一定水平会出现面肌颤动、抽搐、意识丧失、深昏迷；心血管毒性反应：血压下降、心率减慢、心律失常，甚至心脏停搏。

硬膜外穿刺置管后、给药前应常规回抽注射器，看有无血液回流；给局麻药开始就密切观察产妇以早期发现中毒反应。一旦可疑毒性反应立即停止给药，面罩吸氧的同时注意观察产妇或试验性的再次给予并观察产妇的反应，如确定为全身毒性反应，应拔管重新穿刺。若没有及时发现，出现抽搐与惊厥应立即面罩加压给氧，静脉注入硫喷妥钠、咪达唑仑或地西泮中止抽搐与惊厥。同时边准备心肺复苏边继续行剖宫产术立刻终止妊娠，并做好新生儿复苏准备。

(7)全脊麻：全脊麻是硬膜外麻醉中最严重的并发症，若大量局麻药误入蛛网膜下腔，可迅速麻痹全部脊神经与脑神经，使循环与呼吸中枢迅速衰竭，若处理不及时则为产妇致死的主要原因。临床表现为注药后，出现迅速广泛的感觉与运动神经阻滞，意识丧失、呼吸衰竭、循环衰竭。

预防措施：麻醉医师熟练操作技巧，按常规细心操作，以免刺破硬膜，一旦穿破可向上改换间隙，但需注意注入局麻药用量减少，必要时改全麻完成手术。同时要求规范的操作程序，如试验剂量 3～5 mL 后的细心观察，置管、给药前的常规回抽，以及少量间断注药。

处理原则：一旦发现全脊髓麻醉，应当立即按照心肺脑复苏(CPCR)程序实施抢救处理，维持产妇呼吸及循环功能的稳定，若能维持稳定对产妇及胎儿没有明显不利影响。争取同时实施剖宫产术，尽快终止妊娠娩出胎儿。如果心搏骤停发生，施救者最多有 4～5 分钟来决定是否可以通过基本生命支持和进一步心脏生命支持干预使心脏复跳。娩出胎儿可能通过缓解对主动脉、腔静脉的压迫来改善心肺复苏产妇的效果。

3.腰麻(SA)

(1)腰麻的特点:①起效快,肌松良好,效果确切。②与硬膜外阻滞相比,用药量小,对母胎的药物毒性作用小。

(2)腰麻的方法:左侧(或右侧)卧位,选择 L_3～L_4为穿刺部位。

(3)常用局麻药及浓度的选择。①轻比重液:0.125%丁哌卡因 7.5～10 mg(6～8 mL),0.125%罗哌卡因 7.5～10 mg(6～8 mL)。②等比重液:5%丁哌卡因≤10 mg,0.5%罗哌卡因≤10 mg。③重比重液:0.75%丁哌卡因 2 mL(15 mg)+10%葡萄糖 1 mL=3 mL,注药 1.0～1.5 mL(5～7.5 mg),0.75%罗哌卡因 2 mL(15 mg)+10%葡萄糖 1 mL=3 mL,注药 2～2.5 mL(10～12.5 mg),临床中轻比重与重比重液常用。

(4)常见并发症及处理。①头痛:是腰麻常见的并发症,由于脑脊液通过硬脊膜穿刺孔不断丢失,使脑脊液压力降低、脑血管扩张所致。腰麻后头痛与很多因素有关:穿刺针的直径、穿刺方法以及局麻药中加入辅助剂的种类均会影响到头痛的发生率,如加入葡萄糖可使头痛发生率增高,而加入芬太尼(10 μg)头痛发生率则降低。典型的症状为直立位头痛,而平卧后则好转。疼痛多为枕部、顶部,偶尔也伴有耳鸣、畏光。预防措施:尽可能采用细穿刺针(25 G、26 G 或 27 G)以减轻此并发症;新型笔尖式穿刺针较斜面式穿刺针占有优势;直入法引起的脑脊液漏出多于旁入法,所以直入法引起的头痛发生率也高于旁入法。治疗方法:去枕平卧;充分扩容,避免应用高渗液体,使脑脊液生成量多于漏出量,其压力可逐渐恢复正常;静脉或口服咖啡因可以收缩脑血管,从而用于治疗腰麻后头痛;硬膜外持续输注生理盐水(15～25 mL/h)也可用于治疗腰麻后头痛;硬膜外充填血法,经上述保守治疗后仍无效,可使用硬膜外充填血疗法。80%～85%脊麻后头痛患者,5 天内可自愈。②低血压:单纯腰麻后并发低血压的发生率高于硬膜外阻滞,其机制与处理原则同前所述,麻醉前进行预扩容,麻醉后调整患者的体位可能改善静脉回流,从而增加心排血量,防止低血压。进行扩容和调整体位后血压仍不升,应使用血管加压药,麻黄碱是最常用的药物,它兼有α受体及β受体兴奋作用,可收缩动脉血管以升高血压,也能加快心率,一次常用量为 5～10 mg。③平面过广:腰麻中任何患者都可能出现平面过广,通常出现于脊麻诱导后不久。平面过广的症状和体征包括恐惧、忧虑、恶心、呕吐、低血压、呼吸困难,甚至呼吸暂停、意识不清,治疗包括给氧、辅助呼吸及维持循环稳定。④穿刺损伤:比较少见。在同一部位多次腰穿容易损伤,尤其当进针方向偏外侧时,可刺伤脊神经根。脊神经被刺伤后表现为 1 根或 2 根脊神经根炎的症状。⑤化学或细菌性污染:局麻药被细菌、清洁剂或其他化学物质污染可引起神经损伤。用清洁剂或消毒液清洗脊麻针头,可导致无菌性脑膜炎。使用一次性脊麻用具既可避免无菌性脑膜炎,也可避免细菌性脑膜炎。而且局麻药的抽取、配制应注意无菌原则。⑥马尾综合征:通常用于腰麻的局麻药无神经损伤作用,但是目前临床有腰麻后截瘫的报道。表现为脊麻后下肢感觉及运动功能长时间不恢复,神经系统检查发现鞍骶神经受累、大便失禁及尿道括约肌麻痹,恢复异常缓慢。

由于腰麻的并发症多且严重,近年来单独腰麻应用得较少。

4.连续腰麻

随着微导管技术的出现,使得连续腰麻成为可能。连续腰麻的优点主要是使传统的腰麻时间任意延长;但是连续腰麻不仅操作不方便,而且导管置入蛛网膜下腔较费时、腰麻后头痛的发生率也随之增加,目前在临床上还很少应用。

5.腰麻-硬膜外联合麻醉(CSEA)

(1)CSEA是近年来逐渐受欢迎的一种新型麻醉技术,其优点:①起效快、肌松满意、阻滞效果好、镇痛作用完善。②麻醉药用量小,降低了药物对母体和胎儿的不良影响。③可控性好,灵活性强,可任意延长麻醉时间,并可提供术后镇痛。④笔尖式穿刺针对组织损伤小,脑脊液外漏少,头痛发生率低。

(2)常用的CSEA有两种:①单点法(针内针法),左侧(或右侧)卧位,选择L_3～L_4进行穿刺,穿刺针进入硬膜外隙后,将腰麻针经硬膜外针内腔向前推进直到出现穿破硬脊膜的落空感,拔出腰麻针芯,见脑脊液流出,将局麻药注入蛛网膜下腔,然后拔出腰麻针,再经硬膜外针置入导管。其不足之处是当发生置管困难时,可能在置管时其麻醉固定于一侧或放弃置管则会出现麻醉平面不够。②双点法,常用T_{12}～L_1间隙行硬膜外穿刺置管,L_3～L_4间隙进行腰麻。优点在于麻醉平面易控性好,硬膜外穿刺和腰穿不在同一椎间隙,减少硬膜外注入的局麻药进入蛛网膜下腔的量及导管进入蛛网膜下腔的机会。

(3)常用局麻药及浓度选择:常用局麻药的比重、浓度与药量同腰麻所述。

(4)CSEA在临床应用中的地位及注意事项:①由于其阻滞快速、肌松完善等特点,使CSEA优于CEA,尤其在紧急剖宫产时。②由于其头痛发生率、局麻药的用量、低血压发生率均低于SA,使CSEA的临床应用多于SA。③CSEA在临床中应用的比例越来越高,但应注意硬膜外导管可经腰麻针穿破的硬脊膜孔误入蛛网膜下腔,硬膜外给药进行补充阻滞范围或进行术后镇痛时均应先注入试验量。④鉴于CSEA的患者有截瘫等神经损伤的发生率,建议选择L_3～L_4间隙实施腰穿。

(五)全身麻醉

1.全麻的特点

剖宫产全身麻醉最大的优点是诱导迅速,低血压发生率低,能保持良好的通气,便于产妇气道和循环的管理。其次,全身麻醉效果确切、能完全消除产妇的紧张恐惧感、产生理想的肌松等都是区域麻醉无法比拟的,尤其适用于精神高度紧张与椎管内麻醉有禁忌的产妇。其不足在于母体容易呕吐或反流而致误吸,甚至死亡。此外,全麻的操作管理较为复杂,要求麻醉者有较全面的技术水平和设备条件,麻醉用药不当或维持过深有造成新生儿呼吸循环抑制的危险。

在我国,全麻在产科剖宫产术中应用不多,但近几年随着重症产妇的增多,为确保产妇与胎儿的安全,在全麻比例上升的同时,全麻的质量也逐渐在提高。

择期剖宫产采用全身麻醉的适应证:①凝血功能障碍者。②某些特殊心脏病患者,因心脏疾病不能耐受急性交感神经阻滞,如肥厚型心肌病,法洛四联症,单心室,Eisenmenger综合征,二尖瓣狭窄,扩张型心肌病等。③严重脊柱畸形者。④背部皮肤炎症等不宜行椎管内麻醉者。⑤拒绝区域麻醉者。

全身麻醉对胎儿的影响主要通过3条途径。

(1)全麻药物对胎儿的直接作用:目前所用的全麻药物几乎都会对胎儿产生不同程度的抑制作用,其中镇静、镇痛药的作用最明显。决定全麻药物对胎儿影响程度的关键因素除了用药种类和剂量外,主要是麻醉诱导至胎儿娩出时间(I-D Intervals)的长度。Datta等认为,全麻下I-D时间大于8分钟时就极有可能发生低Apgar评分,因此,应尽量缩短麻醉诱导至胎儿娩出时间,提高手术者的操作水平以缩短切皮至胎儿娩出时间,使全麻对胎儿的影响降到最低点。

(2)全麻引起的血流动力学变化特别是子宫胎盘血流的改变对胎儿氧供的影响:在全麻时,

尽管低血压发生率较低，但我们也应该意识到90%的临产产妇平卧时子宫都会对腹主动脉、下腔静脉造成压迫，我们在手术前应考虑到体位的问题，避免仰卧位低血压综合征的发生，减少血管活性药物的使用，因为这些药物虽然可以维持血流动力学的稳定但是他们却减少了子宫胎盘的血流。

(3)全麻过程中通气、换气情况的改变所致的酸碱变化及心排血量的变化对胎儿的影响：因产妇的氧耗量增加，功能残气量减少，氧储备量下降，在麻醉诱导前先用面罩吸纯氧或深吸气5分钟，以避免产妇及胎儿低氧血症的发生。而且在全麻中应维持动脉二氧化碳分压在4.3～4.5 kPa(32～34 mmHg)，在胎儿娩出前避免过分过度通气，因由此产生的碱血症会使胎盘和脐带的血流变迟缓，并使母体的氧离曲线左移，减少氧的释放，影响母体向胎儿的氧转运。

2.麻醉方法

产妇进入手术室后，采取左侧卧位或垫高右侧臀部30°，使之稍向左侧倾斜。连续监测血压、心电图、脉搏血氧饱和度，开放静脉通路，准备吸引器，选择偏细的气管导管、软导丝、粗吸痰管及合适的喉镜，做好困难插管的准备。同时手术医师进行消毒、铺巾等工作准备，开始诱导前，充分吸氧去氮3～5分钟。静脉快速诱导，硫喷妥钠(4～6 mg/kg)或丙泊酚(1.0～2.0 mg/kg)、氯琥珀胆碱(1.0～1.5 mg/kg)静脉注射，待产妇意识消失后由助手进行环状软骨压迫(用拇指和中指固定环状软骨，示指进行压迫)，待咽喉肌松弛后放置喉镜行气管内插管。证实导管位置正确并使气管导管套囊充气后才可松开环状软骨压迫，此法可有效减少呕吐的发生。麻醉维持在胎儿娩出前后有所不同，胎儿娩出前需要浅麻醉，为满足产妇与胎儿的氧供可以吸入1∶1的氧气和氧化亚氮，并辅以适量吸入麻醉药(恩氟烷、异氟烷、七氟烷)，以不超过1%为佳，肌松剂选用非去极化类(罗库溴铵、维库溴胺、顺阿曲库铵)，这些药通过胎盘量少。阿片类药对胎儿异常敏感，宜取出胎儿，断脐后应用以及时加深麻醉。娩出胎儿后静脉注射芬太尼(100 μg)或舒芬太尼(10 μg)，同时氧化亚氮浓度可增至70%。手术结束前5～10分钟停用吸入药，用高流量氧“冲洗”肺泡以加速苏醒。待产妇吞咽反射，呛咳反射和神志完全恢复后才可以拔除气管内导管。

总之，剖宫产全麻应注意的环节如下：①仔细选择全麻药物及剂量。②有效防治仰卧位低血压综合征。③断脐前避免过度通气，以防止子宫动脉收缩后继发胎盘血流降低，对胎儿造成不利影响。④认真选择全麻诱导时机(待消毒，铺巾等手术准备就绪后再诱导)，以尽力缩短I-D时间。通过注意各环节，全麻对胎儿的抑制是有可以避免的。

3.全身麻醉的并发症及处理

(1)插管困难：由于足月妊娠后产妇毛细血管充血，体内水分潴留，致舌、口底及咽喉等部位水肿；另一方面脂肪堆积于乳房及面部。这些产妇特有的病生理特点使困难气管插管的发生率大为提高。产妇困难插管的发生率约为0.8%，较一般人群高10倍，Mallampati气道评分Ⅳ级和上颌前突被认为是产妇困难气道的最大危险因素。产妇死亡病例中有10%没有进行适当的气道评估，随着椎管内麻醉比例的增加，产妇总的病死率有所下降，但全麻病死率几乎没有改变。1979－1990年的一项麻醉相关的产妇死亡的研究显示，因气道问题死亡占全麻死亡的73%。问题在于：没有足够时间评估气道；意料外的气道水肿；急诊手术；操作者水平所限；对插管后位置确认不够重视等。对策：根据实际情况尽可能全面的评估气道；除常规备齐各型导管、吸引器械等设施外，可能尚需备气道食管联合导管、喉罩等气道应急设施，并做好困难插管的人员等准备，当气管插管失败后，使用面罩正压通气，或能使口咽通畅的仪器保证通气，如果仍不能通气或不能使患者清醒，那么就应该实施紧急气管切开了。

(2)反流误吸:反流误吸也是全麻产妇死亡的主要原因之一,急诊手术和困难插管时更容易出现。不做预防处理时,误吸综合征的发生率为0.064%。在美国,大多数医院碱化胃液已作为术前常规。尽管没有一个药物能杜绝反流,但30 mL的非颗粒抗酸剂可显著降低反流后的风险。H_2受体阻滞剂(如雷尼替丁)虽能碱化胃液但不能立即起效,需提前2小时服用,其余对策包括:术前严格禁食水;麻醉前肌内注射阿托品0.5 mg;快速诱导插管时先给小剂量非去极化型肌松药如维库溴铵lmg以消除琥珀胆碱引起的肌颤,避免胃内压的显著升高;诱导期避免过度正压通气,并施行环状软骨压迫闭锁食管;给予5-HT受体拮抗剂如格雷司琼预防呕吐。

(3)术中知晓:术中知晓是产科全身麻醉关注的另一个问题,部分全麻剖宫产者主诉术中做梦或能回忆起术中的声音,但全麻剖宫产术中知晓的确切发生率目前尚无统计。术中知晓并不一定导致显性记忆,但即便是在没有显性记忆的情况下,隐性记忆也可产生不良影响,甚至是创伤后应激反应综合征(PTSD)。有研究发现,单纯50%的氧化亚氮并不能提供足够的麻醉深度,术中知晓的发生率可高达26%。有学者对3 000例孕妇辅以低浓度的强效挥发性麻醉药(如0.5%的氟烷、0.75%的异氟烷或1%的恩氟烷或七氟烷),可使知晓发生率降至0.9%,同时不增加新生儿抑制。娩出后适当增加氧化亚氮和挥发性麻醉药的浓度,给予阿片类或苯二氮䓬类药物以维持足够的麻醉深度也可降低知晓的发生率。

(4)新生儿抑制:除某些产前急症外,很多原因都可导致新生儿抑制,已证实,臀位和I-D时间延长是导致全麻下剖宫产新生儿抑制和窒息的重要因素。有研究显示,全麻和椎管内麻醉下行择期剖宫产时,新生儿酸碱状态、Apgar评分、血浆β内啡肽水平、术后24小时和7天行为学均无明显差异,但全麻下I-D时间与1分钟Apgar评分存在显著相关。I-D时间<8分钟,对新生儿的抑制作用有限;I-D时间延长,可减少Apgar评分,但只要防止产妇低氧和过度通气、主动脉压迫和低血压或是控制I-D时间<3分钟,新生儿的酸碱状态可不受影响。

(5)宫缩乏力:挥发性吸入麻醉药呈浓度相关性抑制宫缩,这在娩出前是有益的,但术后可能导致出血。有人分别用0.5MAC的异氟烷和8 mg/(kg·d)丙泊酚持续输注维持麻醉(两组都合用67%N_2O和33%O_2),结果异氟烷组产妇宫缩不良比例较高。如果能将挥发性吸入麻醉药浓度控制在0.8~1.0MAC以下,子宫仍能对缩宫素有良好的反应。氧化亚氮对子宫张力无直接影响。氯胺酮对宫缩的影响各家报道不一。

(6)产妇死亡和胎儿死亡:尽管全麻下剖宫产的相对危险度较高,但考虑到全麻在高危剖宫产术中的地位,全麻剖宫产母婴病死率高居不下也不足为奇。美国麻醉护士协会(AANA)对1990—1996年有关产科麻醉的内部资料进行回顾:新生儿死亡和产妇死亡是最常见的严重并发症,分别占27%和22%,产妇死亡病例中有89%是在全麻下实施剖宫产的,不能及时有效控制气道是导致产妇死亡最主要原因。

二、紧急剖宫产麻醉

紧急剖宫产是指分娩过程中母体或胎儿出现异常紧急情况需快速结束分娩而进行的手术,是产科抢救母胎生命的有效措施之一。常见原因为胎儿宫内窘迫、前置胎盘、胎盘早剥、脐带脱垂、忽略性横位、肩难产、子宫先兆破裂、产时子痫等,以急性胎儿宫内窘迫因素手术者为多见。由于手术是非常时刻临时决定的,以最快的速度结束产程、减少手术并发症、降低新生儿窒息率、保证母婴安全,高质量地完成手术是最终目的。故急诊剖宫产麻醉的选择非常重要。

紧急剖宫产时通常选择全麻,或静脉麻醉辅助下的局麻,也可通过原先行分娩镇痛的硬膜外导管施行硬膜外麻醉。美国妇产科学会(ACOG)指出,对于因胎心出现不确定节律变化而行剖宫产者,不必要将椎管内麻醉作为禁忌,腰麻-硬膜外联合麻醉使麻醉诱导时间缩短,镇痛及肌松作用完全,内脏牵拉反应少,避免了应用镇静镇痛药对胎儿造成的不良影响,减少新生儿窒息和手术后并发症,提高了剖宫产抢救胎儿的成功率,对减少手术后并发症起到很大的作用,是多数胎儿宫内窘迫可选择的麻醉方式。而且如果事先已置入硬膜外导管,通过给予速效的局麻药足以应付大多数紧急情况。如遇到子宫破裂、脐带脱垂伴显著心动过缓和产前大出血致休克等情况仍需实施全麻。

注意要点:①对急诊或子痫昏迷患者需行全麻时,宜按饱胃处理,留置胃管抽吸,尽可能排空胃内容物。术前给予 H_2 受体阻滞药,如西咪替丁以减少胃液分泌量和提高胃液的 pH,给予5-HT受体拮抗剂如格雷司琼预防呕吐。②快速诱导插管时先给小剂量非去极化型肌松药以消除琥珀胆碱引起的肌颤,避免胃内压的显著升高,插管时施行环状软骨压迫闭锁食管,以防反流误吸。③常规备好应对困难气道的器具,如小号气管导管、管芯、喉罩、纤支镜等。④由于氯胺酮的全身麻醉效应及其固有的交感神经兴奋作用,故对妊娠高血压综合征、有精神病史或饱胃产妇禁用,以免发生脑血管意外、呕吐误吸等严重后果。

三、特殊剖宫产麻醉

(一)多胎妊娠

一次妊娠有两个或两个以上的胎儿,称为多胎妊娠。多胎妊娠属高危妊娠,与单胎妊娠相比较,具有妊娠并发症发生率高,病情严重等特点,并易导致胎儿生长受限,低体重儿发生率高,其围产儿病死率是单胎妊娠的 3～7 倍,随着辅助生育技术的提高和广泛开展,多胎妊娠发生率近年来有上升趋势,故如何做好多胎妊娠的分娩期处理十分重要。而多胎妊娠的分娩方式选择又与新生儿窒息密切相关,所以选择正确的分娩方式尤为重要。分娩方式对新生儿的影响:研究表明,第一胎儿出生后新生儿评分在剖宫产与阴道分娩两组间并无差异,而第二、三胎经阴道分娩组新生儿窒息率显著高于剖宫产组。因此,对于手术前已明确胎位不正、胎儿较大、产道狭窄或阴道顺产可能性不大的多胎妊娠以及前置胎盘、妊娠高血压综合征、瘢痕子宫及有母体并发症的产妇等应以剖宫产为宜。

1.多胎妊娠,妊娠期和分娩期的病理生理变化

(1)心肺功能易受损:多胎患者,宫底高,可引起腹腔和胸腔脏器受压,心肺功能受到影响,血流异常分布。胎儿取出后腹压骤减,受压的腹部脏器静脉扩张,双下肢血流增加,循环血容量不足引起血压下降;或胎儿取出后腹压骤减使下肢淤血回流,血压上升加重心衰。因此在取胎儿时严密观察血压、心率、呼吸的变化,进行补液和使用缩血管药或扩血管药维持循环稳定。

(2)易并发妊娠高血压综合征:由于子宫腔过大,子宫胎盘循环受阻造成胎盘缺氧,如合并羊水过多,使胎盘缺血更甚,更易发生妊娠高血压综合征,比单胎妊娠明显增多,发生时间更早,而且严重并发症如胎盘早剥、肺水肿、心力衰竭多见。

(3)易并发贫血:多胎妊娠孕妇为供给多个胎儿生长发育,从母体中摄取的铁、叶酸等营养物质的量就更多,容易引起缺铁性贫血和巨幼红细胞性贫血;另外,多胎妊娠孕妇的血容量平均增加 50%～60%,较单胎妊娠血容量增加 10%,致使血浆稀释,血红蛋白和血细胞比容低、贫血发生程度严重,使胎儿发育受限。贫血不及时纠正,母体易发贫血性心脏病。

(4)易并发早产:多胎妊娠子宫过度膨胀,宫腔内压力增高,易发生胎膜早破,常不能维持到

足月，早产儿及低体重儿是围产儿死亡的最主要因素，也是多胎妊娠最常见的并发症之一。

(5)易并发产后出血：多胎妊娠由于子宫腔容积增大，压力增高，子宫平滑肌纤维持续过度伸展导致其失去正常收缩功能，且多胎妊娠有较多的产前并发症。妊娠高血压综合征者因子宫肌层水肿，及长期使用硫酸镁解痉易引起宫缩乏力导致产后出血。此外，多胎妊娠子宫肌纤维缺血缺氧、贫血和凝血功能的变化、胎盘附着面大，使其更容易发生产后出血。准备好常用的缩宫剂，如缩宫素、卡孕栓等，以及母婴急救物品、药品；术中建立两条静脉通道，做好输血、输液的准备。

2.多胎妊娠的麻醉处理要点

(1)重视术前准备：合并心力衰竭者一般需经内科强心、利尿、扩血管、营养心肌等综合治疗以改善心功能。妊娠高血压综合征轻、中度者一般不予处理，重度者给硫酸镁等解痉控制血压，以提高麻醉和手术耐受性。

(2)椎管内麻醉是首选方法：因其止痛效果可靠，麻醉平面和血压较易控制。宫缩痛可获解除，对胎儿呼吸循环几乎无抑制。

(3)充分给氧：妊娠晚期由于多胎子宫过度膨胀，膈肌上抬可出现呼吸困难等压迫症状。贫血发生率达 40%，还有严重并发症如心力衰竭。氧疗能提高动脉血氧分压，对孕妇和胎儿均有利，故应常规面罩吸氧。

(4)合适体位：仰卧位时手术床应左倾 20°～30°，以防仰卧位低血压综合征的发生。有报道 90%产妇于临产期取平卧位时出现仰卧位低血压综合征。多胎妊娠发生率更高。

(5)加强术中监护：常规监测心电图、血压、脉搏血氧饱和度、尿量，维持术中生命体征平稳。血压过低、心率过缓者，给麻黄碱、阿托品等心血管活性药。心力衰竭、妊娠高血压综合征者，随着硬膜外麻醉起效，血管扩张，血压一般会有所下降，只有少数患者才需降压处理。注意补液输血速度，特别是重度妊娠高血压综合征者，往往已使用大量镇静解痉药及降压利尿药，注意预防术中、术后循环衰竭的发生。

(6)促进子宫收缩减少产时出血：多胎妊娠剖宫产中最常见并发症是产后出血，主要原因是子宫收缩力差。子宫肌层注射缩宫素 10 U，静脉滴注缩宫素 20 U，多能获得理想的宫缩力量，促进子宫收缩减少产后出血。

(7)重视新生儿急救处理：由于双胎妊娠子宫过度膨胀，发生早产可能性明显增加，平均孕期 260 天，有一半胎儿体重＜2 500 g。多胎妊娠的新生儿中低体重儿，早产儿比例多，应做好新生儿抢救保暖准备，尽快清除呼吸道异物。重度窒息者尽早气管插管，及时建立有效通气。心率过缓者同时胸外心脏按压，并注射血管活性药物和纠酸药品等。

(8)术后镇痛：适当的术后镇痛可缓解高血压，心力衰竭，有利于产妇康复。

(二)畸形子宫

畸形子宫类型有双子宫、纵隔子宫、双角子宫、单角子宫、弓形子宫等。畸形子宫合并妊娠后，在分娩时可发生产程延长，胎儿猝死以及胎盘滞留等。为挽救胎儿，畸形子宫妊娠的分娩方式多采用剖宫产。但就麻醉而言，无特殊处理，一般采用椎管内麻醉均可满足手术。

(三)宫内死胎

宫内死胎指与孕期无关，胎儿在完全排出或取出前死亡。尽管围生期病死率下降，宫内死胎的发生率一直持续在 0.32%，宫内死胎稽留可引起严重的并发症——死胎综合征，这会引起潜在的、渐进的凝血障碍，纤维蛋白原浓度下降＜120 mg/dL，血小板减少＜100 000/μL，aPTT 延长大多在纤维蛋白原浓度下降＜100 mg/dL时才出现。凝血障碍发生率(平均 10%～20%)首先取决于死胎稽留的时间:在宫内胎儿死亡最初 10 天内这种并发症很少出现,时间若超过 5 周,25%～40%的病例预计发生凝血障碍病。因为从胎儿死亡到开始治疗的时间大多不明,确诊死胎后,为排除凝血障碍的诊断必须立即进行全套凝血检查:纤维蛋白原浓度、抗凝血酶Ⅲ浓度、血小板计数、aPTT、凝血活酶值以及 *D*-二聚体。对血管内凝血因子消耗有诊断意义的是纤维蛋白原浓度下降至 120 mg/dL 以下,抗凝血酶Ⅲ的明显下降,血小板减少至100 000/μL以下,aPTT延长以及 *D*-二聚体浓度升高。治疗应在止血能力降低时(如纤维蛋白原<100/dL),及时给予新鲜冰冻血浆,给予浓缩血小板的绝对适应证是血小板降至 20 000/μL 以下。凝血障碍严重者均采用全麻完成手术。

(四)产妇脊柱畸形

产妇脊柱畸形,伴随不同程度的胸腔容量减小,加上妊娠中晚期膈肌上抬,严重者可出现肺纤维化、肺不张、肺血管闭塞或弯曲等,引起肺活量降低和肺循环阻力增加,导致肺动脉高压和肺源性心脏病。如发生肺部感染,更增加通气困难,易致心肺功能不全。此外,妊娠期血容量比非孕时血容量增加约 35%,至孕 32～34 周达高峰,每次心排血量亦增加 20%～30%,心脏负荷明显加重。因此脊柱畸形合并妊娠常引起呼吸循环衰竭,严重者威胁母儿生命。脊柱畸形孕妇对自然分娩的耐受力极低,一旦胎儿成熟,应择期行剖宫产终止妊娠,以孕 36～37 周为宜。临床麻醉医师应依据脊柱畸形部位、严重程度以及自身的麻醉技术水平来选择麻醉方式。

(张玉梅)

第五节 孕妇非产科手术的麻醉

妊娠期实施外科手术的情况并不多见,有 1%～2%的孕妇需要实施非产科手术,然而一旦需要实施手术,则这些手术都是不可避免的,并且比较紧急甚至有生命危险,这无疑给麻醉科医师和手术医师提出了挑战。常见妊娠期手术包括与产科原因相关的宫颈功能不全、与外伤有关的手术、一些急腹症和近年兴起的胎儿手术等。妊娠期手术的麻醉处理比非孕状态手术的麻醉处理复杂得多,妊娠期麻醉要同时考虑孕妇与胎儿的安全,与围生期产科麻醉不同的是,妊娠期非产科手术麻醉要考虑的最重要问题是防止流产,同时防止因麻醉剂通过胎盘抑制胎儿发育,还必须考虑早期妊娠妇女胎儿畸变的危险性。胎儿手术的目的是通过多学科合作治疗胎儿疾病,胎儿手术的麻醉既要考虑给孕妇实施麻醉,又要考虑如何使胎儿安全度过围术期。

一、妊娠期孕妇的生理改变及麻醉对孕妇的影响

(一)妊娠期孕妇的生理改变

妊娠使孕妇的生理发生很大的变化,这些变化会影响麻醉的实施。

1.循环系统改变

(1)心排血量增加。

(2)血容量增加。

(3)妊娠子宫对主动脉、下腔静脉的压迫引起的改变,即仰卧位低血压综合征。

2.呼吸系统改变

(1)呼吸系统黏膜毛细血管充血、肿胀(孕妇渗透压降低引起)。

(2)由于潮气量和呼吸频率增加导致每分通气量增加。

(3)呼气末二氧化碳浓度降低。

(4)功能残气量减少。

(5)氧需要增加。

3.胃肠道改变

(1)由于胃动力降低导致胃液容量增加,酸度增加。

(2)食管下端括约肌压力降低。

4.中枢和周围神经系统改变

全麻、硬膜外麻醉和蛛网膜下腔麻醉的麻醉剂用量降低。

(二)麻醉对孕妇的影响

妊娠后孕妇的生理变化使其各个系统的代偿能力降低,麻醉药物对孕妇的影响要比对普通人群的影响更大、更剧烈。

1.麻醉对孕妇呼吸系统的影响

孕妇FRC下降,对缺氧的代偿能力下降,由于乳房发育、胸部脂肪增加,也限制了胸式呼吸动作,使胸廓顺应性降低,麻醉诱导后可使FRC进一步降低,而正常人麻醉诱导并不导致FRC的明显下降。$PaCO_2$ 下降,氧离曲线右移,有利于胎儿血供增加,全身麻醉时 $PaCO_2$ 应该维持在3.7～4.3 kPa(28～32 mmHg)。体重增加,毛细血管通透性增加,呼吸道、声门水肿,麻醉诱导后孕妇容易发生舌后坠,这通常会给全身麻醉诱导过程中维持气道通畅增加麻烦。

2.麻醉对孕妇循环系统的影响

孕妇循环系统改变表现为血容量、心排血量增加,稀释性贫血,仰卧位动脉-腔静脉受压,血管反应性降低而压力感受性反射增强,因而麻醉诱导后孕妇循环功能容易失代偿,引起低血压。麻醉过程中应当注意血流动力学监测,适当调整麻醉药用量,维持孕妇循环稳定,同时这也是维持胎盘、脐带血流量稳定进而维持胎儿循环稳定的必要条件。孕妇凝血因子增加,术中、术后都应采取措施积极预防血栓形成,包括严密监测凝血功能,必要时使用适当的抗凝剂。

3.麻醉对孕妇消化系统的影响

妊娠期由于胃动力降低导致胃液容量增加,酸度增加,胃-食管括约肌张力常减低,麻醉后胃-食管括约肌张力变得更加低,胃内容物更容易反流,高酸度胃液一旦误吸,将导致孕妇严重肺部并发症。

4.麻醉对孕妇神经系统的影响

孕妇自主神经系统的变化是双相的,早期迷走神经张力增加交感神经活动降低,血容量增加,中、晚期迷走神经张力降低,交感神经活动增加以适应子宫对血管的压迫效应和胎儿脐循环的低阻力状态。孕妇MAC降低30%,MV增大,吸入诱导变迅速,吸入药的排出也相应增快。神经组织对局麻药敏感度增加,治疗剂量和中毒剂量降低30%,同时蛛网膜下腔、硬膜外腔容积减小,所以常规剂量药物常会导致广泛的麻醉阻滞平面,因而麻醉时应当谨慎用药。

二、麻醉对胎儿的影响

对胎儿这一人群来说,麻醉最大的顾虑是麻醉剂对其的致畸作用,对于大多数麻醉剂的致畸作用目前尚无确切的证据;其次考虑的就是麻醉操作及麻醉药物对胎盘血流的影响。实际上胎儿血供不足导致胎儿发育受到影响甚至其致畸作用要远比麻醉药物的影响大。麻醉剂对胎儿的影响可分为镇静剂、催眠剂、阿片类镇痛剂、肌肉松弛剂以及吸入药物的急性影响和医务工作者因职业原因吸入麻醉剂引起的慢性影响。孕妇接受麻醉和手术可能导致胎儿的生活环境产生改变,引起先天性畸形、自然流产、宫内死胎和早产等后果。

导致孕妇围术期严重低血压或者低氧血症的因素极易引起胎儿畸形,碳水化合物代谢异常或者高热也是致畸的因素,低体温并不引起胎儿畸形。

离体或动物试验证明麻醉剂可以减缓细胞生长和分裂,具有细胞毒性与致畸作用,但是在人体却没有发现这些情况发生。这可能与以下因素有关:①对某一种属具有致畸作用的药物对其他种属没有致畸作用。②药物持续作用时间不同,实验时麻醉药在孕期只有 21 天的大鼠作用时间长达 12 小时到 24 小时得出的结果肯定是无法与孕期长达 40 周的人类只使用几个小时的麻醉药相比。③用药剂量的影响。

(一)急性暴露

虽然人体实验证明麻醉剂急性暴露可以导致自然流产的发病率增加,却不能证明麻醉剂对胎儿有致畸作用。国外研究证明孕妇在孕期早、中期实施手术者自然流产的发病率明显增加,该项研究发现这些手术多数是在全麻下实施的,所以无法比较全麻与局麻导致自然流产的发病率。孕期手术和非手术的孕妇所生胎儿先天性异常的发病率没有区别,而手术孕妇早产和宫内胎儿发育迟滞的发病率却很高。

(二)慢性暴露

有文献报道女性麻醉医师和其他手术室工作人员自然流产和胎儿先天性异常的发病率增加,工作时使用吸入麻醉剂的女牙科医师及其助手也比不使用吸入麻醉剂者自然流产的发病率增加,另外也有人证明麻醉护士比其他科室护士胎儿不良后果的风险增加。目前,吸入麻醉剂导致自然流产的确切原因不明,及时清除手术室内废气有助于降低吸入麻醉剂不良反应的发病率。目前,不同麻醉剂致畸作用的研究结果都是动物实验得出的,很难将这些结论外推到人类。美国食品药品管理局(FDA)根据药物对动物和人类所具有不同程度的致畸危险,将药物对妊娠危险性等级分 5 级:A、B、C、D、X 级,供临床选择孕期安全用药参考。

三、常见孕妇非产科手术的麻醉

(一)概述

胎儿对母体低血压和缺氧十分敏感,当孕妇因出血导致低血压时,母体释放儿茶酚胺,引起子宫收缩,胎盘低灌注,可能导致胎儿损伤。

1.麻醉的目标

(1)使母体的生理功能理想化并维持正常。

(2)维持正常子宫-胎盘血流和氧供,避免并及时处理低血压,避免腹主动脉-腔静脉压迫。

(3)避免药物对胎儿的不良反应。

(4)避免刺激子宫肌(催产作用)。

(5)避免全麻术中知晓。

(6)尽可能不选择全身麻醉。

(7)有条件者监测胎心率、子宫活动。

2.麻醉前评估

麻醉前评估包括与产科医师、新生儿科医师密切的沟通，如果是临产孕妇应当进行超声波诊断，很多与心脏疾病有关的症状如呼吸困难、心脏杂音和周围组织水肿等在正常孕期常见。孕期可能的心电图改变包括心电轴左偏、期前收缩和非特异性的 ST-T 波改变等。术前应当检查相关的实验室检查，包括血常规、生化常规、肝肾功能和凝血功能等，大手术要进行交叉配血。必要时按照急救复苏原则进行抢救，同时采取左侧倾斜体位以防止仰卧位低血压。术前用药应当使用镇痛剂和抑制胃酸分泌药物等。此外，还要了解妊娠中、晚期的孕妇仰卧位时有没有不适感觉出现，平时平躺喜欢采取哪种姿势等，这些信息可供术中调节患者体位时参考。原则上择期手术应当尽量推迟到产后实施，限期手术则最好推迟到妊娠中、晚期实施。

3.妊娠早期实施麻醉要点

妊娠 6 周后，孕妇心血管系统、呼吸系统和代谢指标都相应地改变，每分通气量增加，耗氧量也增加，功能残气量降低，氧储备减少，因而孕妇在妊娠早期 6 周后已经很容易缺氧，所以麻醉时应当注意维持孕妇呼吸稳定，充分供氧，孕妇会有轻度过度通气，麻醉过程中 $ETCO_2$ 应该维持在 4.4～4.5 kPa(32～34 mmHg)。由于妊娠期黏膜血管增加，应该尽量避免经鼻置入通气道；孕妇对麻醉药敏感，吸入麻醉药 MAC 降低约 30％，静脉麻醉药的用量也要相应减少。在孕 15～56 天时胚胎对药物的致畸作用是最敏感的，虽然既往的研究没有确定目前临床上所用的静脉镇静催眠药、阿片类药物等对胚胎有致畸作用，但在这一时期最好避免使用苯二氮䓬类药物，以防导致唇腭裂畸形。这一时期也要避免使用氧化亚氮(笑气)，因为氧化亚氮是蛋氨酸合成酶抑制剂，可能影响叶酸代谢，干扰 DNA 合成，从而影响胚胎发育。麻醉维持过程中应当避免出现低血压，以维持子宫、胚胎血供。

4.妊娠中、晚期实施麻醉要点

妊娠中、晚期实施麻醉建议预防性使用制酸剂以防误吸，此时实施麻醉同样要注意妊娠早期麻醉的注意事项。孕妇妊娠中晚期胸壁前后径增加，乳房增大，体重增加，组织水肿，困难气道的可能性增加，麻醉前要充分准备。

处于妊娠中、晚期的孕妇，随着胎儿、子宫的增大，子宫压迫腹腔内血管引起母胎相应的改变是麻醉中要警惕的问题，因为一旦出现腹腔血管受压，不仅会影响母体循环稳定，而且也会进一步导致子宫、胎盘供血不足，使胎儿处于缺氧的威胁之下。孕妇侧卧位、令手术台左偏 15°或者在孕妇右臀下垫枕等都可以使子宫向左移位，有效缓解腹腔血管受压。妊娠期孕妇处于高凝状态，并发症血栓栓塞的发病率至少增加5 倍，应当采取预防措施。

麻醉过程中最重要的是避免胎儿宫内缺氧，这就要求维持母体正常的氧合与正常的血流动力学状态。麻醉过程中避免母体低氧血症、高碳酸血症、低碳酸血症、低血压和子宫张力增高是十分重要的，这比考虑避免不同麻醉剂的致畸作用还要重要。母体短期轻度缺氧尚可令胎儿耐受，然而母体长时间严重缺氧会引起子宫-胎盘血管收缩、减少子宫-胎盘血流灌注，导致胎儿低氧血症、酸中毒甚至胎儿死亡。母体高碳酸血症直接导致胎儿呼吸性酸中毒，严重呼吸性酸中毒可以引起胎儿心肌抑制，高碳酸血症还引起子宫动脉收缩从而减少子宫、胎儿血供，低碳酸血症也会引起子宫动脉收缩从而减少子宫、胎儿血供，最终导致胎儿酸中毒。过去人们认为处理术中低血压首选麻黄碱，因为动物实验发现与 α 受体阻滞剂相比麻黄碱对子宫血流影响最小，然而最近的调查发现麻黄碱有很多不良反应，如难以静脉持续用药、可以引起母体心动过速以及降低胎儿 pH 可能引起酸中毒等。去氧肾上腺素是一种快速、持续时间短的强效缩血管药，具有可以持续静脉输注用药、患者恶心、呕吐发生率低、不会导致胎儿酸中毒等特点，配合晶体液和胶体液静脉快速输注是目前最有效的纠正低血压的方法。然而去氧肾上腺素也有降低心率和心排血量的缺点，临床上用于高危孕妇的资料还不足够多，具体应用时也要严密监测患者病情。

胎心率监测和宫缩描记图监测 妊娠18～22周以后就可以监测胎心率，25周以后就可以监测胎心变异性，如果有条件，手术过程中应该监测胎心率，虽然没有证据表明胎心监测可以改善胎儿结果，但是胎心率监测确实是提示子宫-胎盘灌注不足的很好指标，因而很多产科教科书建议进行监测。

(二)妊娠期外伤手术的麻醉

在导致孕妇死亡的原因中，外伤排在第一位，车祸是导致孕妇外伤的首要因素，其次是摔伤，再次是家庭暴力。孕妇损伤越严重，胎儿受到损伤的风险越高，孕妇外伤后存活者其胎儿死亡常常是由于前置胎盘引起，也可能是由于早产并发症或者对胎儿的直接穿通伤引起。妊娠期外伤分为钝器伤和穿通伤。钝器伤多由车祸、摔伤引起，可能导致包括颅脑外伤、肝脾破裂腹腔内出血、骨盆骨折、子宫胎盘血管损伤等威胁生命的多发性复合伤，由于骨盆区血供丰富，骨盆骨折时可能存在大量隐性失血，妊娠期子宫血流量达500 mL/min，因此子宫损伤时可能导致大出血。妊娠期增大的子宫将膀胱向腹腔内推移，所以膀胱受损的可能性增加。由于增大的子宫具有保护作用，妊娠期妇女消化道受损的机会降低，由于腹壁和子宫的保护，钝器伤时直接损伤胎儿的可能性较小，但也可能导致胎儿颅骨骨折、颅内出血或者胎盘前置。穿通伤常常导致胎儿损伤，这种情况胎儿病死率高达40%～70%，妊娠早期因子宫尚在盆腔内受骨盆保护的胎儿受损伤的可能性不大，妊娠中、晚期子宫位于腹腔内时受到穿通伤则容易直接损伤胎儿或者导致胎膜破裂。处理孕妇外伤原则上首先稳定孕妇病情，这样能改善母婴存活率。对于大部分外伤孕妇主要处理方法与普通外伤处理相同，多数需要急诊手术治疗，对于腹部穿通伤，多数专家都建议实施剖腹探查，如果处于妊娠晚期的胎儿宫内窘迫，应该行剖宫产术。

1.麻醉前评估和准备

妊娠期外伤患者病情多数是比较紧急的，麻醉前评估所见病历资料可能不足以充分评估患者状态，故在麻醉前应该更加仔细询问病史、既往史等以采集第一手临床资料，细心地进行体格检查，并且与外科医师、产科医师充分交流，总体掌握患者病情。对于外伤致腹腔内出血比较重、失血量大、病情紧急的孕妇，要准备足够的同型血以备输入，同时准备实施有创监测生命体征器械和血管活性药物。

2.麻醉方法

(1)麻醉方式：①局麻，适合于小伤口的清创缝合术。②臂丛神经阻滞，适合于上肢外伤手术的麻醉。③椎管内麻醉，适合于下肢外伤、下腹部轻伤手术的麻醉。④全身麻醉，适合于所有外伤手术的麻醉，病情严重者首选；妊娠早期患者非全身麻醉可以满足手术要求者尽量不选择全身麻醉。

(2)麻醉实施：①上肢外伤手术选用臂丛神经阻滞麻醉，根据手术部位可以选择肌间沟、锁骨上或者腋路臂丛神经阻滞麻醉，根据手术估计用时的长短可以选择单次或者置管连续阻滞，麻醉诱导时注入局麻药时一定要确定没有注入血管内，预防局麻药毒性反应。②下肢外伤、下腹部轻伤手术可以选择椎管内麻醉，根据不同手术区域选择相应的间隙穿刺(置管)实施麻醉。③病情严重者首选全身麻醉，外伤严重者区域阻滞无法满足手术需要，外伤严重、失血较多甚至失血性休克代偿期的患者都应该选择全身麻醉。麻醉诱导前应当根据个体情况充分准备好应对困难气道措施，麻醉诱导时用药剂量应当根据具体情况相应减小，诱导时尽量避免血流动力学指标大幅度波动，以保障子宫-脐动脉血液供应，同时应当选用临床用药记录良好的药物，减小致畸的可能性。气管插管时操作动作要轻柔，避免加重本来就存在水肿的咽喉区的水肿程度。妊娠 8～56 天的患者尽量避免使用可能有致畸作用的药物。已经处于失血性休克代偿期的患者，应该首先补充血容量，纠正休克状态的同时实施麻醉诱导。麻醉诱导时要更加小心用药剂量与速度，力求诱导期血流动力学稳定。

3.术中麻醉管理

术中严密监测，及时处理可能出现的胆心反射，术中应当维持确切的镇痛效果，$ETCO_2$ 维持在 4.4～4.7 kPa(32～35 mmHg)，以适应孕妇妊娠期生理需要。妊娠中、晚期孕妇应该调整体位使子宫偏移以避免仰卧位综合征。术中液体维持量应相对增加以适应妊娠期血容量增加的需要。妊娠期血容量增加、心排血量增大，这通常会掩盖低血容量病情，在发现血流动力学指标不稳定前可能已经失血达 2 L 或者孕妇血容量的 30%，所以应该警惕潜在的低血容量，及时纠正，维持麻醉过程中血流动力学稳定。必要时监测有创血流动力学指标，根据监测结果指导治疗。

(三)妊娠期急性阑尾炎行阑尾切除术的麻醉

急性阑尾炎是妊娠期较常见的外科并发症，妊娠期发病率为 0.1%～3%，妊娠各期均可发生急性阑尾炎，但以妊娠前 6 个月内居多，妊娠并不诱发阑尾炎。因妊娠期病程发展快，易形成穿孔和腹膜炎，因而是一种潜在危险的并发症，早期诊断和处理极为重要。妊娠期间，随着子宫的增大，盲肠和阑尾向上向外移位，临床表现不典型，给诊断造成困难，常因延误诊疗发生坏疽和穿孔，其穿孔率比非孕期高 2～3 倍。同时增大的子宫把大网膜向上推，不能包围感染病源，炎症不易局限而扩散、造成广泛的腹膜炎，当炎症波及子宫浆膜层时，可刺激子宫收缩，发生流产、早产或刺激子宫强直性收缩，导致胎儿缺氧而死亡。

妊娠合并阑尾炎，宜手术治疗。妊娠早期(1～3 个月)，阑尾切除术对子宫干扰不大；中期(4～7 个月)，胚胎在子宫内已固定，不易流产，是手术切除阑尾的最好时机；晚期(8～9 个月)，即使手术造成早产，婴儿大多也能存活。可以说，妊娠并发阑尾炎对胎儿存活的危险不是手术造成的，而是延误诊断或拖延手术引起的，特别是一旦阑尾穿孔，后果不堪设想。

1.麻醉前评估和准备

麻醉前应该详细询问孕妇现病史、既往史、手术史、药物过敏史等，询问术前禁食禁饮时间，复习术前必要检查结果，包括血常规、血清电解质检查结果、凝血功能等，病情较重患者应该了解更多的相关检查信息。与患者充分沟通，解除患者恐惧心理。并且与外科医师、产科医师充分交流，总体掌握患者病情。察看腰背部皮肤是否适合实施椎管内麻醉，检查背部是否有水肿，椎间隙是否可以触诊清楚等。

2.麻醉方法

(1)麻醉方式：首选连续硬膜外麻醉，不适合实施硬膜外麻醉的患者则选择全身麻醉。

(2)麻醉实施：硬膜外麻醉选择 T_{11}、T_{12} 或 T_{12}/L_1 间隙穿刺硬膜外置管，硬膜外置管时要细心谨慎，尽量减少导管对硬膜外腔内血管的损伤甚至导管置入硬膜外腔血管丛内导致置管失败，硬膜外麻醉诱导的剂量应该根据具体情况相应减小，因为妊娠期患者神经组织对局麻药敏感度增加，治疗剂量和中毒剂量降低 30%，同时蛛网膜下腔、硬膜外腔容积减小，所以常规剂量药物常会导致广泛的麻醉阻滞平面。同时要尽量避免麻醉阻滞平面过广，导致患者血压下降，这对胎儿极其不利。

(3)麻醉监测和维持:麻醉过程中应该常规监测血压、呼吸频率和幅度、SpO_2、尿量、体温等指标,孕25周以上的患者有条件应监测胎心率和宫缩描记图。

3.术中麻醉管理

术中麻醉维持应该确保镇痛完善,可以适当使用镇静镇痛剂,但是应当避免使用可能有致畸作用的药物,如咪达唑仑、地西泮等,尽量使用B级药物进行镇静镇痛。术中应该及时补液,以补充代偿性血管内容量扩张量、缺失量、维持量、丢失量和液体再分布量。术中吸氧,增加孕妇氧储备,维持患者循环稳定,这样就能够维持子宫和脐动脉的血供和氧供。

(四)妊娠期胆囊切除术的麻醉

妊娠期急性胆囊炎和胆石症的发病率仅次于急性阑尾炎,国外报道妊娠期急性胆囊炎的发病率为0.8%,70%急性胆囊炎合并胆石症。妊娠期在孕激素的作用下,胆囊及胆道平滑肌松弛致使胆囊排空缓慢及胆汁淤积;雌激素降低胆囊黏膜对钠的调节,使胆囊黏膜吸收水分能力下降而影响胆囊浓缩功能;加之胆汁中胆固醇成分增多,胆汁酸盐及磷脂分泌减少,有利于形成胆结石,妊娠是胆囊结石的重要诱因。临床上妊娠合并急性胆囊炎并不多见,是因为极少发生感染的原因。胆囊炎和胆石症可发生在妊娠期任何阶段,以妊娠晚期更为多见。

妊娠合并急性胆囊炎,绝大多数合并胆石症,主张非手术疗法,多数经非手术治疗有效。经非手术治疗效果不佳且病情恶化者,或并发胆囊积脓、胆囊穿孔及弥漫性腹膜炎时,应尽快行手术治疗。于妊娠早、中期行腹腔镜切除胆囊,对母婴较安全,对妊娠无明显不良影响。于妊娠晚期手术时,应行术式简单的胆囊造瘘,保持引流通畅,伴胆管结石者,行切开取石及引流术。

1.麻醉前评估和准备

尽量避免妊娠早期麻醉手术,麻醉前应该详细询问孕妇孕期、现病史、既往史、手术史、药物过敏史等,询问术前禁食禁饮时间,复习术前必要检查结果,包括血常规、血清电解质检查结果、凝血功能等,病情较重患者应该了解更多的相关检查信息。与患者充分沟通,解除患者恐惧心理。并且与外科医师、产科医师充分交流,总体掌握患者病情。体格检查重点检查孕妇张口程度,是否有黏膜水肿,头后仰、转动角度,气管是否居中等情况,评价是否属于困难气道,以做好麻醉准备。孕妇平时习惯的平躺体位也对术中麻醉有参考价值。

2.麻醉方法

(1)麻醉方式:首选全身麻醉。

(2)麻醉诱导:麻醉诱导前应当根据个体情况充分准备好应对困难气道措施,麻醉诱导时用药剂量应当根据具体情况相应减小,诱导时尽量避免血流动力学指标大幅度波动,以保障子宫-脐动脉血液供应,同时应当选用临床用药记录良好的药物,减小致畸的可能性。气管插管时操作动作要轻柔,避免加重本来就存在水肿的咽喉区水肿程度。

(3)麻醉监测和维持:麻醉过程中应该常规监测血压、呼吸频率和幅度、SpO_2、尿量、体温等指标,有条件者最好监测 $ETCO_2$,孕 25 周以上的患者有条件应监测胎心率和宫缩描记图。麻醉维持可以采用静吸复合或者 TIV A(TCI)维持,术中避免使用氧化亚氮(笑气)吸入麻醉,尤其是在妊娠15～56 天期间。

3.术中麻醉管理

术中严密监测,及时处理可能出现的胆心反射,术中应当维持确切的镇痛效果,$ETCO_2$ 维持在 4.3～4.7 kPa(32～35 mmHg),以适应孕妇妊娠期生理需要。妊娠中、晚期孕妇应该调整体位使子宫偏移以避免仰卧位综合征。术中液体维持量应相对增加以适应妊娠期血容量增加的需要。

(五)妊娠期妇科手术的麻醉

妊娠期常见需要实施手术的妇科疾病,妊娠期间与妇科相关的需要实施手术的疾病有卵巢囊肿蒂扭转、宫颈功能不全等,极其罕见的有因试管婴儿技术引起的宫内孕合并异位妊娠需要清除异位妊娠病灶者,偶见附件其他可疑恶性肿瘤需要立即手术切除者。

1.麻醉前评估和准备

麻醉前应该详细询问孕妇现病史、既往史、手术史、药物过敏史等,询问术前禁食禁饮时间,复习术前必要检查结果,包括血常规、血清电解质检查结果、凝血功能等,病情较重患者应该了解更多的相关检查信息。与患者充分沟通,解除患者恐惧心理。并且与妇科医师、产科医师充分交流,总体掌握患者病情。了解患者呼吸循环状态是否稳定,有无活动性出血,进行全面的体格检查,了解患者的心肺功能,气道情况是否适合气管插管,是否属于困难气道,察看腰背部皮肤是否适合实施椎管内麻醉,检查背部是否有水肿,椎间隙是否容易定位等。

2.麻醉方法

(1)麻醉方式:生命体征稳定的患者首选椎管内麻醉,尤其是妊娠早期的患者,采取椎管内麻醉时所用药物对胎儿影响较小。但是在椎管内麻醉不能满足手术需要或者不能实施椎管内麻醉时则要选择全身麻醉。

(2)麻醉诱导:①根据手术方式、时间可以选择腰麻、连续硬膜外麻醉或者腰硬联合麻醉,实施腰麻穿刺点多选择 $L_{3\sim4}$ 椎间隙,腰麻药用量要相应降低。根据具体情况实施连续硬膜外麻醉穿刺点选择 $T_{11}\sim L_1$ 进行硬膜外腔置管。②选择全身麻醉诱导时尽量避免血流动力学指标大幅度波动,以保障子宫-脐动脉血液供应,同时应当选用临床用药记录良好的药物,减小致畸的可能性。如果评估可能为困难气道,则应做好充分准备。

(3)麻醉监测和维持:麻醉过程中应该常规监测血压、呼吸频率和幅度、SpO_2、尿量、体温等指标,有条件者最好监测 $ETCO_2$,孕 25 周以上的患者有条件应监测胎心率和宫缩描记图。连续硬膜外麻醉维持硬膜外腔应用局麻药的剂量要相应降低,防止阻滞平面过广,引起孕妇低血压;全身麻醉维持可以采用静吸复合或者 TIVA(TCI)维持,术中避免使用氧化亚氮吸入麻醉,尤其是在妊娠 15～56 天期间。麻醉时尽可能选用临床记录良好的药物维持麻醉。

3.术中麻醉管理

术中应当维持确切的镇痛效果,$ETCO_2$ 维持在 32～35 mm Hg,以适应孕妇妊娠期生理需要。维持循环稳定以保障子宫、胎盘血流,防止因麻醉影响胎儿发育,尤其是在孕早期。妊娠中、晚期孕妇应该调整体位使子宫偏移以避免仰卧位综合征。术中液体维持量应相对增加以适应妊娠期血容量增加的需要。

(六)其他急腹症手术的麻醉

除外急性阑尾炎、胆囊炎和卵巢囊肿蒂扭转等疾病,妊娠期其他急腹症还有肠梗阻、胰腺炎、十二指肠溃疡穿孔等,这些急腹症也要及时急诊手术治疗,一旦耽误治疗时机,将导致严重后果。

1.麻醉前评估和准备

麻醉前应该迅速评估患者状态,详细询问孕妇现病史、既往史、手术史、药物过敏史等,询问术前禁食禁饮时间,复习术前必要检查结果,包括血常规、血清电解质检查结果、凝血功能等,病情较重患者应该了解更多的相关检查信息。与外科医师、产科医师充分交流,总体掌握患者病情。了解患者呼吸循环状态是否稳定,有无活动性出血,快速进行全面的体格检查,了解患者的心肺功能，气道情况是否适合气管插管，是否属于困难气道，根据个体情况充分准备好应对困难气道措施，快速准备好相应麻醉物品和药物。

2.麻醉方法

(1)麻醉方式：首选全身麻醉。

(2)麻醉诱导：醉诱导时用药剂量应当根据具体情况相应减小，诱导时尽量避免血流动力学指标大幅度波动，以保障子宫-脐动脉血液供应，同时应当选用临床用药记录良好的药物，减小致畸的可能性，尤其是孕2～8周的孕妇。气管插管时操作动作要轻柔，避免加重本来就存在水肿的咽喉区水肿程度。

(3)麻醉监测和维持：麻醉过程中应该常规监测血压、呼吸频率和幅度、SpO_2、尿量、体温等指标，有条件者最好监测$ETCO_2$，孕25周以上的患者有条件应监测胎心率和宫缩描记图，病情危重患者应当监测有创动脉血压、CVP、PCWP、血气分析等指标。全身麻醉维持可以采用静吸复合或者TIVA(TCI)维持，术中避免使用氧化亚氮(笑气)吸入麻醉，尤其是在妊娠15～56天期间。麻醉时尽可能选用临床记录良好的药物维持麻醉。

3.术中麻醉管理

术中应当维持确切的镇痛效果，$ETCO_2$维持在32～35 mm Hg，以适应孕妇妊娠期生理需要。维持循环稳定以保障子宫、胎盘血流，防止因麻醉影响胎儿发育，尤其是在孕早期。妊娠中、晚期孕妇应该调整体位使子宫偏移以避免仰卧位综合征。术中液体维持量应相对增加以适应妊娠期血容量增加的需要。对于存在感染性休克患者，应适当使用血管活性剂，维持患者循环稳定，如前所述可以选用去氧肾上腺素或者麻黄碱等。

(七)神经系统疾病手术的麻醉

神经系统疾病是非产科手术导致产妇死亡的主要因素之一。神经系统疾病包括原发性和转移性脑肿瘤、外伤及非外伤所致的急性脑损伤和蛛网膜下腔出血(subarachnoid hemorrhage，SAH)。非外伤性SA H包括颅内动脉瘤、动静脉畸形等。其他神经系统疾病如脑卒中、垂体肿瘤、癫痫、脑脓肿等也可导致SAH。

1.妊娠与神经系统疾病

(1)妊娠期颅内肿瘤：孕期原发性脑肿瘤的发生率并不高，但妊娠激素改变包括催乳素和孕激素的增加可以使肿瘤生长加快，使临床症状恶化或加重。孕期神经系统症状如恶心、呕吐、头痛等易被误认为是妊娠反应。在密切监护下多数患者可继续妊娠至胎儿成熟，神经外科手术一般延迟至产后。

(2)妊娠期蛛网膜下腔出血：SAH占孕产妇死亡原因的5%～12%，在非产科因素孕产妇死亡中占第三位。血液进入脑室间隙可引起颅内高压症状。血液及其分解物可刺激脑膜、脑实质和血管，导致无菌性脑膜炎、脑激惹、迟发性脑缺血或血管痉挛。SAH最常见的非产科原因是颅内动脉瘤破裂和动静脉畸形(arteriovenous malforma-tions，AVMs)。虽然妊娠是否增加SAH的风险一直存在争议，但迄今为止尚无明确证据表明妊娠能增加动脉瘤破裂或AVMs相关的SAH。

(3)妊娠期脑卒中：妊娠尤其是多胎和未治疗的先兆子痫是脑卒中发生的危险因素。妊高征可能是妊娠和产后妇女非出血性脑卒中和脑实质出血最常见的因素。继发于子痫的出血是血管痉挛、自身调节失调导致的严重高血压及突破血-脑屏障的结果，其凝血功能障碍也可能起一定作用。

2.妊娠期神经外科手术的麻醉

对颅内病变孕妇的麻醉关键在于严格控制血流动力学变化，避免颅内压升高引起再次出血导致神经系统损害加重，避免发生迟发性脑缺血，保证母婴健康。此外，要选择避免引起胎儿窒息、胎儿畸形和早产的麻醉药物和术中管理方法。

(1)麻醉前评估及准备：术前评价应包括详细的神经系统检查、确定病变部位、患者术中体位等。神经系统检查主要使用 Glascow 昏迷度评分对神经系统基本状况进行定量分析。对有颅神经受累症状和体征的患者应进行术前检查确定病变部位。患者术中体位也是术前评价应考虑的，自孕中期开始，患者在术中的体位不应为仰卧或俯卧位，应选择侧卧位，减少妊娠子宫对下腔静脉的压迫。

(2)麻醉方法：①麻醉方式是全身麻醉。②麻醉诱导，在诱导期间能否控制血流动力学参数及颅内压是选择麻醉诱导剂时最重要的考虑因素。血压过低将会导致低血流灌注区发生缺血改变及子宫血供减少。血压过高则会加重颅内高压。诱导剂量应个体化并注意血流动力学变化。常用麻醉诱导药物包括阿片类药物(芬太尼、舒芬太尼等)、丙泊酚和非去极化肌松剂。另外，可合用利多卡因或β受体阻滞剂艾司洛尔预防气管插管应激反应。诱导使用快速静脉诱导，困难气道患者可行清醒插管、光导纤维引导气管插管。③麻醉监测和维持，在麻醉诱导前除建立常规心电、血压和呼气末二氧化碳监测外，还应准备多普勒胎心监护仪监测胎心率的变化。在神经血管手术中，术中可能发生大量而快速的出血，因此术前必须建立通畅的大静脉通道以利于术中输血。放置动脉导管和中心静脉导管测量动脉压和监测血容量也是有必要的。神经外科手术时间可能比较长，对于长时间手术的情况术中应该监测动脉血气分析，尤其是使用丙泊酚全凭静脉麻醉维持时则更应该监测，因为使用丙泊酚为孕妇实施麻醉中容易出现代谢性酸中毒。

目前，提倡术中应用稳定的吸入或全凭静脉麻醉维持麻醉。吸入麻醉药对脑血流灌注的影响很小，并且能降低脑代谢耗氧量。但对于大脑自主神经调节异常的患者，最好应用非挥发性麻醉药，如丙泊酚也许更合适。氯胺酮能增加 CBF，去极化肌肉松弛剂琥珀酰胆碱可增加颅内压，因此禁用于神经外科手术。

(3)术中麻醉管理：①控制性降压，通常在神经血管手术时，为预防和减少手术野出血，常用药物将血压维持在较低的水平。最常用的药物包括吸入麻醉剂、硝酸甘油和硝普钠。它们均有引起胎盘血流灌注减少的危险，通常，收缩压降低 25%～30%或平均动脉压＜9.3 kPa (70 mmHg)可引起子宫胎盘血流减少。吸入麻醉剂可剂量依赖性降低血压和 CBF，但高浓度的吸入麻醉剂可抑制心肌收缩力，产生严重低血压，以致子宫血供减少，从而导致胎儿窒息，因此应使用低浓度的吸入麻醉剂(＜0.5MAC)。硝普钠的代谢产物氰化物可在胎儿体内蓄积对胎儿毒性很大并可致死，如果使用必须短期、小剂量使用，如果出现母体酸中毒或药物耐受或输注速率＞0.5 μg/(kg・h)时应停止使用。硝酸甘油的代谢产物亚硝酸盐可使胎儿发生高铁血红蛋白血症。因此，使用以上三种药物控制降压时，应密切监测胎儿心率和母体血压。②过度通气，神经外科术中通常使用过度通气，因为低碳酸血症可降低脑血流。孕妇妊娠期生理改变，正常的 $ETCO_2$ 范围是 4.3～4.7 kPa(32～35 mmHg)，因此通常维持母体 $ETCO_2$ 接近 3.3 kPa (25 mmHg)并不会发生胎盘氧的转运下降和脐血管收缩等不良反应。但胎儿状态不佳时，即使轻度过度通气也可能使胎儿发生缺氧和酸中毒。因此，应根据临床情况调整过度通气的程度和持续时间，并严密监测胎儿心率。③利尿，对孕妇使用渗透性利尿剂甘露醇要慎重，并小剂量(0.25 g/kg)使用，因为甘露醇可导致母体脱水致使孕妇血压降低、子宫胎盘血流灌注不足等，另外，甘露醇还可通过胎盘而在胎儿体内蓄积，导致胎儿严重脱水。呋塞米对母婴很少有不良反应，在某些情况下可代替甘露醇。即使如此，应用利尿剂要慎重，术中应动态监测母体血浆渗透压，使其至少维持在(300～310)mmol/kg。④输血及输液，长期以来，在神经外科中补液治疗使用晶体液还是胶体液问题上存在很大争议。通常，在颅内肿瘤切除术时由于血-脑屏障受到破坏，其通透性增加，补液要以胶体液为主，避免脑水肿发生，同时要根据尿量和中心静脉压监测血容量。神经血管手术发生快速而大量的出血时，要及时输血。一般来说，对没有高危因素(如存在脑缺血及心肌缺血)的患者，可把其血红蛋白＜8.0 g/dL 或红细胞比容＜25%作为输血指征。同时要注意避免大量使用晶体液而引发脑水肿。⑤低体温，轻度低温(32～34 ℃)可降低母体脑代谢、脑血流和心率，胎儿也处于低温状态，其代谢和心率也下降，但复温后可恢复正常。低温虽然可使子宫血管阻力增加，但并不会影响氧气交换，对胎儿并无不利影响。

(4)术后麻醉处理：手术刚结束时及术后均应注意避免发生高血压，因其可引起手术野出血及心血管并发症。β受体阻滞剂艾司洛尔、拉贝洛尔及血管扩张药肼屈嗪、硝酸甘油和硝普钠可成功用于控制血压。术后肌松拮抗多选用阿托品而非长托宁拮抗新斯的明的毒蕈碱样作用，因为长托宁不通过胎盘，新斯的明却部分通过胎盘引起胎儿心动过缓。术后应根据患者自身情况来决定是恢复自主呼吸还是使用控制呼吸，如合并头面部外伤，特别是下颌下区外伤的患者可能存在严重的呼吸道水肿，故不应拔管。

总之，对颅内病变孕妇的麻醉关键在于严格控制血流动力学变化，避免颅内压升高，同时还应密切监测胎儿的心率变化。术中麻醉管理十分重要，主要包括合理控制降压、过度通气、利尿、输血及输液和低温等。

四、胎儿手术的麻醉

随着近年来科技的发展，在包括对胎儿异常的实验室诊断、基因诊断、超声学诊断、超声心动图诊断、磁共振成像诊断等胎儿诊断学方面有重大进展，相应地在基因治疗、新生儿重症治疗计划甚至为未出生胎儿在子宫内实施手术治疗等方面也取得了重大进展，因此，胎儿手术围术期母婴管理就成了麻醉医师的关注点。

(一)胎儿手术简介

近年来在实验室诊断、基因诊断、超声心动图、MRI 等诊断胎儿异常方面有重大进展，因而使为胎儿实施治疗措施成为可能，一旦诊断胎儿异常，就可以实施遗传咨询、新生儿监护预约安排或者实施宫内治疗，即实施胎儿手术。

1.定义

为达到治疗胎儿的目的而在手术室对孕妇、胎儿或者两者都实施外科干预措施的过程称胎儿手术。通常包括：产程中子宫外治疗(ex utero intrapartum treatment，EXIT)、妊娠中期切开手术和妊娠中期微创伤手术。

2.产程中子宫外治疗(ex utero intrapartum treatment，EXIT)

当产前诊断发现胎儿异常时，就可以计划为胎儿实施手术治疗，专家们认识到在夹闭脐带前实施手术可以使胎儿受益，因而最初的报道把这类操作称为“胎盘支持下手术(operation on placental support，OOPS)”，由于最初都是为经阴道分娩的胎儿实施手术，胎盘支持的时间很少超过 10 分钟，所以操作仅限于气管内插管、检查颈部肿块等短时间处理，随着经验的增加，现在人们可以在剖宫产娩出胎儿后实施 EXIT，胎盘可以维持供血长达 1 小时或更长时间，其适应证也逐步扩大。

3.妊娠中期切开手术

如果在妊娠中期就发现了胎儿先天性异常，可以实施手术切开子宫完成胎儿手术后再缝合子宫与切口，使胎儿在被纠正了异常后继续在宫内发育成长直至足月分娩。例如，脊髓膜膨出胎儿在孕22周时接受治疗可以避免与羊水长时间接触的损伤，从而不再发生便失禁和马蹄足等后遗症。

4.妊娠中期微创伤手术

继腔镜外科技术成熟地用于成人手术以后，这一技术很快在小儿外科开展起来，随后该技术也被应用到胎儿手术领域内——胎儿镜技术。胎儿镜手术是将小穿刺套管和胎儿镜经皮置入子宫内实施手术的过程，由于孕期子宫是充满羊水的，所以当灌注液体维持子宫扩张状态下，使用小胎儿镜可以获得良好视野以观察胎儿及胎盘，从而可以实施相应的手术。常见胎儿镜手术的适应证有：双胎间输血综合征（twin-twin transfusion syndrome，TTTS）实施异常血管交通支激光电凝术；双胎反向动脉灌注综合征（twin reversed arterial perfusion sequence，TRAP）实施射频消融或双极电凝结扎无活性胎儿脐带；羊膜带综合征（amniotic band syndrome，ABS）实施羊膜带分离术。

（二）胎儿手术麻醉要点

胎儿手术麻醉与剖宫产手术麻醉完全不同，剖宫产手术时麻醉主要考虑麻醉产妇而尽量减少麻醉剂对胎儿的影响，以防胎儿娩出后因麻醉剂的作用而产生不良事件，所以多倾向于采用椎管内麻醉，如果选择全身麻醉，在娩出胎儿前麻醉维持要尽量减少麻醉剂的用量，以使新生儿出生后少受麻醉剂的影响；而胎儿手术时，胎儿同样受到外科手术的伤害刺激，因而此时的麻醉任务要同时兼顾母婴均在麻醉的保护之下，以减少母婴的应激反应。在这种情况下，希望麻醉剂能够尽可能多地通过胎盘到达胎儿体内，这就需要在维持孕妇麻醉的同时维持脐带血流的稳定，并且选用容易通过胎盘的药物实施麻醉。

1.孕妇麻醉

妊娠期的生理学改变导致了孕妇麻醉过程中出现了一些需要特别注意的问题，如前所述，妊娠期孕妇呼吸系统、循环系统、消化系统、神经系统及体格形态均发生了巨大的改变，而胎儿手术时要求母体的循环稳定，血压不能波动太大以维持脐带血流稳定，所以全麻诱导时的用药就要精心设计，既要满足抑制诱导期应激反应的需要，又要保证胎盘的血流供应。一般选用快速诱导气管插管全身麻醉主要注意：①快速诱导后气管插管，防止孕妇反流、误吸。②麻醉后采用合适的体位（如左侧卧位）防止仰卧位低血压综合征影响胎盘血流。③孕妇对麻醉剂的需要量降低，麻醉过程中肌松剂和吸入药的用量要相应减少。

2.维持胎盘血流稳定

维持胎盘血流以保证胎儿血供是胎儿手术麻醉的重要任务。胎盘血流供应不足导致胎儿缺氧是对胎儿最严重的打击，它将影响到妊娠中期胎儿的发育与生长，影响到新生儿的心血管稳定状态，甚至影响到胎儿的生命，所以麻醉过程中应当处理好这一问题。麻醉时应该注意：①维持母体循环稳定，这是维持胎盘血流稳定的前提。②孕妇采用合适的体位（如左侧卧位），这样免除了局部受压迫导致供血不足的顾虑。③严密监测手术中胎儿的液体、血液丢失量，及时补充。整个手术操作应该在温暖湿润的环境下进行，防止胎儿液体丢失，胎儿体内循环血量很低，少量的出血都会导致胎儿低血容量。

3.胎儿麻醉

研究证明胎儿也是有痛觉的，创伤性刺激同样会引起胎儿应激反应，从而对胎儿的生存状态产生威胁，所以麻醉过程中要同时考虑实施抑制胎儿应激反应的措施。目前使用的吸入麻醉剂都可以通过胎盘，因此临床上多采用吸入麻醉复合静脉注射肌松剂维持麻醉，也有报道在切开子宫前B超引导下胎儿肌内注射芬太尼和肌松剂直接为胎儿实施麻醉的方案。麻醉时注意：①胎儿对麻醉剂很敏感，少量麻醉剂通过胎盘就能达到麻醉效果。②术中使用无菌超声心动图探头监测胎心率、每搏量及使用无菌脉搏血氧饱和度探头监测胎儿血氧饱和度等指标，有利于及时发现异常情况。

(三)胎儿手术麻醉

1.产程中子宫外治疗(EXIT)的麻醉

实施EXIT需要在全身麻醉下剖开母腹切开子宫的同时维持子宫胎盘的血流灌注正常，从而达到胎盘维持循环下手术(operations on placental support，OOPS)的目的，麻醉要求与剖宫产手术麻醉完全不同。其不同点主要在于：①通常需要吸入高浓度的挥发性麻醉剂(超过2MAC)维持麻醉以使通过胎盘的麻醉药达到麻醉胎儿的目的。②不需要限制麻醉诱导到胎儿娩出的时间。③术中维持母体心排血量和血压有时可能需要静脉输注血管活性药物，例如，麻黄碱、去氧肾上腺素或多巴胺等。④与常规剖宫产使用缩宫素以防止产后出血相反可能需要使用抑制宫缩的药物如硝酸甘油静脉输注。⑤胎儿只是部分娩出，需要胎盘血流维持血供。⑥胎儿手术时可以直接对胎儿实施麻醉，例如，肌内注射芬太尼20 μg/kg。⑦在胎儿手术结束，胎儿完全娩出后要逆转子宫松弛状态，使用缩宫素防止产后出血。

(1)麻醉前评估与用药：麻醉前应该常规复习孕妇病史，详细查阅各项检查指标，与产科医师充分交流，总体掌握孕妇、胎儿病情。了解孕妇的心肺功能，气道情况是否适合气管插管，是否属于困难气道，根据个体情况充分准备好应对困难气道措施，准备好麻醉过程中可能用到的相应物品和药物，例如，麻黄碱、去氧肾上腺素和硝酸甘油等。麻醉前用药的目的：①减少分泌物。②预防有害迷走神经反射活动。③解除焦虑。④减少麻醉操作的不适。⑤为手术准备合适的条件，比如使用防止宫缩药物。通常妊娠妇女避免使用镇静剂，但并不是绝对禁忌证，阿托品容易通过胎盘，引起胎心率变快，格隆溴铵不通过胎盘，是可以选择的抗胆碱能药物，为防止胃酸误吸，也可以使用适当的制酸剂。

(2)监测：OOPS术中需要严密监测母、胎各项指标，主要包括监测孕妇血压、脉率、心电图、体温、呼吸频率、脉搏氧饱和度和呼气末CO_2浓度等常规监测项目，必要时需要监测有创直接动脉血压。

通过超声多普勒监测胎心率和心排血量，通过胎儿脉搏氧饱和度仪监测脉搏氧饱和度，必要时监测血气分析指标。

(3)麻醉处理：麻醉方式多选用全身麻醉；全身麻醉诱导时行快速静脉诱导，防止孕妇诱导期反流误吸。在手术开始时麻醉维持应吸入高浓度吸入麻醉药(2MAC)以使吸入药通过胎盘麻醉胎儿。

术中必须防止子宫压迫主动脉和下腔静脉，可以在孕妇右侧垫薄垫或者手术台向左倾斜15°～30°以使子宫左移避免压迫。术中监测$ETCO_2$浓度，使之控制在4.3～4.7 kPa(32～35 mmHg)，防止呼吸性碱中毒，因为呼吸性酸中毒会导致氧离曲线左移，不利于组织供氧，胎盘氧合受到影响，从而也影响了胎儿的氧供应，而且碱中毒也使脐带血流量降低，不利于胎儿氧摄取。

实施 EXIT 的新生儿手术结束后应该在 NICU 进行监护治疗，所以在切开子宫前，在B超引导下肌内注射芬太尼 20 μg/kg，然后再为胎儿实施手术，这样可以保证胎儿得到足够的镇痛剂，最大限度地减少手术刺激引起的应激反应。

在胎儿手术结束确保可以控制胎儿气道保证胎儿氧供的情况下才可以娩出胎儿、夹闭脐带，转入 NICU 治疗。此时对孕妇的处理应该开始降低吸入麻醉剂浓度或者停止吸入麻醉剂，以减轻、消除吸入麻醉剂松弛子宫平滑肌的作用，同时使用缩宫素以防产后出血。

由于术中需要子宫松弛的时间较长，产妇失血量一般较多，所以术中要注意及时液体治疗并及时补充丢失的红细胞，积极纠正产妇低血容量。

2.妊娠中期切开手术的麻醉

妊娠中期切开手术与 EXIT 最大不同点是手术结束后胎儿要放回子宫内继续生长发育直至成熟后分娩，所以此类手术的麻醉要相应地考虑与其相关的一系列问题。其麻醉处理有大部分与 EXIT 的麻醉处理相似，不同之处主要有麻醉过程中需要全程维持子宫松弛状态，术中需要限制液体输入以防术后孕妇发生肺水肿。

(1)麻醉前评估与用药：麻醉前应该常规复习孕妇病史，详细查阅各项检查指标，与产科医师充分交流，充分了解手术操作方式、治疗重点等内容。了解孕妇的心肺功能，气道情况是否适合气管插管，是否属于困难气道，根据个体情况充分准备好应对困难气道措施。充分了解胎儿麻醉前情况，包括详细了解B超、超声心动图、遗传学诊断和 MRI 等结果。麻醉前用药基本上与 EXIT 麻醉前用药相同。

(2)监测：妊娠中期切开手术麻醉的监测项目与 EXIT 麻醉中监测相同。

(3)麻醉处理：与 EXIT 相同，麻醉方式多选用全身麻醉；全身麻醉诱导时行快速静脉诱导，防止孕妇诱导期反流误吸。在手术开始时麻醉维持应吸入高浓度吸入麻醉药以使吸入药通过胎盘麻醉胎儿；必须防止子宫压迫主动脉和下腔静脉；术中监测 $ETCO_2$ 浓度，使之控制在 4.3～4.7 kPa(32～35 mmHg)，防止呼吸性碱中毒；为胎儿实施手术前 B 超引导下肌内注射芬太尼 20 μg/kg以降低胎儿应激反应。

妊娠中期手术成功的关键在于手术结束以后仍然需要抑制宫缩，防止子宫因手术刺激导致宫缩增强引发早产/流产。所以手术中就开始静脉输注硫酸镁以抑制宫缩，然而使用硫酸镁增加孕妇发生肺水肿的风险，因此术中要适当限制静脉液体的入量，防止肺水肿。硫酸镁还增加肌松剂的敏感性，所以术中应当进行肌松监测。由于吸入高浓度麻醉剂同时限制液体入量，所以术中需要使用麻黄碱、去氧肾上腺素等血管活性药物维持母体合适的血压水平以维持胎盘正常血供。

3.妊娠中期微创手术的麻醉

妊娠中期微创手术通常在超声引导下使用 5 mm 穿刺套管在胎儿镜辅助下完成，胎儿 trocar 容许胎儿镜和纤维激光电凝电极通过以实施手术，因此在孕妇的腹部切口很小，胎儿镜下实施 TTTS 异常血管交通支激光电凝术、TRAP 射频消融或双极电凝结扎无活性胎儿脐带、ABS 羊膜带分离等手术对胎儿的刺激也不重，所以可以在椎管内麻醉或者全身麻醉下实施。

(1)麻醉前评估与用药：麻醉前应该常规复习孕妇病史，详细查阅各项检查指标，与产科医师充分交流，充分了解手术操作方式、治疗重点等内容。了解孕妇的心肺功能，气道情况是否适合气管插管，是否属于困难气道，根据个体情况充分准备好应对困难气道措施。如果计划在椎管内麻醉下实施手术，要向孕妇详细解释手术不会对她造成伤害，令其做好心理准备。充分了解胎儿麻醉前情况，包括详细了解B超、超声心动图、遗传学诊断和MRI等结果。麻醉前用药基本上与EXIT麻醉前用药相同。

(2)监测：妊娠中期微创手术麻醉的监测项目与EXIT麻醉中监测相同，对于时间较短、不对胎儿实施创伤性刺激的手术，可以不监测胎儿超声心动图。

(3)麻醉处理：通常胎儿镜手术可以在椎管内麻醉下实施，连续硬膜外麻醉、腰麻或者腰硬联合麻醉均可以满足手术需要。但手术过程中应当辅助静脉镇静以解除孕妇焦虑，可以静脉持续输注小剂量丙泊酚或瑞芬太尼，同时必须注意避免深镇静甚至静脉全身麻醉，因为产妇在深镇静或全麻状态下又没有控制气道情况下有误吸和气道梗阻的危险。这种麻醉方法的缺点是不能令子宫处于松弛状态，不能麻醉胎儿。胎儿镜也可以在全身麻醉下实施，可以使孕妇免除清醒焦虑状态，可以麻醉胎儿，利于手术操作，缺点是可能会抑制胎儿循环系统，减少子宫胎盘血供。

胎儿镜手术时需要温暖的生理盐水灌注子宫以维持子宫扩张便于手术操作，利于胎儿镜视野清晰，降低了羊水栓塞的风险。但是应该警惕生理盐水灌注可能会使大量水分经输卵管进入腹腔，经腹膜吸收水引起水中毒，甚至导致肺水肿，当灌注液入、出量之差超过4 L时容易发生肺水肿，所以术中要严密监测灌注液的出入量，把出入量之差控制在2 L以内。

与妊娠中期切开手术相同，胎儿镜手术后也要抑制子宫收缩，所以也要使用硫酸镁等药物，因而术中也要控制液体入量，防止肺水肿发生。

总之，胎儿手术是近年来新开展的胎儿治疗手段，尚处于发展阶段，胎儿手术麻醉也将得到发展，随着科技的进步，将会出现更加先进的监测手段和麻醉手段。

（陈亚军）

第十四章

老年科麻醉

第一节　老年人的解剖生理

一、呼吸系统

(一)通气功能的改变

老年人呼吸中枢兴奋性较低,对高二氧化碳和低氧的通气反应能力下降,表现为潮气量增加不足,通气频率维持原水平,致每分通气量无明显增加。

老年人喉反射和咳嗽反射均较年轻人减弱,咽缩肌活力也不及年轻人敏锐,极易发生异物误吸、排痰困难,从而造成肺部感染和肺不张。

随着年龄的增长,胸壁的僵硬程度亦渐增加,肺胸顺应性下降,这主要是由于胸肋软骨关节钙化所致。此种僵硬在一定程度上限制肺的呼吸动作,而老年人呼吸肌萎缩,肌力弱于年轻人,最大通气时胸内正负压的变化幅度减少;呼气末膈肌变平,膈肌收缩时所能产生的张力较小,可见呼吸的机械效能降低。

大、小气道随着年龄的增长而顺应性增加,用力呼气时气道容易受压闭塞使残气量增加。30 岁以后,呼吸性细支气管和肺泡管进行性扩大,其变化类似于肺气肿。肺泡隔破坏,总的肺泡表面积下降,解剖无效腔和肺泡无效腔均进行性增加。

(二)换气功能的改变

老年人随着年龄的增长,实际肺泡数量减少,肺泡的弥散能力下降。由于随年龄增长肺弹性蛋白发生质量退化,肺的弹性回缩力进行性下降,肺闭合气量增加,通气/血流比例失调,气体交换率降低,动脉氧分压下降。

二、代谢及内分泌系统

内分泌系统中最重要的组成部分是下丘脑-垂体-肾上腺皮质轴和交感-肾上腺髓质轴。随着年龄的增长对这两个轴以及相关的激素水平产生一定程度的影响。

增龄老化使下丘脑中调控内分泌的多巴胺和去甲肾上腺素等生物胺含量减少,从而导致下丘脑调节神经内分泌功能减退。老年人下丘脑-垂体轴对负反馈调节的敏感性降低。肾上腺皮质和髓质细胞均随着增龄而减少，对促肾上腺皮质激素的反应性下降，使老年人免疫功能和应激性降低。

老年人甲状旁腺功能降低，甲状旁腺素（PTH）活性下降，Ca^{2+}吸收减少，转运减慢，容易引起骨质疏松。所有老年人糖耐量均降低，其原因可能为胰岛素抵抗或胰岛素功能不全。老年人基础代谢率明显下降，体温调节能力降低，在周围环境温度下降时，容易出现体温下降，在温热的环境下其外周血管扩张反应也减弱。

三、肾功能

增龄老化对肾的主要影响是肾组织萎缩、质量减轻，肾单位、肾小球数量平行下降，肾小管萎缩。增龄也使肾血管（肾动脉、肾小动脉）硬化，减少肾血流量而损害肾功能。

老年人肾小球滤过率（GFR）下降，血浆肌酐清除率约从30岁开始下降，65岁以后降低的速度加快。由于老年人骨骼肌萎缩，体内肌酐生成减少，虽然尿中肌酐排出减少，但血清肌酐浓度仍可维持在正常范围。

老年人肾浓缩功能降低，遇到限制摄水量或因口渴感缺乏而摄入不足时可出现高钠血症；另一方面，应激反应所致血管升压素（ADH）过度分泌或某些药物影响水的排出，也使老年人有发生水中毒的危险。老年人肾功能的改变对血浆电解质的影响表现在肾对电解质的调节能力降低。老年人肾单位减少、每肾单位溶质负荷加重、肾素-血管紧张素-醛固酮系统反应迟钝（功能性低醛固酮症），使老年人易出现低钠血症。由于老年人GFR降低，对急性钠负荷过重也不能适应，可造成高钠血症。老年人肾素-血管紧张素-醛固酮反应迟钝，GFR又明显下降，存在发生高钾血症的潜在危险；另一方面，由于去脂体重的减少降低了全身可交换钾的储备，又易于出现医源性低钾血症。老年人肾调节酸碱平衡的能力下降，有发生代谢性酸中毒的倾向。

四、胃肠功能

老年人胃肠功能和张力均下降，胃分泌酸能力降低，胃液pH增高，胃肠蠕动减弱，排空时间延长。又因胃肠道血供降低，对口服药物的吸收时间延长，尤其是脂溶性药物。

五、神经系统

（一）中枢神经系统

老年人脑组织出现一定程度的萎缩，脑沟增宽。脑脊液代偿性增加，增宽的脑沟为脑脊液所充填，称为低压性脑积水。脑组织的萎缩主要由于神经元的进行性减少所致。

随着年龄的增长，神经组织中与合成神经递质有关的酶如酪氨酸羟化酶、多巴脱羧酶、胆碱乙酰化酶等，在浓度和功能上均降低；同时破坏神经递质的酶如单胺氧化酶和儿茶酚-O-甲基转移酶活性增强。神经递质受体特别是多巴胺受体对神经递质分子的亲和力降低。这些变化使老年人中枢神经系统的重建和代偿能力较儿童和年轻人缓慢且不完全。

老年人脑组织萎缩的主要结果是脑血流量减少。老年人的脑血管自主调节功能一般仍能保持正常。但如果老年患者具有脑卒中和动脉粥样硬化的危险因素，则脑血管的舒缩反应性降低，特别是低氧不能使脑血流量增加。脊髓也同样经历着退行性改变的过程，神经元减少、神经胶质增生。

老年人由于以上解剖生理方面的改变，使其表现出某些神经功能的不全，例如，短程记忆能力降低，视、听、味、嗅等反应减弱，反应时间延长等，并可能出现精神行为异常。

(二)周围神经系统

随着年龄的增长，脊髓神经元减少，末梢神经纤维和神经细胞突触减少，外周神经节段脱髓鞘，运动神经和感觉神经传导速度减慢。

老年人各种感觉(如视觉、听觉、触觉、关节位置觉、外周痛觉等)的阈值均增高，可能与皮肤内的特殊感觉器官、周围神经系统和脊髓的退行性改变有关。

(三)自主神经功能

老年人自主神经系统同样也经历着退行性改变的过程，包括神经元丧失，神经纤维数量减少、传导减慢，受体和神经递质在数量和功能方面发生改变。

老年人血浆中儿茶酚胺特别是去甲肾上腺素的水平，无论在静息或运动时均高于年轻人2～4倍，但在临床上并无明显的相应表现，因为增龄使自主神经系统的终末靶器官、组织、细胞的应答性降低，称为“内源性β阻断”。

老年人压力反射、冷刺激的缩血管反应和体位改变后的心率反应均启动较慢，反应幅度较小，不能有效地稳定血压。

综上所述，人体衰老后脏器组织细胞减少，器官萎缩，功能减退，尤以肺、脑、内分泌等系统生理功能减退更为显著。

(鲁　鸿)

第二节　老年人的麻醉特点

一、术前估计及麻醉前准备

老年人由于全身性生理功能降低，对麻醉和手术的耐受能力较差，并存其他疾病的发生率高，因而麻醉和手术的风险普遍高于青壮年患者。术前对患者的全身情况和重要器官功能进行检查；对其生理和病理状态做全面评估；对原发病和并存症积极治疗，使其在最佳生理状态下实施麻醉和手术，这是提高麻醉、手术成功率和安全性，降低术后并发症和病死率的重要环节。

术前估计包括患者的全身状况及心、肺、肝、肾等重要器官的功能，以及中枢神经系统和内分泌系统的改变。应详细了解患者的现在和过去病史，通过体格检查、实验室和影像检查，必要时增加一些特殊检查，对所获得的资料加以综合分析，一旦诊断明确，应及早对异常状态进行治疗。

老年人麻醉、手术的危险，主要与原发病的轻重，并存疾病的多少及其严重程度密切相关。在评估麻醉和手术的风险程度时，一般均需考虑患者、手术、麻醉三方面的危险因素，这些因素之间存在着辨证的消长关系，每一具体因素也存在着程度上的差别。一般情况下，危险因素越多、程度越重或其性质越严重则风险越大。

老年人由于衰老过程所带来的生理改变，虽然增加了手术和麻醉的风险，但其危险程度远不如其术前存在的并存症以及并存症发展加重的可能性。一般而言，外科患者的年龄越大，存在与年龄有关的疾病的概率就越高，其体格状态也就可能越差。老年患者术前的病情及体格状态与围术期的发病率有明确的相关性。对病情和体格情况的粗略评估一般采用美国麻醉学家

(ASA)分级标准，就发病率和病死率的高低而言，4 级＞3 级＞2 级和 1 级。老年外科患者常并存有各种疾病，如高血压、冠心病、慢性呼吸系统疾病、慢性肾脏疾病、慢性肝脏疾病、代谢性疾病等。据统计，老年患者有 4 种以上疾病者约占 78%，有 6 种以上疾病者约占 38%，有 8 种以上疾病占 3%。这些疾病对老年人已经减退的各脏器系统的功能有广泛和/或严重的影响，将进一步损害重要器官的储备功能，增加麻醉和手术的危险。可见老年患者手术时的病情和体格情况是头一项重要的危险因素。其次，急症手术是另一个危险因素。与择期手术相比，急症手术的危险要增加 3～10 倍，其原因是多方面的，例如，急症手术各方面的条件要比正常情况下的择期手术差；术前评估和术前准备不足；急症情况本身的严重程度及其急性后果对老年患者所造成的影响等。感染和脓毒症则无疑会危及患者的生命。再者，手术部位和手术创伤大小也是决定围术期危险大小的一个重要因素。在老年人，手术部位浅表或创伤小的手术与体腔、颅内或创伤大的手术相比，其死亡的危险相差 10～20 倍。此外，老年人常服用多种药物，药物的不良反应常对老年人构成严重的威胁。

二、麻醉前用药

老年人对药物的反应性增高，对麻醉性镇痛药(如哌替啶、吗啡)的耐受性降低。因此，麻醉前用药剂量约比青年人减少 1/3～1/2。麻醉性镇痛药容易产生呼吸、循环抑制，导致呼吸频率减少、潮气量不足和低血压，除非麻醉前患者存在剧烈疼痛，一般情况下应尽量避免使用。老年人对镇静、催眠药的反应性也明显增高，易致意识丧失出现呼吸抑制，应减量慎重使用，一般宜用咪达唑仑 3～5 mg 肌内注射，少用巴比妥类药，也有主张麻醉前只需进行心理安慰，不必用镇静催眠药。老年人迷走神经张力明显增强，麻醉前给予阿托品有利于麻醉的实施和调整心率。如患者心率增快、有明显心肌缺血时应避免使用，可以东莨菪碱代之。然而东莨菪碱常出现的兴奋、谵妄，对老年人一般属于禁忌，应酌情慎用。

三、麻醉方法选择原则

老年人对药物的耐受性和需要量均降低，尤其对中枢性抑制药如全麻药、镇静催眠药及阿片类镇痛药均很敏感。其次老年人一般反应迟钝，应激能力较差，对于手术创伤带来的强烈刺激不能承受，其自主神经系统的自控能力不强，不能有效的稳定血压，甚或造成意外或诱发并存症突然恶化。因此，麻醉方法的选择首先应选用对生理干扰较少，麻醉停止后能迅速恢复生理功能的药物和方法。其次在麻醉、手术实施过程能有效地维持和调控机体处于生理或接近生理状态(包括呼吸、循环和内环境的稳定)，并能满足手术操作的需要。再者还应实事求是地根据麻醉医师的工作条件、本身的技术水平和经验，加以综合考虑。事实上任何一种麻醉方法都没有绝对的安全性，对老年患者而言，也没有某种固定的麻醉方法是最好的。选择的关键在于对每种麻醉方法和所用药物的透彻了解，结合体格状况和病情加以比较，扬长避短，才有可能制定最佳的麻醉方案。实施时严密监测，细心观察，精心调控，即使十分复杂、危重的患者，往往也能取得较满意的结果。

四、常用的麻醉方法

(一)局部麻醉

局部浸润麻醉对老年患者最大的好处是意识保持清醒，对全身生理功能干扰极少，麻醉后机体功能恢复迅速。但老年人对局麻药的耐量降低，使用时应减少剂量，采用最低有效浓度，避免局麻药中毒。常用于体表短小手术和门诊小手术。

(二)神经(丛、干)阻滞

神经(丛、干)阻滞常用于颈部手术的颈神经丛阻滞，用于上肢手术的臂神经丛阻滞，其优点与局麻相似。要达到麻醉安全、有效，防止并发症发生，关键在于技术熟练、穿刺、注药准确，局麻药的剂量要比青年人减少。

(三)椎管内麻醉

椎管内麻醉对循环和呼吸容易产生抑制，而老年人的代偿调节能力差，特别是高平面和广范围的阻滞，容易出现明显的低血压，因此阻滞的平面最好控制在 T_8 以下，以不超过 T_6 为宜。麻醉平面越高，对呼吸、循环的影响越大。

1.硬膜外阻滞(硬膜外麻醉)

老年人的硬膜外间隙随增龄而变窄，容积减少；椎间孔闭缩，局麻药向椎旁间隙扩散减少。因而老年人对局麻药的需要量普遍减少，其实际需要量与患者的体格、年龄、手术部位、阻滞范围密切相关。通常 65 岁以上，体格衰弱或者病情较重的老年患者，多属小剂量范围(首次剂量 <6 mL，即获得 6～8 节段的阻滞范围)，注药前先开放静脉输液，平卧后注入 2～3 mL 试验剂量，然后酌情分次小量追加，直至获得所需的阻滞平面。老年人脊椎韧带钙化和纤维性退变，常使硬膜外穿刺、置管操作困难，遇棘上韧带钙化直入法难以成功时，改用旁入法往往顺利达到目的。老年人施行硬膜外麻醉应用哌替啶、芬太尼、氟哌利多、地西泮等辅助药物时，剂量宜小，为青壮年的 1/3～1/2。遇麻醉效果不佳时，切忌盲目增加辅助用药，慎用氯胺酮，以免招致心血管意外事件。常规给予患者鼻导管吸氧(必要时予以面罩加压吸氧)有助于维持较高的动脉血氧分压，防止缺氧的发生。

对体格状况及心肺功能较好的老年患者，腹部(上腹部包括胃、胆管等)及其以下手术，在国内仍广泛采用连续硬膜外麻醉，一般认为是安全的。上胸段和颈部硬膜外麻醉用于心肺功能明显衰退的老年患者应格外慎重。当手术需要麻醉范围较广，如腹、会阴部同时操作，一点硬膜外阻滞往往难以满足手术要求，采用两点硬外膜阻滞(腰骶段和下胸段)能取得较理想的效果，但需注意两点不要同时给药，防止单位时间内局麻药量过大引起中毒。

2.蛛网膜下腔阻滞(脊麻)

脊麻的阻滞效果确切完善，低位脊麻(T_{12}以下)对循环、呼吸影响较轻，适用于下肢、肛门、会阴部手术。由于老年人对脊麻敏感性增高，麻醉作用起效快，阻滞平面扩散广，麻醉作用时间延长。因此用药剂量应酌减 1/3～1/2，如做鞍麻注入丁哌卡因 5 mg 行肛门、会阴部手术或做低位脊麻注入丁哌卡因 7.5 mg 行下肢手术，均可获得良好的麻醉效果。近年来引进的连续脊麻，可小剂量分次注药，提高了脊麻的安全性，扩大了手术范围，降低了腰麻后头痛等并发症，用于老年人 T_8 以下手术是安全可靠的。

3.脊麻-硬膜外联合麻醉

脊麻-硬膜外联合麻醉具有起效快，作用完全，在作用时间和阻滞范围均较脊麻或硬膜外阻滞单独应用者优。可用于老年人腹、会阴联合手术，髋关节及下肢手术。

(四)全身麻醉

目前国内全身麻醉的应用日益增加，对老年患者全身情况较差，心肺功能严重受损以及并存症复杂的，普遍采用全身麻醉，上腹部手术一般认为全身麻醉较椎管内麻醉更为安全。为减轻心脏负荷，改善冠脉血流，或者为了减少全麻用药量，减轻全身麻醉药对机体的不良影响，采用全身麻醉与神经阻滞或硬膜外阻滞联合应用，取得良好效果，只要掌握得当，麻醉药物剂量相宜，麻醉和手术过程一般均较平稳。

1.麻醉诱导

应力求平稳，减轻气管插管时的心血管应激反应，同时防止麻醉药用量过大引起严重的循环抑制和缺氧。常用的诱导全麻药、镇静药，如芬太尼、阿芬太尼、咪达唑仑等，老年人对此类药物的敏感性增高，对依托咪酯、丙泊酚等需要量较青壮年减少20%～40%，又由于个体差异大、静脉用量很难准确掌握，故一般先从小剂量开始，逐渐加大用量。也可采用静脉麻醉药与吸入麻醉药复合，相互协同减少各自的用量。肌松药剂量适当加大有利于气管插管。防止插管时心血管反应的方法很多，完善的咽喉、气管内表面麻醉对减轻插管时心血管反应作用肯定，对快诱导或慢诱导均有利。有高血压病史，特别是术前高血压未得到较好控制的老年患者，全麻诱导可致血压剧升，心率加速，除避免浅麻醉外，要及时给予降压药预防和治疗，β受体阻滞剂可改善心肌缺血，也是常用的措施。老年患者多存在血容量不足、自主神经调控能力降低，全麻后体位的改变容易引起剧烈的血压波动，应高度警惕。

2.麻醉维持

麻醉维持要求各生命体征处于生理或接近生理状态，注意维护重要器官功能，麻醉深浅要适应手术操作，及时控制由于手术创伤引起的过度刺激。一般而言，老年患者麻醉维持不宜太深，但过浅的麻醉会出现镇痛不全和术中知晓，应予避免。目前常用的全麻药，如异氟烷、氧化亚氮、芬太尼、丙泊酚等。肌肉松弛药如维库溴铵、阿曲库铵等用于老年患者是安全的，但剂量需减少。在给药方法上要特别注意其可控性，吸入麻醉的控制相对较容易，用于老年人麻醉维持是可取的。静脉麻醉药使用微泵持续控制给药，较单次或多次推注给药易于控制也较安全，吸入麻醉与静脉麻醉复合则更为灵活。呼吸管理在全麻维持中特别重要，老年患者对缺氧耐受能力差，保持呼吸道通畅，保证足够的通气量和氧供，避免缺氧和二氧化碳蓄积，这是时刻需要关注的。但过度通气对老年人也是不利的，可以招致冠脉痉挛、心肌缺血，如不及时纠正可能造成严重后果。全麻维持平稳，除与上述因素有关外，维护水、电解质平衡与内环境的稳定也很重要。

术毕苏醒期：老年人由于对麻醉药物的敏感性增高、代谢降低，术毕苏醒延迟或呼吸恢复不满意者较多见，最好进入苏醒室继续观察和呼吸支持，尤其是并存高血压、冠心病等心血管疾病者和肺功能不全者，待其自然地完全苏醒比较安全。在患者完全清醒后拔除气管时要切实减轻或消除拔管时的心血管反应，以免出现心血管意外。对老年患者拮抗药包括肌松药和麻醉性镇痛药的拮抗药使用必须慎重。

总之，术毕苏醒期，除维持呼吸、循环功能稳定外，还应防治患者在复苏过程呕吐、误吸，以及谵妄、躁动等精神症状。

五、常见并发症及处理

(一)呼吸系统

呼吸系统常见有呼吸抑制和呼吸道梗阻。非全身麻醉呼吸抑制在术中可见于椎管内麻醉，也偶见于颈神经丛阻滞，其原因与阻滞范围过高、过宽及麻醉辅助药物使用过多有关。全麻期间全麻药剂量过大引起术后呼吸抑制，多为镇痛药与肌松药残留体内所致，均可通过面罩给氧或做加压辅助呼吸得以改善。舌后坠或口腔分泌物过多引起的呼吸道梗阻，如能及时发现不难处理，用手法托起下颌、放置口咽通气道并清除口腔分泌物，梗阻即可解除。下呼吸道梗阻可因误吸或气管、支气管分泌物过多、过稠造成。肺泡破裂或手术时大量脓液、血液涌入气管所致的呼吸道梗阻，病情往往紧急危重。气道反应性增高的患者容易诱发支气管痉挛致呼吸道梗阻。上述并发症的处理，在加压给氧解痉的同时，应尽快清除呼吸道的分泌物或异物。

呼吸抑制和呼吸道梗阻均可导致通气量不足和缺氧。老年人呼吸储备功能不全，易致急性呼吸衰竭。肺部感染，常是术后导致死亡的重要并发症。

全麻术后不宜过早拔除气管导管，应待患者完全清醒后经鼻导管给氧 $SpO_2>94\%$，呼吸频率与潮气量正常或接近正常，此时拔管才安全。术后尽早喉咽喷雾治疗，积极排痰，预防感染。

导致呼吸抑制、通气量不足、缺氧的原因除麻醉因素外，电解质紊乱（如缺钙等）、胸腹伤口的疼痛或包扎过紧、腹部膨隆、膈肌上抬等影响患者的正常呼吸动作，造成通气不足，也并不罕见。

（二）循环系统

老年人心功能储备降低、血管硬化，如术前已并存高血压、冠心病、心律失常和心肌缺血等，则术中和/或术后很难使循环维持稳定。应强调术前对并存症的积极治疗，这是预防并发症的最好措施。

在麻醉手术期间出现的高血压，通常均与麻醉过浅、麻醉阻滞平面不够、手术刺激过强、自主神经阻滞不完善密切相关，适当加深麻醉，或给予血管扩张药一般均可控制。必要时静脉注射硝酸甘油或中、短效的降压药。伴有心率增快者，可选用β受体阻滞剂艾司洛尔、美托洛尔等。术毕苏醒期及术后早期出现的高血压，可因伤口疼痛、气管内吸引等因素引起，可用小剂量降压药控制，术后有效的镇痛技术也十分有效。长时间的低血压，除与血容量不足密切相关外，电解质紊乱、酸碱失衡对心功能的抑制，肾上腺皮质功能低下应激能力削弱均应给予考虑并作相应的处理，如及时补充血容量，纠正电解质、酸碱紊乱，适当给予肾上腺皮质激素等。

六、术中术后的监测与管理

老年外科患者的术中监测、管理与一般所遵循的原则是一致的，应根据病情的轻重、手术的繁简和创伤的大小、麻醉和手术对患者生理功能的影响等来考虑，但应特别注意老年患者的特点。老年患者各个系统都有与年龄有关的衰老的改变，又有疾病所引起的病理生理变化，各脏器功能之间的平衡非常脆弱。因此，除常用的基本监测项目外，应根据老年人的特点有所侧重或加强，这样有助于及早发现问题，及早调节处理以维持脏器功能之间的均势。例如，老年患者有冠心病和高血压，心电图电极的安放应能适时显示 ST 段的变化，以便能及时处理可能出现的心肌缺血；呼气末二氧化碳张力或浓度的监测，有助于及时发现、避免低二氧化碳血症以防冠状动脉的收缩和痉挛。对于有阻塞性和/或限制性通气功能障碍的老年患者，除监测一般的通气功能指标、血氧饱和度、呼气末二氧化碳张力之外，可能需要定时进行血气分析、连续监测呼吸系统顺应性的动态变化，以指导呼吸管理。老年患者的用药和药物间相互作用的情况比较复杂，而老年人对这种复杂的药物环境的反应比较多变和较难预测。全身麻醉时，神经肌肉传导功能监测和心血管方面监测的作用和重要性有所增强。老年人调节和维持恒定体温的能力很差，术中进行体温监测和处理十分必要。至于一些其他的监测项目可视情况而定。

在术中除根据监测数据、波形及对患者的直接观察进行处理外，还应注意防范一些在老年人比较容易出现的并发症，如皮肤、软组织易出现受压所致的缺血性损伤；由于骨质疏松，搬动体位不当可致医源性损伤；泪腺分泌减少，保护眼睛更为重要等。

在术后，尤其是术后早期，一些必要的监测仍应继续进行。应当警惕，呼吸功能不全和低氧血症是老年患者术后早期死亡的重要原因。对于术后估计需进行呼吸功能支持的患者，应给予一段时间的机械通气支持，不要急于拔管，应在达到所需的拔管标准后才能予以拔除。拔管后继续注意保持呼吸道通畅，并充分供氧。对于在拔管后出现严重呼吸抑制者，除给予相应拮抗药物外，应注意及早重新做气管内插管（或置入喉罩、气管-食管联合导管）辅助呼吸，切勿丧失抢救时机。对于一般老年手术患者，针对其氧合能力的降低，术后吸氧的时间不应＜24 小时。

术后应注意维持循环功能的稳定。包括维持合适的血容量、维护和支持心功能、保持内环境的稳定等。老年人常有冠心病和高血压，要注意维持心肌氧供与氧需之间的平衡，避免一些引起心肌缺血的因素，如高血压、心动过速、疼痛、贫血、寒战等。过高的血压容易引起脑血管意外，适当的镇痛也有助于减少呼吸并发症。必要时应合理使用心血管活性药物。

老年人较易出现麻醉后苏醒延迟、兴奋、谵妄等异常表现。苏醒延迟往往是药物的残余作用或麻醉过程有某种程度的低氧。术后的谵妄、定向力障碍等中枢神经系统症状则可能与代谢因素有关，如水中毒、低钠血症、低血糖症、高血糖症、低氧血症、低温、高二氧化碳血症等，应注意分析原因处理，还应警惕出现脑血管意外的可能性。

其他如感染的预防、合理的营养支持等，都是术后应该注意的。

（鲁　鸿）

第三节　老年人的麻醉前评估与准备

老年患者术前恰当的评估与准备对患者顺利度过围术期、减少或避免并发症具有重要意义。目前医疗模式及实际医疗行为中还存在诸多问题，这方面工作远远不够，导致围术期并发症增多，严重影响患者的康复。术前评估需全面了解病情，包括将行手术治疗的疾病和并存疾病、各系统的功能状态、精神状态和营养状况以及目前使用药物对围术期可能产生的影响等。术前制定并执行麻醉的各项准备措施，以期充分治疗并存疾病，改善各系统功能，力求在预定麻醉和手术时重要脏器功能稳定，从而预防或减少麻醉和手术的并发症，提高手术成功率和安全性。

一、神经系统

老年患者神经系统的评估十分重要，但易遭忽视。恰当的评估首先是理解老年相关的神经生理、解剖方面的变化及由此带来的对麻醉的影响。老年人随着年龄增加，脑进行性萎缩，脑功能减退。脑功能减退源于神经元数量的减少和神经元密度的降低。神经元的减少和功能丧失具有选择性，那些具有高度特殊功能的神经元亚群，特别是与合成神经递质有关的神经元，随着年龄的增长而遭受很大程度的耗损。在神经元数量减少的同时神经递质和受体也减少。如皮层5-羟色胺和受体、局部乙酰胆碱和乙酰胆碱受体、黑质和纹状体中多巴胺水平和纹状体中多巴胺受体数目减少。这些受体、递质与麻醉药物作用位点密切相关。因此，围术期麻醉相关药物的需要量、耐受性、效应等会发生许多变化，麻醉期间需认真、细致考虑，以避免不良反应。

老年骨科患者术前常合并神经系统疾病，如曾罹患卒中、帕金森病、老年痴呆等。70 岁以上的老年人常受到卒中的影响，年龄大于 55 岁后每增加 10 岁卒中的风险增加一倍。65～75 岁的发生率为2%～3%，以后每增加5岁发生率翻一番，85岁以上的发生率约为30%。60～69岁帕金森病的发病率最高，约为5%。因此，充分评估疾病严重程度及带来的种种不良影响将有助于围术期准备和风险评估。有脑梗病史的患者需充分了解其发生时间、治疗情况、恢复程度以及与手术关系。近期脑梗者择期手术时机目前仍无定论，但围术期发生再梗死的风险很大，宜积极防治。同样，有脑出血病史的患者围术期再次发生脑出血的风险较大，围术期医师、患者、家属等要有充分的准备，积极采取预防措施，努力避免再出血。

当患者罹患帕金森症时需对其病史如发病时间、进展情况、治疗措施、效果等有详细的了解。帕金森症症状严重者可产生限制性通气障碍和阵发性膈肌痉挛。伴随自主神经功能障碍者表现为呼吸道分泌增多、直立性低血压等。患者常用治疗药物如左旋多巴，可透过血-脑屏障，经多巴脱羧酶转化为多巴胺，可引起心肌应激性增加而导致快速性心律失常，改变周围血管活力和排钠增多而致血容量减少，应引起注意。术前帕金森症治疗用药在围术期应继续使用，如果停药5～12小时可使症状复发或加重。

近年资料显示：老年性痴呆发病率呈上升趋势，65岁以上老年性痴呆的发生率约为2.5%，75岁以上则为14%。这些患者需行骨科手术时，不管是实施局部麻醉还是全身麻醉都可能遇到种种问题。因此，术前需了解病程和严重程度，是否用药等情况。由于痴呆患者无法正常交流，正确采集病史尤为重要，除了向其家属了解外，须进行充分的术前检查，以便准确评估。

正是由于老年人神经系统的退化，使得手术麻醉后更容易发生认知功能障碍。据研究资料显示，相同的手术和麻醉，老年人术后短期和长期的认知功能障碍的发生率要远远高于正常成人。认知功能障碍是多因素作用的结果，目前还没有有效的治疗措施，主要以预防为主。临床研究显示多种干预措施如维持循环的稳定、保持合适的麻醉深度、预防血栓的形成等具有一定的作用。

二、循环系统

老年患者术前常存在不同程度心血管功能的减退，许多患者合并心血管疾病，如高血压、冠心病、糖尿病、大血管病等，使得维持循环稳定性的能力下降。随着年龄的增加，心血管系统显著的变化包括血管壁变得僵硬和交感神经活性增加，并由此导致一系列的变化。如体循环阻力增加导致血压升高，尤以收缩压升高最为明显，长期持续高血压易导致左心室肥厚。静脉壁的僵硬导致静脉容量调节作用的减退，血流动力学更易受到容量的影响。如果血管壁的僵硬严重，还可影响心室舒张期的充盈，导致左室舒张末容积下降。进一步可影响左心房和肺血管。关于老年人心排血量和每搏量的变化，目前仍有争议。有报道称年龄每增加10岁可减少5%。静息状态下，老年人的心率与年轻人并无很大差异。但是最快心率、射血分数、氧的输送能力等均下降。

老年骨科手术多为外伤、跌倒导致骨折，急性期常会加重对循环功能的影响。如疼痛导致血压增高、心率增快、心律失常等，诱发或加重心肌缺血、心力衰竭等。术前合理评估并做好准备对围术期循环调控、降低围术期循环并发症具有重要意义。循环功能的评估主要依赖病史、生活质量、术前检查、治疗情况等综合评定。目前临床上有多种方法评估循环功能，但各种方法侧重点不同，宜相互结合，综合评定。基本的评估是采用纽约心脏病学会(NYHA)四级分类法评定心功能，它是根据患者活动能力和耐受性评估或估计心脏病的严重程度。Ⅰ、Ⅱ级患者进行一般麻醉和手术安全性应有保障，Ⅲ级患者经术前准备与积极治疗使心功能获得改善，增加安全性，Ⅳ级患者麻醉和手术的危险性很大。

围术期循环并发症发生风险常以心脏危险指数(cardiac risk index,CRI)来评定。Goldman等将患者术前各项相关危险因素与手术期发生心脏并发症及结局上相联系起来,提出多因素心脏危险指数共计9项,累计53分。计分0～5相当于心功能Ⅰ级;6～12分为Ⅱ级;13～15分为Ⅲ级;>26分相当于Ⅳ级。将心功能分级与CRI联合评估可有更大的预示价值。

高血压、冠心病等老年常见的并发症可增加围术期循环并发症风险。恰当的处理可有效降低这样的风险。如并存充血性心力衰竭失代偿,严重心律失常,重度瓣膜疾病和急性心肌梗死等疾病,对患者威胁大,应取消或延期手术。

(一)高血压

若非急症手术,高血压患者术前均需经一段时间的内科治疗,使血压控制于接近正常水平,有助于减少围术期心、脑、肾等脏器损害的发生率。通常术前老年人控制于18.7/12.0 kPa(140/90 mmHg)水平即可。测量患者术前静息基础血压对围术期血压的控制目标具有参考意义。一般认为降压不宜过快过低。通常,抗高血压治疗应持续到麻醉前,突然停用降压药可能导致心肌梗死、心力衰竭和脑血管意外等。术前还必须了解患者所用的抗高血压药物的种类和剂量,这些药物可能与麻醉药有相互作用。

(二)冠心病

冠心病是老年人麻醉中常见的并存病,70岁以上可超过50%。近期心肌梗死患者围术期可能发生再梗死,3个月内为5.7%,3～6个月为2%～3%。这样的患者术前恰当评估和合理处理显得至关重要。临床使用的治疗药物主要有β受体阻滞剂、硝酸盐、钙通道阻滞剂等。目标是控制心率和血压,纠正心律失常,防治心肌缺血或冠脉血管痉挛,保持患者安静等。

三、呼吸系统

老年患者随年龄增长呼吸功能均减退,特别是呼吸储备和气体交换功能下降。胸壁僵硬、呼吸肌力变弱、肺弹性回缩力下降和闭合气量增加是造成老年人呼吸功能降低的主要原因。肺活量的减少主要是由于余气量的增加,两者的增减幅度平均约每年20 mL。至80岁时肺活量降低20%～25%。老年人最大呼气流速约降低30%,第1秒用力呼气量(FEV_1)平均约每年减少30 mL。到70～80岁时FEV_1约降低30%。另外,老年人对高二氧化碳和低氧的通气反应均降低,潮气量增加不足,而通气频率仍维持原水平,致每分通气量无明显增加。

老年患者骨科术后肺部并发症发生率颇高,如术前并存肺部疾病者可高达70%。麻醉前评估重点查找危险因素,积极做好麻醉前准备。麻醉前准备的目标是改善呼吸功能,提高心肺代偿功能,使患者对手术和麻醉的耐受良好。重点是控制呼吸道感染,解除支气管痉挛,并进行呼吸锻炼,后者宜在肺部疾病缓解期进行。

呼吸系统功能的评估依赖病史和呼吸功能检查。对合并肺部疾病,应进行肺功能和血气分析检查。

(一)慢性阻塞性肺病(chronicobstructivepulmonarydisease,COPD)

对COPD患者,麻醉前宜使用支气管扩张剂喷雾治疗,以减少围术期支气管痉挛或哮喘发作。解除支气管痉挛首选$β_2$-受体激动剂,如沙丁胺醇、特布他林、氯喘等。抗胆碱能药如溴化异丙托品吸入剂,尤其适用于老年支气管痉挛患者。氨茶碱为治疗支气管痉挛的二线药物。糖皮质激素可减轻气道黏膜水肿,抑制或减少支气管收缩介质的释放,适用于严重的COPD或哮喘患者,是围术期治疗支气管痉挛的一线药物。急性发作时,静脉注射氢化可的松100 mg每

8 小时一次，直至术后 1～2 天。以后改用口服泼尼松 40～60 mg/d。为预防肺部感染，术前 3 天常规用抗生素。近期急性呼吸道感染易诱发支气管痉挛，应积极治疗待症状消失 2 周后手术。急诊或亚急诊患者宜在手术同时积极控制感染，并对可能出现的呼吸并发症有充分准备，积极干预。

(二)限制性肺疾病

这类患者呼气速率较好，咳嗽排痰能力尚可，对手术麻醉耐受力相对较好。神经肌肉疾病和胸壁疾病影响呼吸和咳嗽能力时可增加麻醉风险。如肺活量低于预计值的 50%，最大吸气压低于 1.5 kPa(15 cmH_2O)，最大通气量低于预计值 45%，$PaCO_2$＞6.0 kPa(45 mmHg)时，则术后发生肺不张、呼吸功能不全和呼吸机脱机困难等概率较大。术前准备主要是控制感染，解除支气管痉挛，指导患者呼吸锻炼，促进气道分泌物的排出，纠正营养不良等，以改善全身情况和呼吸功能。

四、肝肾功能

随着年龄增加，肝脏的质量减少。老年人肝血流量随着增龄而减少，如 65 岁比 25 岁时下降近 40%～50%。肝代谢药物的能力也下降。目前肝功能检查指标多为肝损害指标，并不能对药物代谢能力作出准确评估。使用麻醉及相关药物时要充分考虑这一因素。已有肝损害时，应积极治疗。未做准备，肝功能可进一步恶化，甚至诱发肝功能衰竭。因此，术前要重视肝功能检查、评估及处理。

老年人均存在肾功能减退，80 岁时肾实质可减少 30%，减少的部分主要是肾皮质和功能性肾小球数目减少。肾血流约每十岁减少 10%。随着年龄增加，肌酐清除率逐渐下降，但正常情况下，老年人血清肌酐水平基本能保持正常。因此，血清肌酐值并不能很好地反映老年人肾功能状况。

肾功能的改变还会发生电解质的变化以及尿的浓缩和稀释异常。老年人肾储钠功能降低，如果摄入不足，就会出现血钠逐渐降低，有发生脱水和低血钠的可能。尿的浓缩和稀释功能减弱，使得对体内液体量的调节功能降低，限水时可能导致机体缺水。

五、血清蛋白浓度与机体脂肪比例的改变

正常老人的血清蛋白总量并不减少，但清蛋白与球蛋白的比值降低。由于血循环中清蛋白浓度减少，药物与蛋白的结合作用下降，使更多的药物以游离形式进入中枢神经系统产生作用。因而与蛋白质结合率高的静脉麻醉药必须减量。

不少人进入老年期就逐渐肥胖，肥胖者常并存动脉硬化、高血压、糖尿病及缺血性心脏病。脂肪的增加加重了心脏负担，也影响呼吸，容易发生麻醉意外。同时，由于脂肪增加，增大了脂溶性药物的分布容积。贮存于脂肪内的麻醉药进入循环的时间延长，因而麻醉药物的作用时间也延长。

六、其他麻醉相关的术前评估

老年患者骨、关节退行性变化，颈椎活动度明显减小，常增加气管插管的难度，术前要仔细检查，做好困难插管的准备。特殊体位的手术，如俯卧位下脊柱手术，确保呼吸道通畅的准备工作要充分。

老年人营养情况、术前饮食、活动能力、卧床时间等与术后转归密切相关，术前应积极准备。术前营养支持、鼓励饮食、保证一定活动等对康复有促进意义。骨折而卧床休息的患者，由于疼痛、应激等导致惧怕活动、饮食不佳等，如果不予恰当的支持疗法，往往导致容量不足，严重的导致水电、酸碱失衡，应积极防治。长期卧床者要注意围术期静脉血栓形成与脱落，导致不同程度肺栓塞。

（陈祖棋）

第四节 老年人的麻醉管理

一、麻醉不同阶段管理重点

（一）麻醉诱导期

老年患者由于前述的诸多原因，平稳的麻醉诱导需精心选择麻醉用药、用药速度及剂量；恰当的循环容量评估与处理；适当应用心血管活性药。老年人对许多麻醉药物的敏感性增高，如依托咪酯、丙泊酚等需要量较青壮年减少 20%。有些骨科手术有可能存在隐性失血，如骨盆骨折、转子下骨折等，给予正常剂量的丙泊酚可能导致血压的急剧下降。但并非麻醉药越少对患者就越有利，如果减少麻醉用药，达不到麻醉效果，对患者更不利。关键还是恰当评估，合理应用。由于老年人个体差异大、病情有差异，麻醉药需求量很难准确掌握，宜从小剂量开始，逐渐加大用量。麻醉诱导速度宜慢不宜快。血流动力学变化有时与麻醉深度并不一致，应适当应用心血管活性药。血容量相对或绝对不足是老年患者麻醉诱导期血压骤降的常见的、重要的原因。麻醉诱导前适当的液体治疗是必需的。如在麻醉诱导前给予人工胶体液（5～10 mL/kg）能显著改善麻醉诱导期血流动力学。

有高血压病史，特别是术前高血压未得到较好控制的老年患者，气管插管等操作可致血压剧升，心率加速，需积极预防和及时处理。除了需要合适的麻醉深度外，可选择应用 α 受体阻滞剂或 β 受体阻滞剂，钙通道阻滞剂或硝酸酯类等心血管活性药，以控制血压的剧烈变化，同时还可改善心肌缺血。

（二）麻醉维持

麻醉维持的重点是调节麻醉深度与控制手术应激水平所需麻醉深度相适应。麻醉维持要求各生命体征尽量处于生理或接近生理状态，注意维护重要器官功能。麻醉深浅要适应手术操作，及时控制由于手术创伤引起的强应激反应。目前常用的全麻药，如芬太尼、丙泊酚、异氟烷、氧化亚氮等和肌肉松弛药如维库溴铵、阿曲库铵等用于老年患者剂量均需减少。麻醉维持期多采用静吸复合麻醉。吸入麻醉控制容易，术后影响小，有些吸入麻醉药有心肌保护作用，是老年患者良好的麻醉选择。静脉麻醉药宜使用微泵持续给药。要达到平稳的麻醉，除上述因素外，维护水、电解质平衡与内环境的稳定也很重要。随着年龄的增加吸入麻醉药 MAC 降低，苏醒时的 MAC 也呈类似的变化。

（三）麻醉复苏期

老年患者在麻醉恢复期处理恰当与否对各种并发症防治、促进康复有重要意义。恢复期处理难度有时超过麻醉诱导期和麻醉维持期。当恢复期处理医师为非该手术的麻醉者时，有时对患者既往病情了解不全面、术中麻醉处理情况不甚了解给恢复期处理带来困难，有时麻醉“意外”发生在恢复期。老年骨科手术患者恢复期面临诸多特殊问题，如气管导管拔管时机掌握、疼痛的恰当处理、肌松恢复程度的判断、神志恢复程度、血流动力学不稳定的处理、血容量判断与液体治疗、呼吸功能恢复、躁动预防与处理等。因此，要重视恢复期的处理。

在无周围神经阻滞或椎管内神经阻滞作为术后镇痛时，恢复期疼痛处理显得十分重要。疼痛往往是引起恢复期躁动、血压升高、心率增快、呼吸急促等的重要原因，宜给予适量麻醉性镇痛药。恢复期应用麻醉性镇痛药时要注意对呼吸、循环、神志等影响，需加强监测。不恰当处理反而引起苏醒延迟。

恢复期肌松恢复水平的评估对拔管时机的掌握有重要意义。老年人对肌松药耐量显著降低，蓄积作用较为明显，个体差异大，凭经验判断易入误区，宜依靠肌松监测仪评估。无条件作肌松监测时，要根据上肢握力、抬头试验等粗略评估结合自主呼吸时潮气量、呼吸频率、是否有呼吸困难、循环不稳表现等综合评估。

老年患者恢复期发生心率增快、血压增高、心肌缺血等心血管事件比例较高，危害极大，宜积极分析原因、排除诱因并积极对症处理。并存高血压、冠心病等心血管疾病者和肺功能不全者正确处理尤显重要。常见原因为疼痛、气管导管、导尿管、吸引呼吸道分泌物等刺激，有时为肌松药残余作用下费力呼吸所致。在无拔管条件的情况时宜给予短效镇静、镇痛药，继续支持或辅助通气，避免勉强拔管。尽管近年有学者推荐在一定麻醉或镇静水平下拔管，但掌握不当会招致更严重的并发症，需谨慎采用。恢复期心率增快、血压升高可适当应用心血管活性药，如短效 α 受体阻滞剂、β 受体阻滞剂、硝酸酯类血管扩张剂、钙通道阻滞剂等。

恢复期躁动也是老年患者恢复期常见并发症，发生机制仍不十分清楚，无特效治疗方法。处理原则是去除病因，解除诱发因素和对症治疗，在原因未明确之前，主要是加强防护，避免发生意外伤害或严重并发症。若原因较为明确，应立即予以消除。神志欠清时的不良刺激是躁动最常见原因。如气管内吸引、导尿管等刺激常诱发患者不安。后者目前仍无良方，可考虑用丙泊酚镇静 1～2 小时。有时需要适当使用拮抗剂及催醒药。

二、循环管理

老年人麻醉期间循环管理是麻醉管理重点和难点。麻醉期间循环不稳定原因主要有 3 种：患者罹患心血管疾病、麻醉药物和麻醉操作对循环影响以及手术操作和手术失血等。老年骨科手术这 3 方面因素均存在，在整个围术期均需加强循环管理。

老年患者循环功能的衰退及罹患循环系统疾病，是围术期循环不稳定的主要病理基础。麻醉医师必须熟悉有关病变的病理生理基础，才能正确管理麻醉。针对不同病理生理变化选择合适方法处理。老年手术患者最常见心血管疾病是原发性高血压，大约一半手术患者有高血压病史。高血压严重程度、病程、治疗情况、效果等都影响围术期血流动力学的变化。尽管对高血压防治作了巨大努力，得到系统治疗的患者仍是少数。抗高血压药物种类较多，许多患者接受联合治疗，治疗效果不一。药物对围术期影响仍有许多不明之处。导致即使正规治疗的患者围术期也有相当高比例患者循环不稳。因此，高血压患者麻醉当以合适的麻醉深度、积极合理使用心血管活性药物方能确保循环稳定。

罹患冠心病的老年手术患者围术期循环管理重点是控制心率、维持血压稳定，确保心肌氧供需平衡。术中应根据心电图的表现如 S-T 段分析，判断心肌氧供需状态。但是须注意部分患者，术前存在心肌肥厚，冠状动脉狭窄病变明显，侧支循环发育丰富，此类患者如心率慢、血压低，则可能因侧支循环供血不足，而使心肌缺血加重。对此类患者如将血压、心率维持于稍高水平，反而可能有助于改善心肌氧供。因此，在保证血压、心率平稳的基础上，以 S-T 段分析的趋势变化指导麻醉管理，应成为冠状动脉病变患者麻醉的常规。

慢性心力衰竭患者接受骨科手术越来越多，这些患者围术期处理稍有不当会导致心力衰竭加重，甚至导致循环衰竭。围术期处理重点是调节左右心室前后负荷，权衡强心、利尿、扩血管三者关系与效果。这类患者液体治疗尤显重要。围术期宜加强动态监测，经常评估，及时调整用药方能顺利度过围术期。

麻醉药对循环均有不同程度的影响，在老年患者尤为明显。但只要细心用药，加强监测，能避免严重循环扰乱。通常老年患者麻醉药的需求量均减少，且麻醉需要量及反应变异大。因此，麻醉用量必须个体化。丙泊酚可引起低血压，尤其是术前血容量不足、体质衰弱的老年患者，但只要小剂量（<1.0 mg/kg），缓慢给药，必要时应用适量心血管活性药，对于老年患者仍是比较理想的药物。依托咪酯对循环功能抑制较轻，以往曾推荐其用于心功能不稳定、高血压等患者，虽用药后血压、心率无明显改变，但常用诱导剂量不足以抑制气管插管反应，气管插管后血压骤升、心动过速等发生率较高，目前临床应用渐少。

吸入麻醉药能安全用于老年骨科手术中。氧化亚氮对循环的影响较小，作为麻醉一部分，能减少其他麻醉药用量。强效吸入麻醉药如异氟烷、七氟烷等在高浓度时对循环有抑制作用，老年患者应当避免高浓度使用。

麻醉期间循环管理中要注意麻醉操作对循环的影响。正如前述控制气管插管带来的循环影响是麻醉诱导期的重点。椎管内麻醉期间循环管理重点与全麻有诸多不同，应区别对待。联合麻醉时更应认真评估麻醉对循环的影响。

老年患者围术期常常需适当应用心血管活性药调控循环状况。麻醉期间使用心血管药物的目的有三：①治疗麻醉期间突发的心血管变化和意外事件如心搏骤停、各类心律失常、牵拉内脏引起的神经反射等。②预防可能发生的心血管变化，如蛛网膜下腔阻滞引起的低血压等。③与其他治疗措施联合使用，以支持循环功能稳定。

麻醉期间使用心血管药物的原则是：①熟悉和掌握各类药物的药理作用、用药剂量、给药方式、药物不良反应以及药物的相互作用。②根据监测结果，针对不同的循环变化进行治疗，如 SVR 下降，选择 α_1 受体兴奋药（如去氧肾上腺素等）；SVR 升高，则选用血管扩张药（硝普钠等）。③用药后，应继续观察疗效，必要时可考虑联合用药，或改换其他药物，并注意药物可能引起的不良反应。对强效的肾上腺素能受体药，为控制用药剂量，防止循环波动，或因突然中断给药，应使用静脉输注泵或滴注泵，前者可减少输液总量，后者易于调节。在使用心血管药物过程中，应针对引起循环变化的病因进行积极治疗，同时不容忽视其他疗法（如液体治疗，呼吸管理等）。

三、呼吸管理

无论是否并存肺部疾病，老年患者围术期呼吸管理对预后有重要意义。呼吸管理目标是保证有效的通气、避免缺氧和二氧化碳蓄积。管理重点是建立并维持良好的呼吸道、维持足够的通气、积极预防呼吸意外、及时发现并处理呼吸异常。

非全身麻醉下施行老年骨科手术期间的呼吸管理十分重要但常被忽视。由于局部麻醉、周围神经阻滞和椎管内麻醉等并不抑制呼吸中枢，神经阻滞效果确切时对呼吸的影响很小，故常被忽视。但是，老年患者术前常并存呼吸疾病、呼吸功能降低或代偿能力的下降、围术期镇静镇痛药物的应用、体位对呼吸功能的影响等常带来许多呼吸问题。术中注意观察呼吸运动幅度、频率，尤其在应用镇静、镇痛药时。老年人对镇静、镇痛药敏感，个体间药效差距大，只有谨慎用药、加强监测才能避免或及时发现药物不良反应，并及时处理。区域阻滞效果不佳时应用辅助药物时要充分考虑对呼吸影响，宜确保呼吸道通畅，如果有困难应及时建立人工气道。通气不足时需辅助通气，必要时支持通气。放置口咽通气道、喉罩、气管插管等，要根据麻醉效果、手术大小、时间、应用麻醉辅助药物种类、剂量等综合考虑后选择合适的人工气道。老年人即使应用很小剂量的镇静、镇痛药，也会出现舌后坠、抑制呼吸中枢，导致呼吸道梗阻、通气不足，出现缺氧、二氧化碳蓄积，应积极防治。舌后坠时宜放置口咽通气道。喉罩的置入并辅助或支持通气能解决多数患者术中呼吸问题。喉罩置入困难或不适宜时宜行气管插管。药物导致呼吸抑制时需辅助或支持通气。椎管内麻醉下施行骨科手术时注意麻醉阻滞平面过广对呼吸的影响，这种情况常有循环问题，应该同时处理。

有些老年骨科手术特别是需在俯卧位下施行的脊柱手术宜在全身麻醉下进行。一般体位下老年骨科手术全身麻醉期间呼吸管理并无特殊，在保证呼吸道通畅、麻醉机工作正常、呼吸潮气量、呼吸频率设定合适等情况下，能维持有效通气。多数脊柱手术需在俯卧位下施行，术中呼吸问题是麻醉管理重点。建立通畅、牢靠的气道是前提。虽然有许多喉罩应用于俯卧位的报道和成功应用的经验，但多数手术宜用耐压的加强型气管导管建立人工气道。俯卧位下呼吸参数的设定与仰卧位时稍有区别，管理重点是对气道压的监测。气道压显著变化需及时查出原因并及时处理。常见原因是导管连接脱落或导管打折等，只要及时发现通常容易处理。俯卧位下气管导管意外拔出是极其危险的，应积极预防。一旦发生应迅速置入喉罩。宜选择 PROSeal 型喉罩。不能有效置入或无条件置入时宜迅速适度改变体位下控制呼吸并积极重新气管插管。

四、液体管理

麻醉期间维持有效循环血容量对老年骨科手术更具意义。一方面由于老年患者的生理变化以及代偿功能的下降，容量负荷的安全范围较小，易出现过荷或过少，直接影响循环状况。另一方面骨科手术通常伴有失血，而且失血量有时不易评估。因此，对每一具体病例术中液体补充究竟多少为合适，确是麻醉医师所面临的一个实际问题。

(一)液体治疗量的控制

需要补充的血容量可根据丢失的液体量或失血量进行初步估计。老年人可有肺动脉高压、PCWP 异常，易于发生循环容量超负荷。因此，输液速度因仔细调节，虽容量不足，也不能在短时间内快速滴入大量液体。在液体输注的过程中，应密切观察循环功能的变化，并根据各项监测指标的结果，及时调整输入的速度、容量和液体类别。血压和尿量是临床上监测循环容量的两个主要指标，也是液体治疗重要依据。尿量维持在每小时 0.5～1 mL/kg，说明重要器官灌注良好。中心静脉压(CVP)虽不能反映血容量，但可以反映心室负荷。监测 CVP 简单易行，对患者创伤小，老年患者应为常规的监测项目。因受正压通气的影响，测定的 CVP 值高于实际值，所以 CVP 要求维持在正常值的上限[1.2 kPa(12 cmH_2O)左右]。在右室顺应性下降，舒张功能减退，或三尖瓣功能异常时，CVP 不能正确反映 RVEDV。单一心室功能减退和 PVR 升高时，CVP 也不能反映左室前负荷。因此，对于重症患者，左心室功能减退和肺血管疾病患者，应同时监测肺毛细血管楔压(PCWP)。PCWP 和 CVP 同样不能监测循环血容量,但可以反映左室舒张末压力(LVEDP)、回心血量、左室功能,以及后两者的关系。

(二)液体种类的选择

补充循环血量时,应首先输入适量晶体液,以补偿丢失的组织间液和保护肾功能。复方氯化钠液的电解质含量接近细胞外液,并有助于改善心脏功能,应为首选。此外,乳酸阴离子(28 mEq/L)可以被肝脏转化为碳酸氢根,有利于纠正机体低灌注状态的代谢性酸中毒。晶体液的缺点为需要量大,并降低血浆胶体渗透压,所以应同时输入适量的胶体液以维持正常的胶体渗透压。临床上难以测定渗透压,可以根据尿量、血压、CVP 的变化关系进行判断。如果尿量已达到或超过每小时 1 mL/kg,血压能维持于正常范围(或稍偏低),而 CVP 或 PCWP 仍低于正常时,说明此时的胶体渗透压下降,需补充一定量的胶体,才能维持有效的循环血容量。目前临床提供各种人工胶体液,在围术期液体治疗中占重要地位,但如何合理应用还有较多争论。胶体液有其优点和缺点。不同胶体液的扩容效果、维持时间、可能不良反应有较大差异。如 500 mL 的 10%羟乙基淀粉可以达到 3 000 mL 的乳酸林格液的扩容效果,但是大量胶体液会降低氧的携带能力。在胶体液中,不同分子量、不同取代级的羟乙基淀粉(HES)保留在血浆中起扩容作用有较大差异。术中 10%~20%失血、失液量宜使用人工胶体液治疗。由于麻醉药物、麻醉方法引起容量相对不足是否用或部分用人工胶体液充填问题仍有争论。对于老年骨科手术宜适度应用并加强监测,以防容量过荷。老年骨科手术常面临输血问题。围术期输血真正目的仅是提供组织正常的氧供,常规标准要求 Hb>8 g/dL。美国麻醉医师学会(ASA)临床输血指导:当血红蛋白超10 g/dL主张不输血;当血红蛋白低于 6 g/dL 主张输血,特别是有急性贫血时。如果血红蛋白介于 6~10 g/dL 时是否需要红细胞输注,就要根据患者是否会发生氧合不足的并发症而决定。浓缩红细胞主要用于需要提高血液携氧能力的患者。当血红蛋白>100 g/L,可以不输浓缩红细胞。血红蛋白<70 g/L,应考虑输注。血红蛋白在 70~100 g/L,根据患者的贫血程度、心肺代偿功能、有无代谢率增高以及年龄等因素决定。急性大量血液丢失患者,或患者存在持续活动性出血,估计失血量超过自身血容量的 30%时应当输全血。因此,对于老年骨科手术患者输血要充分考虑并存疾病。

输血也存在许多问题。其一是输血反应,通常 3%的输血病例发生输血反应,包括发热、变态反应、急性溶血性输血反应、迟发性溶血性输血反应。其二,可能发生其他并发症:稀释性凝血障碍、肝炎、其他感染性疾病、枸橼酸中毒、酸碱失衡、体温过低等。出血很多的骨科手术病例经输血、输液的处理后,手术创面仍明显渗血,其原因常为稀释性低凝状态,丧失了大量的凝血成分。需补充有凝血成分的血制品:新鲜冷冻血浆(FFP)、冷沉淀、浓缩血小板等。

(冯　轲)

第五节　老年人上肢手术的麻醉

一、麻醉前评估和准备

上肢手术包括上臂、前臂、手、肘、腕关节部位的手术。一般臂神经丛阻滞可满足所有上肢手术需要，部分复杂手术或有神经阻滞禁忌证的患者，也可选用气管内全麻或其他麻醉方法。与其他手术患者麻醉一样，术前也要求对患者伴发疾病、全身状况及手术特殊性作全面了解，有利于麻醉方法的正确选择及术中麻醉管理。

(一)麻醉前准备

1.禁食、禁饮

单纯上肢择期手术患者，术前一般情况都能调节基本正常，术前应按要求时间禁食、禁饮。急诊手术麻醉患者要尤为注意，如严重外伤患者，机体所处于的应激状态，会在很大程度上影响胃肠的蠕动，延缓胃的排空。禁食、禁饮时间应按最后进食水到受伤这段时间计算。即便距最后进食水时间 6～8 小时，仍应按“饱胃”对待。

2.外科并发症

上肢手术中相当一部分是急诊创伤患者。除了解上肢手术部位、范围外，术前访视患者还应详细了解是否存在其他部位的骨折、脏器的损伤。特别是对于急诊、多发伤的手术患者，这点更不容忽视。同时为明确诊断，确保麻醉安全，要进行必要的相应检查，如胸部 X 线摄片了解有无气胸、血胸、气管移位、纵隔移位、肋骨骨折等；颈椎正、侧位片可显示有无颈椎骨折、错位和脊髓受压或受损情况；头颅 CT 可显示有无颅内出血、颅底骨折等；为了解内脏情况，腹部 B 超常不可缺少。

3.内科疾病

上肢手术患者尤其是老年患者，术前常常合并有一种或多种程度不等的内科疾病，重点是心血管系统、呼吸系统和内分泌系统。这些患者术前内科疾病的诊治情况优劣，对麻醉风险和手术效果影响很大。

(1)心血管系统疾病：合并心血管系统疾病如高血压、冠心病的老年患者因外伤所致上肢骨折行切开复位内固定术，是上肢常见手术。术前要充分估计心功能状况，对耐受手术能力做出正确评估。手术麻醉前应将血压控制在较满意的水平，长期服用降压药患者，手术当天不应停药。严重窦性心动过缓的患者，手术前要有安装临时起搏器或进行食管调搏准备。

(2)呼吸系统病：老年患者常合并慢性呼吸系统疾病如慢性支气管炎、COPD 等，肺功能代偿能力差。颈或臂神经丛阻滞对胸廓腹肌运动的影响在这些患者当中更明显，麻醉选择要慎重。术前认真听诊双侧呼吸音和胸部 X 线摄片，作为神经阻滞后患者呼吸功能出现异常时的对照，很有必要。术前呼吸功能严重减退的老年患者或合并严重肺损伤的患者，必须接受复杂的上肢手术时，若选择气管内麻醉，应考虑术后呼吸机的正确使用。

(3)内分泌系统疾病：常见的是糖尿病、甲亢，此类患者除应术前将血糖和基础代谢率控制在正常范围内，做好围麻醉期血糖监测外，还要积极防备患者在手术、麻醉应激状态下可能发生的各种危象。

4.出血量评估

动静脉离断或创面大量渗出血的上肢严重创伤患者，若出血过多可导致休克。患者往往会表现为面色苍白、心动过速、严重低血压、四肢厥冷、烦躁不安或昏迷、无尿或少尿等，中心静脉压明显低于正常。休克病程的发生发展，取决于血液丢失的速度和失血量，若快速失血超过体内总血量的 20%左右，即可引起休克。

手术、麻醉前正确的估计出血量极为重要。一般而言，单纯的上肢中度损伤，失血量为 500 mL左右，重度损伤为 1 000 mL。若累及其他部位如盆骨、股骨及腹腔内脏器损伤，则失血量更大。根据生命体征变化情况，也可对失血量所占体内总血容量的百分比进行粗略评估，如：生命体征无明显变化时，失血量一般小于10%；有血压降低、心率增快、尿量减少、神志淡漠等表现时，失血>30%；若血压测不到，心率明显增快，中心静脉压明显降低，已有昏迷呼吸困难、无尿等症状时，失血量应在50%以上，需紧急抢救。

5.神经功能评估

上肢损伤或手术期间往往合并臂神经丛或其神经分支的损伤，术前、术中应该及时了解和判定神经功能和受损情况，这是选择正确麻醉方法的需要，客观评估手术效果的需要，也是避免手术麻醉后不必要的医疗纠纷的需要。

(二)术前用药

手术麻醉前一般常规给予镇静及抗胆碱药，即便是简单的上肢矫形手术也不例外。剧烈疼痛的创伤(断指、断肢)患者急诊手术前，若无禁忌证，可适量给予镇痛药(如成人肌内注射吗啡10 mg)。对于术前已发生失血性休克、意识障碍的患者，不用或慎用镇静药物。

(三)常规麻醉器具的检查

麻醉前应对常规的麻醉设备和器具如麻醉机、监护仪、吸引器、气管插管器具进行细致检查。即便实施简单的神经阻滞或MAC，也必须备有急救器材和急救药品。

(四)特殊设备的准备

单纯凭借神经体表定位和寻找“异感”行颈或臂神经丛神经阻滞，有时会导致神经阻滞不全，甚至麻醉失败。利用神经刺激器、超声仪定位，增加许多客观指征，有助于神经阻滞定位准确性的极大提高。

例如，传统的神经阻滞定位客观指标主要取决于神经体表解剖位置和“异感”两大因素。由于患者个体性差异大(解剖异常)，受影响因素多，即便麻醉医师有丰富的临床经验，有时也难免有“误判”情况。由Meyer等推广用于临床的神经刺激器，使得被阻滞的神经定位更为直观。其原理是凭借刺激器产生单个刺激波，刺激周围神经干，诱发该神经的运动分支所支配的肌纤维收缩，并以此定位被阻滞神经。主要操作步骤：①神经刺激仪穿刺针皮肤进针位置大致与传统法神经阻滞时定位相同。②进针后穿刺针接刺激仪，以2 mA为初始电流，以确定1 cm内是否有神经。③调节穿刺针方向、深度，逐渐降低刺激器电流(初始电流)，探测到最小电流(0.5～1.0 mA)引起最大肌颤的点，为最接近神经的位置，即神经阻滞点。④固定穿刺针，除去针芯，回抽无血、空气、脑脊液后注入少量麻醉药，肌颤反应减弱或消失，表示定位准确，阻滞有效。⑤若在注药过程中，出现更强烈的肌颤时，表明刺激针已触及神经或进入神经内，要及时需调整穿刺针方向。⑥可经穿刺针套管置入专用导管，进行长时间持续性神经阻滞，同时术后也可保留此导管，行术后镇痛。

二、麻醉选择

上肢手术多采用区域神经阻滞麻醉，根据不同手术部位，选择不同神经阻滞(入路)方法。对于合并全身多发损伤，长时、复杂手术或双侧上肢同时手术者，可选用气管内麻醉或其他复合麻醉方法如神经阻滞与静脉麻醉联合应用。肩部深层组织由C_5、C_6脊神经支配，单独经肌间沟臂丛阻滞也可满足肩关节手术，若切口延到腋窝可补充皮下局部麻醉药浸润。肘部手术可采用肌间沟或腋路臂丛神经阻滞。局部麻醉药碱化后作肌间沟臂丛阻滞有利于药物扩散。采用腋路臂丛神经阻滞应同时在腋下阻滞$T_{1\sim2}$支配的肋间臂内侧皮神经，以使麻醉效果完善。手和前臂内

侧为 $C_{7\sim8}$ 和 T_1 支配，肌间沟法有时阻滞不全，最好采用经腋路臂丛神经阻滞。长时间手术可用持续经腋路臂丛神经阻滞或采用长效局部麻醉药如丁哌卡因或罗哌卡因。双上肢同时手术的患者可选用全身麻醉或颈胸段硬膜外阻滞。颈胸段硬膜外穿刺技术和术中管理要求很高，一旦平面扩散过广，容易出现呼吸、循环抑制，故必须慎用。穿刺点选 C_7～T_1 或 $T_{1\sim2}$ 间隙，局部麻醉药浓度需降低，一般用利多卡因 1%～1.5%或 0.25%丁哌卡因/罗哌卡因，先注入 2～3 mL 试验剂量后，再分次注入全量。

(一)腋路臂神经丛阻滞

腋路臂神经丛阻滞又称腋窝内接近法，是将局麻药液注入腋窝臂神经丛鞘内，达到阻滞支配上肢的臂神经丛目的。

1.操作方法

腋路臂神经丛阻滞是临床很常用的区域神经阻滞方法。由于神经鞘内包裹有腋动脉，当穿刺针进入鞘内，针尾能随动脉搏动而跳动(即所谓的"搏动法")，临床上常以此来定位欲阻滞的神经丛。具体操作方法如下：①患者仰卧位头偏向对侧，患侧肩胛下垫一薄枕，上肢外展 90°屈肘，外旋前臂，手背贴床靠近头或将患肢手掌枕于头下，做行军礼状。②以示指在二头肌与喙肱肌之间的沟内摸到腋动脉，然后逐渐向头部方向移动。大约在胸大肌下缘可扪及腋动脉搏动消失点，略往后退为搏动最强点，可在此做皮丘。③左手示指、中指固定动脉，右手持 22G 3～5 cm 长针刺入皮肤，针尖朝向锁骨中点，并与动脉呈 10°～20°缓慢进针。突破腋动脉鞘时可有明显减压(脱空)感，但儿童不明显。④继续进针 1.0～1.5 cm，此时松开持针手指，可见针尾随动脉搏动而摆动，若患者有异感则更加明确，但不必刻意寻找异感。⑤固定针头，回抽无血后，注入局麻药 20～30 mL。注意留最后的 2～3 mL 在退针过程中注入皮下，以便阻滞肋间臂神经。⑥用力揉压注射区域，可促进局麻药沿神经鞘扩散，完善镇痛效果。⑦腋窝处臂神经丛较浅，穿刺过深往往失败。提高穿刺准确率或成功率，对成年患者可采用"三面"接近法，即在腋动脉的左右两边，并穿过腋动脉基底部分别做穿刺，注入局麻药总量应小于 30 mL。⑧穿刺时若将肘关节略抬高，使手臂外旋，可使穿刺激针更易接近桡神经，提高镇痛效果。⑨由于上臂外展，腋鞘被肱骨头压迫，局麻药不易上行扩散，常阻滞不到肌皮神经。弥补方法可在注药时于上臂绑一止血带压迫腋鞘远端，注药完毕后即回收上肢，贴于躯干旁，以利药液上行扩散，阻滞肌皮神经后前臂外侧的皮肤感觉消失。

2.腋路阻滞法的优缺点

(1)优点：①臂神经丛位置浅表，腋动脉搏动明显，定点简便易行；②一般不会导致气胸，膈神经、迷走神经或喉返神经不受影响；③不会出现霍纳(Horner)综合征；④无误入椎管内之危险。

(2)缺点：①肩关节、上肢活动受限或腋窝有炎症、肿痛的患者不适用；②误入血管的可能性或概率较其他方法高；③臂神经丛在腋鞘内的分支较多且较分散，故阻滞不易完善；④通常桡神经或(和)肌皮神经阻滞效果较差，需加大药物量(容积)。

(二)尺神经阻滞

1.神经解剖

尺神经来自 C_8～T_1 脊神经根前支组成的臂神经丛下干。后者主支形成内侧束，在腋动脉内侧分出尺神经，沿胸小肌下缘、上臂内侧肱二头肌与三头肌间隔下行，在上臂中部穿出间隔，再沿三头肌头侧头前行至肘部，继续下行于内上髁与鹰嘴间沟。此处尺神经最浅表，皮下可触知。然后在尺侧屈腕肌二头之间进入前臂，再下至腕部，位于尺侧屈腕肌及屈指深肌之间，在掌横韧带处也很表浅，最后在尺动脉内侧进入手掌，分布于尺侧手掌及手背、小指、无名指掌侧的一半及无名指与中指背侧的一部分皮肤。

2.体表标志

有两处重要的尺神经体表标志须熟悉，这也是临床常用的尺神经阻滞点。①尺神经沟：前臂屈至 90°，显露肱骨内上髁与尺骨鹰嘴间沟，即尺神经沟。此处可触及尺神经，按压时患者前臂多有酸胀、麻木感。②尺侧屈腕肌肌腱：尺骨茎突水平尺侧屈腕肌肌腱外侧（桡侧）为尺神经经过腕部所在。

3.阻滞方法

虽然肘部和腕部尺神经位置都很浅表，但与邻近组织解剖结构的关系还是各有特点，神经阻滞定位和操作方法略有差异。

（1）肘部尺神经阻滞：①患者弯曲肘关节 90°，先触及肱骨内髁和鹰嘴部的尺神经痛点。②以拇指、示指固定尺神经，于尺神经沟下缘部位做一皮丘，以 22G 3～5 cm 长针刺入尺神经沟内。③穿刺针与神经平行沿神经沟向近心端推进，深达 0.7～2.5 cm 时，常可出现向小指放射的异感，即可注入局麻药混合液 5～10 mL。

（2）腕部尺神经阻滞：①腕部尺神经浅表，嘱患者手掌向上握拳，在尺骨茎突平面可显示尺侧屈腕肌肌腱。②通过尺骨茎突画一横线与该肌腱桡侧缘相交，即为穿刺点。③穿刺点先用 6G 针头做一皮丘，然后再 22G 3.5 cm 针从皮丘垂直刺入，出现异感即可注入局麻药 5 mL。④若无异感，可以在肌腱尺侧穿刺，或针在原位刺入尺侧屈腕肌下面，进针 0.5 cm 可直接注入局麻药混合液。

4.注意事项

（1）尺神经损伤：多与穿刺直接损伤尺神经有关。穿刺时要求动作轻柔，穿刺针要细。穿刺时不要强求寻找异感，以免损伤尺神经。由于该神经浅表，通常定点较准确，故即使在无异感情况下，局部注射局麻药也可达到良好的治疗效果。

（2）血管损伤：多见于尺动脉刺破引起局部血肿。如将局麻药误入血管则可造成局麻药中毒。

（3）临床应用：临床上很少单独采用尺神经阻滞，常常是与其他神经复合阻滞（如桡神经、正中神经）以获得局部区域满意的镇痛效果，或对臂神经丛阻滞不完善的补充。

（李小琴）

第六节 老年人下肢手术的麻醉

一、下肢手术的术前评估和准备

下肢矫形手术种类较多，患者年龄跨度比较大。手术前的病情评估和准备对围术期的安全十分重要。手术前要了解患者的一般状况，有无高血压、冠心病等合并疾病，手术部位与难易程度、预计失血量等。

(一)年龄

行下肢矫形骨科手术的高龄患者较多。高龄患者即使各器官功能正常,术前各项检查大致正常,围术期也存在潜在的危险,应引起足够的重视。矫形骨科患者术中往往会有骨水泥反应和止血带反应。高龄患者的各器官储备功能下降,对低容量,贫血的耐受降低,因此围术期容易发生心肌缺血,心律失常,甚至心肌梗死,顽固性低血压等。对于高龄患者,应详细访视患者询问有无高血压、冠心病病史,包括服用药物史,查看各种化验检查结果,以便对病情作出全面评估。

(二)呼吸系统

老龄患者往往肺-胸顺应性显著降低,肺活量及有效肺交换量减少,呼吸储备功能减退,最大通气量下降,残气量和通气阻力增加,对缺氧及高 CO_2 的刺激不敏感。术前访视时要详细询问是否有慢性阻塞性或限制性通气障碍疾病。如慢性支气管炎、肺气肿、哮喘、肥胖、脊柱侧弯、胸廓畸形等。要了解是否患者有无慢性缺氧、高碳酸血症、继发性红细胞增多症等。根据患者的一般情况、物理检查及病史决定是否需要检查血气、肺功能等。以评估围术期呼吸系统的风险。

(三)循环系统

对循环系统功能的评估是术前准备的重要环节。下肢矫形骨科的患者大部分是 60 岁以上的老年患者,多合并高血压冠心病、脑血管疾病、慢性阻塞性肺病、糖尿病等。术前要认真评估其心功能。必要时需要做超声心动图、24 小时动态心电图、动态血压等检查。根据患者的身体状况、客观检查结果、手术方式以及其他综合评估来决定术前准备是否充分。麻醉前应制定详尽的麻醉方案,包括麻醉前用药、麻醉方法选择、麻醉药物选择、术中可能发生的问题及并发症防治等。此外,下肢矫形骨科患者术前多因疼痛而活动受限或长期卧床,术前循环血容量往往不足,术前需补液治疗。

(四)手术难易程度

术前应该了解拟行手术的难易程度,预计手术时间。某些手术如全髋关节翻修术则很难预计手术时间的长短,术前应与手术医师充分沟通,以制定最佳的麻醉管理方案。

(五)预计出血量

矫形骨科的术中出血量往往难以准确估计。对于预计出血量可能大于 800 mL 的手术,术前要充分备血。术中应及时监测出血量、Hb 及 Hct 等。有条件医院应该做术中自体血回收。对于髋关节手术,尤其是髋关节翻修术,术中可能出血很多,术前要根据患者的身体状况和血常规检查结果,评价患者的最大耐受出血量。

(六)抗凝药物的使用

为了减少围术期下肢深静脉血栓形成的发生率,许多下肢矫形手术,尤其是膝和髋关节置换手术,往往在术前就使用抗凝药,目前最常用的是低分子肝素(LMWH),低分子肝素不宜与其他抗凝药或抗血小板药合用。最后一次使用低分子肝素 12 小时以后方可行椎管内麻醉,一般术后拔除硬膜外导管 10 小时后再给低分子肝素。如果使用低分子肝素的剂量较大或者使用时间较长,建议拔出硬膜外导管 24 小时后再用低分子肝素。

(七)合并疾病

矫形骨科患者中老龄甚至高龄患者占相当比例,此类患者往往合并呼吸、心血管或其他系统的全身性疾病。常见的有高血压、冠心病、慢性阻塞性肺疾病、糖尿病、类风湿性关节炎等。麻醉医师应了解老龄患者各器官功能及相关疾病的病理生理变化。对于术前合并疾病可能导致的麻醉管理困难应有充分的认识和准备。

(八)气道的评估

不管是全麻还是非全麻患者,麻醉医师在术前访视患者时都应该对患者的气道进行评估,以了解术中控制气道的难易程度。某些患者,如强直性脊柱炎患者,患者的颈椎活动度甚至开口都严重受限。对于预计困难插管的患者,术前应认真制定麻醉方案,包括全麻诱导与气管插管方式,备好处理困难气道的设备,如喉罩、纤维支气管镜、视可尼喉镜等。

二、下肢手术的麻醉选择

绝大多数下肢手术可在蛛网膜下腔阻滞、硬膜外阻滞或蛛网膜下腔-硬膜外联合阻滞下完成,也可采用神经阻滞或神经阻滞与全身麻醉联合应用的方法。关节镜常常是门诊手术,有时可采用股神经阻滞联合关节内注射局麻药的方法。单纯足部手术可采用踝关节处阻滞或坐骨神经。由于踝部深层结构几乎均为坐骨神经分支支配,因此采用坐骨神经阻滞可以满足踝关节手术麻醉和术后镇痛要求,需要在大腿上止血带的手术必须同时做股神经和股外侧皮神经阻滞。下肢手术应用硬膜外阻滞时,须注意以下几点:下肢神经主要来源于腰、骶神经丛,为使下肢麻醉完善,应保证腰、骶神经丛良好阻滞。骶神经阻滞不全时,大腿后侧和会阴部仍有痛觉。如果使用止血带,麻醉阻滞范围需包括到 $T_{10}\sim L_5$。老年人或高血压患者局部麻醉的用量酌减,老年人髋部手术,有时仅注入试验量 5 mL 即可获得 T_{10} 以下麻醉。因此对老年人必须掌握小量分次注药原则,防止阻滞平面过广导致低血压。有人推荐下肢手术试行单侧硬膜外阻滞,使麻醉局限于患侧,可望取得良好效果。蛛网膜下腔阻滞适用于下肢手术,与硬膜外阻滞比较,优点为作用出现快,肌肉松弛满意,缺点为麻醉有效时间受麻醉药性能所限,如普鲁卡因仅能维持 1 小时,只适用于短小手术。目前重比重丁哌卡因溶液(0.5%溶液 2～3 mL 加葡萄糖),可维持 4 小时以上,但麻醉平面的固定时间较长,20～30 分钟。蛛网膜下腔阻滞用于下肢手术,要慎防麻醉平面过广,特别是对老年人或高血压患者须慎用。

(一)麻醉方法

下肢手术的患者术前身体的一般状况及手术的复杂程度差异很大,各种麻醉方法如椎管内麻醉、全麻、外周神经阻滞等均可用于下肢手术。年轻的膝交叉韧带损伤的患者在椎管内麻醉下能很好地完成手术。而合并心肺脑多器官并发症拟行全髋关节置换的患者则明显增加了麻醉的方法及用药的选择、术中的麻醉管理难度。麻醉选择、用药、术中麻醉管理应因人而异。全身麻醉并不一定优于区域麻醉。全身麻醉可增加老年患者术后认知功能障碍、下肢深静脉血栓、围术期心脑血管并发症的发生率。但全身麻醉对术中循环、呼吸则更具有可控性。目前对于复杂的大手术多选择全身麻醉。外周神经阻滞对身体的内环境干扰较少,围术期并发症的发生率较全麻为少,但外周神经阻滞后出现的外周神经并发症和后遗症却较全麻多。因此选择麻醉方法和药物时应根据患者身体情况、年龄和并存疾病的严重程度、手术的复杂程度而定。

1.椎管内麻醉(腰麻、硬膜外麻醉、腰-硬联合麻醉)

一般来说椎管内麻醉可适用于所有的下肢矫形手术。但由于患者术前的身体状况千差万别,某些患者可能无法行椎管内麻醉,如腰椎内固定术后、严重强直性脊柱炎患者,对这部分患者只能行全身麻醉或外周神经阻滞。对某些合并严重心肺疾病的患者,外周神经阻滞可能是一种更好的选择。大多数下肢手术在椎管内麻醉下就能很好完成手术。常用药物有利多卡因、丁哌卡因、罗哌卡因。利多卡因起效快,但作用时间短。丁哌卡因和罗哌卡因都是长效局麻药,罗哌卡因因具有较丁哌卡因心脏毒性低,以及“感觉运动分离”等特点而广泛用于矫形手术。

椎管内麻醉的绝对禁忌证:穿刺部位皮肤感染;有全身感染表现(如菌血症、脓毒血症);凝血功能障碍;颅内高压症。相对禁忌证:穿刺部位附近感染;低血容量;中枢神经系统疾病;慢性腰背痛。

做椎管内麻醉时术前详细询问病史也很重要。尤其是了解术前抗凝药的使用情况。穿刺操作动作宜轻柔。老年患者椎间隙往往难以确定,可先用细注射针试探后再行硬膜外穿刺。对于韧带明显钙化的患者可行旁正中入路硬膜外穿刺。穿刺确有困难时应及时改变麻醉方法。盲目反复穿刺会增加硬膜外血肿和术后严重腰背痛的发生率。

腰-硬联合麻醉结合了腰麻和硬膜外麻醉各自的优点,特别适用于下肢矫形骨科患者。因有硬膜外麻醉药物追加,腰麻剂量宜小,可用罗哌卡因 10 mg、7.5 mg 甚至 5 mg。老年患者腰麻药用量应酌情减少。并视阻滞平面扩散情况及血流动力学的反应适时追加硬膜外用药。腰硬联合麻醉既保留了腰麻的起效迅速的优势,又能较好地维持循环系统的稳定。

留置硬膜外导管行术后镇痛时,一定要与手术医师协调好术后是否使用抗凝药及使用时间,术后镇痛期间最好不用抗凝药,以免发生硬膜外血肿。

2.外周神经阻滞

近年来,外周神经阻滞技术得到了快速的发展,其临床应用也越来越受到重视。在神经刺激器问世之前,外周神经阻滞时麻醉医师多靠患者述说异感来定位,有时神经阻滞效果并非令人满意。因此,异感定位法用于外周神经阻滞在临床上日趋减少。外周神经刺激器辅助定位技术能明显提高外周神经阻滞的成功率,减少神经阻滞并发症,安全性大为提高,在临床应用上得到普及。对于肢体矫形手术,外周神经阻滞仍不失为一种主要麻醉方式,外周神经阻滞可复合静脉镇静或浅全身麻醉,亦可单独在外周神经阻滞下完成手术。与全身麻醉比较,该麻醉方法对循环系统和呼吸系统等的影响较小,对于心肺功能较差难以耐受全麻的患者则为一种较好的麻醉选择。在肢体矫形骨科手术中,应用外周神经阻滞置管技术还能为患者提供很好的术后镇痛。

外周神经阻滞的不良反应不常见主要有局麻药中毒、外周神经损伤以及与穿刺有关的并发症等。

支配下肢的神经主要来自腰神经丛和骶神经丛。腰丛由 T_{12} 前支的一部分,$L_{1\sim3}$ 前支和 L_4 前支的一部分组成。腰丛上端的三支神经是髂腹下神经(L_1)、髂腹股沟神经(L_1)和生殖股神经,这三支神经向前穿过腹肌,支配髋部和腹股沟区皮肤;腰神经丛下端的三支神经为股外侧皮神经($L_{2\sim3}$)、股神经($L_{2\sim4}$)和闭孔神经($L_{2\sim4}$)。骶丛由腰骶干(L_4 的余下部分及 L5 前支合成)及骶尾神经前支组成,重要分支有臀上神经($L_4\sim S_1$)、臀下神经($L_5\sim S_2$)、阴部神经($S_{2\sim4}$)、坐骨神经($L_4\sim S_3$)及股后皮神经。下肢神经支配为:大腿外侧为股外侧皮神经,前面为股神经,内侧为闭孔神经和生殖股神经,后侧为骶神经的小分支;除前内侧小部分由股神经分出的隐神经支配,小腿和足绝大部分由坐骨神经支配。

下肢手术中常用的外周神经阻滞主要有腰神经丛阻滞、坐骨神经阻滞和股神经阻滞。

(1)腰神经丛阻滞:又名腰大肌间隙阻滞。腰丛上端的三支神经是髂腹下神经、髂腹股沟神经和生殖股神经,这三支神经向前穿过腹肌,支配髋部和腹股沟区皮肤;腰神经丛下端的三支神经为股外侧皮神经、股神经和闭孔神经,分别支配大腿外侧,前面和内侧的皮肤。腰神经出椎间孔后位于腰大肌后内方的筋膜间隙中,腰大肌间隙前壁为腰大肌,后壁为第 1～5 腰椎横突、横突间肌与横突间韧带,外侧为起自腰椎横突上的腰大肌纤维及腰方肌,内侧是第 1～5 腰椎体、椎间盘外侧面及起自此面的腰大肌纤维。腰大肌间隙上界平第 12 肋,向下沿腰骶干至骨盆的骶前间隙。其中有腰动静脉、腰神经前支及由其组成的腰丛。将局麻药注入腰大肌间隙以阻滞腰丛，称为腰大肌间隙腰丛阻滞。

适应证：腰神经丛阻滞复合近端坐骨神经阻滞可完成髋部远端整个小腿的手术（如全膝关节置换等）。留置导管可行术后镇痛，效果良好。

穿刺方法：患者侧卧位，L_4棘突向尾侧 3 cm，旁开 5 cm 处为穿刺点或髂嵴连线中点旁开 4 cm为穿刺点。穿刺针经皮垂直刺入，初始刺激电流 1.0 mA，缓慢匀速进针，引出股四头肌肌颤（髌骨跳动）后，调小电流至 0.3～0.4 mA 仍有股四头肌肌颤时，表明定位准确。固定好针的位置，注入局麻药 30 mL（常用0.4%罗哌卡因）。在进针过程中，如触及 L_4或 L_5横突，将针尖滑过横突上缘或下缘，再前进约 1 cm 后常可引出股四头肌肌颤（有时可有落空感）。如取髂嵴连线中点旁开4 cm为穿刺点，穿刺针不可向头侧倾斜角度太大，进针不宜太深，尽量避免朝内侧方向穿刺。腰神经丛阻滞时偶尔会发生双侧阻滞，肾被膜下血肿，腰大肌间隙血肿（穿破血管），局部感染等并发症。禁忌证：穿刺部位感染，凝血功能障碍，脊柱前突，脊柱裂等。

(2)坐骨神经阻滞：坐骨神经发自骶丛，由 L_4、L_5、S_1～S_3神经根前支组成。从梨状肌下缘的坐骨神经大孔出骨盆，然后经股骨大转子和坐骨结节之间进入下肢的后面。继续沿大腿后面走行到腘窝位置，分为胫神经和腓总神经。坐骨神经支配膝以下整个小腿和足的感觉（除小腿和足的内侧面）。

适应证：坐骨神经阻滞可用于膝以下的下肢手术。单独阻滞即可满足除小腿和足内侧面以外的所有膝以下的手术。坐骨神经阻滞与腰丛或股神经阻滞联合，可为下肢手术提供满意的阻滞效果，连续置管亦可用于术后镇痛。

穿刺方法：患者侧卧位，患肢在上，下肢伸直，患肢屈髋 130°，屈膝 90°。定位髂后上棘与股骨大转子并连线，在此连线的中点做垂直线，此垂直线上距离髂后上棘与股骨大转子连线 5 cm 处即为穿刺点。此点也应该是股骨大转子与骶裂孔连线中点，后一种定位方法可作为修正方法，使穿刺点定位更加准确。穿刺针经皮垂直刺入，初始刺激电流 1.0 mA，缓慢匀速进针，引出坐骨神经支配肌肉收缩（如腓肠肌收缩、足的背伸、跖屈等）后，调小电流至 0.3～0.5 mA 仍有相应肌肉肌颤时，稳定针的位置，注入局麻药 20 mL（常用 0.4%罗哌卡因）。

(3)股神经阻滞：股神经是腰丛最大分支，位于腰大肌与髂肌之间下行到髂筋膜后面，在髂腰肌前面和股动脉外侧，经过腹股沟韧带的下方进入大腿前面。在腹股沟韧带附近股神经分成若干束，在股三角区又合为前组和后组，前组支配大腿前面沿缝匠肌的皮肤，后组支配股四头肌、膝关节及内侧韧带，并分出隐神经伴随着大隐静脉下行于腓肠肌内侧，支配小腿内侧及内踝部皮肤。

适应证：股神经阻滞联合坐骨神经阻滞可为下肢手术提供满意的麻醉。股神经留置导管可为膝关节置换等手术提供良好的术后镇痛。

穿刺方法：在腹股沟韧带下面扪及股动脉搏动，于股动脉外侧 1.5～2 cm，相当于耻骨联合顶点水平处做标记为穿刺点。股神经表浅，进针 1～2 cm 即可引出其支配的股四头肌收缩（所谓"髌骨跳动"），减少电流至 0.3～0.5 mA 时仍可见股四头肌收缩收缩时，注入局麻药 15～30 mL（常用 0.4%罗哌卡因）。有文献报道在此部位注入较大容量的局麻药可同时阻滞股外侧皮神经和闭孔神经，称为"三合一"阻滞，但临床上使用结果证明，给予较大容量局麻药时能同时阻滞股外侧皮神经和闭孔神经的概率并不高。

3.全身麻醉

(1)气管内插管：对于某些复杂的手术，如全髋关节翻修术，复杂的全膝关节置换手术，双侧关节同时置换等，选择全麻更利于术中对呼吸和循环的调控。全麻气管内插管可以很好地控制气道，提供良好的通气与氧合，增加患者对术中低血压，非致命性肺栓塞等的耐受性。全麻诱导力求平稳，保持血流动力学的稳定。麻醉方法的选择可以是吸入麻醉、全凭静脉麻醉或静吸复合麻醉。全麻复合椎管内麻醉或外周神经阻滞是近年来应用较为广泛的麻醉方法。具体的实施应根据麻醉医师的具体临床经验、患者的身体状况、手术需要等而定。

(2)喉罩(LaryngealMaskAirway，LMA)是由英国医师 Brain 根据解剖成人咽喉结构所研制的一种人工气道，是一种介于面罩和气管导管之间的通气道。被普遍用于非气管内插管全麻手术中呼吸道的管理，麻醉期间可保留自主呼吸也可行正压通气，并可用于某些困难气道的处理。插入 LMA 后对心血管系统的影响较直接喉镜下气管内插管的影响要小。拔出喉罩患者苏醒后往往无咽部疼痛等不适感。置入后可以保留患者的自主呼吸，是否需要给予肌肉松弛剂，并行控制呼吸则应根据手术时间及 LMA 操作经验而定。操作不熟练或 LMA 置入后位置不理想，呼吸道密闭性差则禁用控制呼吸。麻醉维持可吸入 O_2/N_2O/异氟烷等，合用适当剂量麻醉性镇痛药。2 小时以内的矫形手术(如单侧膝关节置换)可以选择喉罩下全麻或者喉罩复合外周神经阻滞/椎管内麻醉。长时间的手术则不宜选择使用喉罩。

(二)下肢常见手术的麻醉选择

1.髋关节手术(包括股骨颈、股骨头手术)

髋关节矫形手术的目的是解除疼痛，重建关节功能，提高生活质量。支配髋关节的神经包括闭孔神经(来自 L_2～L_4 脊神经的前根)、臀上神经(来自 L_4～L_5 脊神经的后根)、臀下神经(来自 L_5～S_1 脊神经的后根)、股神经(来自 L_2～L_4 脊神经的后根)及坐骨神经(来自 L_4～S_3 脊神经根)。外周神经阻滞(腰丛阻滞复合坐骨神经阻滞)可以为人工股骨头置换等手术提供满意的阻滞镇痛。但对于全髋关节置换手术，单纯的外周神经阻滞则很难达到满意的阻滞效果，宜选择椎管内麻醉或全身麻醉。复合麻醉是一种比较好的选择，外周神经阻滞或椎管内麻醉复合全身麻醉能明显提高全身麻醉术中循环系统的稳定性，减少吸入和静脉全麻药的用量。

大多数患者因骨性关节炎、股骨头坏死或类风湿性关节炎而行髋关节置换。骨性关节炎是一种老年退行性疾病。其病变涉及多关节，但膝髋关节病变严重，可能与肥胖等原因导致关节面反复磨损有关。类风湿性关节炎的病变性质与骨性关节炎不同，是一种免疫介导的全身疾病，在关节上表现为慢性的反复的滑膜病变。患者术前可能有潜在的心肌炎、冠状动脉疾病、传导系统障碍、心脏瓣膜纤维化、肺间质纤维化、贫血、血小板功能下降(服用阿司匹林)、肾上腺功能不足(长期服用激素)、免疫系统功能下降等。术前要系统的评价心肺功能。必要时应该做 24 小时动态心电图、超声心动图、踏板实验、肺功能等非常规检查。类风湿性关节炎多并发其他小关节如腕关节、指间关节的变形，麻醉时的各种穿刺可能难度较大。

类风湿性关节炎患者合并寰枢椎半脱位时，气管内插管操作风险甚大，动作粗暴有可能导致齿突进入枕骨大孔而压迫脊髓和脑干。对于比较严重的类风湿性关节炎患者术前应拍颈椎的侧位屈伸位 X 线片以明确是否存在寰枢椎半脱位。如果寰枢椎不稳定性超过 5 mm，气管内插管时就要保持颈部的稳定，不能过伸。如果颞颌关节受累可能导致张口度减少，严重时只能经鼻插入气管内导管。声嘶或吸气喘鸣意味着可能存在环杓关节炎而导致声门开合受限。对这类患者，应选择较细的气管导管，同时要警惕拔管后有呼吸道梗阻的可能。

许多类风湿性关节炎和一些非类风湿性关节炎患者往往长期服用非甾体消炎药(NSAIDs)。这类患者有潜在的消化系统出血危险以及血小板功能下降等，但 COX-2 抑制剂仍不失作为骨科手术围术期的重要辅助用药，能明显改善围术期的镇痛效果，且不明显增加术中出血及椎管内血肿的发生。

全髋关节置换(totalhipreplacement，THR)手术的主要步骤包括摆体位(多数为侧卧位)、打开髋关节囊将髋关节脱位、切除股骨头、置入髋臼假体(用或不用骨水泥)、置入股骨端假体(用或不用骨水泥)。手术过程中的主要危险包括骨水泥反应、出血、静脉血栓、肺栓塞等。病情有时变化迅速、凶险，术中应该行有创动脉连续测压。骨水泥反应往往在置入股骨端假体时出现，此时应密切监测循环的变化，提高动脉氧分压。手术医师在置入股骨端假体时应该通知麻醉医师，用专用的骨水泥置入枪减轻骨水泥置入后的髓腔压力，置入前应该充分冲洗(最好用专用的高压冲洗枪)。对于高危患者，尽量使用非水泥型假体。

深静脉血栓形成乃至肺栓塞为髋关节置换手术中和术后的严重并发症。椎管内麻醉和外周神经阻滞能减少深静脉血栓和肺栓塞的发生率。此类手术尽可能采用椎管内麻醉或外周神经阻滞，或者在此基础上复合全麻。在施行椎管内麻醉时要考虑围术期抗凝药的使用情况，以减少硬膜外血肿的发生率。

髋关节翻修手术呈逐年上升趋势。该类手术术中出血较多，时间较长。术中应该加强循环监测，最好做有创动脉压及中心静脉压监测，以便及时监测血压和容量的变化。术中可根据患者病情做控制性降压以减少出血量。术中自体血回收是减少库存血用量，减少血源性传染病的有效措施。术中维持体温正常也有助于减少术中出血。

2.膝关节手术

(1)膝关节镜手术：关节镜技术是矫形外科手术中具有代表性的微创技术。许多手术可以在微创下进行，手术对关节功能的影响很小。多数患者可当天手术，当天出院。该类手术的患者大都比较年轻，也有少数全身状况较差的老年患者。

关节镜手术对视野要求很高，使用止血带可创造无血视野的条件，多数患者可以在联合麻醉下完成手术。亦可用喉罩全麻。此外，下肢外周神经阻滞下也能完成该类手术，如腰丛复合坐骨神经阻滞、股神经复合坐骨神经阻滞等。但外周神经阻滞时患者对止血带的耐受性较差。如果手术时间超过1小时，则需辅助静脉麻醉药物以减轻止血带反应。止血带使用超过1.5小时时，应警惕止血带不良反应。

完善的术后镇痛对关节镜患者术后膝关节功能恢复很有帮助。传统的阿片类药物镇痛方法已不适应该类手术的要求。可应用外周神经留置导管技术行术后镇痛，应用0.25%的罗哌卡因经股神经置管连续给药可取得良好的术后镇痛效果，也可以在手术结束时关节腔内注射局麻药(15～30 mL 0.25%～0.5%丁哌卡因或罗哌卡因加1∶200 000肾上腺素)，能提供术后早期几小时的镇痛。

(2)全膝关节置换手术：该类手术患者的病情与全髋关节置换的患者相似，大都是骨性关节炎患者，往往合并高血压、糖尿病、类风湿性关节炎等全身系统的疾病。该类手术均在仰卧位下完成。术中由于使用止血带出血不多，对于耐受性较好的患者可以用局部麻醉(椎管内麻醉或外周神经阻滞)辅以镇静下完成手术。部分患者也可能有骨水泥反应，但与全髋关节置换比较发生率明显减少。松止血带时血压往往会下降，此时应加快输液或给予少量血管活性药物(如麻黄碱5～10 mg，静脉滴注)。如果同时有下肢栓子脱落进入循环系统，血压会有剧烈波动反应，出现严重的低氧血症，重则危及生命。行双侧膝关节置换时，应做有创连续动脉测压，有条件单位应做肺动脉压监测，以便早期发现肺栓塞。

膝关节置换手术后疼痛较重。良好的术后镇痛有助于术后早期功能锻炼，减轻关节粘连，促进关节功能的恢复。理论上硬膜外术后镇痛效果比较好。但硬膜外镇痛的潜在危险较多，如硬膜外腔血肿，感染等。股神经或腰丛置管技术能为全膝置换提供满意的术后镇痛效果，同时风险较小。如股神经留置导管术后镇痛初始剂量为0.25%罗哌卡因20 mL，置换以5 mL/h持续输注镇痛，效果满意。罗哌卡因具有“感觉运动分离”的特点，即患者能在无痛情况下进行关节功能恢复锻炼。

(3)足及踝关节手术：绝大部分该类手术可在外周神经阻滞或椎管内麻醉下完成。为了减少患者的止血带反应外周神经阻滞时，可以复合应用镇静药。喉罩可以提供更好的呼吸道管理。先天性马蹄内翻足是常见的足部矫形手术，这类患者有可能合并脊柱裂或隐性脊柱裂。对这类患者行腰丛阻滞时要警惕双侧阻滞甚至全脊麻的发生。术前需认真查体及阅读脊柱的X线片，麻醉中要有常规监测，注入局麻药时要注意回吸有无脑脊液。

足及踝关节手术术后疼痛较剧烈。传统的静脉镇痛方法往往用药量较大，且镇痛效果并非令人满意。对于此类手术，单次坐骨神经阻滞就能提供长达24小时的术后镇痛，坐骨神经留置导管连续给药更能取得满意的术后镇痛效果。

(刘　岚)

第十五章

手术室护理

第一节　手术室护士的职责

现代科学技术的发展，对我们的护理职业提出了更高的要求。与此同时，许多创新的科学仪器和设备，扩大了手术配合工作范围同时也增加工作难度，因此，手术室护士必须有热爱本职工作和广泛的知识和技术，才能高标准地完成各科日益复杂的手术配合任务。

一、手术室护士应具备的素质

护士在工作中应不断提高个人素质，加强对护理职业重要意义的认识，把护理工作看作是光荣的神圣的职业。因此，要努力做到以下几点。

(一)具有崇高的医德和奉献精神

一名护士的形象，通过它的精神面貌和行动表现出内在的事业品德素质，胜过一个护士的经验和业务水平所起的作用，也可能给患者带来希望、光明和再生。所以，护士要具备高尚的医德和崇高的思想，具有承受压力、吃苦耐劳、献身的精神，并有自尊、自爱、自强的思想品质。为护理科学事业的发展做出自己的贡献，无愧于白衣天使的光荣称号。

(二)树立全心全意为患者服务的高尚品德

手术室的工作和专业技术操作都具有独特性。要求手术室护士必须自觉的忠于职守、任劳任怨，无论工作忙闲、白班夜班都要把准备工作、无菌技术操作、贯彻各种规章制度等认真负责地做好。对患者要亲切、和蔼、诚恳，不怕脏、不怕累、不厌烦，使患者解除各种顾虑，树立信心，主动与医护人员配合，争取早日康复。

(三)要有熟练的技能和知识更新

随着医学科学的发展，特别是外科领域手术学的不断发展，新的仪器设备不断出现，因而护理工作范围也日益扩大，要求也越来越高。护理工作者如无广泛的有关学科的基本知识，对今天护理的工作复杂技能就不能理解和担当。所以今天作为一名有远大眼光的护士，必须熟悉各种有关护理技能的基本知识，才能达到最高的职业效果。护理学亦成为一门专业科学，因此，作为一名手术室护士，除了伦理道德修养外，还应有基础医学、临床医学和医学心理学等新知识。努力学习解剖学、生理学、微生物学、化学、物理学，以及各种疾病的诊断和治疗等知识，特别是外科学更应深入学习。此外，还要了解各种仪器的基本结构、使用方法，熟练掌握操作技能。只有这样，才能高质量完成护理任务。

二、手术室护士长应具备的条件

护理工作范围极广，有些工作简单、容易，有些工作却很复杂，需要有高度的判断力和精细的技术、熟练的技巧。今天的护理工作，一个人已不能独当重任，而需要即分工又协作来共同完成。因此，必须有一名护士长，把每个护士的思想和行为统一起来，才能使人的积极性、主动性和创造性得到充分发挥，团结互助，共同完成任务。护士长应具备的条件归纳如下。

(一)有一定的领导能力及管理意识

有一整套工作方法和决策能力。善于出主意想办法，提出方案，做出决定，推动下级共同完成，并具有发现问题、分析问题的能力，了解存在问题的因素，掌握本质，抓住关键，分清轻重缓急，提出中肯意见。出现无法协商的问题时能当机立断，勇于负责。有创新的能力，对新事物敏感，思路开阔，能提出新的设想。要善于做思想工作。能否适时的掌握护士的心理动向，并进行针对性的思想教育，使之正确对待个人利益和整体利益的关系，不断提高思想水平，是提高积极性和加强凝聚力最根本的问题。

(二)有一定组织能力和领导艺术

管理是一门艺术，也是一门科学。首先处理好群体间人际关系。护士长需要具有丰富的才智和领导艺术，才能胜任手术室护士护理管理任务。具体要求如下。

(1)护士长首先应把自己置身于工作人员之中，经常想到自己与护士之间只是分工的不同，而无地位高低之分。要有民主作风，虚心听取护士的意见，甚至批评意见，认真分析，不埋怨、不沮丧，不迁怒于人，有助于建立自己的威信。

(2)护士长首先想到的是人，是护士和工作人员，而不是自己，不管是关心任务完成情况，还要关心她们的生活、健康、思想活动及学习情况等。都使每个护士和工作人员亲身感到群体的温暖，对护士长产生亲切感。

(3)护士长要善于调动护士的积极性，培养集体荣誉感，善于抓典型，树标兵，运用先进榜样推动各项手术室工作，充分调动护士群体的积极性，护士长的领导作用才能得到体现。

(三)有较高的素质修养

手术室护士长应较护士具备更高的觉悟和更多的奉献精神。科里出现的问题应主动承担责任，实事求是向上级反映，不责怪下级。凡要求护士做到的，首先自己要做到，严格要求自己，树立模范行为，才能指挥别人。要注意廉洁，不要利用工作之便谋私，更不能要患者的礼物，注意自身形象。此外，要做到知识不断更新，经常注意护理方面的学术动态，接受新事物，在这方面应较护士略高一筹，使护士感到护士长是名副其实的护理业务带头人。

三、手术室护士的分工和职责

(一)洗手护士职责

(1)洗手护士必须有高度的责任心，对无菌技术有正确的概念。如有违反无菌操作要求者，应及时提出纠正。

(2)术前了解患者病情，具体手术配合，充分估计术中可能发生的意外，术中与术者密切配合，保证手术顺利完成。

(3)洗手护士应提前30分钟洗手，整理无菌器械台上所用的器械、敷料、物品是否完备，并与巡回护士共同准确清点器械、纱布脱脂棉、缝针，核对数字后登记于手术记录单上。

(4)手术开始时，传递器械要主动、敏捷、准确。器械用过后，迅速收回，擦净血迹。保持手术野、器械台的整洁、干燥。器械及用物按次序排列整齐。术中可能有污染的器械和用物，按无菌技术及时更换处理，防止污染扩散。

(5)随时注意手术进行情况，术中若发生大出血、心搏骤停等意外情况，应沉着果断及时和巡回护士联系，尽早备好抢救器械及物品。

(6)切下的病理组织标本防止丢失，术后将标本放在10%甲醛缓冲溶液中固定保存。

(7)关闭胸腹腔前，再次与巡回护士共同清点纱布及器械数，防止遗留在体腔中。

(8)手术完毕后协助擦净伤口及引流管周围的血迹，协助包扎伤口。

(二)巡回护士职责

(1)在指定手术间配合手术，对患者的病情和手术名称应事先了解，做到心中有数，有计划的主动配合。

(2)检查手术间各种物品是否齐全、适用。根据当天手术需要落实补充、完善一切物品。

(3)患者接来后，按手术通知单核对姓名、性别、床号、年龄、住院号和所施麻醉等，特别注意对手术部位(左侧或右侧)，不发生差错。

(4)安慰患者，解除思想顾虑。检查手术区皮肤准备是否合乎要求，患者的假牙、发卡和贵重物品是否取下，将患者头发包好或戴帽子。

(5)全麻及神志不清的患者或儿童，应适当束缚在手术台上或由专人看护，防止发生坠床。根据手术需要固定好体位，使手术野暴露良好。注意患者舒适，避免受压部位损伤。用电刀时，负极板要放于臀部肌肉丰富的部位，防止灼伤。

(6)帮助手术人员穿好手术衣，安排各类手术人员就位，随时调整灯光，注意患者输液是否通畅。输血和用药时，根据医嘱仔细核对，避免差错。补充室内手术缺少的各种物品。

(7)手术开始前，与洗手护士共同清点器械、纱布、缝针及线卷等，准确地登记于专用登记本上并签名。在关闭体腔或手术结束前和洗手护士共同清点上述登记物品，以防遗留体腔或组织内。

(8)手术中要坚守工作岗位，不可擅自离开手术间，随时供给手术中所需一切物品，经常注意病情变化。重大手术充分估计术中可能发生的意外，做好应急准备工作，及时配合抢救。监督手术人员无菌技术操作，如有违犯，立即纠正。随时注意手术台一切情况，以免污染。保持室内清洁、整齐、安静，注意室温调节。

(9)手术完毕后，协助术者包扎伤口，向护送人员清点患者携带物品。整理清洁手术间，一切物品归还原处，进行空气消毒，切断一切电源。

(10)若遇手术中途调换巡回护士，须做到现场详细交代，交清患者病情，医嘱执行情况，输液是否通畅，查对物品，在登记本上互相签名，必要时通知术者。

(三)夜班护士职责

(1)要独立处理夜间一切患者的抢救手术配合工作，必须沉着、果断、敏捷、细心地配合各种手术。

(2)要坚守工作岗位，负责手术室的安全，不得随意外出和会客。大门随时加锁，出入使用电铃。

(3)白班交接班时，如有手术必须现场交接，如患者手术进行情况和各种急症器械、物品、药品等。认真写好交接班本，当面和白班值班护士互相签名。

(4)接班后认真检查门窗、水电、氧气，注意安全。

(5)严格执行急症手术工作人员更衣制度和无菌技术操作规则。

(6)督促夜班工友清洁工作，保持室内清洁整齐，包括手术间、走廊、男女更衣室、值班室和办公室。

(7)凡本班职责范围内的工作一律在本班完成，未完不宜交班，特殊情况例外。

(8)早晨下班前，巡视各手术间、辅助间的清洁、整齐、安全情况。详细写好交接班报告，当面交班后签字方可离去。

(四)器械室护士职责

(1)负责手术科室常规和急症手术器械准备和料理工作，包括每天各科手术通知单上手术的准备供应，准确无误。

(2)保证各种急症抢救手术器械物品的供应。

(3)定期检查各类手术器械的性能是否良好，注意器械的关节是否灵活，有无锈蚀等，随时保养、补充、更新，做好管理工作，保证顺利使用。特殊精密仪器应专人保管，损坏或丢失时，及时督促寻找，并和护士长联系。

(4)严格执行借物制度，特殊精密仪器需取得护士长同意后，两人当面核对并签名后方能外借。

(5)保持室内清洁整齐，包括器械柜内外整齐排列，各科器械柜应贴有明显的标签。定期通风消毒。

(五)敷料室护士职责

(1)制订专人负责管理。严格按高压蒸汽消毒操作规程使用。定期监测灭菌效果。

(2)每天上午检查敷料柜一次，补充缺少的各种敷料。

(3)负责一切布类敷料的打包，按要求保证供应。

(六)技师职责

(1)负责对各种仪器使用前检查，使用时巡查，使用后再次检查其运转情况，以保证各种电器、精密仪器的正常运转。

(2)定期检查各种器械台、接送患者平车的零件和车轮是否运转正常，负责各种仪器的修理或送交技工室修理。

(3)坚守工作岗位，手术过程中主动巡视各手术间，了解电器使用情况。有问题时做到随叫随到随维修，协助器械组检查维修各种医疗器械。

(4)帮助护士学习掌握电的基本知识和各种精密仪器基本性能、使用方法与注意事项等。

(张　斌)

第二节　手术室护士的职业危害及防护

手术室护士在工作中常需面对各种高危因素，如患者的血液、体液、放射线、有害气体，而且每天工作繁重，节奏紧张，使他们的生理心理都会造成伤害，因此手术室护士是职业危害的高危群体。作为一名手术室护士必须树立职业安全意识，妥善处理现存及突发问题，予以正当防护，最大程度保证自己的健康。

一、血源性感染

由于手术室特殊的工作环境，工作人员直接接触患者的血液、分泌物、呕吐物等，因此感染血源性传染病的概率较高。

（一）血源性感染的危险因素

通过医院内血源性传播的疾病有 20 多种，最常见且危害性最大的是乙型肝炎、丙型肝炎、艾滋病。在各种体液中病毒浓度从高到低依次为：血液、血液成分、伤口感染性分泌物、阴道分泌物、羊水、胸腔积液、腹水等。乙型肝炎病毒（HBV）感染是手术室护士意外血源性感染中最常见的，有研究表明手术室护理人员 HBV 感染率明显高于内科及外科护理人员，其感染率高达 30%。目前我国艾滋病发病率呈迅猛增长趋势，当发生针刺伤时，只要 0.004 mL 带有艾滋病病毒（HIV）的血液足以使伤者感染。皮下接触 HIV 的危险性是 0.3%，黏膜接触危险性则为 0.09%。如何避免意外感染 HIV 也是手术室护理人员所必须面临的一种考验。此外，感染病毒后发生血常规转移有一定时间期限，如 HBV 为 8 周，HCV 为8 周，HIV 为 6 个月。从感染病毒到出现症状之间的潜伏期更长，如 HBV 为 45～60 天，HCV 为 45～60 天，HIV 为 12 年。这段时间内，伤者本身作为病毒携带者也成为危险因素之一。

（二）血源性感染的感染途径

血源性感染主要分为经非完整性皮肤传播和黏膜传播。非完整性皮肤传播具体表现为护理操作和传递器械过程中，意外发生针刺伤、刀割伤的新鲜伤口或皮肤的陈旧性伤口，直接接触到沾有患者体液或血液的敷料、器械后感染病毒。经黏膜传播具体表现为手术配合中患者体液、血液直接溅入眼内，通过角膜感染病毒。血源性感染不通过吸入血气溶胶传播。

（三）血源性感染的防范措施

1.个人防护

手术室护理人员应定期进行健康检查，接种相关疫苗，加强个人免疫力。定期培训强调防止意外血源性感染的必要性，增强个人防范意识。

2.术前评估

手术室护理做好术前访视，除急诊手术外，术前应了解患者相关检查和化验结果，如肝功能、乙型肝炎病毒（HBV）、丙肝病毒（HCV）、梅毒病毒、艾滋病病毒（HIV）等，针对检查和化验结果阳性的手术患者，手术人员应在术中采取相应的防护措施；针对无化验结果的手术者，应视其为阳性，手术人员做好标准预防。

3.防护措施

根据具体情况作好充分的自我安全防护。进行有可能接触手术患者的血液、体液的护理操作时必须戴手套，手部皮肤有破损者提倡戴两层手套，脱去手套后再用皂液和流动水充分冲洗。手术医师和洗手护士应穿戴具有防渗透性能的口罩、防护眼镜或带有面罩的口罩，具有穿透性能的手术衣，防护手术配合中可能飞溅到面部的血液、体液。手术配合中需保持思想高度集中，避免疲劳操作，正确放置和传递锐器；回收针头等锐器时，避免锐利端朝向接收者，防止刺伤；传递锐器时，应将其放入弯盘进行传递；卸锐器时必须使用持针器，不能徒手卸除。

4.术后处理

完成感染手术后，参加手术的人员必须脱去污染的手术衣、手套、换鞋(脱鞋套)方能离开手术间，沐浴更换洗手衣裤后才能参加其他手术。术后按规范处理物品，清洗回收器械时，注意先将针头、刀片等锐器卸下，并弃入有特殊警示标记的锐器医疗废弃物桶内。手工清洗器械时，应戴护目镜、防渗透性口罩、穿防水隔离衣、戴手套。术后手术间应用含氯溶液或酸水湿式清洁地面及物品。

(四)意外血源性感染后的处理

1.皮肤接触血液体液

立即用皂液和流动水清洗污染皮肤。

2.黏膜接触血液体液

若手术患者的血液或体液溅入口腔、眼睛，立即用大量清水或生理盐水冲洗，然后滴含有抗生素的眼药水。

3.针刺或刀割伤

(1)立即脱去手套，向远心端挤出血液并用大量肥皂水或清水清洗伤口，再浸泡于3%碘伏液内3分钟，最后贴上敷料。

(2)受伤后处理：伤后24小时内报告护士长及预防保健科，登记在册。暴露源不明者按阳性处理。72小时内做HIV/HBV/HCV等基础水平检查，怀疑HBV感染者，立即注射乙肝高价免疫球蛋白和乙肝疫苗；怀疑HIV感染者，短时间内口服大剂量叠氮脱氧核酸(AZT)，然后进行周期性复查(6周、12周、6个月)。

二、化学性危害

相对其他临床科室而言，手术室环境封闭，存在多种危害因素，如空气中常常存有一定浓度的挥发性化学消毒剂和吸入性麻醉药，这些都直接或间接地影响医务人员的健康。

(一)化学性危险因素

1.化学消毒剂

手术间及手术物品的消毒与灭菌，标本的浸泡都要用到一些化学消毒剂如甲醛、戊二醛、含氯消毒剂、环氧乙烷等。这些消毒剂对人的皮肤、神经系统、呼吸道、皮肤、眼睛、胃肠道等均有损害。长期吸入高浓度混有戊二醛的空气或者直接接触戊二醛容易引起眼灼伤、头痛、皮肤黏膜过敏等；甲醛会直接损害呼吸道黏膜引起支气管炎、哮喘病，急性大量接触更可致肺水肿，同时能使细胞突变、致畸、致癌；环氧乙烷侵入人体后可损害肝、肾和造血系统。

2.挥发性麻醉气体

目前手术室普遍采用禁闭式麻醉装置，但仍有许多麻醉废气直接或间接排放在手术室内，若麻醉机呼吸回路泄漏以及手术结束后拔除气管导管患者自然呼吸时，可使麻醉气体排放到手术间内，造成空气污染。对医务人员的听力、记忆力、理解力、操作能力等都会造成一定影响。长期接触该类气体，会造成其在人体内的蓄积，影响肝肾功能，可引起胎儿畸变、自发性流产和生育力降低。

3.臭氧

开启紫外线照射对房间进行消毒时，会产生臭氧，在空气中可嗅知的臭氧浓度为0.02～0.04 mg/L，当达到5～10 mg/L时可引起心跳加速，对眼、黏膜和肺组织都有刺激作用，能破坏肺表面活性物质，引起肺水肿和哮喘等疾病。

4.化疗药物

肿瘤手术过程中经常需要配制化疗药，巡回护士处理这些化疗药物时不可避免地会吸入含有药物的气溶胶，或药液沾染皮肤，虽然剂量较小，但其累积作用可产生远期影响，如白细胞计数减少，自然流产率增高，致畸、致癌等，环磷酰胺在尿液中的代谢物则有诱发尿道肿瘤的危险。

(二)化学性危害的防范措施

1.化学消毒剂

减少化学消毒剂的使用，尽量用等离子灭菌替代戊二醛浸泡及环氧乙烷灭菌。避免医护人员接触化学消毒剂，减轻职业损害；工作人员在检查、使用和测试化学消毒剂时，必须戴好帽子、口罩、手套、防护眼罩，准确操作，如不慎溅到皮肤和眼睛上，要用清水反复冲洗；消毒、灭菌容器应尽量密闭，如戊二醛消毒容器应加盖，减少消毒剂在空气中的挥发；戊二醛等消毒剂浸泡消毒的器械，在使用前，必须将消毒剂冲洗干净；环氧乙烷灭菌器应置于专门的消毒室内，并设置有良好的通风设施，减少有害气体在手术室内的残留。

2.化疗药物

配制化疗药物时，需先要做好自身防护，穿隔离衣、戴手套、口罩、帽子，必要时戴防护眼罩；熟练掌握化疗药物配制，防止药液和雾粒逸出；孕妇禁止接触化疗药物；加强化疗废弃物的管理，与其他物品分开管理，废弃物存放于规定的密闭容器中，送有关部门作专业处理。

3.麻醉废气管理

加强麻醉废气排污设备及工作人员的自身防护，如选用密闭性良好的麻醉机进行定期检测，防止气源管道系统泄漏，加强麻醉废气排污设备管理，改善手术室通风条件；根据手术种类及患者具体情况，选择合适的麻醉方式，并合理安排手术间；护士在妊娠期间应尽量减少进房间接触吸入性麻醉药的机会。

三、物理性危害

手术室内众多物理因素，如噪声、手术过程中产生的烟雾、电灼伤及辐射等在日常手术室工作中威胁着手术室工作人员的健康。

(一)物理性危险因素

1.噪声

手术室内的噪声持续存在却经常被忽视，噪声常来源于监护仪、负压吸引器、电锯和器械车轮摩擦等。护理人员长期暴露于噪声中可引起头痛、头晕、耳鸣、失眠、焦虑等症状，不仅对人体听觉、神经系统、消化系统、内分泌系统以及人的情绪有负面影响，而且可能不利于团队协作及正常工作的开展。

2.手术烟雾

术中使用电外科设备、高热能激光、外科超声设备以及腔镜手术中二氧化碳气体泄漏等均可产生并释放烟雾，对人体产生负面影响，由气溶胶、细胞残骸碎片等组成的手术烟雾，可能引起呼吸道炎症反应、焦虑、眩晕、眼部刺激症状等，此外手术烟雾还可能成为某些病毒的载体，传播疾病。

3.辐射

随着外科手术日趋数字化和精细化，C 型臂机不仅只限于骨科手术的使用，已运用于越来越多的科室手术。手术室工作人员如对其放射的X线不进行有效防护，长期接触不仅容易导致自主神经功能紊乱以及恶性肿瘤，而且会影响生育能力，导致不孕、流产、死胎、胎儿畸形等。

（二）物理性危害的防范措施

1.噪声防护

为防止或减少手术室内噪声，手术室工作人员走路轻而稳，不得高声谈笑，说话声音要低。在实施各类操作或放置物品时，动作应轻柔。定期对手术室所有仪器设备进行普查和检修，淘汰部分设备陈旧且噪声大的仪器；对器械台、麻醉机、推车车轮等定期维修并上润滑剂，使用时尽量减少其推、拉的次数。手术中对电动吸引器等产生较响声音的设备应即用即开。严格管理手术过程中的参观及进修人员。

2.手术烟雾防护

手术人员均应正确佩戴外科口罩，遇特殊情况可佩戴N95口罩或激光型口罩，以有效隔离手术烟雾。术中使用易产生手术烟雾的仪器设备时，洗手护士应主动或提醒手术医师及时吸尽烟雾。腹腔镜手术时严格检查气腹机与二氧化碳连接处是否密闭及二氧化碳储存瓶是否有泄漏。手术室应配备便携式烟雾疏散系统和便携式吸引电刀，及时吸尽产生的手术烟雾。

3.辐射防护

有X线透视的手术，手术前医护人员必须穿好铅制护颈和铅袍以此保护甲状腺和躯干，并于手术间内设置铅屏风避免身体直接照射。孕妇避免接触X线辐射。在放射性暴露过程中，所有人员至少离开X线射线管2 m，并且退至铅屏风之后。在放射性暴露中应尽可能使用吊索、牵引装置、沙袋等维持手术患者的正确合适体位，不应由医护人员用手来维持患者体位，若迫不得已，应佩戴防护性铅制手套。进行X线透视的手术间门外应悬挂醒目防辐射标识，提示其他人员远离。铅袍或铅衣应摊平或垂直悬挂，定期由专业人员进行测试和检查各类防辐射设施。手术室管理者合理安排手术人员，避免手术室护士短时间内大剂量接收X线照射，并要求参加该类手术的护士，佩戴X射线计量器，定期交防保科监测，以便了解护士接受X射线剂量。

4.电灼伤防护

定期请专业人员检修手术室专用线路和电器设备，严格遵守用电原则，熟悉仪器操作，避免电灼伤，各类仪器使用前后应记录使用情况，出现问题及时报告维修。

四、身心健康危害

随着医疗技术的发展，高、精、尖技术的广泛应用，手术室护士承担的工作明显加重。手术室护士应在紧张而有序的工作与生活中保持自身的身心健康，应对各种工作压力源，提高工作效率及护理工作质量，同时促进个人身心健康，更好地适应手术室工作。

（一）影响身心健康的危险因素

手术室护理工作繁重，工作的连续性强，机动性大，加班概率高，长期因连续工作致饮食不规律、站立时间长，使许多护士患有胃十二指肠溃疡、下肢静脉曲张、胃下垂、颈椎病等疾病。长期的疲劳与困顿，无疑对工作、学习、生活产生负面影响。

（二）身心健康的维护

1.调整好心态，保持积极向上的愉悦心境

调整心理需要，养成良好的性格，保持乐观的心境。对工作全身心投入，不把消极情绪带入工作，用积极情绪感染和影响别人。善于学习和积累应对各种困难和挫折的经验，改变自身的适应能力。通过自我调节、自我控制,使自己处于良好的心理状态。

2.加强业务学习,提高工作能力

掌握手术室护理理论及知识,熟悉手术类别及手术医师的习惯,提高配合手术的能力及应急处理能力,增强工作自信心。

3.保持良好的生理、心理状态

安排好作息时间,保证充足的睡眠;增强自身体质,均衡营养,坚持体能锻炼;建立良好人际关系,创造和谐的工作氛围,丰富业余生活,缓解精神压力,消除心理疲劳。

4.关爱护士,引导缓压

人性化管理,尊重爱护每一位护士。尤其是低年资护士,缺少工作经验,害怕应对复杂的手术,常会紧张、失眠,心理应激敏感,因此可开展"一对一"传、帮、带活动,设立心理调适课程等,帮助护士自我减压。

5.创造良好的工作环境

管理人员的认知与决策,对护士行为起着重要的导向作用,因此在管理上应适当调整护士的工作强度,采取弹性排班制。安排护士依次公休,且保证每位护士自主公休日期,安排外出旅游,放松心情,休假后更好地工作。

(张 斌)

第三节 手术室护理中涉及的法律与伦理问题

手术室是外科手术的中心,人员流动量大、工作节奏快、患者病情复杂、护理任务繁重,意外情况发生多。手术既是外科治疗的重要手段,又是一个创伤的过程,会给患者的生理和社会心理方面带来影响。因此与护士相关的法律法规《护士管理办法》《护士条例》等,为依法行医,保护医患双方的合法权益,提供了有力保障。

同时,随着社会进步,生活、文化水平的提高,人们的法律意识也随之提高,国家相继出台了《最高人民法院关于民事诉讼证据的若干规定》《医疗事故处理条例》《侵权责任法》等法律法规。一旦出现医疗护理纠纷,越来越多的患者会用法律武器保护自己的合法权益。因此在日常工作中手术室护士必须学习安全知识及法律知识,严格遵守法律、法规和规章制度,增强责任心和慎独精神,在维护患者合法权益的同时也维护了医护人员自身的合法权益,保障护理安全,防止医疗纠纷的发生。

一、手术室护理中相关的法律问题

(一)手术患者的相关权利

1.生命健康权

生命健康权指患者不仅享有生理健康的权利,同时还享有心理健康的权利。生命面前人人平等,生命对每个人来讲只有一次,维持健康、提高生存质量是每个人的权利。患者在未判定为脑死亡前,医务人员应尽一切可能进行救治,不能放弃抢救,避免产生医疗纠纷。如果忽视医学道德及患者生命权,再好的技术、再先进的设备也是无用的。因此在手术室护理工作中要为手术患者提供规范、快捷、安全、高效率的护理服务，尽最大努力满足患者对健康的需求，尊重每个患者。

2.知情同意权

知情同意权在《医疗机构管理条例实施细则》《医疗事故处理条例》《侵权责任法》中都有相关的说明，法律中规定医疗机构应尊重患者对自己的病情、诊断、治疗的知情权，在实施手术、特殊检查、特殊治疗时医护人员应当向患者做出必要的解释，若因实施保护性医疗措施不宜向患者说明情况，应当将有关情况通知家属。手术患者在术前、术中、术后都有权知道有关自己病情的一切情况、所选手术方式，并有权同意选用何种手术方法以及使用何种特殊耗材。强调患者的知情同意权，主要目的在于通过赋予医疗机构及其医务人员相应的告知义务，体现医师对患者的尊重。

3.平等医疗权

平等医疗权是指任何患者的医疗保健享有权是平等的，医疗中都有得到基本的、合理的诊治及护理权利。患者因身心疾病而就医，希望得到及时、正确的诊治，在医疗护理中，不论患者的权利大小，关系亲疏，地位高低，经济状况好坏等，都应一律平等、一视同仁，最大限度地满足患者需要。而极少数医务人员以貌取人，使贫困、偏远地区患者遭受冷遇，性病患者受到鄙夷和藐视，对待熟人和生人采取不同的服务态度，这种行为可能会激化和加深医患矛盾，导致医疗纠纷的发生。

4.隐私权

一般是指自然人享有的私人生活安宁与私人信息依法受到保护，不被他人非法侵扰、知悉、搜集、利用和公开的一种人格权。隐私权是人类文明进步的重要标志。《侵权责任法》第62条规定："医疗机构及其医务人员应当对患者的隐私保密。泄露患者隐私或者未经患者同意公开其病历资料，造成患者损害的，应当承担侵权责任。"因此手术团队成员必须维护手术患者的隐私权，不得泄露手术患者的隐私和秘密，包括手术患者个人信息、身体隐私、手术患者不愿告知的内容等；手术团队成员不得长时间注视手术患者的生理缺陷，不得谈论涉及手术患者隐私的话题；进行术前准备时，如导尿、放置体位、手术部位消毒时，减少不必要的裸露，并给予盖被、关门，做好相应的遮蔽，无关人员不可停留于该手术间；手术结束时，及时为手术患者包扎伤口，穿好患者衣裤。

5.身体权

身体权是指自然人保持其身体组织完整并支配其肢体、器官和其他身体组织并保护自己的身体不受他人违法侵犯的权利。医务人员有维护患者权利的责任和义务，即使是非正常的组织、器官在未经患者或法定代理人同意时，不能随意进行处置，否则就侵犯了患者的身体权。

6.选择权

选择权指患者有选择医院、医师、护士进行诊疗、护理操作的权利，也有选择使用医疗设备、仪器、物品的权利。术中可能选择使用的一次性器械、特殊用药、特殊耗材，手术患者有权选用或不用，手术团队成员不能擅作主张，更不能强迫其使用。

(二)针对涉及法律的手术室护理问题管理

手术室易发生差错事故及护理隐患的环节很多，一旦发生，轻者影响手术患者治疗，延误手术时间，消耗人力与财力；重者可导致手术患者残疾或死亡。手术室护理中涉及法律的常见护理问题包括接错手术患者、异物遗留在手术患者体腔或切口内、未执行消毒灭菌制度，将未灭菌用物用上手术台、护理书写不规范、手术部位核对错误、术中仪器，尤其是电外科设备使用不当、手术患者坠床、遗失或混淆手术标本、术中用错药、手术体位放置错误等。

1.强化护理安全与法律知识教育

通过开设法制课等方法进行法律知识的培训，加强手术室护士的法制观念和法律意识，了解手术患者的各项合法权利，依法从事手术室护理，正确履行自己职责，保障手术室护理安全，杜绝医疗差错或事故。

2.严格遵守手术室规章制度，规范护理行为

规章制度是预防和判定差错事故的法律依据，是正常医疗活动的安全保障。建立、健全完整的规章制度，是手术室护理的可靠保证。手术室护士必须严格遵守各项规章制度，遵守无菌操作原则、消毒隔离制度，防止手术部位感染；术前、术中、术后正确清点器械、敷料、缝针及其他物品，防止异物残留；严格执行手术安全核查制度，防止开错手术部位；正确使用电外科设备，防止电灼伤手术患者；严格执行"三查七对"制度，防止术中用药错误等。同时在工作中不断学习，认真落实各种规章制度，防止医疗纠纷。

3.维护手术患者合法权益，改善服务态度

以人为本，转变护理观念，尊重手术患者权益，对手术患者要有强烈的责任感，诚心实意地为患者服务，具有同情心和耐心，有效地避免有意或无意的侵权行为。手术室护士应严格规范自身的护理行为与自身形象，在医疗护理中，从语言上、行为规范上严格要求自己，杜绝聊天、嬉笑、打闹，杜绝不良的行为和语言；自身形象应举止端正、语言文明、衣帽整洁，符合手术室环境要求。当手术患者入手术室时，通过亲切的问候，简短而友好的交谈，对手术患者的痛苦表示安慰并鼓励；在进行护理操作前，要向手术患者解释目的及注意事项，尽量满足患者要求；手术中不谈论与手术无关的事情，尊重手术患者人格。

4.严格管理医疗相关证据

(1)书证：凡是以文字、各种符号、图案等来表达人的思想，其内容对事实具有证明作用的物品都是书证。与手术患者有关的书证包括有手术及麻醉知情同意书、手术护理及麻醉记录单、手术物品清点单、病理申请单、手术收费单、特殊耗材使用登记单等。对各种文字性的资料，在书写时字迹要清晰，不得涂改、缩写、简写，记录要全面、真实，准确无误，规范合理。

(2)物证：物品、痕迹等客观物质实体的外形、性状、质地、规格等证明案件事实的证据为物证。在医疗护理中发生疑似输液、输血、注射药物等引起的不良后果的，医患双方应当共同对现场实物如液体、药瓶、输液器、血袋等进行封存；怀疑医疗器械引起不良后果的，及时保存器械原件等，封存的现场实物由医疗机构保管。

5.实施健康宣教，确保高质量护理

由于手术患者缺乏手术方面相关知识和信息，通常会对手术室及手术有陌生感和恐惧感，手术室护士可以通过术前访视向手术患者介绍手术室环境，术前准备，入手术室后流程等，使其对手术有一个大致的了解；手术医师应向手术患者介绍围术期过程中可能发生的情况及术后注意事项，让患者了解手术的风险性，使其术前对有关情况有全面正确的了解，对术后可能出现的医疗并发症有充分的思想准备和预防方法，避免不属于医护人员技术原因所造成的纠纷。

二、手术室护理中的伦理问题

(一)医学伦理学

1.医学伦理学的基本概念及原则

医学伦理学是研究医学实践中的道德问题的科学，是关于医学道德的学说和理论体系，亦称

医德学，是以医务人员的医德意识、医德关系、医德行为为研究对象的科学。医学伦理学基本原则包含了不伤害原则、有利原则、尊重原则和公正原则。

(1)不伤害原则：是指在医学服务中不使患者受到不应有的伤害。

(2)有利原则：是指把有利于患者健康放在第一位，切实为患者谋利益。

(3)尊重原则：是指医患交往时应该真诚地相互尊重，并强调医务人员尊重患者及其家属。

(4)公正原则：是指医学服务中公平、正直地对待每一位患者。

2.护理伦理

护理伦理是指护理人员在履行自己职责的过程中，调整个人与他人，个人与社会之间关系的行为准则和规范的总和。它要求护理人员尊重患者的生命和权利，维护和履行护理职业的荣誉和责任，兢兢业业，不卑不亢，为维护人民的健康做出贡献。

3.护理伦理学的基本概念

(1)支持维护：是指支持维护患者的利益和权利。

(2)行动负责：是指根据患者的实际情况采取行动，护理人员对按照标准提供的服务负有责任，对患者提供的关怀照顾负有责任。

(3)互助合作：鼓励护士为了患者康复共同目标与其他人一起工作，将共同关心的问题置于优先地位，并且为了维持这种互助关系有时甚至须牺牲个人的利益。

(4)关怀照顾：关怀照顾患者的健康、尊严和权利，在关怀照顾中需要提供信息、咨询、药品、技术和服务。

(二)手术过程的伦理要求

1.术前准备的伦理要求

手术医师应严格掌握手术指征，树立正确的手术动机。手术治疗前，必须得到手术患者及家属对手术的真正理解和同意并签订手术协议，这是让手术患者及其家属与医务人员一起承担手术风险；手术团队认真制订手术方案，根据疾病的性质、手术患者的实际情况选择手术方式、麻醉方法，对手术中可能发生的意外制订相应措施，确保手术安全进行。医护人员应帮助手术患者在心理上、生理上做好接受手术治疗的准备。

2.术中的伦理要求

手术进行时，手术团队成员不能只盯住手术视野而不顾及患者的整体情况，一旦观察指标出现异常，要及时冷静地处置，并将情况告诉整个手术团队，以便相互配合，保证手术的顺利进行。手术团队成员的态度决定着手术是否能顺利进展，手术者对手术的全过程要有全盘的考虑和科学的安排，手术操作要沉着果断、有条不紊。手术医师不应过分在意手术时间，其他手术团队成员不应去催促手术医师而影响术者的情绪，破坏手术节奏。每一名手术团队成员应对患者隐私要慎言守密，不能随意将患者的隐私当作谈话笑料，传播扩散。不要因为疲惫或方便把手臂或躯体施压在患者身上。

3.术后的伦理要求

由于患者机体刚刚经历了创伤，身体虚弱，病情不易稳定。医护人员要严密观察患者病情的变化，发现异常时及时处理，尽可能减少或解除可能发生的意外。患者术后常常会出现疼痛等不适，医务人员应体贴患者尽力解除其痛苦，给予精神上的安慰。

(三)手术知情同意中特殊问题的伦理要求

1.当手术对象为不具备自主选择能力或丧失自主选择能力的患者

医护人员首先参照我国《民法通则》对患者的自主选择能力进行判断。10周岁以下的患者不具备选择能力，应由其父母或监护人知情同意后代其做出选择；对于16～18岁周岁已有劳动收入的手术患者或18岁以上的手术患者，应由他们自行决定是否同意手术；对于10～18周岁、完全靠父母生活的，则应视具体情况而定，一般应征求本人意见，但最终应由其父母或监护人来决定是否同意手术。对病理性自主选择能力丧失，如昏迷患者、精神病患者等，应将选择权转移给其家属、单位或监护人，由他们听取医务人员介绍后做出选择。

2.有选择能力的手术患者拒绝手术治疗

对非急诊手术患者，医护人员应先弄清患者拒绝的理由，通过劝说、解释，分析利害关系，如仍无效则应尊重患者选择，放弃或暂时放弃手术，代之以患者可以接受的其他治疗方案，同时做好详细的书面记录，请患者签字。对急诊患者，当手术是抢救患者的唯一方案时，则可以不考虑患者的拒绝，在征得其家属或单位的同意后，立即进行手术。这样做虽然违背了当事人的意愿，但不违背救死扶伤的医学人道主义精神，是符合医学道德的。

(四)器官移植中的伦理问题

(1)使用活体器官的伦理问题：活体器官作为供体只限于人体的偶数器官，活体不能提供奇数器官。即使是偶数器官地提供，供体身上被摘除一个器官后的健康是否受到影响，为挽救一个人而去伤害另一个人其价值如何估量，至今仍为专家所争论。

(2)活体器官捐赠的伦理标准：国际移植学会颁布有关活体捐赠者捐献肾脏的准则：①只有在找不到合适的尸体捐赠者，或有血缘关系的捐赠者时，才可接受无血缘关系的捐赠。②接受者(受植者)及相关医师应确认捐赠者系出于利他的动机，而且应有一社会公正人士出面证明捐赠者的“知情同意”不是在压力下签字。同时应向捐赠者保证，若切除后发生任何问题，均会给予援助。③不能为了个人利益，而向没有血缘关系者恳求，或利诱其捐出肾脏。④捐赠者应已达法定年龄。⑤活体无血缘关系之捐赠者应与有血缘关系之捐赠者一样，都应符合伦理、医学与心理方面的捐赠标准。⑥接受者本人或家属，或支持捐赠的机构，不可付钱给捐赠者，以免误导器官是可以买卖的。不过补偿捐赠者在手术与住院期间因无法工作所造成的损失，与其他有关捐赠的开支是可以的。⑦捐赠者与接受者的诊断和手术，必须在有经验有资质的医院中施行，而且希望义务保护捐赠者的权益的公正人士，也是同一医院中的成员，但不是移植小组中的成员。

(3)使用尸体器官的伦理问题：利用尸体器官的伦理问题主要存在于心脏移植之中，心脏移植要求供体的心脏必须正常，而且在移植前还要采取各种措施维持供体的生理血压，以保持心跳。心脏是人体的单一器官，器官的供体只能是尸体，决不能是活体，而这具尸体的心脏又必须还在跳动。这对以心跳来判断生死的人类来说的确是一个悖论。由于心脏移植涉及死亡标准及其道德观念，必然使心脏移植在发展过程中遇到道德阻力。可见，确立科学的脑死亡标准，已成为心脏移植的前提。

(4)器官移植高额费用的伦理问题：器官移植技术在实施过程中需消耗高额费用，费用如此之高，而移植后的患者到底能活多久，有多少社会价值，个人的生活质量又是怎样，这些问题人们在研究与探讨，尚未做出最终定论。

(5)每一次移植手术是否可行，必须通过伦理委员会讨论，同意表决后才能实施。

(张 斌)

第四节　手术前患者的护理

从患者确定进行手术治疗，到进入手术室时的一段时间，称手术前期。这一时期对患者的护理称手术前患者的护理。

一、护理评估

（一）健康史

（1）一般情况：注意了解患者的年龄、性别、职业、文化程度和家庭情况等；对手术有无思想准备、有无顾虑和思想负担等。

（2）现病史：评估患者本次疾病发病原因和诱因；入院前后临床表现、诊断及处理过程；重点评估疾病对机体各系统功能的影响。

（3）既往史：①了解患者的个人史、宗教史和生活习惯等情况。②详细询问患者有无心脏病、高血压、糖尿病、哮喘、慢性支气管炎、结核、肝炎、肝硬化、肾炎和贫血等病史，以及既往对疾病的治疗和用药等。③注意既往是否有手术史，有无药物过敏史。

（二）身体状况

（1）重要器官功能状况：如心血管功能、肺功能、肾功能、肝功能、血液造血功能、内分泌功能和胃肠道功能状况。

（2）体液平衡状况：手术前，了解脱水性质、程度、类型、电解质代谢和酸碱失衡程度，并加以纠正，可以提高手术的安全性。

（3）营养状况：手术前，若有严重营养不良，术后容易发生切口延迟愈合、术后感染等并发症。应注意患者有无贫血、水肿，可对患者进行身高、体重、血浆蛋白测定、肱三头肌皮褶厚度、氮平衡试验等检测，并综合分析，以判断营养状况。

（三）辅助检查

（1）实验室检查。①常规检查：血常规检查应注意有无红细胞、血红蛋白、白细胞和血小板计数异常等现象；尿常规检查应注意尿液颜色、比重，尿中有无红、白细胞；大便常规检查应注意粪便颜色、性状、有无出血及隐血等。②凝血功能检查：包括测定出凝血时间、血小板计数和凝血酶原时间等。③血液生化检查：包括电解质检查、肝功能检查、肾功能检查和血糖检测等。

（2）影像学检查：查看X线、CT、MR、B超等检查结果，评估病变部位、大小、范围及性质，有助于评估器官状态和手术耐受力。

（3）心电图检查：查看心电图检查结果，了解心功能。

（四）心理-社会状况

术前，应对患者的个人心理和家庭社会心理充分了解，患者大多于手术前会产生不同程度的心理压力，出现焦虑、恐惧、忧郁等反应，表现为烦躁、失眠、多梦、食欲下降和角色依赖等。

二、护理诊断及合作性问题

(一)焦虑和恐惧

焦虑和恐惧与罹患疾病、接受麻醉和手术、担心预后及住院费用等有关。

(二)知识缺乏

如缺乏有关手术治疗、麻醉方法和术前配合等知识。

(三)营养失调

低于机体需要量与原发疾病造成营养物质摄入不足或消耗过多有关。

(四)睡眠型态紊乱

睡眠型态紊乱与疾病导致不适、对住院环境陌生、担心手术安全性及预后等有关。

(五)潜在并发症

如感染等。

三、护理措施

(一)非急症手术患者的术前护理

1.心理护理

(1)向患者及其亲属介绍医院环境;主管医师、责任护士情况;病房环境、同室病友和规章制度,帮助患者尽快适应环境。

(2)工作态度:态度和蔼,关心、同情、热心接待患者及其家属,赢得患者的信任,使患者有安全感。

(3)术前宣教:可根据患者的不同情况,给患者讲解有关疾病及手术的知识。对于手术后会有身体形象改变者,应选择合适的方式,将这一情况告知患者,并做好解释工作。

(4)加强沟通:鼓励患者说出心理感受,也可邀请同病房或做过同类手术的患者,介绍他们的经历及体会,以增强心理支持的力度。

(5)必要时,遵医嘱给予适当的镇静药和安眠药,以保证患者充足的睡眠。

2.饮食护理

(1)饮食:根据治疗需要,按医嘱决定患者的饮食,帮助能进食的患者制订饮食计划,包括饮食种类、性状、烹调方法、量和进食次数、时间等。

(2)营养:向患者讲解营养不良对术后组织修复、抗感染方面的影响;营养过剩、脂肪过多,给手术带来的影响。根据手术需要及患者的营养状况,鼓励和指导患者合理进食。

3.呼吸道准备

(1)吸烟者:术前需戒烟 2 周以上,减少呼吸道的分泌物。

(2)有肺部感染者:术前遵医嘱使用抗菌药物治疗肺部感染,痰液黏稠者,给予超声雾化吸入,每天2 次,使痰液稀释,易于排出。

(3)指导患者做深呼吸和有效的咳嗽排痰练习。

4.胃肠道准备

(1)饮食准备:胃肠道手术患者,入院后即给予低渣饮食。术前 1～2 天,进流质饮食。其他手术,按医嘱进食。为防止麻醉和手术过程中的呕吐,引起窒息或吸入性肺炎,常规于手术前禁食12 小时,禁饮4 小时。

(2)留置胃管:消化道手术患者,术前应常规放置胃管,减少手术后胃潴留引起的腹胀。幽门梗阻患者,术前3天每晚以温高渗盐水洗胃,以减轻胃黏膜充血水肿。

(3)灌肠:择期手术患者,术前一天,可用0.1%～0.2%肥皂水灌肠,以防麻醉后肛门括约肌松弛,术中排出粪便,增加感染机会。急症手术不给予灌肠。

(4)其他:结肠或直肠手术患者,手术前3天,遵医嘱给予口服抗菌药物(如甲硝唑、新霉素等),减少术后感染的机会。

5.手术区皮肤准备

见图15-1。

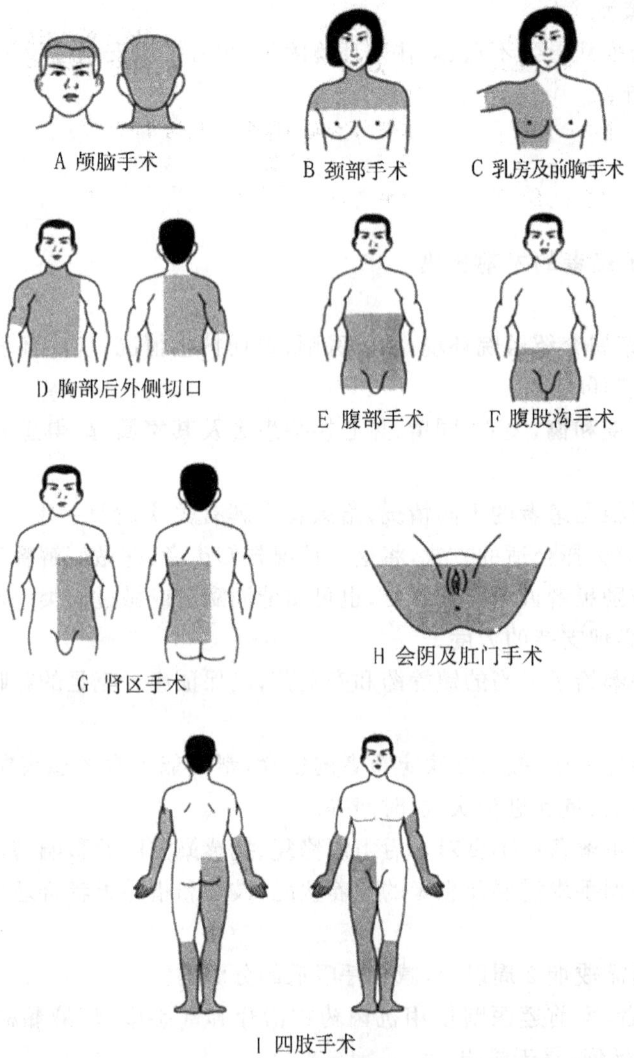

图15-1 皮肤准备的范围

简称备皮,包括手术区皮肤的清洁、皮肤上毛发的剃除,其目的是防止术后切口感染。①颅脑手术:整个头部及颈部。②颈部手术:由下唇至乳头连线,两侧至斜方肌前缘。③乳房及前胸手术:上至锁骨上部,下至脐水平,两侧至腋中线,并包括同侧上臂上1/3和腋窝。④胸部后外侧切口:上至锁骨上及肩上,下至肋缘下,前后胸都超过中线5 cm以上。⑤上腹部手术:上起乳头水平,下至耻骨联合,两侧至腋中线,包括脐部清洁。⑥下腹部手术:上自剑突水平,下至大腿上1/3前、内侧及外阴部,两侧至腋中线,包括脐部清洁。⑦肾区手术:上起乳头水平,下至耻骨联合,前后均过正中线。⑧腹股沟手术:上起脐部水平,下至大腿上1/3内侧,两侧到腋中线,包括会阴部。⑨会阴部和肛门手术:自髂前上棘连线至大腿上1/3前、内和后侧,包括会阴部、臀部、腹股沟部。⑩四肢手术:以切口为中心,上下方20 cm以上,一般多为整个肢体备皮,修剪指(趾)甲。

(1)特殊部位的皮肤准备要求。①颅脑手术:术前3天剪短毛发,每天洗头,术前3小时再剃头一次,清洗后戴上清洁帽子。②骨科无菌手术:术前3天开始准备,用肥皂水洗净,并用70%乙醇消毒,用无菌巾包扎;手术前一天剃去毛发,70%乙醇消毒后,无菌巾包扎;手术日早晨重新消毒后,用无菌巾包扎。③面部手术:清洁面部皮肤,尽可能保留眉毛,作为手术标志。④阴囊和阴茎部手术:入院后,每天用温水浸泡,并用肥皂水洗净,术前一天备皮,范围同会阴部手术,剃去阴毛。⑤小儿皮肤准备:一般不剃毛,只做清洁处理。

(2)操作方法:①先向患者讲解皮肤准备的目的和意义,以取得理解和配合。②将患者接到换药室或者处置室,若在病室内备皮,应用屏风遮挡,注意保暖及照明。③铺橡胶单及治疗巾,暴露各皮部位。④用持物钳夹取肥皂液棉球,涂擦备皮区域,一手绷紧皮肤,一手持剃毛刀,分区剃净毛发,注意避免皮肤损伤。⑤清洗该区域皮肤,若脐部则用棉签清除污垢。

6.其他准备

(1)做好药物过敏试验,根据手术大小,必要时备血。

(2)填写手术协议书,让患者及其家属全面了解手术过程、存在的危险性,可能出现的并发症等。

7.手术日晨护理

(1)测量生命体征,若发现发热或其他生命体征波动明显,如女患者月经来潮,应报告医师是否延期手术或进行其他处理。

(2)逐一检查手术前各项准备工作是否完善,如皮肤准备、禁食、禁饮;特殊准备是否完善。

(3)遵医嘱灌肠,置胃肠减压管,排空膀胱或留置导尿管,术前半小时给予术前药等。

(4)帮助患者取下义齿、发夹、首饰、手表和眼镜等,将其贵重物品及钱物妥善保管。

(5)准备手术室中需要的物品,如病历、X线片、CT和MRI片、引流瓶、药品等,在用平车护送患者时,一并带至手术室。

(6)与手术室进行交接,必须按照床号、姓名、性别、住院号、手术名称等交接清楚。

(7)做好术后病房的准备,必要时,安排好监护室。

8.健康指导

应注意向患者及其家属介绍疾病及手术的有关知识,如术前用药、准备、麻醉及术后恢复的相关知识;指导患者进行体位训练、深呼吸练习、排痰方法、床上排便练习,以及床上活动等,有利于减少术后并发症的发生,促进机体尽快恢复。

(二)急症手术患者的术前护理

急诊手术是指病情危急,需在最短时间内迅速进行的手术。术前准备须争分夺秒,争取在短时间内,做好手术前必要的辅助检查。嘱患者禁食、禁饮;迅速做好备皮、备血、药物过敏试验;完成输液、应用抗菌药物、术前用药等必要准备。在可能的情况下,向患者家属简要介绍病情及治疗方案。

(张 斌)

第五节　手术中患者的护理

一、基本监测技术

(一)心电监护

心电监测是临床上应用最为广泛的病情监测参数,是指用心电监护仪对被监护者进行持续不间断的心电功能监测,通过心电监护仪反映心肌电活动的变化。早期,为了连续监测患者的心电,出现了由心电示波、心率计和心电记录器构成的最基本的心电监护仪。随着医学的发展,急危重症患者的监护水平不断提高,加之电子及计算机技术等在医疗仪器设备中的应用,又产生了多导心电、呼吸、温度、血压以及血氧饱和度等多参数的监护仪。目前,心电监测普遍采用了床旁监护仪发送的心电波形和数字形式获取相关信息。床旁监护系统是通过导联线与机体相关部位的电极片连接获取心电信号,再经电模块将其进行放大及有关处理。除心电信号外,床旁监护系统可配备其他模块,获取多种监测信息。

1.心电导联的连接

心电电极多采用一次性液柱型电极(银-氯化银电极嵌入含浸渍导电糊泡沫塑料的杯型合成树脂),于丙苯酮或乙醚混合液清洁皮肤后,贴于相应位置。目前,基本上采用 5 个电极,具体放置如下。①右上为红色(RA):胸骨右缘锁骨中线第 1 肋间;②右下为黑色(RL):右锁骨中线剑突水平处;③中间为褐色(C):胸骨左缘第 4 肋间;④左上为黄色(LA):胸骨左缘锁骨中线第 1 肋间;⑤左下为白色(LL):左锁骨中线剑突水平处。通过电极放置的位置可模拟心电图导联检查效果,以便对监测结果进行合理分析。如两侧锁骨下与两侧锁骨中线第 7 肋间可模拟标准导联;两侧锁骨下和胸骨中侧第 4 肋间可模拟 V_1 导联;两侧锁骨下和左锁骨中线第 5 肋间可模拟 V_5 导联。此外,临床上可根据不同情况只放置 3 个电极也可达到监测目的,如只放置 RA、RL、LA 电极。

2.心电监护指标及目的

心电监测的主要指标包括:心率和心律、QRS 波形、有无 P 波与 P 波形态、振幅及间期、P-R 间期、Q-T 间期、R-R 间期、T 波形态以及有无异常波形出现等。通过对上述指标的监测,要达到及时发现致命性与潜在致命性心律失常、可能影响血流动力学的过缓或心动过速以及心肌缺血的 ST 段和 T 波的改变的目的。致命性快速心律失常包括心室颤动、心室扑动、持续性室性心动过速,以及心房颤动且心室率超过 220 次/分者等,其常见病因包括呼吸疾病并发急性心肌梗死、冠心病心肌缺血急性发作及其他严重心脏病。致命性心律失常包括长时间心脏停顿或心室停顿及高血钾所致的严重缓慢心律失常等,其常见呼吸系统疾病的病因有呼吸衰竭、气道梗阻、肺动脉栓塞,以及其他心脏病患者如急性心肌梗死、心肌炎及心包压塞等。心肌缺血的监测常需要将心电电极模拟 V_5 导联位置,而无关电极分别放置于胸骨柄和右腋前线第 5 肋间。心肌缺血监测的目的为发现无症状性心肌缺血与确诊有症状的心肌缺血发作;监测持续心肌缺血状态发展动向;心肌缺血治疗效果监测等。

3.监测的原理

心电监护的基本过程是在导联线电极上获取的心电信息经心电模块将其放大及有关处理。

心电模块主要包括导联选择、生物放大器、心率计、信号处理等部分组成。心电信号通过导联线上的电极获取。导联选择不同电极间的电位进行测量。而人体体表的心电信号幅度只有 1 mV 左右，必须将其放大 1 000 倍以上才能通过监视器显示和记录器记录出来，因此，心电放大器是一个高增益、高输入阻抗的放大器。

4.护理

(1)操作程序：使用心电监护仪必须掌握正确的操作流程，以确保监护仪的正常运转和使用寿命。目前临床上使用的综合心电监护仪的操作程序基本相似。具体要求如下。①物品准备：主要有心电监护仪机器及其配件，如导联线、血氧监测线与探头、电极贴、生理盐水棉球、配套血压测量袖带等。②患者准备：将患者取舒适体位，如平卧或半卧位，解释监护的需要与目的。擦拭清洁导联粘贴部位。③接通心电监护仪：连接电源，打开主机，等待机器自检结束后，调试仪器至功能监测状态并根据需要调试报警范围。④连接电极：贴电极片，连接心电导联线，如电极与导线连接为按扣式，应先将电极与导线连接后贴于相应部位。⑤连接袖带：将袖带绑至肘窝上 3～6 cm 处，松紧以插入两手指为宜。连接测量血压的导线。⑥监测指标并记录。

(2)注意事项：①心电监测的效果受多种因素的影响，其中最重要的是电极粘贴是否稳妥。为保证监测质量，对胸部皮肤须进行剃毛处理或用细砂纸轻轻摩擦皮肤，再放置电极。一般60～72 小时更换电极片。②监测时要注意患者体位改变或活动会对监测结果的影响，心电示波可出现不规则曲线，呈现出伪心率或心律。因此，对监测结果要进行综合分析，必要时，听诊心音进行对比，以确定监测结果的真伪。③使用胸前心电监护导联时，若存在规则的心房活动，则应选择 P 波显示较好的导联。QRS 振幅应＞0.5 mV，以便能触发心率计数。如除颤时放置电极板，必须暴露出患者的心前区。心电监护只是为了监测心率、心律变化，若需分析 ST 段异常或更详细地观察心电图变化，应做常规 12 导联心电图。

(二)动脉血压监护

1.基本概念

(1)血压：血管内血液对血管壁的侧压力为血压。测压时是以大气压为准，用血压高于大气压的数值表示血压的高度，通常用 mmHg、kPa 为单位来表示。产生血压的重要因素是心血管系统内有血液充盈和心脏的射血力量。

(2)动脉压：动脉压是器官组织灌注的一个极好的生理和临床指标，适度有效的器官组织灌注对生存必不可少。动脉压取决于心排量和血管阻力。其相互间的关系可用公式表达：平均动脉压－中心静脉压＝心排量×外周血管阻力。动脉压在一个心动周期中可能随着心室的收缩与舒张而发生规律性的波动。心室收缩时，动脉压升高，当达到最高值时称为收缩压；心室舒张时，动脉压下降，当降至最低时，为舒张压；收缩压与舒张压的差值称为脉压差；一个心动周期中每一瞬间动脉血压的平均值，被称为平均动脉压。但须注意平均动脉压不是收缩压与舒张压之和的一半，而是更接近于舒张压。

(3)正常值：正常人血压会受多方面因素的影响。WHO 将血压分为“理想血压”“正常血压”“正常高压”等(表 15-1)。血压的数值可随年龄、性别及其他生理情况而变化。年龄增高，动脉血压逐年增高，收缩压的升高比舒张压的升高明显。男性比女性高，女性在更年期以后有明显的升高。体力劳动或情绪激动时血压可暂时升高。

表 15-1 血压水平的定义和分类(WHO/ISH)

类别	收缩压/mmHg	舒张压/mmHg
理想血压	<120	<80
正常血压	<130	<85
正常高压	130～139	85～99
1 级高血压("轻度")	140～159	90～99
亚组:临界高血压	140～149	90～94
2 级高血压("中度")	160～179	100～109
3 级高血压("重度")	≥180	≥110
单纯收缩性高血压	≥140	<90
亚组:临界收缩期高血压	140～149	<90

注:当收缩压和舒张压分属于不同分级时,以较高的级别作为标准。(1 mmHg=0.13 kPa)

(4)动脉压波形:正常血压波形可分为二相,即收缩相和舒张相。收缩相是指主动脉瓣开放和快速射血到主动脉时所形成的波形,此动脉波形为急剧上升至顶峰,随后血流经主动脉到周围动脉,压力下降,主动脉瓣关闭,在动脉波下降支斜坡上出现切迹,称为重搏切迹。舒张相是从主动脉瓣关闭直至下一次收缩开始。动脉压波形逐渐下降至基线。舒张相最低点是舒张压。

2.监测方法与原理

目前,临床常用的监测血压方法有两大类。一类是无创测量法,即指袖带式自动间接动脉血压监测。其原理来自传统的人工听诊气袖法,所不同的是在判别收缩压和舒张压时是通过检测气带内气压的搏动实现的。另一类是有创测量法,即指在动脉内置管进行动脉血压连续监测的直接动脉血压监测法,其原理是使用一般的弹簧压表,但仅能测出平均动脉压,而使用电子压力换能器监测仪,则可测出动脉收缩压、舒张压,还可测得压力波形,且记录一次心动周期的压力波形的变化。两类监测血压法各有其优点和不足。直接动脉压监测的主要优点如下。

(1)可连续监测收缩压、舒张压和平均动脉压,并将其数值及波形实时显示在监护仪荧光屏上,及时准确地反映患者血压动态变化。

(2)有助于根据动脉血压的变化判断体内血容量、心肌收缩力、外周阻力,以及有无心脏压塞等病情变化。

(3)可以弥补由于袖带监测血压而导致血压测不出或测量不准确的弊端,直接反映动脉血压的实际水平。

(4)可通过动脉置管采集各种动脉血标本,以免除因反复动脉穿刺给患者带来的痛苦。无创血压监测法操作较有创监测法安全、简单、易于操作,可直接避免有创监测时置管所出现的血栓形成或感染等危险。一般来说,在危重症患者的急救过程中多采用有创监测法,但随病情缓解应尽早改为无创监测法,以减少各种并发症的发生。

3.影响因素

影响动脉血压的因素很多,如每搏输出量、心率、外周阻力、动脉管壁的弹性及循环血量等。这些因素相互关联、相互影响,如心率影响心室充盈和每搏输出量的某些变化,心排血量的改变必伴有血流速度和外周阻力的变化。另外,神经体液因素调节下的心排血量的变化往往会引起外周阻力的变化。临床实际中,遇到具体情况,必须结合患者的血流动力学指标的改变,综合各种因素全面分析和判断。

4.临床意义

动脉血压是衡量机体生理功能的一项重要指标，无论动脉血压过低或过高都可对机体各脏器功能的相对稳定产生十分不利的影响。通过对动脉血压的监测可推算其他心血管参数，如每搏输出量、心肌收缩力、全身循环阻力等。观察血压波形还可对患者的循环状况进行粗略估计。波形高尖见于高血压、动脉硬化及应用升压药和增强心肌收缩力的药物。波形低钝见于低心排综合征、低血压休克和心律失常以及药物影响等情况。

5.护理

无创血压监测法的护理较为简单，按常规血压测量法护理要求进行。下面重点对有创血压监测方法的护理加以论述。

(1)保持测压管通畅，防止血栓形成：①定时监测血压通畅情况，随时注意通路、连接管等各个环节是否折曲、受压，定时冲洗管路。②保持三通管正确的方向，测量时开通三通管，并以肝素盐水持续冲洗测压管。③抽取动脉血后或闭管前必须立即用肝素盐水进行快速正压封管，以防凝血阻管。④管路中如有阻塞，应及时抽出血凝块，切勿将血块推入，以防发生动脉血栓形成。⑤在病情平稳后应及时考虑拔出置管，改为无创血压监测，以防并发症出现。⑥保持各接头连接紧密，防止渗漏。

(2)防止感染：①严格无菌操作，每天消毒穿刺部位，并至少每 24 小时更换一次透明贴膜。②每次经测压管抽取动脉血标本时，均应以碘酒、乙醇消毒接头处。③各接头及整个管路应保持严格封闭及无菌状态。

(3)防止空气栓塞：在操作过程中，严格控制空气进入管路，防止空气栓塞。

(4)预防并发症：常见并发症可有远端肢体缺血、出血、感染和测压管脱出，具体护理如下。

远端肢体缺血：引起远端肢体缺血的主要原因是血栓形成、血管痉挛及局部长时间包扎过紧等。预防办法有：①置管前要判断肢端动脉是否有缺血症状。②穿刺血管时，动作要轻柔稳准，穿刺针选择要粗细得当，避免反复穿刺损伤血管。③固定肢体勿过紧，防止影响血液循环。

局部出血血肿：穿刺后要密切观察局部出血情况，对应用抗凝药或有出血倾向者要增加压迫止血的时间，5 分钟以上。穿刺局部应用宽胶布加压覆盖，必要时加沙袋压迫止血。如有血液渗出要及时清除，以免影响对再次出血情况的观察。

感染：动脉置管可发生局部或全身感染。一旦发生全身感染多由血源性感染所致，后果严重。因此，置管期间严密观察体温变化，如出现高热、寒战，应及时查找原因；如发现穿刺部位出现红、肿或有分泌物形成，应加强换药，并取分泌物进行细菌培养，以协助诊断，合理选择抗生素。置管期间一旦发生感染应立即拔管，并将测压管末端无菌封闭送做细菌培养。

测压管脱出：置管期间，穿刺针及管路要固定稳妥，防止翻身等操作时将管拉出。对躁动患者要采取好保护措施，必要时将患者手包紧，防止患者不慎将管拔出，一旦发生管路脱出，切忌将管送回，以防感染。

(三)血氧饱和度监护

血氧饱和度(SaO_2)是指血氧含量与血红蛋白完全氧合的氧容量之比。即 SaO_2＝动脉血实际结合氧/动脉血氧结合饱和时含氧量×100％。临床上常用的 SaO_2 监测仪，是通过无创的红外线探头监测患者指(趾)端小动脉搏动时的氧合血红蛋白的百分数而获得经皮 SaO_2。SaO_2 正常范围为 94％～100％。

1.测定方法

经皮血氧饱和度的探头有两种。一种是指夹式，探头由夹子式构成，一面发射红光，一面接收，适用于成人及儿童。另一种是粘贴式，由两个薄片构成，可分别粘在患者指或趾两侧，适用于新生儿和早产儿，因儿童的指或趾较小且细嫩，用指夹式探头夹不住，即便夹住也容易压伤指或趾。

2.测定原理

(1)分光光度测定法：将红外线探头放置于患者指(趾)端等适当的位置，根据血红蛋白和氧合血红蛋白对光吸收特性不同的特点，利用发光二极管发射出红外光和红外线穿过身体适当部位的性质，用可以穿透血液的红光(波长 660 μm)和红外线(940 μm)分别照射组织(指或趾)，并以光敏二极管接受照射后的光信号，为了排除动脉血以外其他组织的影响，只取搏动的信号，经计算机采样分析处理氧合血红蛋白占总血红蛋白的百分数，最终显示在监视器上。但如果无脉搏，则不能进行测量。

(2)容积测定法：正常生理情况下，毛细血管和静脉均无搏动，仅有小动脉有搏动。入射光线通过手指时，在心脏收缩期，手指血容量增多，光吸收量最大；反之，在心脏舒张期，光吸收量最小。因此，光吸收量的变化反映了组织血容量的变化。此种方法只测定搏动性血容量，而不受毛细血管和静脉影响，也与肤色和皮肤张力无关。

3.临床意义

(1)提供低氧血症的监测指标，指导氧疗：监测指尖 SpO_2 方法简单、便捷、安全，通过监测所得的 SpO_2 指标，可以及时发现危重症患者的低氧血症及其程度，指导选择和调节合理氧疗方式，改善低氧血症，避免或减少氧中毒的发生。

(2)提供应用机械通气治疗的依据，指导通气参数的调整：监测能帮助确定危重症患者实施机械通气治疗的时机，并在机械通气过程中，与其他指标相结合，对机械通气选择的通气模式、给氧浓度等参数进行调整，还可为撤机和拔除气管插管提供参考依据。

(3)提供心率监测：有些监护仪在测量血氧饱和度的同时还可以通过其血氧饱和度模块获取心率参数，其原理是通过末梢血管的脉动波计算出心率。此优点保证了心电图受干扰时心率测量的准确性，临床上应用较为方便。

4.影响因素

血氧饱和度的监测结果会受很多因素影响，如患者脉搏的强弱、血红蛋白的质和量、皮肤和指甲状态、患者血流动力学变化等。患者烦躁不安会导致测量结果不准，在使用时应固定好探头，尽量使患者安静，以免报警及不显示结果。因探头为红线及红外线，所以照蓝光的新生儿应将探头覆盖，避免直接照射，损伤探头。严重低血压、休克、体温过低或使用血管活性药物，以及血红蛋白水平较高时均可影响测量结果，应结合患者病情综合判断指标的准确性，防止影响病情的治疗和诊断。在极高的环境光照情况下也会影响测量结果，使用时，应尽量避免。有研究表明，对于那些存在外周血管痉挛或因外界寒冷刺激诱导的外周低灌流时，采取额贴监测血氧饱和度比指尖的监测更有优势。

5.护理

(1)血氧饱和度的监测应排除各种干扰因素，尤其应注意人为因素的干扰，如探头放置位置、吸痰后的影响、肢端的温度等。

(2)要对监测探头进行维护和保养和防止导线断折。

(3)监测时，探头红外线射出面应直对手指(趾)甲床侧，指尖放置深度合适，以防检测结果不准确。

(4)发现监测结果持续下降低于94%时，应及时查找分析原因，排除非病情变化因素后，仍不缓解，应立即采取措施。不宜在测血压侧指尖监测血氧饱和度，以免影响监测结果。

(5)通过血氧饱和度监测结果可以粗略评估动脉血氧分压水平，以便及时判断病情变化，即当 $SaO_2>90\%$ 时，相当于 $PaO_2>8.0$ kPa(60 mmHg)；当 SaO_2 为 80%～90%时，相当于 PaO_2 5.3～8.0 kPa(40～60 mmHg)；当 $SaO_2<80\%$ 时，相当于 $PaO_2<5.3$ kPa(40 mmHg)。

二、特殊监测技术

(一)中心静脉压监护

中心静脉压(CVP)是指右心房、上下腔静脉近右心房处的压力，主要反映右心的前负荷，正常值为0.4～1.2 kPa。通过对中心静脉压的变化进行监测，有助于判断体内血容量、静脉回心血量、右心室充盈压或心功能状态，对指导临床静脉补液及利尿药的应用有着极其重要的意义，是重危患者的重要监测指标。

1.测量方法

CVP 测量通常采用开放式测量方法。此法通过颈外静脉、颈内静脉或锁骨下动脉至上腔静脉，或者通过股静脉至下腔静脉，其中上腔静脉较下腔静脉测量准确。测量时，将测压管的一端保持与大气相通的状态。另外，还有一种方法为闭合式测量，即整个测量过程保持闭合状态，不与大气相通，而通过压力传感器与压力监测仪相连接测得。右心漂浮导管也可直接测得中心静脉压。开放式测压的具体要求如下。

(1)物品准备：监护仪、监测 CVP 的测压管件一套、三通管、刻度尺、肝素盐水、延长管以及无菌消毒用物。

(2)患者准备：向患者做好解释，以取得配合；取平卧位，上腔静脉测压时要将上肢外展30°～45°，定位零点为基准点，即平卧时，右心房在腋下的水平投影平面，一般定为平腋中线第4肋间处。

(3)监测压力：CVP 监测分连续监测和间断监测。连续测量时需备综合监护仪与中心静脉压测压管一套。间断测量为每次连接测量后取下测压管。CVP 监测有两种方法，一种是间断手动人工测量法，另一种是连续仪器测量方法。具体操作方法如下。

间断手动人工测量方法：①将生理盐水冲入一次性延长管，三通管与接中心静脉置管的输液器相连，排尽管道内气体后备用。②将三通管开向一次性延长管侧，开放一次性延长管远端，保持垂直位，观察延长管内生理盐水下降幅度，当水柱保持不动时，从基点起测量水柱高度，即为中心静脉压测量值。③测量后关闭三通管与延长管的连接，开放输液器端。

连续仪器测量方法：①经锁骨下静脉或颈内静脉将中心静脉导管置入上腔静脉靠近右心房处。②导管末端通过延长管接三通接头，与测压鼓、压力换能器和监护仪相连，三通接头的另一端开口连接输液器。③测压时，使压力换能器与患者的右心房同一水平(平卧位时，平腋中线水平)，压力换能器校零。④关闭输液器，使中心静脉导管与压力换能器相通；监护仪上可自动显示压力波形和数值。⑤测压结束时；将压力的换能器端关闭，输液器端与中心静脉导管连通，开始输液。

2.影响因素与临床意义

中心静脉压力来源于4种压力成分：①静脉毛细血管压。②右心房充盈压。③作用静脉外壁的压力，即静脉收缩压和张力。④静脉内壁压，即静脉内血容量。

因此，中心静脉压的高低与血容量、静脉张力和右心功能有关。中心静脉压升高，见于右心及全心功能衰竭、房颤、肺栓塞、气管痉挛、输血补液过量、纵隔压迫、张力性气胸、各种慢性肺疾病、心脏压塞、血胸、应用血管收缩药物和患者躁动等情况时。中心静脉压下降常见于失血或脱水引起的血容量不足；也可见于周围血管扩张，如应用扩张血管药物及麻醉过深等。机械通气的患者也可影响中心静脉压，但不同的通气模式对 CVP 的影响程度不同。平均气道压越高，对循环的影响越大，两者成正相关。近年来，相关研究已显示 PEEP、PEEP＋PSV、SIMV、IPPV 等通气模式对 CVP 影响较大，尤其是在低血容量时影响更为显著。

3.护理

(1)防止测压管阻塞：测压通路需持续静脉滴注生理盐水，或测压后用肝素盐水正压封管。如停止生理连续点滴应定时进行常规封管，每天 3 次。发现测压通路内冲入较多血液，应随时进行再次封管，以防有血凝块阻塞。

(2)保持测压准确性：每次测压前均要重新校对测量零点，因患者可能随时发生体位的变动。测压时，应先排尽测压管中的气泡，防止气体进入静脉造成气栓或影响测量的准确性。测压应在患者平静状态下进行，患者咳嗽、腹胀、烦躁或机械通气应用 PEEP 均可影响测量结果的准确性。因此，如有上述症状，可先给予处理，待平静 10 分钟后再行测压。如应用呼吸机治疗时，当测压管中水柱下降至基本静止状态时，可暂时断开气管插管与呼吸机的连接，观察水柱再次静止时，即为静脉压。但对于无自主呼吸的患者要慎重行事。

(3)排除干扰因素：测压过程中，测压管中的液面波动最初可快速下降，当接近静脉压时，水柱液面可随呼吸上下波动，且越来越微弱，下降速度也会越来越缓慢，直到静止不动即为静脉压高度。但须注意此时应首先排除测压管阻塞或不够通畅因素，原因可能为静脉导管堵塞、受压或尖端顶于血管壁或管道漏液等，应给予及时处理，以排除干扰。测压时，应禁止同时输入药物，特别是血管活性药物，防止药液输入快，发生意外。

(4)严格无菌操作：每天消毒穿刺点、更换透明敷贴，每天更换输液管和测压管。测压或换管时必须严格消毒各个连接部位。一旦发现感染征象或排除其他原因的高热不退，应及时拔出导管，并剪下导管近心端 2～3 cm，行细菌培养。如穿刺部位出现发红等感染情况，应禁止用透明胶布，改用棉质纱布，以透气、干燥创面，并增加换药次数。

(5)按需测量：测量中心静脉压的频次应随病情而定，切忌过于频繁。测量后准确记录，异常改变要随时报告医师给予处理。

(6)确保机械通气状态下测量数值的准确性：在机械通气过程中，为避免气道压力、循环血容量、通气模式及测量过程脱机等因素对 CVP 的影响，可对机械通气时需测量 CVP 的患者应用回归方程进行计算，所测得的值与患者实际 CVP 无显著差异，且方法安全、简便。但对肺顺应性差的患者，在用此回归方程时所得脱机后的 CVP 值比实际脱机所测的 CVP 稍低。其回归方程为：$y=0.98x-1.27$ 和 $y=0.86x-1.33$（y 和 x 分别为脱机前后的 CVP 值），只要将测得的患者上机时的 CVP 代入上述回归方程，即可计算出脱机后的 CVP 值。

(7)妥善固定管道：除静脉穿刺点及管道须用透明胶布固定外，还应在距穿刺点 5 cm 处，加固胶布。固定部位应避免关节及凹陷处。对清醒患者做好解释，取得配合；对躁动患者应给予适当束缚，防止牵拉或误拔导管。在保证测压管道系统密闭及通畅的同时，还应防止管道受压、扭曲，接头松动或脱落。

（二）肺循环血流动力学监护

肺循环指血液由右心室开始，经肺动脉、肺毛细血管、肺静脉，最终到达左心房的循环过程。肺循环血流动力学是研究肺循环的压力、流量、阻力及其他相关问题，是了解肺循环功能的重要方法。许多呼吸系统疾病均直接导致肺循环的异常，因此，监测肺循环功能的变化对呼吸系统疾病的诊治具有十分重要的意义。目前，肺循环血流动力学的监测方法已广泛应用于临床，尤其是应用于危重患者的救治中。

1.肺循环压力测定

肺循环压力的测定技术分为创伤性和无创性两类。前者主要为右心漂浮导管检查技术，后者包括超声法、胸部X线检查技术、肺阻抗血流图技术、磁共振成像技术、血气分析、心电图技术等。创伤性技术测定结果虽然准确，但对患者具有一定的损伤，检查所需的费用较为昂贵，检查所用的仪器设备较为复杂，在临床应用也较为局限，且不宜于重复随诊检查，患者多难以接受。无创检查方便、无创伤、价格便宜，适用于多次反复检查，但检查的准确性与有创检查相比不够确切。

目前，肺循环压力测定最直接的检查方法为右心漂浮导管检查测压法。此法被认为是评价各种无创检查性测压法准确性的金标准。右心漂浮导管检查除了可获取肺动脉压（PAP）、肺毛细血管楔压（PAWP）、右心房压力（CVP）的参数外，还可进行心排血量的测定，并可采取混合静脉血标本以测定混合静脉血血气指标。检查所用的主要设备与仪器包括右心漂浮导管（Swan-Ganz导管）或血流引导管（flow-dirted catheter）、压力传感器、生理记录仪、穿刺针、扩张套管等其他无菌手术器材与敷料等。检查时需在严格无菌条件下，经肘前静脉、锁骨下静脉、颈静脉或股静脉穿刺插入漂浮导管进行测定。其原理是通过导管腔内的盐水柱将血管或心腔内压力信号传递到压力换能器上，同步连续示波显示压力曲线及测定的数据，并记录下曲线图形。操作者可以通过压力曲线形态判断导管前端所处的具体位置。

测定肺动脉压力时，应注意以下各点以确保测量的准确性：①先调定零点，然后使换能器上与大气相通的三通口与患者心房呈同一水平，再校正监护仪零点。②挤压注水器冲洗肺动脉管腔，确认其通畅。③将换能器与通向肺动脉管腔相通测得肺动脉压力。④记录呼气末肺动脉压值，但需注意肺动脉压力可能受其他因素的影响，如呼吸和应用机械通气的患者。

有自主呼吸时，吸气相胸腔呈负压，肺动脉压会明显高于呼气相的压力。相反，间歇正压机械通气时，吸气相呈正压，此时的肺动脉压会明显低于呼气相时的压力。因此，无论何种状态，肺动脉压均应以呼气末数值为准。肺动脉嵌顿压的测定与测定肺动脉压的方法基本相似，不同的是要在测定肺动脉压基础上，使导管气囊充气，导管漂入肺毛细血管测得的结果同样应以呼气末时的压力为准。

测量各种压力时，应确保导管气囊嵌顿的满意效果。具体方法为：先用0.01％肝素生理盐水冲洗肺动脉管腔，以排除因血块阻塞造成的假性肺动脉楔压，缓慢充气1～1.5 mL至肺动脉波形变化为相当于或低于肺动脉舒张压的细小波形，放气后出现典型的肺动脉波形，即为导管气囊嵌顿满意，也是导管的满意位置。如有测不到肺动脉楔压的情况，应考虑可能为导管退出肺动脉或气囊破裂。如需拔出右心漂浮导管时，应先核实气囊确实已放气，再缓慢地将漂浮导管拔出，扩张导管外管后应压迫止血至穿刺部位不再渗血为止。右心漂浮导管持续应用时间过长可出现多种并发症，需要密切观察相关的症状和体征。常见并发症有心律失常、感染、肺栓塞及肺动脉破裂、导管气囊破裂、血栓形成与栓塞、导管在心房或心室内扭曲或打结等，更严重时，可以出现导管折于静脉内，甚至于心搏骤停。

2.心排血量测定

心排血量反映整个循环状态，受静脉回流量、外周血管阻力、外周组织需氧量、血容量、体位、呼吸、心率和心肌收缩力的影响。目前，临床上常用 Fick 法（包括直接与间接 Fick 法）和热稀释法（亦为间接 Fick 法），其中后者方法较为简单，应用较为普遍。另外，还有一种方法为心阻抗图，是 20 世纪 60 年代起出现的应用生物电阻抗原理以测定心排血量的技术。此种技术具有无创伤、价廉、检查迅速等优点，已为学术界所重视。

(1)Fick 法测定：心排血量（L/min）＝耗氧率（mL/min）/[动脉-混合血静脉血氧含量差（mL/dL）×10]。其中氧耗量可直接测得。动静脉血管含量差测定可分别抽取动脉血和混合静脉血（经右心管抽取），经血气分析仪直接测得。但是由于此法中混合动脉血采集较为困难，因此其在临床上的应用受到限制。

(2)热稀释法：将 0 ℃的冷生理盐水作为指示剂，经 Swan-Ganz 导管注入右心房，随血液进入肺动脉，由温度传感器连续测定流过指示剂在右心房和肺动脉内的温度变化，并记录温度/时间稀释曲线。经心排血量时计算仪描记曲线的面积，按公式算出心排血量，并显示、记录其值。此法的优点是指示剂无害，可多次测量，无须抽血检验，机器可自动计算出结果，且测量时无须穿刺动脉。

(3)心阻抗图：应用生物电阻抗原理，通过测定心动周期中胸腔生物电阻抗的变化，间接推算心搏量（SV），再乘以心率即得心排血量 CO。其公式为：$SV=\rho\times(L/Z_0)^2\times$B-X 间期$\times C$。式中 SV 为心搏量（mL）；$\rho$ 为血液电阻率，为常数 135；L 为两电极之间的距离（cm）；Z_0 为胸腔基础阻抗（Ω）；B-X间期为心阻抗血流图的微力图上由 B 点至 X 点的时间间期（s）；C 为心阻抗血流图的微分图上收缩波的最大波幅（Ω/s）。

影响测定准确性的因素很多。心排血量过低时，心肌等组织与血液间的热交换可使测得值高于实际值。心排血量过高（>10 L/min）时测定结果亦不准确。其他如血液温度在呼吸和循环周期中的波动、呼吸不规则、低温液体在进入心室前温度升高等因素均可影响测量结果。在临床实际中，心排血量测定是通过心排血量测定仪计算，能迅速显示数据。

3.护理

导管的正确使用及有效的护理对血流动力学监测数值的准确性具有重要意义。

(1)测量准备。①患者准备：操作前要向患者介绍有关检查的重要性和必要性，消除患者紧张情绪，取得患者配合。体位即要适合监测的需要，又保持患者舒适。尤其是枕头的位置非常重要，其摆放一定要使患者满意。②呼吸道准备：术前尽量清除呼吸道痰液，给予及时的翻身、叩背，刺激咳嗽，必要时给予吸痰。手术当天，给予支气管扩张剂扩张支气管，减轻气道反应性，避免术中咳嗽影响检查结果。

(2)掌握操作要点：护士应熟悉导管的放置和测量操作程序，熟悉导管所在部位的压力及正常值，了解并发症及预防措施。置管时要密切观察屏幕上压力波形及心率和心律的变化。放置导管的位置不一，如肘正中静脉、右锁骨下静脉、股静脉、左锁骨下静脉和右颈内静脉。所有这些穿刺点都有优缺点。穿刺部位一般选择右侧颈内静脉，这是漂浮导管操作的最佳途径，导管可以直达右心房，从皮肤到右心房的距离最短，并发症少，容易成功。而经锁骨下静脉穿刺固定稳妥、便于护理。经股静脉插入导管达右心房的距离较远，经导管感染的机会多。置管前，导管的肺 A 腔及右心房腔以肝素盐水溶液冲洗，并检查气囊有无漏气。患者取 10°～20°体位，头转向左侧远离穿刺点，要严格执行无菌操作。密切观察心电监测，注意患者的生命体征变化，认真记录，发现异常及时报告处理。通过监视器上典型压力波形的变化就可知导管在心腔中的位置。

导管放置成功后准确记录导管位于穿刺点的刻度，测量时换能器应置于心脏水平，每次测量前应调整到零点，特别是体位变动后更要注意，否则所测压力值不准。重新校对零点，确定侧压部位后再进行测量并记录。

中心静脉导管做输液通路时，不要输入血液制品、清蛋白、脂肪乳液、高渗液体，因其容易堵塞和污染液体。气囊要用气体充气，而不能用液体，因为液体不能压缩，容易对心脏或肺动脉内膜造成损伤。用空气充气时如气囊破裂容易造成空气栓塞。利用漂浮导管进行血流动力学监测是危重症监测室的一个重要监护技术。

(3)避免和及时纠正影响压力测定的因素：检测压力最好选在患者平静呼吸的呼气末，且避免测压时患者产生剧烈咳嗽。如患者接受机械通气治疗，测量肺毛细血管楔压时，必须暂停呼吸机通气，否则测量结果为肺泡内压。测压系统中大气泡未排净，可使测压衰减，压力值偏低。导管检查过程中如有微小的气泡不会引起严重的后果，但进入较多气泡时，则情况较严重，文献报道病死率为50%。防止气泡进入监测系统，发现气泡要用注射器及时抽出。测压系统中有小气泡，压力值偏高。测量时换能器应置于心脏水平，每次测量前应调整零点，特别是体位变动后，要重新校对零点，因此，测压时，应排除上述原因，才能准确评估血流动力学，估计左心功能。总之，当出现问题时，要观察屏幕正上方的提示。

(4)并发症的预防与护理。①测压管道堵塞：管道堵塞时，压力波形消失或波形低钝，用生理盐水500 mL加入 3 200 U 肝素以 3 mL/h 的速率泵入测压管内或以 2～3 mL/h(4～6 U/mL)间断推注以防止堵塞。留管时间稍长后会出现压力波形低钝、脉压变小，但冲洗回抽均通畅，考虑为导管顶端有活瓣样的血栓形成所致。护士要注意肺动脉压力值及波形的变化。一旦管腔堵塞，无回血，不宜勉强向里推注。②气囊破裂、空气栓塞：气囊充气最好用 CO_2 气充，充气速度不宜过快，充气量不超过1.5 mL，气囊充气时间不可过长，一般为 10～30 个心动周期(10～20 秒)，获得肺动脉楔压波形后，立即放气。PCWP 不能连续监测，最多不超过 20 秒，监测中要高度警惕导管气囊破裂，如发现导管气囊破裂，应立即抽出气体，做好标记并交班，以免引起气栓。气囊充气测肺楔压是将针筒与导管充气口保持锁定状态，放气时针芯自动回弹，容积与先前充气体积相等，否则说明气囊已破裂，勿再充气测肺楔压，并尽早拔管防止气囊碎片脱落。PCWP 测定后要放松气囊并退出部分导管，防止肺栓塞和肺破裂。尽量排尽测压管和压力传感器内的气泡。③血栓形成和肺栓塞：导管留置时间过长使血中的纤维蛋白黏附于导管周围，导管尖端位置过深近于嵌入状态时血流减慢，管腔长时间不冲洗以及休克和低血压患者处于高凝状态等情况，均易形成血栓。血栓形成后出现静脉堵塞症状如上肢水肿、颈部疼痛、静脉扩张。④肺动脉破裂和肺出血：肺动脉破裂和肺出血是最严重的并发症，Paulson 等统计 19 例肺动脉破裂患者，11 例发生死亡。肺动脉破裂的发生率占 0.2%。常见于气囊充气过快或导管长期压迫肺动脉分支。肺出血临床可表现为突发的咳嗽、咯血、呼吸困难，甚至休克，双肺可闻及水泡音。肺小动脉破裂的症状为胸痛、咯血、气急；发生肺动脉破裂时，病情迅速恶化，应使患肺保持低位(一般为右肺)，必要时行纤维支气管镜检查或手术治疗。多见于老年患者，肺动脉高压和心脏瓣膜病。⑤导管扭曲、打结、折断：出现导管扭曲应退出和调换。退管困难时注入冷生理盐水10 mL。打结时可在 X 线透视下，放松气囊后退出。导管在心内打结多发生于右心室，由于导管软、管腔较小，插入过快或用力过大，可使导管扭曲打结；测压时可见导管从右心房或右心室推进 15 cm 后仍只记录到右心室或肺动脉压，X线片即可证实。此时应将导管退出，重新插入。⑥心律失常：严密监测变化，心律失常以房性和室性早搏最常见，也有束支传导阻滞，测压时导管经三尖瓣入右心室及导管顶端触及室壁时极易诱发室性早搏。如发现室性早搏、阵发性室速要及时报告医师。一般停止前送导管，早搏即可消失，或静脉注射利多卡因控制。测压时要熟练掌握操作技术，减少导管对室壁的刺激。严重的室速、室颤立即报告医师，并及时除颤。⑦缩短置管时间预防感染：留置导管一般在3～5天，不超过7天为宜，穿刺部位每天消毒后用透明膜覆盖，便于观察有无渗血，保持清洁、干燥，如患者出现高热、寒战等症为感染所致，应立即拔管。感染可发生在局部穿刺点和切口处，也能引起细菌性心内膜炎。怀疑感染的病例应做导管尖端细菌培养，同时应用有效的抗生素。在血流动力学稳定后拔除导管，拔管时须按压穿刺点防止局部出血。

(三)血气监护

血液、气体和酸碱平衡正常是体液内环境稳定、机体赖以健康生存的一个重要方面。

1.血气分析指标

(1)动脉血氧分压(PaO_2)：PaO_2 是血液中物理溶解的氧分子所产生的压力。PaO_2 正常范围10.7～13.3 kPa(80～100 mmHg)，正常值随年龄增加而下降，PaO_2 的年龄预计值=[13.75 kPa－年龄(岁)×0.057]±0.53 kPa或[13.5 mmHg－年龄(岁)×0.42]±4 mmHg，PaO_2 低于同龄人正常范围下限者，称为低氧血症。PaO_2 降至8.0 kPa(60 mmHg)以下时，是诊断呼吸衰竭的标准。

(2)动脉血氧饱和度(SaO_2)：SaO_2 指血红蛋白实际结合的氧含量与全部血红蛋白能够结合的氧含量比值的百分率。其计算公式：SaO_2＝氧合血红蛋白/全部血红蛋白×100%，正常范围为95%～98%。动脉血氧分压与 SaO_2 的关系是氧离曲线。

(3)氧合指数：氧合指数＝PaO_2/FiO_2，正常值为53.1～66.7 kPa(400～500 mmHg)。ALI时存在严重肺内分流，PaO_2 降低明显，提示高吸氧浓度并不能提高 PaO_2 或提高 PaO_2 不明显，故氧合指数常＜40.0 kPa(300 mmHg)。

(4)肺泡-动脉血氧分压差[$P(A\text{-}a)O_2$]：在正常生理情况下，吸入空气时 $P(A\text{-}a)O_2$ 为1.3 kPa(10 mmHg)左右。吸纯氧时 $P(A\text{-}a)O_2$ 正常不超过8.0 kPa(60 mmHg)，ARDS时 $P(A\text{-}a)O_2$ 增大，吸空气时常可增至6.0 kPa(50 mmHg)；而吸纯氧时 $P(A\text{-}a)O_2$ 常可超过13.3 kPa(100 mmHg)。但该指标为计算值，结果仅供临床参考。

(5)肺内分流量(Qs/Qt)：正常人可存在小量解剖分流，一般不大于3%。ARDS时，由于V/Q严重降低，Qs/Qt可明显增加，达10%以上，严重者可达20%～30%。

以上5个指标常作为临床判断低氧血症的参数。

(6)动脉血二氧化碳分压($PaCO_2$)：$PaCO_2$ 是动脉血中物理溶解的 CO_2 分子所产生的压力。正常范围4.7～6.0 kPa(35～45 mmHg)。测定 $PaCO_2$ 是结合 PaO_2 判断呼吸衰竭的类型与程度，反映酸碱平衡呼吸因素的唯一指标。当 $PaCO_2$＞6.0 kPa(45 mmHg)时，应考虑为呼吸性酸中毒或代谢性碱中毒的呼吸代偿，当 $PaCO_2$＜4.7 kPa(35 mmHg)时，应考虑为呼吸性碱中毒或代谢性酸中毒的呼吸代偿。

PaO_2＜8.0 kPa(60 mmHg)、$PaCO_2$＜6.7 kPa(50 mmHg)或在正常范围，为Ⅰ型呼吸衰竭。

PaO_2＜8.0 kPa(60 mmHg)、$PaCO_2$＞6.7 kPa(50 mmHg)，为Ⅱ型呼吸衰竭。

肺性脑病时，$PaCO_2$ 一般应＞9.3 kPa(70 mmHg)；当 PaO_2＜5.3 kPa(40 mmHg)时，$PaCO_2$ 在急性病＞8.0 kPa(60 mmHg)，慢性病例＞10.7 kPa(80 mmHg)，且有明显的临床症状时提示病情严重。

吸氧条件下，计算氧合指数<40.0 kPa(300 mmHg)，提示呼吸衰竭。

(7)碳酸氨盐(HCO_3^-)：HCO_3^-是反映机体酸碱代谢状况的指标。HCO_3^-包括实际碳酸氢盐(AB)和标准碳酸氢盐(SB)。SB和AB的正常范围均为22～27 mmol/L，平均24 mmol/L。AB是指隔离空气的血液标本在实验条件下所测得的血浆HCO_3^-值，是反映酸碱平衡代谢因素的指标，当<22 mmol/L时，可见于代谢性酸中毒或呼吸性碱中毒代偿；大于27 mmol/L时，可见于代谢性碱中毒或呼吸性酸中毒代偿。SB是指在标准条件下[即$PaCO_2$＝5.3 kPa(40 mmHg)、Hb完全饱和、温度37 ℃]测得的HCO_3^-值。它是反映酸碱平衡代谢因素的指标。正常情况下，AB＝SB；AB↑>SB↑见于代谢性碱中毒或呼吸性酸中毒代偿；AB↓<SB↓见于代谢性酸中毒或呼吸性碱中毒代偿。

(8)pH：pH是表示体液氢离子浓度的指标或酸碱度，由于细胞内和与细胞直接接触的内环境的pH测定技术上的困难，故常由血液pH测定来间接了解pH＝1/H^+，它是反映体液总酸度的指标，受呼吸和代谢因素的影响。正常范围：动脉血为7.35～7.45；混合静脉血比动脉血低0.03～0.05。pH<7.35为失代偿的酸中毒[呼吸性和/或代谢性]，pH>7.45为失代偿的碱中毒[呼吸性和/或代谢性]。

(9)缓冲碱(BB)：BB是血液(全血或血浆)中一切具有缓冲作用的碱(负离子)的总和，包括HCO_3^-、血红蛋白、血浆蛋白和HPO_4^{2-}，正常范围45～55 mmol/L，平均50 mmol/L。仅BB一项降低时，应考虑为贫血。

(10)剩余碱(BE)：BE是在38 ℃、$PaCO_2$ 5.3 kPa(40 mmHg)、SaO_2 100%条件下，将血液标本滴定至pH 7.40时所消耗酸或碱的量，表示全血或血浆中碱储备增加或减少的情况。正常范围为±3 mmol/L，平均为0。其正值时表示缓冲碱量增加；负值时表示缓冲碱减少或缺失。

(11)总CO_2量(TCO_2)：它反映化学结合的CO_2量(24 mmol/L)和物理溶解的O_2量(1.2 mmol/L)。正常值＝24＋1.2＝25.2 mmol/L。

(12)CO_2-CP：CO_2-CP是血浆中呈化合状态的CO_2量，理论上应与HCO_3^-大致相同，但因有$NaHCO_3^-$等因素干扰，比HCO_3^-偏高。

2.酸碱平衡的调节

人的酸碱平衡是由3套完整调节系统进行调节的，即缓冲系统、肺和肾的调节。人体正是由于有了这些完善的酸碱平衡调节机制，才确保了机体处于一个稳定的内环境的平衡状态。机体每天产生固定酸120～160 mmol(60～80 mEq)和挥发酸15 000 mmol(15 000 mEq)，但体液能允许的H^+浓度变动范围很小，正常时pH在7.35～7.45波动，以保证人体组织细胞赖以生存的内环境稳定。这正是由于体内有一系列复杂的酸碱平衡调节。

(1)缓冲系统：人体缓冲系统主要有4组缓冲对，即碳酸-碳酸氢盐(H_2CO_3-HCO_3^-)、磷酸二氢钠-磷酸氢二钠系统($NaH_2PO_4^-$-NaH_2PO_4)、血浆蛋白系统和血红蛋白系统。这4组缓冲对构成了人体对酸碱失衡的第一道防线，它能使强酸变成弱酸，强碱变成弱碱，或变成中性盐。但是，由于缓冲系统容量有限，缓冲系统调节酸碱失衡的作用也是有限的。碳酸-碳酸氢盐是人体中缓冲容量最大的缓冲对，在细胞内外液中起重要作用，占全血缓冲能力的53%，其中血浆占35%，红细胞占18%。磷酸二氢钠-磷酸氢二钠在细胞外液中含量不多，缓冲作用小，只占全血缓冲能力的3%，主要在肾脏排H^+过程中起较大的作用。血浆蛋白系统主要在血液中起缓冲作用，占全血缓冲能力的7%，血红蛋白系统可分为氧合血红蛋白缓冲对($HHbO_2$-HbO_2)和还原血红蛋白缓冲对(HHb-Hb^-)，占全血缓冲能力的35%。

(2)肺的调节:肺在酸碱平衡中的作用是通过增加或减少肺泡通气量、控制排出CO_2量使血浆中HCO_3^-/H_2CO_3比值维持在20∶1水平。正常情况下,当体内产生酸增加,H^+升高,肺代偿性过度通气,CO_2排出增多,使pH维持在正常范围;当体内碱过多时,H^+降低,则呼吸浅慢,CO_2排出减少,使pH维持在正常范围。但是当增高>10.7 kPa(80 mmHg)时,呼吸中枢反而受到抑制,这是由呼吸中枢产生CO_2麻醉状态而造成的结果。肺脏调节的特点是作用发生快,但调节的范围小,当机体出现代谢性酸碱失衡时,肺在数分钟内即可代偿性增快或减慢呼吸频率或幅度,以增加或减少CO_2排出。

(3)肾脏调节:肾脏在酸碱平衡调节中是通过改变排酸或保碱量来发挥作用的。其主要调节方式是排出H^+和重吸收肾小球滤出液中的HCO_3^-,以维持血浆中HCO_3^-浓度在正常范围内,使血浆中的pH保持不变。肾脏排H^+保HCO_3^-的途径有HCO_3^-重吸收、尿液酸化和远端肾小管泌氨与NH_4^+生成。与肺脏的调节方式相比,肾脏的调节酸碱平衡的特点是功能完善但作用缓慢,常需72小时才能完成;其次是肾调节酸的能力大于调节碱的能力。

3.血气监护

血气监护是利用血气监护仪,即一种将传感器放置在患者血管内或血管外不伴液体损失的仪器,间断或连续监测pH、PCO_2、PO_2。目前市售的血气监护仪一般包括传感器显示器、定标器三大部分。血管内与血管外血气监护仪的差别在于血管内血气监护仪的传感器置于动脉导管内的光缆顶端,而血管外血气监护仪的传感器则置于便携式传感器盒内,这标志着血气监护技术的新进展。总之,无论选择哪种方式进行血气分析或血气监护,护士均需从以下几个方面加强护理。

(1)熟练掌握动脉采血方法或血气监护仪:操作规程(参照生产厂家仪器使用说明)临床上,凡是需要连续观察血气及酸碱变化的患者均可进行血气监护。但要求每天须进行4~6次者,方可考虑应用血气监护仪进行连续监护。

(2)严格掌握动脉采血或血气监护时机:一般情况下,需在患者平静状态下采集动脉血标本。当患者吸氧或机械通气时,需标明吸入氧浓度、吸氧或机械通气时间、监护仪显示的指尖脉氧值和患者体温。尽量避免在患者剧烈咳嗽、躁动不安,或翻身、叩背、吸痰等强刺激后进行血气分析。

(3)耐心做好解释:动脉采血不同于静脉采血,较为少见,患者易产生恐惧和紧张的心理。操作前护士需向患者详细说明采血意义、方法和注意事项,使患者有充分的心理准备,密切配合,增加一次采血成功率。

(4)避免影响因素。可能影响血气分析结果的常见因素包括:①肝素浓度不当,一般肝素浓度应为1 000 U/mL。②采血时肝素湿润注射器管壁未排尽,剩余过量可造成pH下降和PO_2升高。③标本放置过久,可导致PO_2和pH下降。④未对体温进行校正,pH与温度成负相关,PCO_2和PO_2与温度成正相关。⑤标本中进入气泡,抽取标本时未排尽标本中的气泡,对低氧血症者影响较大。⑥误抽静脉血,一旦误抽静脉血,须及时发现,正确判断,以免影响医师对检查结果的判定。对上述影响因素,要尽量避免,如选择一次性血气分析专用注射器,标本现抽现送,立即检查。

(张　斌)

第六节 手术后患者的护理

从患者手术结束返回病房到基本康复出院阶段的护理，称手术后护理。

一、护理评估

(一)手术及麻醉情况

了解手术和麻醉的种类和性质、手术时间及过程；查阅麻醉及手术记录，了解术中出血、输血、输液的情况，手术中病情变化和引流管放置情况。

(二)身体状况

1.生命体征

局部麻醉及小手术术后，可每4小时测量并记录一次。有影响机体生理功能的疾病、麻醉、手术等因素存在时，应密切观察。每15～30分钟测量并记录一次，病情平稳后，每1～2小时记录一次，或遵医嘱执行。

(1)体温：术后，由于机体对手术后组织损伤的分解产物和渗血、渗液的吸收，可引起低热或中度热，一般在38.0 ℃，临床上称外科手术热(吸收热)，于术后2～3天逐渐恢复正常，不需要特殊处理。若体温升高幅度过大、时间超过3天或体温恢复后又再次升高，应注意监测体温，并寻找发热原因。

(2)血压：连续测量血压，若较长时间患者的收缩压10.7 kPa(＜80 mmHg)或患者的血压持续下降0.7～1.3 kPa(5～10 mmHg)时，表示有异常情况，应通知医师，并分析原因，遵医嘱及时处理。

(3)脉搏：术后脉搏可稍快于正常，一般在90次/分以内。若脉搏过慢或过快，均不正常，应及时告知医师，协作处理。

(4)呼吸：术后，可能由于舌后坠、痰液黏稠等原因，引起呼吸不畅；也可因麻醉、休克、酸中毒等原因，出现呼吸节律异常。

2.意识

及时评估患者术后意识情况，并根据患者意识恢复的状况安排体位、陪护和其他护理工作。

3.记录液体出入量

术后，护士应观察并记录液体出入量，重点评估失血量、尿量和各种引流量，进而推算出入量是否平衡。

4.切口及引流情况

(1)切口情况：应注意切口有无出血、渗血、渗液、感染、敷料脱落及切口愈合等情况。

(2)引流情况：观察并记录引流液的性状、量和颜色；注意引流管是否通畅，有无扭曲、折叠或脱落等。

5.营养状况

术后，机体处于高代谢状态，且部分患者又需要禁食，应重点评估患者营养摄入，是否能够满足术后的需要，以便进行适当的营养支持，促进患者尽快痊愈和康复。

(三)心理-社会状况

手术结束、麻醉作用消失,度过危险期后,患者心理上有一定程度焦虑或解脱感。随后又可出现较多的心理反应,如术后不适或并发症的发生,可引起患者焦虑、不安等不良心理反应;若手术导致功能障碍或身体形象的改变,患者可能产生自我形象紊乱的问题;家属的态度及家庭经济情况,也可影响患者的心理。

二、护理诊断及合作性问题

(一)疼痛

疼痛与手术切口、创伤有关。

(二)体液不足

体液不足与术中出血、失液或术后禁食、呕吐、引流和发热等有关。

(三)营养失调

低于机体需要量与分解代谢增高、禁食有关。

(四)生活自理能力低下

生活自理能力低下与手术创伤、术后强迫体位、切口疼痛有关。

(五)知识缺乏

常缺乏有关康复锻炼的知识。

(六)舒适的改变

舒适的改变与术后疼痛、腹胀、便秘和尿潴留等有关。

(七)潜在并发症

如出血、感染、切口裂开和深静脉血栓形成等。

三、护理措施

(一)一般护理

1.体位

应根据麻醉情况、术式和疾病性质等安置患者体位。①全麻手术:麻醉未清醒者,采取去枕平卧位,头偏向一侧,防止口腔分泌物或呕吐物误吸;麻醉清醒后,可根据情况调整体位。②蛛网膜下腔麻醉术:去枕平卧6~8小时,防止术后头痛。③硬膜外麻醉术:应平卧4~6小时。④按手术部位不同安置体位:颅脑手术后,若无休克或昏迷,可取15°~30°头高足低斜坡卧位;颈、胸部手术后多取高半坐卧位,以利于血液循环,增加肺通气量;腹部手术后,多取低半坐卧位或斜坡卧位,以利于引流,防止发生膈下脓肿,并降低腹壁张力,减轻疼痛;脊柱或臀部手术后,可取俯卧或仰卧位。

2.饮食

术后饮食应按医嘱执行,开始进食的时间与麻醉方式、手术范围及是否涉及胃肠道有关。能正常饮食的患者进食后,应鼓励患者进食高蛋白、高热量和高维生素饮食;禁食患者暂采取胃肠外营养支持。①非消化道手术:局麻或小手术后,饮食不必严格限制;椎管内麻醉术后,若无恶心、呕吐,4~6小时给予饮水或少量流质,以后酌情给半流或普食;全身麻醉术后可于次日给予流质饮食,以后逐渐给半流质或普通饮食。②消化道手术:一般在术后2~3天禁食,待肠道功能恢复、肛门排气后开始进流质饮食,应少食多餐,后逐渐给半流质及普通饮食。开始进食时,早期应避免食用牛奶、豆类等产气食物。

3.切口护理

术后常规换药，一般隔天一次，感染或污染严重的切口应每天一次；若敷料被渗湿、脱落或被大小便污染，应及时更换；若无菌切口出现明显疼痛，且有感染迹象，应及时通知医师，尽早处理。

4.引流护理

术后有效的引流，是防止术后发生感染的重要措施。应注意：①正确接管、妥善固定，防止松脱。②保持引流通畅，避免引流管扭曲、受压或阻塞。③观察并记录引流液的量、性状和颜色。④更换引流袋或引流瓶时，应注意无菌操作。⑤掌握各类引流管的拔管指征及拔除引流管时间。较浅表部位的乳胶引流片，一般于术后1～2天拔除；单腔或双腔引流管，多用于渗液、脓液较多的患者，多于术后2～3天拔除；胃肠减压管一般在肠道功能恢复、肛门排气后拔除；导尿管可留置1～2天。具体拔管时间应遵医嘱执行。

5.术后活动

指导患者尽可能地进行早期活动。①术后早期活动的意义：增加肺活量，有利于肺的扩张和分泌物的排出，预防肺部并发症。促进血液循环，有利于切口愈合，预防压疮和下肢静脉血栓形成。促进胃肠道蠕动，防止腹胀、便秘和肠粘连。促进膀胱功能恢复，防止尿潴留。②活动方法：一般手术无禁忌的患者，当天麻醉作用消失后即可鼓励患者在床上活动，包括深呼吸、活动四肢及翻身；术后1～2天可试行离床活动，先让患者坐于床沿，双腿下垂，然后让其下床站立，稍做走动，以后可根据患者的情况、能力，逐渐增加活动范围和时间；病情危重、体质衰弱的患者，如休克、内出血、剖胸手术后、颅脑手术后，仅协助患者做双上、下肢活动，促进肢体血液循环；限制活动的患者如脊柱手术、疝修补术、四肢关节手术后，活动范围受到限制，协助患者进行局部肢体被动活动。③注意事项：在患者活动时，应注意随时观察患者，不可随便离开患者；活动时，注意保暖；每次活动不能过量；患者活动时，若出现心悸、脉速、出冷汗等，应立即辅助患者平卧休息。

(二)心理护理

患者术后往往有自我形象紊乱、担心预后等心理顾虑，应根据具体情况做好心理护理工作。为患者创造良好的环境，避免各种不良的刺激。

(三)术后常见不适的护理

1.发热

手术热一般不超过38.5 ℃，可暂不做处理；若体温升高幅度过大、时间超过3天或体温恢复后又再次升高，应注意监测体温，并寻找原因。若体温超过39 ℃者，可给予物理降温，如冰袋降温、乙醇擦浴等。必要时，可应用解热镇痛药物。发热期间应注意维护正常体液平衡，及时更换潮湿的床单或衣裤，以防感冒。

2.切口疼痛

麻醉作用消失后，可出现切口疼痛。一般术后24小时内疼痛较为剧烈，2天后逐渐缓解。护士应明确疼痛原因，并对症护理。引流管移动所致的切口牵拉痛，应妥善固定引流管；切口张力增加或震动引起的疼痛，应在患者翻身、深呼吸、咳嗽时，用手保护切口部位；较大创面的换药前，适量应用止痛剂；大手术后24小时内的切口疼痛，遵医嘱肌内注射阿片类镇痛剂。必要时，可4～6小时重复使用或术后使用镇痛泵。

3.恶心、呕吐

恶心、呕吐多为麻醉后的胃肠道功能紊乱的反应，一般于麻醉作用消失后自然消失。腹部手术后频繁呕吐，应考虑急性胃扩张或肠梗阻。护士应观察并记录恶心、呕吐发生的时间及呕吐物的量、颜色和性质；协助其取合适体位，头偏向一侧，防止发生误吸。吐后，给予口腔清洁护理及整理床单；可遵医嘱使用镇吐药物。

4.腹胀

术后因胃肠道功能未恢复，肠腔内积气过多，可引起腹胀，多于术后2～3天，胃肠蠕动功能恢复、肛门排气后自行缓解，无须特殊处理。严重腹胀需要及时处理：①遵医嘱禁食、持续性胃肠减压或肛管排气。②鼓励患者早期下床活动。③针刺足三里、气海、天枢等穴位；非胃肠道手术的患者，可口服促进胃肠道蠕动的中药。肠梗阻、低血钾、腹膜炎等原因引起腹胀的患者，应及时遵医嘱给予相应处理。

5.呃逆

神经中枢或膈肌受刺激时，可出现呃逆，多为暂时性的。术后早期发生暂时性呃逆者，可经压迫眶上缘、短时间吸入二氧化碳、抽吸胃内积气和积液、给予镇静或解痉药物等处理后缓解。若上腹部手术后出现顽固性呃逆，应警惕膈下感染，及时告知医师处理。

6.尿潴留

多发生在腹部和肛门、会阴部手术后，主要由于麻醉后排尿反射受抑制、膀胱和后尿道括约肌反射性痉挛以及患者不适应床上排尿等引起。若患者术后6～8小时尚未排尿或虽有排尿但尿量少，应作耻骨上区叩诊。若叩诊有浊音区，应考虑尿潴留。对尿潴留者应及时采取有效措施，缓解症状。护士应稳定患者的情绪，在无禁忌证的情况下，可协助其坐于床沿或站立排尿。诱导患者建立排尿反射，如听流水声、下腹部热敷、按摩，应用镇静或止痛药，解除疼痛或用氯贝胆碱等药物刺激膀胱逼尿肌收缩。若上述措施均无效，可在严格无菌技术下导尿。若导尿量超过500 mL或有骶前神经损伤、前列腺增生，应留置导尿管。留置导尿管期间，应注意导尿管护理及膀胱功能训练。

(四)并发症的观察及处理

1.出血

(1)病情观察：一般在术后24小时内发生。出血量小，仅有切口敷料浸血，或引流管内有少量出血；若出血量大，则术后早期即出现失血性休克。特别是在输给足够液体和血液后，休克征象或试验室指标未得到改善，甚至加重或一度好转后又恶化，都提示有术后活动性出血。

(2)预防及处理：术后出血，应以预防为主，包括手术时，严密止血，切口关闭前严格检查有无出血点；有凝血机制障碍者，应在术前纠正凝血障碍。出血量小(切口内少量出血)的患者，更换切口敷料，加压包扎；遵医嘱应用止血药物止血；出血量大或有活动性出血的患者，应迅速加快输液、输血，以补充血容量，并迅速查明出血原因，及时通知医师，完善术前准备，准备进行手术止血。

2.切口感染

(1)病情观察：指清洁切口和沾染切口并发感染，常发生于术后3～4天。表现为切口疼痛加重或减轻后又加重，局部常有红、肿、热、痛或触及波动感，甚至出现脓性分泌物。全身表现有体温升高、脉搏加速、白细胞计数和中性粒细胞比例增高等。

(2)预防及处理：严格遵守无菌技术原则；注意手术操作技巧，防止残留无效腔、血肿，切口内余留的线过多、过长等；加强手术前后处理，术前做好皮肤准备，术后保持切口敷料的清洁、干燥和无污染；改善患者营养状况，增强抗感染能力。一旦发现切口感染，早期应勤换敷料、局部理疗、遵医嘱使用抗菌药物。若已形成脓肿，应拆除部分缝线，敞开切口，通畅引流，创面清洁后，考虑做二期缝合，以缩短愈合时间。

3.切口裂开

(1)病情观察：多见于腹部手术后，时间上多在术后 1 周左右。主要原因常有营养不良、缝合技术存在缺点、腹腔内压力突然增高和切口感染等。一种是完全裂开，一种是不完全裂开。完全裂开往往发生在腹内压突然增加时，患者自觉切口剧疼和突然松开，有大量淡红色液体自切口溢出，可有肠管和网膜脱出；不完全性切口裂开，是指除皮肤缝线完整，深层组织裂开，线结处有血性液体渗出。

(2)预防：手术前纠正营养不良状况；手术时，避免强行缝合，采用减张缝合，术后适当延缓拆线时间；手术后切口处用腹带包扎；咳嗽时，注意保护切口，并积极处理其他原因引起的腹内压增高；预防切口感染。

(3)处理：一旦发现切口裂开，应及时处理：完全性切口裂开时，应立即安慰患者，消除恐惧情绪，让患者平卧，立即用无菌等渗盐水纱布覆盖切口，并用腹带包扎，通知医师，护送患者进手术室重新缝合；若有内脏脱出，切忌在床旁还纳内脏，以免造成腹腔内感染。切口部分裂开或裂开较小时，可暂不手术，待病情好转后择期进行切口疝修补术。

4.肺不张及肺部感染

(1)病情观察：常发生在胸、腹部大手术后，多见于慢性肺气肿或肺纤维化的患者，长期吸烟更易发生。这些患者因肺弹性减弱，术后呼吸活动受限，分泌物不易咳出，易堵塞支气管，造成肺部感染及肺不张。开始表现为发热、呼吸和心率加快，持续时间长，可出现呼吸困难和呼吸抑制。体检时，肺不张部位叩诊呈浊音或实音，听诊呼吸音减弱、消失或为管样呼吸音。血气分析示 PaO_2 下降和 $PaCO_2$ 升高，继发感染时，血白细胞计数和中性粒细胞比例增加。

(2)预防：术前做好呼吸锻炼，胸部手术者加强腹式深呼吸训练，腹部手术者加强胸式深呼吸训练。手术前 2 周停止吸烟，有呼吸道感染、口腔炎症等情况者，待炎症控制后再手术。全麻手术拔管前，吸净气管内分泌物，术后鼓励患者深呼吸、有效咳嗽，同时可应用体位引流或给予雾化吸入。

(3)处理：若发生肺不张，做如下处理。遵医嘱给予有效抗菌药物预防和控制炎症。应鼓励患者深吸气，有效咳嗽、咳痰，帮助患者翻身拍背，协助痰液排出。无力咳嗽排痰的患者，用导管插入气管或支气管吸痰，痰液黏稠应用雾化吸入稀释。有呼吸道梗阻症状、神志不清、呼吸困难者，做气管切开。

5.尿路感染

(1)病情观察：手术后尿路感染与导尿管的插入和留置密切相关，尿潴留是基本原因。分为下尿路和上尿路感染。下尿路感染主要是急性膀胱炎，常伴尿道炎和前列腺炎，主要表现为尿频、尿急、尿痛和排尿困难，一般无全身症状。尿常规检查有较多红细胞和脓细胞。上尿路感染主要是肾盂肾炎，多见于女性，主要表现为畏寒、发热和肾区疼痛，血常规检查白细胞计数增高。中段尿镜检有大量白细胞和脓细胞，做尿液培养可明确菌种，为选择抗菌药物提供依据。

(2)预防与处理：及时处理尿潴留，是预防尿路感染的主要措施。鼓励患者多饮水，保持每天尿量在1 500 mL以上，并保持排尿通畅。根据细菌培养和药敏实验验选择有效抗菌药物治疗，残余尿在 50 mL 以上者，应留置导尿管，放置导尿管时，应严格遵守无菌操作原则。遵医嘱给患者服用碳酸氢钠，以碱化尿液，减轻膀胱刺激症状。

6.深静脉血栓形成和血栓性静脉炎

(1)病情观察:多发生于术后长期卧床、活动少或肥胖患者,以下肢多见。患者感觉小腿疼痛。检查肢体肿胀、充血,有时可触及索状物,继之可出现凹陷性水肿,腓肠肌挤压试验或足背屈曲试验阳性。常伴体温升高。

(2)预防与处理:强调早期起床活动。若不能起床活动的患者,指导患者学会做踝关节伸屈活动的方法,或采用电刺激、充气袖带挤压腓肠肌以及被动按摩腿部肌肉等方法,加速静脉血回流。术前,可使用小剂量肝素皮下注射,连续使用5～7天,有效防止血液高凝状态。一旦发生深静脉血栓或血栓性静脉炎,应抬高、制动患肢,严禁局部按摩及经患肢输液,同时遵医嘱使用抗凝剂、溶栓剂或复方丹参液滴注。必要时,手术取出血栓。

(五)健康指导

(1)心理保健:某些患者因手术致残,形象改变,从而使心态也发生改变。要指导患者学会自我调节、自我控制,提高心理适应能力和社会活动能力。

(2)康复知识:指导患者进行术后功能锻炼,教会患者自我保护、保健知识。教会患者缓解不适及预防术后并发症的简单方法。

(3)营养与饮食:指导患者建立良好的饮食卫生习惯,合理的摄入营养,促进康复。

(4)合理用药:指导患者按医师开具的出院带药,按时按量服用、讲解服药后的毒副作用及特殊用药的注意事项。

(5)按时随访。

(张　斌)

参考文献

[1] 蔺建国.临床手术麻醉理论与实践[M].上海:上海交通大学出版社,2023.
[2] 张义伟,鞠吉峰,孔庆玲.现代麻醉学的临床应用[M].武汉:湖北科学技术出版社,2023.
[3] 时鹏飞.新编麻醉临床指南[M].昆明:云南科技出版社,2020.
[4] 黄龙.现代临床麻醉学精要[M].天津:天津科学技术出版社,2023.
[5] 孙君隽,刘幸清,解小丽.新编麻醉技术与临床实践[M].开封:河南大学出版社,2021.
[6] 张抗抗.现代麻醉基础与临床实践[M].昆明:云南科技出版社,2021.
[7] 麦振江.实用麻醉技术及并发症处置[M].开封:河南大学出版社,2020.
[8] 韩丰阳.实用麻醉理论与操作[M].哈尔滨:黑龙江科学技术出版社,2021.
[9] 高静.麻醉理论与临床实践[M].天津:天津科学技术出版社,2021.
[10] 邵延峰,张曦,毛永林.实用临床麻醉学与疼痛控制[M].上海:上海交通大学出版社,2023.
[11] 于泳浩,余剑波.麻醉学临床诊疗案例分析[M].天津:天津科学技术出版社,2023.
[12] 陈兴涛.实用麻醉技术与应用[M].上海:上海交通大学出版社,2023.
[13] 邱德亮.实用临床麻醉学精粹[M].济南:山东大学出版社,2021.
[14] 徐少群,王帅,刘直星,等.现代临床麻醉技术与疼痛治疗[M].北京:中国纺织出版社,2022.
[15] 左云霞.小儿麻醉手册[M].北京:人民卫生出版社,2021.
[16] 吕海.现代临床麻醉与疼痛治疗学[M].天津:天津科学技术出版社,2020.
[17] 赫赤,宗晓菲,王昭安.现代麻醉与临床实践[M].北京:中国纺织出版社,2021.
[18] 高玉亮.医学麻醉技术与临床实践[M].天津:天津科学技术出版社,2021.
[19] 胡宝吉.临床麻醉学理论与实践[M].天津:天津科学技术出版社,2021.
[20] 种朋贵.现代临床麻醉学[M].昆明:云南科技出版社,2020.
[21] 王建立.医学麻醉技术与手术麻醉实践[M].北京:中国纺织出版社,2022.
[22] 戴体俊,徐礼鲜,张丹参.实用麻醉药理学[M].北京:人民卫生出版社,2021.
[23] 谭明韬.临床麻醉技术与实用[M].长春:吉林科学技术出版社,2022.
[24] 陈齐.实用临床麻醉新技术[M].开封:河南大学出版社,2020.
[25] 贾庆山,马桂芬,高建国,等.现代麻醉技术与疼痛治疗[M].哈尔滨:黑龙江科学技术出版社,2022.
[26] 胡玉翠.实用临床麻醉学[M].哈尔滨:黑龙江科学技术出版社,2020.

[27] 王群,张桂萍,程显玲.临床麻醉学实用指南[M].天津:天津科学技术出版社,2021.
[28] 谭志斌.临床麻醉常规技术与疼痛治疗[M].沈阳:辽宁科学技术出版社,2021.
[29] 张中军.现代麻醉学精粹[M].济南:山东大学出版社,2022.
[30] 高丽,袁炳林,赵越.现代手术麻醉与治疗方法[M].北京:中国纺织出版社,2023.
[31] 谭相舰.麻醉学基础与实践[M].沈阳:辽宁科学技术出版社,2022.
[32] 陈奇,王冬,褚立梅,等.现代临床麻醉学[M].上海:上海科学技术文献出版社,2022.
[33] 李寅龙,王学亮,许增,等.临床麻醉学理论与实践[M].上海:上海科学普及出版社,2022.
[34] 于凯.临床麻醉应用与临床检验学[M].长春:吉林科学技术出版社,2022.
[35] 张冬梅.麻醉与疼痛[M].长春:吉林科学技术出版社,2022.
[36] 刘京贤.不同麻醉用药在神经外科手术中对患者应激反应的影响[J].中文科技期刊数据库(全文版)医药卫生,2021(12):10-12.
[37] 李丹魔.产科麻醉的发展[J].中华围产医学杂志,2022,25(9):714-720.
[38] 王永林.椎管内麻醉不同给药方法对剖宫产术中产妇优良率、不良反应分析[J].中外女性健康研究,2022(3):63-64.
[39] 吴梦淏.右美托咪定在重型颅脑外伤手术麻醉中的脑保护作用[J].中文科技期刊数据库(文摘版)医药卫生,2022(7):82-84.
[40] 张营.丙泊酚与七氟烷麻醉对根治性胃切除手术患者术后疼痛的影响[J].中国现代医生,2022,60(17):150-152.